SIFIC

医院感染预防与控制
临床实践指引(2013 年)

主　　审　郭燕红
主　　编　胡必杰　刘荣辉　陈文森
副 主 编　葛茂军　高晓东　倪晓平
　　　　　索　瑶　胡国庆　顾　兵
学术秘书　徐　虹　江佳佳
　　　　　傅建国　乔　甫

上海科学技术出版社

图书在版编目(CIP)数据

SIFIC医院感染预防与控制临床实践指引(2013年)/胡必杰,刘荣辉,陈文森主编.—上海:上海科学技术出版社,2013.5
(2024.3重印)
ISBN 978-7-5478-1699-8

Ⅰ.①S… Ⅱ.①胡… ②刘… ③陈… Ⅲ.①医院—感染—预防(卫生)②医院—感染—控制 Ⅳ.①R197.323

中国版本图书馆CIP数据核字(2013)第051209号

SIFIC
医院感染预防与控制临床实践指引(2013年)

主　　审　郭燕红
主　　编　胡必杰　刘荣辉　陈文森
副 主 编　葛茂军　高晓东　倪晓平
　　　　　索　瑶　胡国庆　顾　兵
学术秘书　徐　虹　江佳佳
　　　　　傅建国　乔　甫

上海世纪出版(集团)有限公司
上 海 科 学 技 术 出 版 社　出版、发行
(上海市闵行区号景路159弄A座9F—10F)
邮政编码 201101　　www.sstp.cn
苏州市古得堡数码印刷有限公司印刷
开本 787×1092　1/16　印张 26
字数：450千
2013年5月第1版　2024年3月第9次印刷
ISBN 978-7-5478-1699-8/R·556
定价：68.00元

内容提要

　　本书由上海国际医院感染控制论坛(SIFIC)组织医院感染各相关专业的专家共同编写,从临床角度阐述如何正确预防与控制感染,内容涵盖了医院感染预防与控制的基本技术、微生物标本采集与转运、检验报告的解读、临床用药及重点病原、重点人群和重要部门的感染预防与控制,以及职业防护与培训等多个领域。

　　本书有以下特点：第一,注重临床实用性、针对性及可操作性；第二,简明扼要、重点突出,对医院感染的重点和热点问题,如重点病原(MRSA、VRE、CRE 等)、重点人群(呼吸机相关肺炎、中央导管相关血流感染、导管相关尿路感染、手术切口感染、皮肤软组织感染等患者)、重点科室(ICU、手术室等)的感染预防与控制以及抗菌药物管理等问题,进行了重点介绍；第三,编写时严格遵循循证的原则,参考当前国际上最新、最权威的循证医学证据,反映了国内外先进的感染预防控制理念、方法与技术,同时也反映了我国的相关指南、法规和条例。

　　本书对临床医务人员有重要参考价值,是临床医务人员重要的工具书。

编者名单

主　　审　郭燕红

主　　编　胡必杰　刘荣辉　陈文森

副 主 编　葛茂军　高晓东　倪晓平　索　瑶　胡国庆　顾　兵

学术秘书　徐　虹　江佳佳　傅建国　乔　甫

编 委 会　（按姓氏拼音排序）

陈文森　陈修文　范珊红　傅建国　高晓东　葛茂军

顾　兵　关素敏　胡必杰　胡国庆　江佳佳　刘荣辉

陆　群　马文晖　倪晓平　乔　甫　孙庆芬　索　瑶

王　莉　吴洪巧　徐　虹　叶晓芬　周　晴

编 写 者　（按姓氏拼音排序）

白　浪　　四川大学华西医院

陈翠芳　　黄石市中心医院

陈建森　　福建医科大学附属协和医院

陈文森　　江苏省疾病预防控制中心

陈修文　　江西省儿童医院

程科萍　　东南大学附属中大医院

范珊红　　第四军医大学唐都医院

傅建国　　厦门大学附属中山医院

高晓东　　复旦大学附属中山医院

葛茂军　　上海中医药大学附属曙光医院

葛学顺　　高邮市人民医院

顾　兵　　南京医科大学第一附属医院江苏省人民医院

关素敏	第四军医大学口腔医院
韩广营	昆明医科大学第一附属医院
何扬利	海南省人民医院
胡必杰	复旦大学附属中山医院
胡国庆	浙江省疾病预防控制中心
胡素佩	宁波市第二医院
黄春蓉	襄阳市中心医院
黄家禹	厦门大学附属第一医院
江佳佳	张家港澳洋医院
江云兰	安庆市第一人民医院
匡季秋	北京大学人民医院
李丽丽	齐齐哈尔市第一医院
刘 波	南京医科大学第一附属医院江苏省人民医院
刘曼丽	九江市第一人民医院
刘荣辉	三峡大学第一临床医学院宜昌市中心人民医院
龙 岩	中国人民解放军第 463 医院
卢 珊	开封市第二人民医院
陆 群	浙江大学医学院附属第二医院
马嘉睿	天津和睦家医院
马 坚	复旦大学附属中山医院
马文晖	首都医科大学宣武医院
茅一萍	徐州医学院附属医院
倪晓平	杭州市疾病预防控制中心
钱雪松	中国人民解放军第 208 医院
乔 甫	四川大学华西医院
秦 瑾	河北医科大学第三医院
佘婷婷	安徽省立医院
苏信斌	贵阳市第二人民医院
孙庆芬	赤峰学院附属医院
索 瑶	西安交通大学医学院第二附属医院
谭东凯	珠海市第二人民医院
王 蓓	新疆维吾尔自治区人民医院
王炳花	中国水电十三局医院
王 莉	武汉大学人民医院

王 鹏	新疆医科大学第一附属医院
王媛媛	安徽医科大学附属第二医院
邬佩云	柳州市人民医院
吴洪巧	山东大学附属济南市中心医院
吴惠妃	中山市中医院
吴云雁	东莞市常平人民医院
徐 虹	杭州市疾病预防控制中心
徐建华	厦门长庚医院
徐子琴	温州市第三人民医院
牙晶晶	广西医科大学第一附属医院
杨 乐	南京医科大学附属常州第二人民医院
杨宇红	辽宁省肿瘤医院
叶晓芬	复旦大学附属中山医院
余 虹	景德镇市第二人民医院
余向华	温州市疾病预防控制中心
张浩军	甘肃省人民医院
张 洁	唐山市工人医院
张 璟	中日友好医院
张 翔	南京医科大学第一附属医院江苏省人民医院
张晓兰	江苏盛泽医院
张晓芸	唐山市工人医院
赵 岚	杭州市红十字会医院
郑 伟	徐州医学院附属医院
周春妹	复旦大学附属中山医院
周 晴	复旦大学附属中山医院
周水红	河南省洛阳正骨医院
周昭彦	复旦大学附属中山医院
邹新春	昆明医科大学附属口腔医院

序

　　医院感染的预防与控制是保证医疗质量和医疗安全的重要内容，直接关系到广大人民群众的身体健康与生命安全。全世界都存在医院感染的问题，它既影响到发达国家，也影响到资源贫乏的国家。2006 年世界患者安全联盟的报告中指出：全球每年有数以亿计的患者由于接受医疗服务时发生感染而使其治疗、护理变得更加复杂，导致一些患者病情加重，一些患者不得不延长住院时间，有些患者出现长期残疾，还有些患者因此而死亡。在全球范围内，医院感染已成为影响患者安全、医疗质量和增加医疗费用的重要原因，也是医疗高新技术开展的主要障碍之一。

　　随着医疗技术的不断发展，大量介入性诊断、治疗技术普遍应用于临床，放疗、化疗以及抗菌药物广泛应用，加之疾病谱的变化和人口老龄化程度的不断提高，使得医院感染的感染源、感染途径和易感人群等方面都发生了很大改变。特别是病原体的变异和抗菌药物滥用导致微生物产生耐药性，并在医院内传播。目前，葡萄球菌、肠球菌、肺炎球菌和结核杆菌对许多曾经有效的抗菌药物产生耐药，耐甲氧西林金黄色葡萄球菌（MRSA）、耐万古霉素肠球菌（VRE）及多重耐药菌不断增加，给患者的治疗带来困难，加大了医疗的经济负担，医院感染的预防与控制面临更多的挑战。

　　中国政府非常重视医院感染预防与控制工作，在 2004 年修订的《传染病防治法》中，预防和控制传染病在医院内的感染问题成为一项重要内容。2006 年卫生部颁布实施《医院感染管理办法》，从管理层面进一步明确医院在预防和控制医院感染方面的责任、义务以及应当遵循的原则，以保障患者的诊疗安全，最大限度地减少医院感染、降低发生医院感染的危险性。同时，针对医院感染预防与控制的重点部门和关键环节，制定印发了一系列管理规范，包括医院手术部（室）、血液透析室管理规范，外科手术部位感染预防与控制技术指南，导管相关血流感染预防与控制技术指南，内镜、口腔诊疗器械清洗消毒技术规范，多重耐药菌医院感染防控指南等。2006年，卫生部成立了医院感染控制专业标准委员会，相继颁布了有关医院感染控制的一系列技术性标准。2012年，卫生部制定印发《预防与控制医院感染行动计划（2012—2015年）》，明确"十二五"期间医院感染预防与控制的主要目标和工作任务，进一步加大贯彻执行力度，加强医院感染专业队伍建设，切实提高医院感染管理水平。

中国是一个拥有13亿人口的发展中国家，人口占世界总人口的22％，医疗卫生工作任务十分繁重，医疗卫生服务体系也非常庞大。据统计，2012年，全国各类医疗机构诊疗人次达到68.95亿，入院治疗人数达到1.79亿；其中，医院的诊疗人次达到25.48亿，入院治疗人数达到1.27亿。因此，医院感染预防与控制工作涉及面广，涉及人员多，影响范围大，对广大医院管理者、医院感染专业人员和各类医务人员在预防医院感染、保证医疗质量和患者安全方面提出了新的、更高的要求。

胡必杰教授组织有关专家和学者编写了这本医院感染预防与控制临床实践指引，在归纳、解析有关医院感染预防与控制工作的标准、规范和指南的同时，结合了大量临床实践和工作经验。希望此书能使广大医务工作者在临床工作中提高预防和控制医院感染的专业知识和能力，共同为保障患者安全而努力。

郭燕红

卫生部医政司副司长

2013年3月

前 言

医院感染伴随医院而生，并随着社会的发展、医学的进步变得更加复杂，全世界所有医疗机构都无法回避。据世界卫生组织估计，高收入国家医院感染发病率约为 7.6%，中低收入国家发病率为 5.7%～19.1%。医务人员同样是医院感染的受害者。据估计，全球约有 1 000 名医务人员因职业暴露而感染人类免疫缺陷病毒（HIV）。锐器伤是职业暴露的主要途径。卫生部 2011 年调查显示，我国医务人员锐器伤的发生率大约是美国的 5 倍。医院感染已经成为一个严重的公共卫生问题。

医院感染的发生和发展错综复杂，涉及临床、医技、后勤、行政等很多部门，涵盖临床医学、护理学、微生物学、预防医学、消毒学、药学等多个学科，因此预防与控制医院感染需要多学科共同参与。19 世纪 40 年代，年轻的匈牙利妇产科医生伊格纳兹·塞麦尔维斯（Ignaz Semmelweis，1818—1865 年）通过采用漂白粉溶液消毒手和器械，使产褥热的发病率从近 20% 降到约 1.2%，被人尊称为"母亲的救星"。19 世纪 50 年代，弗洛伦斯·南丁格尔（Florence Nightingale，1820—1910 年）在克里米亚战争中通过加强伤口护理，仅仅半年左右的时间，就使英国战地伤病员的死亡率从 42% 下降到 2%，被伤病员亲切地称为"提神女神"。21 世纪的今天，医院感染预防与控制工作面临日益严峻的挑战，迫切需要多学科共同参与。

医务人员对医院感染预防与控制知识及技能不知道、不理解、不执行，是导致医院感染问题仍然严峻、医院感染暴发事件屡有发生的重要原因。SIFIC（上海国际医院感染控制论坛）是我国最大、最权威的医院感染预防与控制学术交流平台，来自临床医学、护理学、预防医学、微生物学、药学等多学科的专业人才云集于此。SIFIC 充分发挥拥有多学科专业人才的优势，组织编写了这本体现医院感染预防与控制领域最新进展的临床实践指引，旨在帮助广大医务人员在临床开展医疗、护理或其他各类相关操作时，避免或减少感染风险，继而预防或控制感染发生。在本书酝酿和编写过程中，笔者始终从临床视角来考虑医务人员可能面临的各种难题，以敏锐的触角来搜集当前国际上最新、最权威的循证医学依据，以读者的眼光来推敲书本中的每一段文字。这本书涵盖了医院感染预防与控制基本技术，重点部门、重要环节的感染防控要点，人体与环境微生物标本采集与运送的规程，常见感染病原体和抗感染药物的种类与特点，重点部位医院感染的循证防控措施，医院感染暴发的处置技巧，以及目前备受关注的多重耐药菌科学防控方法，内容丰富、全面。

我国医院感染学科虽然起步较晚，但近年来发展迅速，一系列国家规范、标准、指南相继颁布。严格遵守现行有效的规范、标准、指南，无疑是医务人员的基本要求和责任。然而，医学技术在发展，医院感染学科同样在发展，发展必定伴随着质疑和探究。SIFIC 从 2009 年着手编写第一本书之日起，始终坚持循证的原则，因此本书有部分内容存在着与我国现行(尤其是颁发时间较早的)国家规范、标准、指南不完全一致之处。为此，笔者对不一致的地方予以标注或说明，读者阅读时除了应带着批判的眼光以外，还应保持理性思考。当然，由于本书编写时间十分紧迫、编者能力有限，书中错漏之处在所难免，真诚恳请广大读者不吝指出，以便再版时予以纠正。

最后，真诚感谢所有参加本书编写的各位专家和学者，他们为本书的顺利出版付出了大量时间和精力，他们的专业精神、团队协作成就了 SIFIC 又一个梦想。

本书编委会

2013 年 3 月

目 录

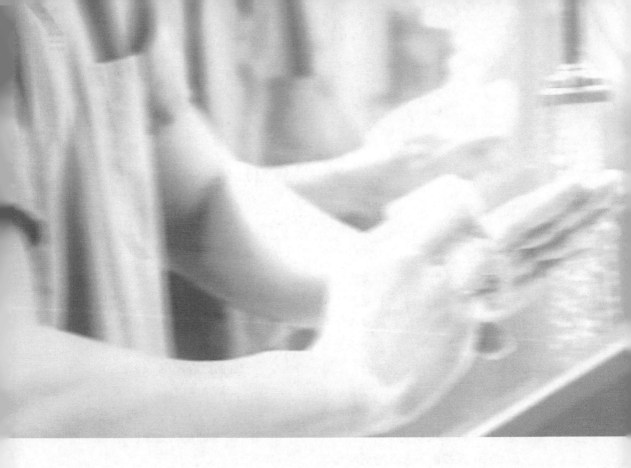

第一章

医院感染预防与控制基本技术

第一节 手 卫 生

一、概述

医务人员手是医院感染相关病原体的重要传播媒介,通过采取包括手卫生在内的多模式干预策略可以有效减少医院感染的发生。目前手卫生已经成为最重要的医院感染预防与控制措施之一。基本概念如下。

1. 手卫生:为医务人员洗手、卫生手消毒和外科手消毒的总称。

2. 洗手:是指医务人员用皂液和流动水洗手、去除手部皮肤污垢、碎屑和部分致病菌的过程。

3. 卫生手消毒:是指医务人员用速干手消毒剂揉搓双手,以减少手部暂居菌的过程。

4. 外科手消毒:是指外科手术前医务人员用肥皂(皂液)和流动水洗手,再用外科手消毒剂清除或者杀灭手部暂居菌和减少常居菌的过程。使用的外科手消毒剂具有持续抗菌活性。

二、基本原则

(一)医务人员手的基本要求

1. 手部指甲长度不应超过指尖。

2. 手部不应戴戒指等装饰物。

3. 手部不应戴人工指甲、涂抹指甲油等指甲装饰物。

(二)选择洗手、卫生手消毒应遵循的原则

1. 手部有可见污染时,应洗手。

2. 手部证实或怀疑被可能形成孢子的微生物污染时,如艰难梭菌、炭疽杆菌等,应洗手。

3. 如厕之后,应洗手。

4. 其他情况应首选卫生手消毒。

5. 洗手和卫生手消毒不宜同时使用,避免对手的皮肤造成伤害,破坏皮肤屏障。

(三)外科手消毒应遵循的原则

1. 先洗手,后外科手消毒。

2. 不同患者之间、手套破损或手被污染时,应重新外科手消毒。

(四)对水的基本要求

1. 应使用流动水,不可使用非流动水。

2. 水质应符合《GB5749 生活饮用水卫生标准》的规定,即微生物指标要求未检出总大肠菌群、耐热大肠菌群、大肠埃希菌,菌落总数<100 cfu/ml。

3. 水温以 20℃左右为宜,水温太高会加快皮肤水分的流失,增加发生皮炎的风险。

三、洗手方法

1. 打湿:在流动水下,使双手充分淋湿。

2. 涂抹：取不少于 3 ml 或可打湿双手所有表面的足量洗手液，均匀涂抹至整个手掌、手背、手指和指缝。

3. 揉搓：认真揉搓双手至少 15 秒，应注意清洗双手所有皮肤，包括指背、指尖和指缝。整个揉搓步骤可以归纳为"六步洗手法"，具体如下。① 内：掌心相对，手指并拢，相互揉搓。② 外：手心对手背沿指缝相互揉搓，交换进行。③ 夹：掌心相对，双手交叉指缝相互揉搓。④ 弓：弯曲手指使关节在另一手掌心旋转揉搓，交换进行。⑤ 大：右手握住左手拇指旋转揉搓，交换进行。⑥ 立：将五个手指尖并拢放在另一手掌心旋转揉搓，交换进行。

必要时增加对手腕的清洗。

4. 冲洗：在流动水下彻底冲净双手。

5. 干燥：使用一次性干手纸巾或其他方法干燥双手。

6. 关水：如为手接触式水龙头，应避免用手直接关闭水龙头，可用避污纸或擦手后的一次性干手纸巾关闭水龙头。

7. 必要时使用护手液护肤。

四、卫生手消毒方法

1. 取液：取不少于 3 ml 或可打湿双手所有表面的足量速干手消毒剂于掌心。

2. 揉搓：步骤同"六步洗手法"。

3. 干燥：揉搓时确保速干消毒剂完全覆盖双手所有皮肤表面，直至彻底干燥。

五、外科手消毒方法

(一) 第一步：洗手

1. 准备：洗手之前应先摘除手部饰物，并修剪指甲，长度应不超过指尖。

2. 打湿：在流动水下，使双手充分淋湿。

3. 揉搓：取不少于 6 ml 或可打湿双手、前臂和上臂下 1/3 的足量洗手液，并认真揉搓。不应常规使用手刷刷洗双手和手臂，但清洁双手时，可用手刷轻轻刷洗指甲下和手部皮肤皱褶处的污垢。

4. 冲洗：流动水冲洗双手、前臂和上臂下 1/3。

5. 擦干：使用干手物品彻底擦干双手、前臂和上臂下 1/3。

(二) 第二步：消毒

方法一：冲洗手消毒方法。

1. 取液：取不少于 6 ml 或可打湿双手每个部位、前臂和上臂下 1/3 的足量外科手消毒剂。

2. 揉搓：认真揉搓，直至彻底干燥，一般揉搓时间为 2～6 分钟。

3. 冲洗：用流动水冲净双手、前臂和上臂下 1/3。

4. 擦干：用无菌巾彻底擦干。

5. 特殊情况水质达不到《GB5749 生活饮用水卫生标准》的规定要求时，手术医师在戴手套前，应用醇类手消毒剂再消毒双手后戴手套。

方法二：免冲洗手消毒方法。

1. 取液：取不少于 6 ml 或可打湿双手的每个部位、前臂和上臂下 1/3 的足量免冲洗外科手消毒剂。

2. 揉搓：认真揉搓直至消毒剂干燥，一般揉搓时间为 2～6 分钟。

六、五个重要时刻

五个重要时刻是世界卫生组织(WHO)根据循证医学证据,对洗手或卫生手消毒指征的高度概括,极大简化了医务人员对洗手或卫生手消毒指征的判断或记忆,从而有效地提高了医务人员洗手或卫生手消毒的依从性。五个重要时刻可以归类为:二前三后。

(一)二前

1. 接触患者前:如握手,搀扶患者,皮肤护理,测脉搏,量血压,胸部听诊,腹部触诊。

2. 清洁/无菌操作前:如口腔/牙齿护理,吸痰,皮肤伤口护理,接触伤口敷料,皮下注射,插管,打开血管通路系统,准备食物、药品和衣被。

(二)三后

1. 体液暴露风险后:如口腔/牙齿护理,吸痰,皮肤伤口护理,接触伤口敷料,皮下注射,抽吸和操作任何体液,打开引流系统,气管插管和拔管,清理小便、大便、呕吐物,处理废弃物(绷带、尿布、大小便失禁患者的护理垫),清理污染的或有明显污染的物品或区域(卫生间、医疗设备)。

2. 接触患者后:如握手,搀扶患者,皮肤护理,测脉搏,量血压,胸部听诊,腹部触诊。

3. 接触患者周围环境后:如更换床单,调整输液速度,接触监护仪,握床栏杆,清理床旁桌。

需注意的是:戴手套不能取代手卫生。若符合上述五个重要时刻且需戴手套时,则戴手套前或脱下手套后,仍须执行手卫生。

七、洗手及卫生手消毒设施

(一)洗手池

1. 应专用,不宜与其他用途的水池共用。

2. 应设置在方便医护人员进行手卫生的区域内。

3. 数量应足够,一般建议 1 个水池/10 张病床。

(二)水龙头

1. 重点部门应采用非手触式水龙头,如脚踏式、膝碰式、肘式或感应式。

2. 有条件的医疗机构在诊疗区域均宜采用非手触式水龙头。

(三)洗手液

1. 宜含有护肤成分,以免对手造成伤害,破坏皮肤屏障。

2. 出液器应采用非手接触式、使用方便、定量出液,宜使用一次性包装。重复使用的出液器不应中途添加,应每次用完清洁、消毒。出现混浊或变色时,应立即更换,并清洁、消毒。

3. 应直接使用原液,不得添加其他成分稀释以后使用。

4. 肥皂不易保持清洁与干燥,容易孳生微生物,对手造成二次污染,不宜选用。若使用肥皂,存放容器应出水顺畅,保持肥皂清洁、干燥。

(四)干手方法

1. 目前最常使用的干手方法有纸巾、毛巾和烘手机。

2. 纸巾是首选干手方法,应由医院指定的部门统一进购。

3. 烘手机干手慢,会影响干手的依从性,且可产生水源性病原体气溶胶,不宜选用。

4. 选用毛巾干手应每人一用,用后清洁、消毒。

5. 使用纸巾或毛巾干手时,宜轻拍而不要擦拭,以免损伤皮肤。

6. 纸巾或毛巾的取用方式应可避免污染。

7. 纸巾或毛巾的分配器及存放位置应避免溅湿或污染。

8. 分配器宜一次性使用,重复使用的分配器应每次用完清洁、消毒。

(五) 速干手消毒剂

1. 不得使用非医院指定部门采购供应的速干手消毒剂。

2. 宜含有护肤成分,无异味、无刺激性等,医务人员有良好的接受性。

3. 出液器应采用非手接触式,宜使用一次性包装。重复使用的出液器不应中途添加消毒剂,应每次用完清洁、消毒。

4. 乙醇类消毒剂的出液器应具有防燃性能。

5. 出液器应使用方便、定量出液。

6. 应放置在医务人员对患者进行诊疗操作且伸手可及的地方。

八、外科手消毒设施

(一) 洗手池

1. 应专用,不得与其他用途的水池共用。

2. 应设置在手术间附近,水池大小、高矮适宜,防喷溅,池面光滑无死角,每日清洁、消毒。

3. 洗手池的数量应根据手术间的数量设置。

4. 洗手池上方应悬挂外科手消毒流程,以指导正确进行外科手消毒。

5. 洗手池上方应配备计时器,以确保外科手消毒前洗手及消毒的最短时间。

(二) 水龙头

1. 应为感应式、脚踏式或膝碰式。

2. 水龙头数量应不少于手术间数。

3. 水龙头间距应避免洗手时手臂相互触碰。

(三) 洗手液

1. 宜含有护肤成分,以免对手造成伤害,破坏皮肤屏障。

2. 出液器应采用非手接触式、使用方便、定量出液,宜使用一次性包装。重复使用的出液器不应中途添加,应每次用完清洁、消毒。出现混浊或变色时,应立即更换,并清洁、消毒。

3. 应直接使用原液,不得添加其他成分稀释以后使用。

4. 肥皂不易保持清洁与干燥,容易孳生微生物,对手造成二次污染,不应选用。

(四) 干手方法

1. 目前最常使用的干手方法有纸巾、毛巾和烘手机。

2. 纸巾是首选干手方法,应由医院指定的部门统一进购。

3. 烘手机干手慢,会影响干手的依从性,且可产生水源性病原体气溶胶,不宜选用。

4. 选用毛巾干手应每人一用,用后清洁、灭菌。

5. 使用纸巾或毛巾干手时,宜轻拍而不要擦拭,以免损伤皮肤。

6. 纸巾或毛巾的取用方式应可避免污染。

7. 纸巾或毛巾的分配器及存放位置应避免溅湿或污染。

8. 分配器宜一次性使用,重复使用的分配器应每次用完清洁、灭菌。

(五) 外科手消毒剂

1. 不得使用非医院指定部门采购供应的外科手消毒剂。

2. 宜含有护肤成分,无异味、无刺激性等,医务人员应有良好的接受性。

3. 出液器应采用非手接触式,宜使用一次性包装。重复使用的出液器不应中途添加消毒剂,应每次用完清洁、消毒。

4. 乙醇类消毒剂的出液器应具有防燃性能。

5. 出液器应使用方便、定量出液。

(六) 其他用品

1. 清洁指甲用品应指定容器存放,每日清洁与消毒。

2. 揉搓用品如海绵、手刷等,应由医院指定的部门统一采购;应柔软,并定期检查,及时剔除不宜继续使用的用品;应指定容器存放,一人一用一灭菌或一次性无菌使用。

第二节　个人防护用品

个人防护用品(personal protective equipment,PPE)是单独或联合使用用于保护黏膜、皮肤和衣服接触感染原的各种屏障用品。包括手套、口罩、呼吸防护器、护目镜、面罩、防水围裙、隔离衣等。医务人员在诊疗过程中可能接触血液或体液时需穿戴个人防护用品,在诊疗操作结束或离开病房前应脱卸并丢弃个人防护用品,脱卸个人防护用品时应避免污染衣服和皮肤。

一、口罩
(一) 种类及适用情况

1. 外科口罩:用于保护患者和医务人员避免微生物和体液的传递,适用无菌程度要求较高的诊疗操作,如手术、椎管内或硬膜下腔插管或注射(如脊髓造影、腰椎穿刺、腰麻及硬膜外麻醉)等特殊腰椎穿刺,以及进行可能发生血液、体液、分泌物或排泄物飞溅的医疗活动时。此外,还可用于保护医务人员和患者周围人群避免接触感染性飞沫(直径$>5\,\mu m$),适用于飞沫隔离。

2. 操作口罩:又称普通医用口罩,适用于一般清洁操作和接触普通污染物。

3. 牙医口罩:适用于口腔科医生临床操作,能有效预防气溶胶与喷溅。

4. 激光口罩:进行激光美容手术时,

某些组织被激光气化时会产生蒸汽和细微颗粒组成的烟雾。这些烟雾可能含有患者的某些病毒颗粒或 DNA,具有一定的感染危险,所以进行激光手术时应佩戴专用激光口罩,该口罩可以阻挡 0.1 μm 的颗粒。

(二) 佩戴及脱卸方法

1. 佩戴方法

(1) 将口罩罩住鼻、口及下巴,口罩下方带系于颈后,上方带系于头顶中部。

(2) 将两手示指和中指指端放在鼻夹上,从中间位置开始,用手指向内按压鼻夹,并逐步向两侧移动,根据鼻梁形状塑造鼻夹。

(3) 调整系带的松紧度,使其紧密贴合于面部。

2. 脱卸方法

(1) 手卫生。

(2) 先解下面的系带,再解上面的系带。

(3) 不要接触口罩前面(已污染)。

(4) 用手仅捏住口罩的系带轻投入指定容器内。

(5) 手卫生。

(三) 注意事项

1. 口罩在使用过程中变湿、损坏或明显被污染时,应当更换。

2. 外科口罩为非密封性设计,不能防止吸气时口罩的边缘漏气,因此不能用于空气隔离。

二、呼吸防护器

(一) 种类及适用情况

1. 微粒呼吸防护器:又称医用防护口罩,是把过滤器作为面罩组成部分的一类呼吸面罩,或者是整个面罩由过滤介质和密闭面罩组成。可以保护医务人员接触感染性飞沫核(直径<5 μm)。最常使用的为 N95,即在标准规定的检测条件下,对非油性颗粒的过滤效果可达到 95%。适用于空气隔离,以及病原体传播途径不明的感染患者的隔离,或进行引发气溶胶的操作时(见第十三章第二节)。

2. 半面具呼吸防护器:可覆盖口鼻,可用橡胶或塑料制成;带有一个或多个可拆卸的过滤盒;采用分体式头带;通过负压测试,具备良好的气密性。适用于放射性气溶胶等化学污染物的防护。

(二) 佩戴及脱卸方法

1. 佩戴方法

(1) 一手托住呼吸防护器,有鼻夹的一面朝外。

(2) 将呼吸防护器罩住鼻、口及下巴,鼻夹部位向上紧贴面部。

(3) 用另一只手将下方系带拉过头顶,放在颈后双耳下。

(4) 再将上方系带拉至头顶中部。

(5) 将两手示指和中指指端放在金属鼻夹上,从中间位置开始,用手指向内按压鼻夹,并逐步向两侧移动,根据鼻梁的形状塑造鼻夹。

(6) 戴好后,进行自我密合性检查。检查方法:将双手盖住呼吸防护器,快速吸气,看呼吸防护器是否内陷;快速呼气,看呼吸防护器是否漏气。若鼻夹附近有漏气,调整鼻夹位置;若四周漏气,调整到不漏气为止。

（7）戴好后，可借助仪器进行密合性测试，分为定量测试和定性测试方法。密合性测试能帮助医护人员根据脸型特点选择适合自己的呼吸防护器。

2. 脱卸方法

（1）手卫生。

（2）同时抓住颈部、头部的系带，提过头部，脱下。

（3）轻投入指定容器内。

（4）手卫生。

（三）注意事项

1. 呼吸防护器为密封性设计，可以防止使用者吸气时口罩边缘的漏气。若使用的呼吸防护器不能确保良好的密封性，则不能称之为合格的呼吸防护器。

2. 由于呼吸防护器的适合性和密封性对于发挥有效作用非常重要，如果不合适或没有密封好，经空气传播的飞沫核即可从漏处吸入，因此所有佩戴者应根据适合性和密封性检测选择适合自己的规格，并在使用时严格按照要求进行密合性检查。

3. 尚无正式公布的有关呼吸防护器有效使用寿命的数据。由于尚未发现肺结核可以经接触传播，口罩的污染不是肺结核传播关注的问题，因此为肺结核患者提供医疗服务时，同一医务人员可重复使用呼吸防护器，直到变湿、污染、受损或导致呼吸不畅（过滤膜最终会被滤过的粒状物"堵塞"而导致透气不畅）。但为其他急性呼吸道疾病患者提供医疗服务时，呼吸防护器应一次性使用。

三、手套

（一）分类及适用情况

1. 外科手套：无菌、一次性使用。主要用于无菌程度要求较高的如下操作：手术操作；阴道分娩；放射介入手术；中心导管置管；全胃肠外营养和化疗药物准备等。

2. 检查手套：清洁（非无菌的）、一次性使用。直接或间接接触患者的血液、体液、分泌物、排泄物及被体液明显污染的物品时使用。

（1）直接接触：血液；黏膜和破损皮肤；有潜在高传染性、高危险性的微生物；疫情或紧急情况；静脉注射；抽血；中央导管拔管；妇科检查；非密闭式吸痰。

（2）间接接触：倾倒呕吐物；处理/清洁器械；处理废物；清理喷溅的体液。

3. 家政手套：清洁、可重复使用。上述不直接接触人体，使用检查手套的情况均可使用家政手套。

（二）不需要使用手套的情况

除接触隔离以外，以下行为如果不接触血液、体液或污染环境，不需要常规使用手套。

1. 直接接触：量血压；测体温和脉搏；皮下和肌内注射；给患者洗澡和穿衣；转运患者；医治眼睛和耳朵（无分泌物）；无渗血的静脉导管操作。

2. 间接接触：使用电话；书写医疗文书；发放口服药物；收发患者餐具；更换被服；放置无创呼吸机和氧气插管；移动患者设备。

（三）戴手套与脱手套的指征

1. 戴手套

（1）进行无菌操作之前。

（2）接触血液或其他体液之前,不管是否进行无菌操作和接触破损皮肤和黏膜。

（3）接触实施接触隔离的患者及其周围区域之前。

2. 脱手套

（1）手套破损或疑有破损时。

（2）接触血液、其他体液、破损皮肤和黏膜之后和操作结束之后。

（3）接触每个患者和患者周围环境,或污染的身体部位之后。

（4）有手卫生指征时。

（四）无菌手套的佩戴及脱卸方法

1. 佩戴方法

（1）打开手套包,一手掀起口袋的开口处。

（2）另一手捏住手套翻折部分（手套内面）取出手套,对准五指戴上。

（3）掀起另一只袋口,以戴着无菌手套的手指插入另一只手套的翻边内面,将手套戴好。然后将手套的翻转处套在工作衣袖外面。

2. 脱卸方法

（1）用戴着手套的手捏住另一只手套污染面的边缘将手套脱下。

（2）戴着手套的手握住脱下的手套,用脱下手套的手捏住另一只手套清洁面（内面）的边缘,将手套脱下。

（3）用手捏住手套的里面轻投至指定容器内。

四、隔离衣

（一）穿戴指征

1. 接触实施接触隔离的患者及其周围环境时。

2. 皮肤或衣服可能接触患者的血液、体液、分泌物和排泄物时。

3. 接触分泌物或排泄物不能控制的患者时。

4. 进入重点部门,如 ICU、NICU、保护性病房等,是否须穿隔离衣,应视人员进入目的及与患者接触状况,或根据医疗机构的内部规定。

（二）脱卸指征

1. 接触多个同类传染病患者时,隔离衣若无明显污染可连续使用。

2. 接触疑似患者时,隔离衣应在接触每个患者之间进行更换。

3. 隔离衣被患者血液、体液、污物污染时,应及时更换。

4. 隔离衣破损时,应及时更换。

（三）穿戴方法

1. 右手提衣领,左手伸入袖内,右手将衣领向上拉,露出左手。

2. 换左手持衣领,右手伸入袖内,露出右手,勿触及面部。

3. 两手持衣领,由领子中央顺着边缘向后扣好颈带。

4. 再扎好袖口。

5. 将隔离衣一边（约在腰下 5 cm）处渐向前拉,见到边缘捏住。同法捏住另一侧边缘。

6. 双手在背后将衣边对齐。

7. 向一侧折叠,一手按住折叠处,另一手将腰带拉至背后折叠处。

8. 将腰带在背后交叉,回到前面将带子系好。

（四）脱卸方法

1. 解开腰带,在前面打一活结。

2. 解开袖带,带入袖袢内,充分暴露双手,进行手卫生。

3. 解开颈后扣子。

4. 右手伸入左手腕部袖内,拉下袖子过手。

5. 用遮盖着的左手握住右手隔离衣袖子的外面,拉下右侧袖子。

6. 双手转换逐渐从袖管中退出,脱下隔离衣。

7. 左手握住领子,右手将隔离衣两边对齐,污染面向里悬挂污染区外;如果悬挂污染区外,则污染面向里。

8. 不再使用时,将脱下的隔离衣,污染面向内,卷成包裹状,轻投入指定容器内。

9. 进行手卫生。

（五）注意事项

1. 隔离衣只能在规定的区域内穿脱。

2. 穿前应检查隔离衣有无破损,否则应更换。

3. 穿时勿使衣袖触及面部及衣领,脱时应注意避免污染。

4. 重复性使用的隔离衣应每日更换、清洗与消毒。

5. 预计可能有感染性物质飞溅或喷出而使用的隔离衣不防水时,则应在隔离衣外面套一件防水围裙。

五、眼罩/护目镜

（一）穿戴指征

1. 进行诊疗操作,可能发生患者血液、体液、分泌物喷溅时。

2. 近距离接触飞沫传播的患者。

3. 进行引发气溶胶的操作,如吸痰、插管、心肺复苏、支气管镜检、尸检和部分手术等(见第十三章第二节)。

（二）脱卸指征

污染后及时更换、清洁与消毒。

（三）穿戴方法

佩戴前先检查有无破损,佩戴装置有无松懈。然后抓住眼罩的耳围戴上,调节舒适度。

（四）脱卸方法

用于固定眼罩的耳围被认为是"清洁"的,前部被认为是污染的。抓住耳围摘掉,不要触摸眼罩正面,轻投入指定容器中。

六、面罩

（一）穿戴指征

1. 进行诊疗操作,可能发生患者血液、体液、分泌物喷溅时。

2. 近距离接触飞沫传播的患者。

3. 进行引发气溶胶的操作,如吸痰、插管、心肺复苏、支气管镜检、尸检和部分手术等。

4. 一次性或重复使用的面罩可替代眼罩/护目镜。

（二）脱卸指征

污染后及时更换、清洁与消毒。

（三）穿戴方法

佩戴前先检查有无破损,佩戴装置有无松懈。然后抓住面罩的耳围/头围戴上,调节舒适度。

（四）脱卸方法

用于固定面罩的耳围/头围被认为是"清洁"的,前部被认为是污染的。抓住靠近头部或耳朵的耳围/头围摘掉,不要触摸面罩前面,轻投入指定容器中。

七、防水围裙

1. 可能受到患者血液、体液、分泌物或其他物质喷溅污染时,或进行复用器械清洗时,穿防水围裙。

2. 重复使用的围裙,每班使用后及时清洗与消毒。

3. 一次性使用的围裙不能重复使用。

4. 围裙有破损或受到明显污染时,及时更换。

5. 若预计可能有传染性物质飞溅或喷出,而使用的隔离衣或防护服不防水时,则应在隔离衣或防护服外面套一件防水围裙。

八、个人防护用品穿脱流程

(一) 基本原则

1. 个人防护用品旨在为使用者提供防护,但也不应该增加其他人或者环境的风险。

2. 个人防护用品资源可能有限,其再利用是不可避免的,但是应该在安全的条件下进行。

3. 应避免在不必要情况下使用个人防护用品。

(二) 个人防护用品穿脱流程

1. 在进入隔离病房/区之前穿

(1) 准备好所有必要的用品设备。

(2) 手卫生(卫生手消毒或洗手)。

(3) 检查个人防护用品的完好性,按以下步骤穿戴个人防护用品:隔离衣;口罩或呼吸防护器;护目镜/眼罩/面罩;手套(套住隔离衣的袖口)。

2. 离开隔离病房/区之后脱

(1) 缓冲间,或者隔离病房/区外,按以下步骤脱个人防护用品:手套(如果隔离衣是一次性的,手套可以在脱去隔离衣时一起脱掉);手卫生;隔离衣;护目镜;口罩或呼吸防护器;手卫生。

(2) 将用过的一次性用品轻投入指定容器内。

(3) 将可重复使用的用品轻投入指定的干燥密闭的容器内(例如没有任何消毒溶液)。

(三) 注意事项

1. 首先脱污染最严重的个人防护用品。

2. 最后脱口罩或呼吸防护器,且在已确认安全的地方脱,通过松开系带摘除,然后轻投入指定容器内。

3. 脱个人防护用品时,注意避免已污染的防护用品和手造成自我污染或自身接种。

4. 任何时候如果不戴手套接触了被污染的个人防护用品都应进行手卫生。

5. 脱个人防护用品时,动作应轻柔、熟练,避免对自己、他人和周围环境造成污染。

6. 脱个人防护用品时,周围应没有未穿戴个人防护用品的人员在场。

第三节　呼吸卫生/咳嗽礼仪

呼吸卫生/咳嗽礼仪是通过源头控制预防呼吸道病原体传播的一项综合措施，适用于所有具有呼吸道症状和体征的人员，包括医务人员、患者和探视者。

一、所有具有呼吸道症状和体征的人员

包括医务人员、患者和探视者，应该做到以下四点。

1. 咳嗽或打喷嚏时使用纸巾或手帕遮掩口/鼻，否则应用臂弯遮掩口/鼻。

2. 若病情许可，应戴口罩，否则尽可能与其他人员保持至少 1 m 的间距。

3. 使用后的纸巾应丢进垃圾桶。

4. 双手接触呼吸道分泌物后应做手卫生。

二、医疗机构

1. 从患者进入医疗机构的最初场所，如急诊室、预检分诊处、门诊候诊区域、门诊医生办公室等，以及人口稠密处

或交通要道，如电梯、楼梯口、自助餐厅、超市等，采用通俗易懂的方式向所有具有呼吸道症状或体征的人员，包括医务人员、患者及家属宣传呼吸卫生/咳嗽礼仪。

2. 向医务人员、患者、家属以及探视者，强调限制呼吸道气溶胶和分泌物对于预防呼吸道疾病的传播的重要性。

3. 在人口稠密场所提供必要的卫生设施。

（1）便捷有效的速干手消毒剂，并随时补充，确保充足使用。

（2）便捷有效的洗手设施，并配备充足的手卫生用品，如洗手液、干手纸巾。

（3）非手接触开启式垃圾桶，如脚踏式垃圾桶，以便丢弃使用过的纸巾。

4. 在社区呼吸道感染性疾病暴发或流行季节，还应该做到：

（1）为具有呼吸道症状和体征的人员提供口罩。

（2）鼓励具有呼吸道症状或体征的人员与其他人员保持至少 1 m 以上的间距。

第四节　标　准　预　防

一、定义

标准预防是适用于所有医疗机构和

所有患者的常规感染控制措施。基于所有的血液、体液、分泌物、排泄物（除了汗

水)、不完整皮肤、黏膜均可能含有感染性因子的原则,为了最大限度地减少医院感染的发生,防止与上述物质直接接触,而采取的基本感染控制措施,即为标准预防。手卫生是医疗机构内预防控制疾病传播的最重要措施之一,也是标准预防的主要组成部分。标准预防还包括根据预期可能的暴露选择合适的个人防护用品、呼吸卫生/咳嗽礼仪、患者安置、医疗设备/仪器的清洁消毒、环境的清洁消毒、织物的清洁消毒、安全注射、职业防护,以及进行椎管内或硬膜下腔插管或注射等特殊腰椎穿刺操作时(如脊髓造影、腰椎穿刺、腰麻及硬膜外麻醉等)应佩戴外科口罩。

二、手卫生

详细内容参见第一章第一节。

三、个人防护用品

详细内容参见第一章第二节。

四、呼吸卫生/咳嗽礼仪

详细内容参见第一章第三节。

五、患者安置

1. 安置患者时要考虑感染原传播的可能性。若有条件,把具有传播风险(如有不可控制的分泌物、排泄物或伤口引流物、疑有呼吸道或消化道病毒感染的婴儿)的患者安置在单人病房。

2. 安置患者时应遵循如下原则。

(1)已知或怀疑的感染原的传播途径。

(2)感染患者的传播危险因素。

(3)感染病区或病房内安置其他患者后,导致不良预后的危险因素。

(4)是否有单人病房。

(5)是否有可以共用病房的患者(如分类安置相同感染的患者)。

3. 单人病房是最佳选择。当单人病房有限时,应权衡利弊,以重要性为原则,遵循如下优先顺序。

(1)首先安置需要空气隔离的患者,同时优先考虑需要接触或飞沫隔离的患者。

(2)可疑或已知消化道传播病原菌感染暴发时,个人卫生习惯较差、有大便失禁或不能配合执行预防传播措施的患者(如婴幼儿童、精神失常或智障患者)。

(3)将传染性强的患者与其他患者隔开。

(4)患者较多的情况下,可以将携带同种病原体的患者集中安置,但不要把严重免疫抑制的患者与其他患者安置在一起。

六、医疗设备/仪器清洁消毒

1. 应制定被患者血液或体液污染的医疗设备/仪器的清洁、消毒制度与流程。

2. 可重复使用的医疗设备/仪器遵循清洁、消毒灭菌的一般原则(见第二章第三节)。

3. 进行清洁、消毒灭菌时,医务人员的防护遵循职业防护的一般原则(见第十三章)。

七、环境清洁消毒

详细内容参见第二章第五节。

八、织物清洁消毒

详细内容参见第二章第五节。

九、安全注射

详细内容参见第一章第七节。

十、职业防护

详细内容参见第十三章。

第五节　额外预防

一、定义

额外预防是相对于标准预防而言的，是在标准预防的基础上，针对特定情况如确诊或疑似感染或定植有高传播性或具有重要流行病学意义病原体的患者，根据病原体的传播途径采取的额外预防。基于病原体的传播途径，额外预防分三类，即接触隔离、飞沫隔离和空气隔离。

二、接触隔离

(一) 目的

预防直接或间接接触患者或患者周围环境导致的病原体传播。适用于多重耐药菌感染或定植患者，大量伤口分泌物、大小便失禁患者或其他排泄物引起较大环境污染和微生物传播风险潜在增加时。

(二) 患者安置

1. 尽可能把患者安置在单间病房。

2. 单间病房不足时，咨询感控人员，评估与其他患者安置在一起的风险。病房安排时应遵循以下原则。

(1) 单间病房应优先安置易导致接触传播的患者(如大小便失禁患者)。

(2) 感染或定植相同病原体且适合共同居住的患者可安置于同一个病房。

(3) 如果不得不把需要接触隔离的患者与没有感染或定植同一病原体的患者安置在同一病房时应遵循以下原则。

1) 避免将接触隔离的患者与感染风险高的患者或容易传播的患者(如免疫功能低下的患者、有开放性伤口的患者或住院时间较长的患者)安置在同一个房间。

2) 床间距应不少于 1 m。床单元之间拉上隔帘，最大限度降低直接接触的机会。

3) 不管同一病房中的不同患者是否均需要接触隔离，在接触不同患者时均要更换隔离衣和做手卫生。

4) 在门诊，应尽快将需要接触隔离的患者安置在一个检查室或隔离间进行隔离。

5) 蓝色接触隔离标识应贴单人病房的门上或多人病房的患者床旁。

(三) 个人防护

1. 手套：接触患者完整的皮肤及

患者周围物表和物品(如医疗设备、病床栏杆)应佩戴手套。手套应在入室前佩戴。

2. 隔离衣:衣服可能直接接触患者或患者周围物体表面、设备时穿隔离衣。隔离衣应在入室前穿上。离开诊疗环境前应脱隔离衣并做手卫生。患者之间,隔离衣被严重污染、破损时及时更换。

3. 脱隔离衣后:衣服和皮肤不要接触污染的环境表面,以免把微生物传播给别的患者或物体表面。

(四) 患者转运

1. 除必要的检查外,住院患者应尽量减少转运和室外活动。

2. 当患者必须进行转运时,应包扎或覆盖患者被病原体感染或定植的区域。

3. 在转运接触隔离的患者之前应脱掉和丢弃污染的个人防护用品,做手卫生。

4. 到达目的地后穿戴清洁的个人防护用品来处置患者。

(五) 医疗设备、仪器的清洁消毒

1. 按照标准预防处置医疗设备和仪器。

2. 尽量使用一次性的低度危险性物品(如一次性血压计袖带)或专人专用。重复使用的设备,在其他患者使用前应清洁和消毒。

3. 社区医生上门服务时,应避免将大量非一次性使用设备带入到接触隔离患者的家中使用。如果低度危险性物品(如听诊器)不能留在患者家中,带走前应使用低或中水平消毒剂清洗和消毒。或者将污染的可以重复使用的物品放入塑

料袋带走,随后进行清洗和消毒。

4. 在门诊,将污染的、可重复使用的低度危险性物品放在塑料袋里运送到处置间进行处理。

(六) 环境清洁消毒

接触隔离患者房间,应优先且频繁(至少一日一次)清洁和消毒高频接触物体表面(如病床栏杆、跨床桌、床头柜、卫生间台面、门把手)和患者周围设备。

(七) 解除隔离

1. 在感染的体征和症状消失或者按照常见传染病的隔离期(见第一章第五节表1-1)的推荐解除隔离。

2. 对于感染病毒的免疫抑制患者应延长隔离期,因为这些患者的排毒时间较长。

三、飞沫隔离

(一) 目的

预防确诊或疑似患者通过咳嗽、打喷嚏、说话产生的呼吸道飞沫(直径>5 μm),近距离范围(1 m)内传播病原体而采取的措施,但这些飞沫不能长时间保持活性在空气中悬浮很久。常见的需要飞沫隔离的病原体有SARS病毒、禽流感病毒、百日咳鲍特菌、流感病毒、腺病毒、鼻病毒、脑膜炎双球菌及A群链球菌等。

(二) 患者安置

1. 在急诊或病房,尽可能将患者安置到单间病房。

2. 单间病房不足时,咨询感控人员,评估与其他患者放置一起的风险。根据以下原则安置患者。

（1）单间病房优先安置咳嗽剧烈和痰多的患者。

（2）感染相同病原体且适合共同居住的患者可安置于同一个病房。

（3）如果不得不把需要飞沫隔离的患者与未被同一病原体感染的患者放置在同一病房,应遵循以下原则。

1）应避免将飞沫隔离的患者与感染风险高的患者（如免疫功能不全患者、长期住院患者）安置在同一个房间。

2）床间距应不少于 1 m。床单位之间应拉上隔帘,最大限度降低直接接触的机会。

3）不管同一病房中的不同患者是否均需要飞沫隔离,在接触不同患者时均要更换个人防护用品和做手卫生。

3. 在门诊,尽快将需要飞沫隔离的患者安置在单独一个检查室或者进行相对隔离。指导患者遵守呼吸卫生/咳嗽礼仪。

4. 粉色飞沫隔离标志应贴在单人病房的门上或多人病房的患者床旁。

5. 单人病房门可以打开。

（三）个人防护

1. 进入患者房间或隔离间前应佩戴外科口罩。

2. 密切接触飞沫隔离患者,除外科口罩之外,不建议常规佩戴护目用品（如护目镜或面罩）。

（四）患者转运

1. 除必要的医学目的外,尽量减少患者的转运和室外活动。

2. 如果必需转运和室外活动时,应指导患者戴口罩和遵守呼吸卫生/咳嗽礼仪。

（五）解除隔离

1. 在感染的体征和症状消失后,或者按照常见传染病的隔离期的推荐解除隔离。

2. 对于感染病毒的免疫抑制患者应延长隔离期,因为这些患者的排毒时间较长。

四、空气隔离

（一）目的

预防确诊或疑似患者通过咳嗽、打喷嚏、说话产生的飞沫核（直径 $<5\ \mu m$）,远距离传播病原体而采取的措施,这些飞沫核能长时间保持活性,在空气中悬浮很久。常见的需要空气隔离的病原体有肺结核杆菌、麻疹病毒、水痘-带状疱疹病毒。根据传播特点可以进一步分为专门经空气传播和优先经空气传播。专门经空气传播是指在自然通风状态下,病原体只通过飞沫核沉积传播,如肺结核杆菌。优先经空气传播,是指病原体可通过多种途径传播,但主要通过飞沫核传播,如麻疹病毒、水痘-带状疱疹病毒。

（二）患者安置

1. 将患者安置在空气隔离病房里（配有特殊的空气处理系统和通风能力）。

（1）换气次数应不少于 6 次/小时（现有设施）或 12 次/小时（新建/改建）。

（2）空气应直接排到室外。如果不能直排到室外,空气经过高效空气过滤器后可以返回空气处理系统。

（3）空气隔离病房内有患者时,不管是否有压差传感设备（如压力表）,均应每日肉眼观察空气压力（可采用烟柱、飘带观察飘动方向）。

（4）空气隔离病房的门始终保持关闭。

2. 如果没有空气隔离病房

（1）将患者转运至有空气隔离病房的医疗机构。

（2）如果不能转运，将患者安置在独立的通风良好（换气次数≥12次/小时）的房间。

（3）如果没有单间，将病原学诊断相同的患者安排在通风良好（换气次数≥12次/小时）的地方集中照护。

3. 如果出现暴发或者大量需要空气隔离的患者时，应遵循如下原则安置患者。

（1）将患者安置在独立的通风良好的房间。

（2）基于已知的临床表现和诊断，将推测为相同病原体感染的患者集中在远离其他患者的区域，尤其是远离感染高风险患者（如免疫功能低下的患者）。

（3）使用临时便携式的解决方案（例如排气扇、抽空气装置）创建一个负压环境；直接将空气排向室外，排风口应远离人群和空气的进风口，或直接通过高效空气过滤器后排放。

4. 门诊

（1）从入院开始建立机制（如预检、分诊机制）来识别确诊或疑似需要空气隔离的患者。

（2）尽快将患者安置在空气隔离病房。如果没有空气隔离病房，患者应戴外科口罩并单独安置于检查室。患者离开

以后，该房间空置适当的时间，通常为1小时，以便空气得到彻底的交换。

（3）指导确诊或者疑似空气隔离患者戴外科口罩，遵循呼吸卫生/咳嗽礼仪。一旦进入空气隔离病房，患者可以不戴口罩，否则应继续戴口罩。

5. 黄色空气隔离标志应贴在门上，注明关键的防护措施。

（三）个人防护

1. 患者感染以下疾病，在进入患者房间或家里时应戴经过认证的N95口罩或更高级别的呼吸防护器。

（1）感染性肺结核、喉结核或感染性皮肤结核破溃，以及进行产生气溶胶的操作时（如灌洗、切排、旋涡操作）。

（2）天花。推荐所有诊疗护理人员均应进行呼吸道保护，包括接种过天花疫苗的人员。

2. 病房内如果有免疫力（曾经感染过或接受过疫苗注射）的医务人员，应限制易感的医务人员进入确诊或疑似麻疹、水痘、播散性带状疱疹或天花患者的病房。可能的话，易感的医务人员不应护理这些可以有疫苗预防的空气传播疾病患者。

3. 当易感的医务人员必须与已确诊或疑似感染麻疹、水痘、播散性带头疱疹的患者接触时，目前的证据没有发现选用外科口罩、N95口罩或更高级别的呼吸防护器有明显区别。

（四）患者转运

1. 在急诊或病房，除诊疗需要外，应限制患者转运或室外活动。

2. 如必须转运或到空气隔离病房外

活动,应给患者戴外科口罩并遵循呼吸卫生/咳嗽礼仪。

3. 如果患者有水痘、天花皮疹破溃或结核皮肤溃疡,应覆盖感染部位,以免产生气溶胶或接触皮肤破溃处的感染原。

4. 当患者已戴口罩和感染性皮肤破溃部位已覆盖,陪同转运的医护人员不需要戴口罩或呼吸防护器。

(五) 暴露后处置

1. 当易感人群暴露于麻疹、水痘、天花患者后,应尽快注射疫苗或特异的免疫球蛋白。

2. 易感人群在暴露后 72 小时内注射麻疹疫苗。有疫苗注射禁忌证的高危人群在 6 日内注射免疫球蛋白。

3. 易感人群在暴露后 120 小时内注射水痘疫苗。尽可能为有疫苗注射禁忌(如免疫低下患者、孕妇、母亲在产前 5 日内或产后 48 小时内水痘发作的新生儿)的高危人群在 96 日内注射水痘免疫球蛋白。

4. 易感人群在暴露后 4 日内注射天花疫苗。

(六) 隔离病房/区的准备

1. 配备有便捷有效的洗手设施。

2. 室内通风设施良好,换气次数≥12 次/小时。

3. 病房门上设置相关标识。

4. 探视者在准许进入隔离区之前,应咨询该病房/区的责任护士,该护士负责对探视者进行登记。所有在隔离病房/区工作的人员名单也应保留以备暴发时调查和追踪使用。

5. 移走所有非必要的家具,保留的家具应易于清洁,在家具内和其周围不能潮湿、隐藏或保留灰尘。

6. 在隔离病房外/区外应配备个人防护用品和与个人日常便装分开放置的设施(如更衣室)。

7. 在靠近门口和医疗服务点处应设置洗手池,并应配备速干手消毒剂。

8. 在垃圾箱里应放置一个合适的垃圾袋,如果允许的话,尽量使用非手接触式的垃圾箱。取出垃圾后,被污染过的垃圾箱应留在隔离病房内。

9. 在隔离病房/区内放置锐器盒。

10. 患者的私人物品要尽可能少,将水壶、水杯、手绢和其他用于个人卫生的用品放在患者伸手可及的地方。

11. 非危重患者的护理设备(如听诊器、体温计、血压袖带、血压计)应尽可能专人专用。任何用于患者的护理设备在不同患者之间使用应彻底清洁和消毒。

12. 在隔离病房门外应设置放置个人防护用品的手推车,并应列核查表以保证所有用品随时可用。

13. 在隔离病房门外设置一个合适的带盖容器,用来放置需要消毒或灭菌的设备。

14. 在隔离病房/区放置清洁和消毒所需的充足设备,以确保隔离病房/区严格进行日常清洁。

15. 在隔离病房/区应配置电话或其他通讯设备,便于患者或家属成员/探视者与医护人员沟通,以尽量减少医护人员进入隔离病房/区的次数。

五、常见传染病隔离期

表 1-1　常见传染病预防措施分类和隔离期

感染/状况	隔离预防措施		
	分　类	持续时间	备　注
脓肿			
● 大量排脓	接触隔离	患病期间	不需要包裹伤口,直到排脓停止或创面能被敷料包裹
● 少量或有限排脓	标准预防		敷料能覆盖住脓液
获得性人类免疫缺陷综合征(AIDS)	标准预防		血液和体液暴露后应采取暴露后预防措施
放线菌感染	标准预防		没有人传人的证据
腺病毒感染(见肠胃炎、结膜炎、肺炎)			
阿米巴病	标准预防		人和人之间的传播是罕见的。智障人群中及家庭成员之间的传播有报道。穿尿不湿的婴儿和智障者密切护理
炭疽热	标准预防		已感染的患者一般不具有再次感染的风险
皮肤炭疽	标准预防		不完整皮肤可通过脓液被传播,因此大量无包裹的排脓使用接触隔离。洗手,而不能卫生手消毒,因为速干手消毒剂不具有杀孢子活性
肺炭疽	标准预防		没有人传人
环境炭疽:含孢子或其他物质的气溶胶	标准预防	直到环境完全被去污后	直到环境去污完成。去污人员佩戴呼吸防护器(N95 或电动滤尘呼吸防护器),防护服,消毒剂 手卫生:接触孢子后,洗手,而不能卫生手消毒,因为速干手消毒剂不具有杀孢子活性 环境暴露后以下措施预防:使用 60 日的抗生素(多西环素或环丙沙星)和暴露后疫苗
抗生素相关性腹泻(见艰难梭菌)			
多重耐药菌(MDROs)感染或定植(如 MRSA,VRE,VISA/VRSA,产 ESBLs 的细菌,耐药的肺炎链球菌)	标准预防/接触隔离		根据卫生部推荐的感染预防和控制程序判断多重耐药菌,应具有临床和流行病学意义。当有感染持续传播的证据或具有感染传播高风险的科室或患者如伤口不能包裹,应采取接触隔离,或者遵循相关规定
节肢动物传播的病毒性脑炎(委内瑞拉东部、西部马脑脊髓炎;圣路易斯,加利福尼亚脑炎;西尼罗河病毒)和病毒热(登革热、黄热病、科罗拉多蜱热)	标准预防		一般不通过人传人,除了很少通过输血传播,西尼罗河病毒通过器官移植、母乳或胎盘传播。在流行地区,安装纱门纱窗,使用驱蚊剂和衣物覆盖四肢

(续表)

感染/状况	隔离预防措施		
	分 类	持续时间	备 注
蛔虫病	标准预防		没有人传人
曲霉菌病	标准预防		如果大面积软组织感染,充分流脓和反复冲洗时需要接触隔离和空气隔离
禽流感病毒(见流感、禽流感)			
巴贝斯虫病	标准预防		除很少通过输血传播外,人和人之间不会传播
芽生菌病,北美皮炎或肺炎	标准预防		没有人传人
肉毒杆菌中毒	标准预防		没有人传人
细支气管炎(见婴幼儿呼吸道感染)	接触隔离	患病期间	按照标准预防,使用口罩(如患者咳嗽,采用飞沫隔离)
布氏杆菌病(波状热、马耳他热、地中海热)	标准预防		除很少通过库存精子和性接触传播外,人和人之间不会传播。有必要给与抗菌药物预防及血清学监测
空肠弯曲菌胃肠炎(见肠胃炎)			
念珠菌,所有形式,包括皮肤黏膜	标准预防		
猫抓热(良性猫抓病)	标准预防		没有人传人的证据
蜂窝织炎	标准预防		
软下疳(软性下疳)	标准预防		人与人之间性接触传播
水痘(见水痘)	空气隔离		
沙眼衣原体			
● 结膜炎	标准预防		
● 生殖器(性病性淋巴肉芽肿)	标准预防		
● 肺炎(3 个月或更小年龄的婴儿)	标准预防		
肺炎衣原体	标准预防		感染暴发的报道很少
霍乱(见胃肠炎)			
封闭式腔感染			
● 开放性排脓;少量或有限	标准预防		如果有大量的开放性排脓,需采取接触隔离
● 没有排脓或流脓部位有敷料覆盖包裹	标准预防		
梭状芽孢杆菌			
● 肉毒梭菌	标准预防		没有人传人的证据
● 难辨梭状芽孢杆菌(见肠胃炎)	接触隔离	患病期间	
● 产气荚膜梭菌			
-食物中毒	标准预防		没有人传人的证据

（续表）

感染/状况	隔离预防措施		
	分 类	持续时间	备 注
－气性坏疽	标准预防		很少人传人。只有一起外科病房的暴发报道。如果伤口有大量流脓,接触隔离
球孢子菌病(谷发烧)			
● 流脓引起皮肤损伤	标准预防		没有人传人的证据
● 肺炎	标准预防		没有人传人的证据
科罗拉多蜱热	标准预防		没有人传人的证据
先天性风疹	接触隔离	直到1岁	如果年龄大于3个月,反复鼻咽和尿培养转阴后,采取标准预防
结膜炎			
● 急性细菌性感染	标准预防		
● 衣原体	标准预防		
● 淋球菌	标准预防		
● 急性病毒性感染(急性出血性结膜炎)	接触隔离	根据病程	腺病毒最常见,肠道病毒70、柯萨奇病毒A24也与社区暴发相关。高度传染性,有报道在眼科诊所、新生儿病房、研究机构暴发。当医治结膜炎患者时,眼科诊所应执行标准预防。常规使用感染预防与控制措施处理仪器和设备,以及在不同患者之间对设备进行消毒,可避免该诊所及其他医疗机构感染暴发
SARS相关冠状病毒(SARS-CoV,见严重急性呼吸综合征)			
柯萨奇病毒病(见肠病毒感染)			
克雅病	标准预防		如怀疑或不排除被克雅病患者神经组织所污染,使用一次性器械或用特殊灭菌/消毒程序处理表面和物品。尸体不允许埋葬
喉炎(见婴幼儿的呼吸道感染)			
克里米亚刚果热(病毒性出血热)	标准预防		
隐球菌病	标准预防		没有人传人的证据
隐孢子虫病(见胃肠炎)	接触隔离		
囊虫病	标准预防		没有人传人的证据
巨细胞病毒感染,包括新生儿和免疫抑制患者	标准预防		对于怀孕的医务人员没有额外的预防措施(传播需要唾液接触)
褥疮(压力性溃疡)	标准预防		没有人传人的证据
登革热	标准预防		没有人传人的证据

（续表）

感染/状况	隔离预防措施		
	分　类	持续时间	备　　注
腹泻，病因怀疑急性感染（见肠胃炎）			
白喉			
● 皮肤	接触隔离	经抗菌药物治疗结束及培养阴性	间隔 24 小时连续 2 次培养阴性
● 喉部	飞沫隔离	经抗菌药物治疗结束及培养阴性	正确治疗且间隔 24 小时连续 2 次培养阴性
埃博拉病毒（见病毒性出血热）			
棘球蚴病（包虫病）	标准预防		没有人传人的证据
埃可病毒（见肠病毒感染）			
脑炎或脑脊髓炎（见特定病原体）			
子宫内膜炎（肌内膜炎）	标准预防		
蛲虫病（寄生虫病）	标准预防		
肠球菌（如果有流行病学意义或耐万古霉素，见多重耐药菌）			
小肠结肠炎，艰难梭菌（见难辨梭状芽胞杆菌，肠胃炎）			
肠病毒感染（即 A 组、B 组柯萨奇病毒和埃可病毒，不包括脊髓灰质炎病毒）	标准预防		为大小便失禁或使用尿布患儿更换尿布时采取接触隔离可控制感染暴发
由 B 型流感嗜血杆菌引起会厌炎	飞沫隔离	有效治疗后 24 小时	见由于其他特殊病原体引起的会厌炎
EB病毒感染，包括传染性单核细胞增多症	标准预防		
传染性红斑（见细小病毒 B19）			怀孕医护人员不为患者提供医疗服务
大肠埃希菌胃肠炎（见胃肠炎）			
● 食物中毒			
-肉毒杆菌中毒	标准预防		没有人传人的证据
-产气荚膜梭菌，魏氏	标准预防		没有人传人的证据
-金黄色葡萄球菌	标准预防		没有人传人的证据
葡萄球菌引起的疖疮	标准预防		如引流未得到控制实施标准预防，遵从 MRSA 预防策略
● 婴幼儿	接触隔离	患病期间	
坏疽（气性坏疽）	标准预防		没有人传人的证据
肠胃炎	接触隔离或（和）飞沫隔离		患病期间，对任何年龄大小便失禁的患者采取接触隔离，可以控制医疗机构内由以下病原体引起的肠胃炎感染暴发

(续表)

感染/状况	隔离预防措施		
	分 类	持续时间	备 注
● 腺病毒	标准预防		患病期间,对任何年龄大小便失禁的人采取接触隔离来控制医院内感染暴发
● 弯曲杆菌	标准预防		患病期间,对任何年龄大小便失禁的人采取接触隔离来控制医院内感染暴发
● 霍乱(霍乱弧菌)	标准预防		患病期间,对任何年龄大小便失禁的人采取接触隔离来控制医院内感染暴发
● 难辨梭状芽胞杆菌	接触隔离	患病期间	尽可能停用抗菌药物。不要共用电子体温计;确保持续的环境清洁与消毒。所有清洁、消毒时都要用含氯消毒剂。洗手,不要卫生手消毒,因为速干手消毒剂缺乏杀孢子活性
● 隐孢子虫	接触隔离	患病期间	
● 大肠埃希菌			
-肠致病性 O157∶H7 及其他产志贺毒素的菌株	标准预防		患病期间,对任何年龄大小便失禁的人采取接触隔离来控制医院内感染暴发
-其他种类	标准预防		患病期间,对任何年龄大小便失禁的人采取接触隔离来控制医院内感染暴发
● 蓝氏贾第鞭毛虫	标准预防		患病期间,对任何年龄大小便失禁的人采取接触隔离来控制医院内感染暴发
● 诺如病毒	接触隔离/飞沫隔离	患病期间	患病期间,对所有感染者或暴露者实施接触隔离以控制医疗机构感染暴发。清洁粪便或呕吐物严重污染时,工作人员要戴口罩,因为病毒可以通过这些物质产生气溶胶而传播。确保环境的持续清洁与消毒,尤其是浴室,即便没有明显污染。任何清洁消毒时需要含氯消毒剂。乙醇没有用,但是没有证据证明乙醇擦手去污无效。在暴发期间,感染患者分组管理,单独空间和厕所,有利于阻断传播
● 轮状病毒	接触隔离	根据病程	确保环境的持续清洁与消毒,并经常更换污染的尿布。长期排毒可能发生在免疫功能正常和免疫功能低下的老人和儿童
● 沙门菌(包括伤寒沙门菌)	标准预防		患病期间,对任何年龄大小便失禁的人采取接触隔离来控制医院内感染暴发
● 志贺菌(菌痢)	标准预防		患病期间,对任何年龄大小便失禁的人采取接触隔离来控制医院内感染暴发
● 副溶血弧菌	标准预防		患病期间,对任何年龄大小便失禁的人采取接触隔离来控制医院内感染暴发
● 病毒(表格中其他地方没有的)	接触隔离/飞沫隔离		患病期间,对任何年龄大小便失禁的人采取接触隔离来控制医院内感染暴发

（续表）

感染/状况	隔离预防措施		
	分 类	持续时间	备 注
● 小肠结肠炎耶尔森菌	标准预防		患病期间,对任何年龄大小便失禁的人采取接触隔离来控制医院内感染暴发
麻疹(见风疹、先天性风疹)			
贾第虫病(见胃肠炎)			
新生儿淋菌性眼炎(新生儿淋病性眼炎、急性结膜炎)	标准预防		
淋病			
腹股沟肉芽肿(杜诺凡病、性病肉芽肿)	标准预防		
吉兰-巴雷综合征		非感染疾病	
流感嗜血杆菌(见特殊疾病建议)			
手足口病(见肠病毒感染)			
汉森病(见麻风病)			
汉他病毒肺综合征	标准预防		没有人传人的证据
幽门螺杆菌	标准预防		
病毒性肝炎			
● 甲肝	标准预防		推荐提供甲肝疫苗
● 持续腹泻患者	接触隔离		接触隔离期限:小于3岁的婴幼儿和儿童,整个住院期间;3～14岁的儿童,症状出现后,实施2周;成年人,症状出现后实施1周
● 急性/慢性乙肝表面抗原阳性	标准预防		见血透中心肝炎患者特殊的医护感控措施
● 丙型肝炎及其他非特异性非甲非乙型肝炎	标准预防		见血透中心肝炎患者特殊的医护感控措施
● 丁型肝炎(常伴随乙肝)	标准预防		
● 戊型肝炎	标准预防		
● 庚型肝炎	标准预防		
疱疹性咽峡炎(见肠道病毒感染)			
钩虫	标准预防		
单纯疱疹(人疱疹病毒)			
● 脑炎	标准预防		
● 严重的皮肤黏膜性、播散性、原发性	接触隔离	直到皮肤干燥或结痂	
● 复发的,黏膜与皮肤的(皮肤、口、生殖器)	接触隔离	直到皮肤干燥或结痂	

（续表）

感染/状况	隔离预防措施		
	分 类	持续时间	备 注
● 新生儿疱疹	接触隔离	直到皮肤干燥或结痂	如果母亲有活动期感染,阴道撕裂大于4~6小时,经阴道分娩的婴儿即使没有症状,也要采取接触隔离措施,直到出生后24~36小时后,婴儿表皮培养阴性
带状疱疹(水痘带状疱疹)			
● 发病于任何患者的播散性疾病、免疫缺陷患者排除播散性感染后的局限性疾病	空气隔离/接触传播	伤口停止流脓	如果有免疫力的医务人员,易感工作者避免进入患者房间。有免疫力的工作者不推荐任何防护措施,也不推荐何种防护用品,例如易感工作者该用外科口罩还是呼吸防护器
● 免疫系统功能正常但存在其他脏器功能障碍的患者也是易感人群	接触隔离	伤口停止流脓	如果有免疫力的医务人员,易感工作者不要直接提供医护服务
组织胞浆菌病	标准预防		没有人传人的证据
人类免疫缺陷病毒(HIV)	标准预防		血液、体液暴露后采取化学预防
人偏肺病毒	接触隔离	患病期间	虽然有院内感染报道,但是传播途径还没被验证。假设接触传播/飞沫传播途径,因为这种病毒临床症状及流行病学上与呼吸道合胞病毒很相似。根据标准预防,带口罩
脓疱性皮炎	接触隔离	24小时内	
传染性单核白血球增多症	标准预防		
流行性感冒			
● 人类(季节性流感)	飞沫隔离	5日,免疫系统障碍的患者则患病期间都要	尽量单人间或相同感染者同病房;避免与高度易感者共病房;感染者外出时要带口罩;应用药物或注射疫苗控制感染暴发。依据标准预防,在儿科病房穿隔离衣及戴手套非常重要。对免疫低下患者采取隔离措施的时间期限还不能明确,已经观察到会延长排毒期(例如几周),传播影响未知
● 禽流感(如 H5N1、H7、H9 株)	飞沫隔离		遵循权威部门最新发布的指南
流感大流行(也有人类流感病毒)	飞沫隔离	5日	遵循权威部门最新发布的指南
川崎症			非感染疾病
拉沙热(病毒性出血热)			
嗜肺军团菌			没有人传人的证据
麻风病	标准预防		
钩端螺旋体病	标准预防		没有人传人的证据

（续表）

感染/状况	隔离预防措施		
	分　类	持续时间	备　　注
虱子			
● 头部(虱病)	接触隔离	4 小时内	
● 躯干	标准预防		通过污染的衣服进行人与人之间传播。在脱衣服、打包和洗衣服时穿隔离衣、戴手套
● 阴部	标准预防		人与人之间性接触传播
李斯特菌病(单核增生性李斯特菌)	标准预防		人与人之间的传播很罕见,新生儿病房及内镜检查中通过交叉传播
莱姆病	标准预防		没有人传人的证据
淋巴细胞性脉络丛脑膜炎	标准预防		没有人传人的证据
性病淋巴肉芽肿	标准预防		
疟疾	标准预防		人与人之间不传播,极少数通过输血或在医护患者时没有遵循标准预防。在流行地区,安装纱门纱窗,使用驱蚊剂,并用衣物遮盖四肢
马尔堡病毒病(见病毒性出血热)			
麻疹(风疹)	空气隔离	出疹后 4 日内,免疫低下的患者患病期间	如果有免疫力的医务人员,易感工作者避免进入患者房间。有免疫力的工作者面部防护不做任何推荐;也不推荐何种防护用品,例如易感的工作者该用外科口罩还是呼吸防护器。对感染的易感人群,应在暴露后 72 小时内注射疫苗,或连用 6 日免疫球蛋白。暴露后的易感患者,无论是否注射暴露后疫苗,都要采取空气隔离措施,第一次暴露后 5 日至最后一次暴露 21 日内,易感工作者不要提供医护服务
类鼻疽(所有类别)	标准预防		没有人传人的证据
脑膜炎			
● 无菌(非细菌性或病毒性,见肠病毒感染)	标准预防		婴儿及儿童采取标准预防
● 革兰阴性菌,新生儿	标准预防		
● 真菌	标准预防		
● 已知或怀疑 B 型流感嗜血杆菌	飞沫隔离	24 小时内	
● 单核细胞增生李斯特菌(见李氏杆菌病)	标准预防		
● 已知或怀疑脑膜炎奈瑟菌(脑膜炎双球菌)	飞沫隔离	24 小时内	见下面的脑膜炎球菌病

（续表）

感染/状况	隔离预防措施		
	分 类	持续时间	备 注
● 肺炎链球菌	标准预防		
● 肺结核分枝杆菌	标准预防		并发的活动性肺部疾病或皮肤流脓需要增加接触/空气隔离。对于儿童,直到访问家庭成员中活动期肺结核消除,空气隔离才停止(见后面肺结核)
● 其他诊断的细菌	标准预防		
脑膜炎球菌引起的疾病:败血症、肺炎、脑膜炎	飞沫隔离	24 小时内	家庭接触暴露后、医护人员暴露于呼吸道分泌物后药物预防或免疫接种
传染性软疣	标准预防		
猴天花	空气隔离/接触隔离	空气隔离从猴天花确认到天花消除;接触隔离直到皮肤结痂为止	医院内不可能发生传播。建议暴露的医护人员暴露前和暴露后接种水痘疫苗
毛霉菌病	标准预防		
多重耐药菌(MDROs,见多重耐药菌)			
流行性腮腺炎(感染性腮腺炎)	飞沫隔离	9 日内	一旦易感的医护人员出现腮腺肿大,不要继续护理患者,交给有免疫力的护理人员 注意:近期,健康的18~24 岁人群暴发评估显示,唾液中的病毒脱落发生在疾病早期,腮腺炎发生 5 日内社区中实施额外预防是合适的。但是医护人员涵盖范围和高危患者群仍待界定
非肺结核分枝杆菌(非典型的)			没有人传人的证据
● 肺部感染	标准预防		
● 伤口	标准预防		
支原体肺炎	飞沫隔离	患病期间	
坏死性小肠结肠炎	标准预防		当病例暂时聚集出现时需要接触隔离
诺卡菌病,皮肤破损排脓或其他表现	标准预防		没有人传人的证据
诺如病毒(见胃肠炎)			
诺瓦克样胃肠炎(见胃肠炎)			
羊痘疮	标准预防		
副流感病毒感染,婴儿和儿童呼吸系统症状	接触隔离	患病期间	免疫系统受抑制的患者,体内病毒排出时间会延长

(续表)

感染/状况	隔离预防措施		
	分 类	持续时间	备 注
细小病毒 B19(传染性红斑)	飞沫隔离		免疫功能不足的患者出现慢性疾病时,整个住院期间都实施飞沫隔离。患者有暂时的再生障碍或红细胞低下,7 日内实施飞沫隔离。免疫功能受抑制、持续 PCR 阳性患者,采取隔离措施的时间没有定义,但是传播还是会发生。怀孕的医护人员不要再进行医护工作
虱病(虱子)	接触隔离	治疗开始后 24 小时内	
百日咳(百日咳)	飞沫隔离	5 日内	最好单人间。患者分组管理。家庭接触和医护人员长时间暴露于呼吸道分泌物后实施暴露后药物预防
蛲虫感染(蛲虫病)	标准预防		
鼠疫(耶尔森鼠疫杆菌)			
● 腺鼠疫	标准预防		
● 肺鼠疫	飞沫隔离	48 小时内	暴露后医护人员预防性使用抗生素
肺炎			
● 腺病毒	飞沫隔离/接触隔离	患病期间	有报道在儿童医院和研究机构暴发。在免疫缺乏的患者,延长飞沫和接触隔离的期限,因为排病毒的时间会延长
● 其他地方没有罗列的细菌(如革兰阴性菌)	标准预防		
● 洋葱伯克霍尔德菌感染的患者伴囊性纤维化,有呼吸道定植	接触隔离		避免暴露于其他伴囊性纤维化的患者;最好单人间,包括门诊诊疗。停止实施隔离措施的标准还未建立。如果病区里有其他的囊性纤维化患者,整个住院期间实施接触隔离
● 洋葱伯克霍尔德菌感染的患者不伴囊性纤维化(见多重耐药菌)			
● 衣原体	标准预防		
● 真菌	标准预防		
● B 型流感嗜血杆菌			
-成人	标准预防		
-婴儿和儿童	接触隔离	24 小时内	
● 军团菌	标准预防		
● 脑膜炎球菌	飞沫隔离	24 小时内	参照上面脑膜炎球菌引起的疾病
● 多重耐药性细菌(见多重耐药菌)			

（续表）

感染/状况	隔离预防措施		
	分 类	持续时间	备 注
● 支原体(原发性非典型性肺炎)	飞沫隔离	患病期间	
● 肺炎球菌肺炎	标准预防		如果病区或医院内有该疾病传播的证据,采取飞沫隔离
● 耶氏肺孢子菌	标准预防		
● 金黄色葡萄球菌	标准预防		如果是 MRSA,见多重耐药菌
● A 型链球菌			侵袭性 A 型链球菌,24 小时实施接触或飞沫隔离直到给予合适的抗生素。包括肺炎、中毒性休克综合征、坏死性筋膜炎,但非蜂窝织炎
-成人	飞沫隔离	24 小时内	见下面链球菌引起的疾病(A 型链球菌)。如果皮肤破损流脓实施接触隔离
-婴儿和儿童	飞沫隔离	24 小时内	如果皮肤破损流脓实施接触隔离
● 水痘-带状疱疹病毒(见水痘-带状疱疹)			
-成人	标准预防		
-婴幼儿(见呼吸系统疾病,急性或特殊病毒)			
脊髓灰质炎	接触隔离	患病期间	
褥疮感染(褥疮溃疡)			
● 大量	接触隔离	患病期间	如果未包扎和未被脓液污染,实施接触隔离到停止流脓或包扎为止
● 少量或局部	标准预防		如果有包扎和排脓
朊毒体疾病(见克雅病)			
鹦鹉热(鸟疫,鹦鹉热衣原体)	标准预防		没有人传人的证据
Q 热	标准预防		
狂犬病	标准预防		很少有人传人;有报道通过角膜、组织和器官移植传播。如果患者咬了另外一个人或唾液污染了开放的伤口或皮肤黏膜,充分清洗暴露处,实施暴露后预防接种
鼠咬热(念珠状链杆菌病、小螺菌病)	标准预防		没有人传人的证据
回归热	标准预防		没有人传人的证据
多重耐药菌感染或定植(见多重耐药菌)			
急性呼吸系统感染性疾病(如果其他地方未涉及)			

（续表）

感染/状况	隔离预防措施		
	分　类	持续时间	备　　注
● 成人 ● 婴儿和儿童	标准预防 接触隔离	患病期间	
婴儿、儿童和免疫功能低下的成人呼吸道合胞病毒感染	接触隔离	患病期间	按照标准预防戴口罩。免疫功能低下的患者,根据排病毒时间长短延长接触隔离的期限
雷氏综合征	标准预防	不发生传播	
风湿热	标准预防	不发生传播	
鼻病毒	飞沫隔离		飞沫传播是最重要的传播途径。在新生儿重症监护病房(NICU)和慢性病医疗机构(LTCFs)中有暴发。如果有很多潮湿的分泌物或近距离接触(如幼儿),增加接触隔离
立克次体热,蜱媒病(落基山斑疹热、斑疹伤寒热)	标准预防		没有人传人的证据,除了极少的输血传播
立克次体(疱疹样立克次体病)	标准预防		没有人传人的证据
皮癣(脚癣、皮肤真菌病、皮癣)	标准预防		极少,在某些医疗机构中发生(如NICU、康复医院)。暴发时使用接触隔离
Ritter 病(葡萄球菌烫伤样皮肤综合征)	接触隔离	患病期间	见下面葡萄球菌引起的疾病,烫伤皮肤综合征
落基山斑疹热	标准预防		没有人传人的证据,除了极少的输血传播
婴儿玫瑰疹(幼儿急疹、HHV-6 引起)	标准预防		
轮状病毒感染(见胃肠炎)			
风疹(德国麻疹)(见先天性风疹)	飞沫隔离	皮疹出现后 7日内	易感的医护人员不要进入房间,需要有免疫力的工作人员。有免疫力后不推荐进行面部防护(如戴外科口罩)。没有免疫力的孕妇不应护理这些患者。暴露后 3 日内,给没怀孕的易感者打疫苗。对暴露过的易感者实施飞沫隔离;不管暴露后是否打过疫苗,从第一次暴露 5 日后到最后一次暴露 21 日,易感的工作人员暂离工作岗位
沙门菌病(见胃肠炎)			
疥疮	接触隔离	治疗后 24 小时内	
烫伤样皮肤综合征,葡萄球菌	接触隔离	患病期间	见下面葡萄球菌引起的疾病,烫伤皮肤综合征

（续表）

感染/状况	隔离预防措施		
	分　类	持续时间	备　注
血吸虫病（血吸虫）	标准预防		
严重急性呼吸综合征（SARS）	飞沫隔离/接触隔离	患病期间。假如没有呼吸综合征或加剧，热退后加 10 日	戴外科口罩，引发气溶胶的操作戴 N95 或更高级别的呼吸防护器
志贺菌（见胃肠炎）			
天花（天花，见疫苗接种管理）	空气隔离/接触隔离	患病期间	直到所有的结痂陈旧脱落（3～4 周）。如果有免疫力的人员，则没有免疫力的医护人员不提供医护；N95 或更好的呼吸保护装置提供给易感者和成功接种的人；暴露后 4 日内打疫苗有保护作用
孢子丝菌病	标准预防		
小螺菌病（鼠咬热）	标准预防		没有人传人的证据
葡萄球菌引起的疾病（金黄色）			
● 皮肤、伤口或烧伤			
－大量	接触隔离	患病期间	不包扎或包扎但没有大量流脓
－少量或局部	接触隔离		包扎伴大量流脓
● 多重耐药菌（见多重耐药菌）			
● 肺炎	标准预防		
● 烫伤皮肤综合征	接触隔离	患病期间	NICU 暴发时，考虑医护人员为可能的来源
● 中毒性休克综合征	标准预防		
念珠状链杆菌病（鼠咬热）	标准预防		
链球菌引起的疾病（A 型链球菌）			
● 侵袭性 A 型链球菌（iGAS，包括肺炎、中毒性休克综合征、坏死性筋膜炎，但不包括蜂窝织炎）	飞沫隔离	24 小时内	严重的侵袭性疾病暴发时，在患者和医护人员之间有二代传播。流脓伤口采取接触隔离；特定的条件下建议预防性使用抗生素
● 皮肤、伤口或烧伤			
－大量	接触隔离/飞沫隔离	24 小时内	不包扎或包扎但没有大量流脓
－少量或局部	标准预防		包扎有大量流脓
● 子宫内膜炎	标准预防		
● 婴幼儿咽炎	飞沫隔离	24 小时内	
● 肺炎	飞沫隔离	24 小时内	
● 婴幼儿猩红热	飞沫隔离	24 小时内	

（续表）

感染/状况	隔离预防措施		
	分 类	持续时间	备 注
● 链球菌引起的疾病（B 型链球菌）	标准预防		
● 链球菌引起的疾病（非 A 型或非 B 型）除非在别处涉及	标准预防		
● 多重耐药菌（见多重耐药菌）			
类圆线虫病	标准预防		
梅毒			
● 早期潜伏（三期）血清阳性但没有皮肤损伤	标准预防		
● 皮肤和黏膜损伤，包括先天性梅毒	标准预防		疾病一期和二期阶段采取接触隔离
绦虫病			
● 微小膜壳绦虫	标准预防		没有人传人的证据
● 猪绦虫（猪肉）	标准预防		没有人传人的证据
● 其他	标准预防		没有人传人的证据
破伤风	标准预防		没有人传人的证据
癣（例如脚癣、皮肤真菌病、癣菌病）	标准预防		很少有人传人
弓形虫病	标准预防		很少有人传人；母婴垂直传播、器官移植和输血传播很少
中毒性休克综合征（葡萄球菌引起的疾病、链球菌引起的疾病）	标准预防		如果 A 型链球菌是可能的病原体，抗生素治疗 24 小时内实施飞沫隔离预防传播
结膜炎，急性	标准预防		
可传染的海绵组织样脑病（见克雅病、变异克雅病）			
战壕口腔牙龈炎（Vincent's 心绞痛）	标准预防		
旋毛虫病	标准预防		
鞭虫病（鞭虫引起的疾病）	标准预防		
肺结核（肺分枝杆菌）			
● 肺外结核，排脓皮损	空气隔离/接触隔离		只有当患者临床症状改善，排脓停止和连续 3 次（间隔 1 周）脓液培养阴性才能停止隔离。继续检查寻找是否有活跃期肺结核的证据
● 肺外结核，没有排脓皮损，有脑膜炎	接触隔离		检查寻找是否有活动期肺结核的证据。对婴幼儿实施空气隔离直到访客家庭成员内没有活动期肺结核为止

（续表）

感染/状况	隔离预防措施		
	分　类	持续时间	备　注
● 确诊肺结核或喉结核	空气隔离		只有患者获得临床上的有效治疗且连续 3 日痰涂片抗酸菌染色阴性时方可解除隔离
● 疑似肺结核或喉结核	空气隔离		只有患者基本不考虑为结核病并且有另一诊断可解释患者的临床表现或连续 3 次痰涂片抗酸杆菌染色阴性时才可解除隔离。3 次痰标本每次采集时间间隔 8～24 小时并且至少有 1 次为晨起采集的
● 皮肤检查阳性没有活动期疾病的证据	标准预防		
● 野兔热			
● 排脓皮损	标准预防		没有人传人的证据
肺炎	标准预防		没有人传人的证据
伤寒热（沙门伤寒）（见胃肠炎）			
斑疹伤寒			
● 普氏立克次体（流行性斑疹伤寒、虱型斑疹伤寒）	标准预防		通过近距离的接触或衣物接触引起人与人的传播
● 斑疹伤寒立克次体	标准预防		没有人传人的证据
尿路感染（包括肾盂肾炎），有或无导尿管	标准预防		
牛痘（接种部位、接种后的不良事件）			只有接种过疫苗的医护人员才能接触有反应的接种部位和护理疫苗不良事件的患者；如果没有接种，只有对疫苗没有禁忌证的医护人员才能提供医护工作
● 接种部位护理（包括自体接种部位）			推荐预防接种；最新接种的医护人员；半渗透敷料盖在纱布上，直到接种部位结痂脱落，更换敷料的频率依液体积聚程度而定，3～5 日；更换敷料时戴手套、做手卫生；接种过的医护人员或对疫苗没有禁忌证的医护人员更换敷料
● 疫苗接种后的湿疹	接触隔离		接触含病毒的破损皮肤和渗出的物质时采取接触隔离
● 胎儿牛痘	接触隔离	直到破损皮肤干燥、长新皮和结痂脱落	
● 全身性牛痘	接触隔离		
● 进行性牛痘	接触隔离		
● 牛痘接种后脑炎	接触隔离		
眼膜炎或结膜炎	标准预防/接触隔离		如果有很多分泌物/脓液，采取接触隔离。

（续表）

感染/状况	隔离预防措施		
	分　类	持续时间	备　注
● 虹膜炎或角膜炎	标准预防		
● 牛痘有关的多行红斑（Stevens Johoson 综合征）	标准预防		不发生传播
● 继发性细菌感染（如金黄色葡萄球菌、A 型 β-溶血性链球菌）	标准预防/接触隔离		根据特殊病原菌（链球菌、葡萄球菌最常见）建议采取措施并考虑适量排脓
水痘-带状疱疹	空气隔离/接触隔离	直到破损皮肤干燥且长出新皮	如果有具有免疫力的医护人员，则易感的医护人员不应该进入该患者房间；有免疫力的医护人员不推荐使用面部防护；以下几种情况不推荐：易感医护人员使用外科口罩或呼吸防护器。免疫功能低下的患者有水痘肺炎，患病期间延长隔离预防措施。暴露后预防方法：120 小时内尽快注射暴露后疫苗；如果可能，96 小时内对疫苗有禁忌证的易感暴露者（免疫功能低下者、孕妇、出生前 5 日内或出生后 48 小时内母亲发生水痘的新生儿）提供水痘-带状疱疹免疫球蛋白（VZIG）；如果有可能，使用静脉注射免疫球蛋白（IVIG）；对暴露的易感者实施空气隔离，不管在暴露后是否接种疫苗，暴露后的易感医护人员自第一次暴露后 8 日到最后一次暴露后 21 日或者接受 VZIG 28 日离开工作岗位
副溶血弧菌（见胃肠炎）			
Vincent 心绞痛（战壕口腔牙龈炎）	标准预防		
病毒性出血热，由拉沙热、埃博拉、马儿堡、克里米亚-刚果热病毒引起	空气隔离	患病期间	单人负压病房较好。强调：① 使用锐器安全装置和实施安全操作；② 手卫生；③ 一旦进入房间实施屏障保护防止血液和体液（单副手套和防体液渗透的隔离服，口罩、眼罩和面罩进行颜面部防护）；④ 正确的废弃物处置。当有气溶胶产生的操作，戴 N95 或更高级别的呼吸防护器。在疾病的最后阶段当有出血出现时，会有最大量的病毒负载，增加 PPE、双层手套、腿部和鞋子防护，尤其是资源有限的医院，清洗更换和白大褂有限的情况下。当发现埃博拉病毒时，立即通知卫生行政部门
病毒性呼吸道疾病（在其他地方没有涉及）			

（续表）

感染/状况	隔离预防措施		
	分　类	持续时间	备　注
● 成人	标准预防		
● 婴幼儿（见急性呼吸道感染疾病）			
百日咳（见百日咳）			
伤口感染			
● 大量	接触隔离	患病期间	不包扎或包扎但是没有大量流脓
● 少量或局部	标准预防	患病期间	
耶尔森菌小肠结肠炎（见胃肠炎）			
带状疱疹（水痘−带状疱疹，参加疱疹）			
接合菌病（藻菌病、毛霉菌病）	标准预防		没有人传人的证据

第六节　保护性环境

一、目的

保护性环境是用于特殊患者的护理区域，通过使用高效空气过滤器保持空气洁净，并相对房间外的走廊形成正压气流，最大限度地防止区域外空气进入，为严重免疫损伤患者（如接受异体造血干细胞移植患者）等提供安全的环境，减少暴露于环境真菌，如曲霉菌的风险。

二、通风要求

1. 安装高效空气过滤器装置，对空气中直径大于 0.3 μm 的颗粒过滤率大于99.97%。

2. 房间密闭性好，防止室外空气渗入。所有房门均配有闭门器；门、窗、进风口、出风口设计合理；天花板光滑无缝隙，无开放接口；房顶和墙体密闭良好；如发生渗漏，及时查找并修复。

3. 气流定向：设有进风口和出风口，高效过滤器中过滤后的洁净空气从房间上部进风口进入房间，经过病床，再从房间下部出风口排出。

4. 房间换气次数大于 12 次/小时。

5. 室内与走廊应保持大于 2.5 Pa 的正压差。每日护理人员用目测法（如烟柱、飘带）观察气流方向，或用手持压力表记录室内相对走廊的压力。

6. 后勤部门定期保养备用的通风设备，如风扇和过滤网等，以便在紧急情况下能及时保证通风。

7. 需要处于保护性环境中,且空气隔离的特殊传染病患者应安置在装有高效空气过滤器和缓冲间的房间内,以保证适当的空气平衡,并可将污染的空气排出。如无法提供缓冲间,需将患者置于空气隔离病房内,并使用可移动的通风设备、空气过滤器,以提高真菌孢子的过滤能力。

三、隔离措施

(一)患者

1. 尽量待在病房内,除非一些在病房内不能操作的项目,如影像学检查、手术等。

2. 离开病房时,应采取呼吸道防护,如佩戴外科口罩或 N95 呼吸防护器等。

3. 医院在建筑施工期间,患者需离开病房而病情又允许时,为防止吸入含感染性真菌孢子的空气颗粒,需进行呼吸道防护,如佩戴 N95 呼吸防护器。

(二)标准预防及额外预防

1. 对所有患者均实施标准预防。

2. 出现疑似或确诊传染性疾病时,在标准预防的基础上,根据病原体的传播途径,采取额外预防,如接触隔离、飞沫隔离、空气隔离。

3. 感染病毒的免疫低下患者排毒时间较长,需延长额外预防的隔离时间。

4. 处于保护性环境中的患者,同时又需要空气隔离(如肺或喉结核、水痘-带状疱疹急性期)时,应做到:

(1)保持保护性环境的正压设计。

(2)在保护性环境(病室)与走廊之间设置一个缓冲间以便进行适当的气压平衡,应有独立的排气设施,如必须回风,则在气道中设置高效空气过滤器。

(3)如不能设置缓冲间,则应将患者置于空气隔离病房并使用便携式高效空气过滤器,以增强过滤真菌孢子的效果。

(三)环境控制

1. 每日使用清洁剂/消毒剂对物表进行湿式清洁。避免采取易起尘的清洁措施。

2. 物体表面(如室内装潢)应光滑、无孔、易于擦洗,不应使用表面粗糙的材料;家具等设施禁止过度装饰。定期检查和擦洗那些易聚集潮湿灰尘的缝隙和喷淋头。

3. 禁止在病房或走廊上铺地毯。

4. 保护性环境内禁止摆放鲜花、干花或盆栽植物。

5. 如果必须使用吸尘器清洁时,吸尘器应配有高效空气过滤装置。

第七节　安全注射

一、定义

安全注射是指对接受注射者无危害、对实施注射者尽可能减少危害、注射产生的废物对社会不造成危害。

二、措施要点

1. 严格遵循无菌操作原则。

2. 严禁在非清洁区域,如丢弃使用过的注射器具的区域进行注射准备。

3. 一人一针一管一用,包括配药、皮试、胰岛素注射、免疫接种等,禁止只换针头不换注射器。

4. 尽可能使用单剂量注射用药,单剂量用药不得分次或多人使用,或将剩下的药品收集起来备用。

5. 多剂量用药无法避免时,应保证一人一针一次使用,严禁用过的针头再次回抽。

6. 药品保存应遵循厂家的建议,不得保存在与患者密切接触的区域,疑有污染时应立即丢弃。

7. 多位患者不得共用袋装或瓶装输液。

8. 避免滥用注射。

三、针刺伤的预防原则

(一) 消除(即调整处方和给药途径)

在医疗过程中减少不必要的注射,调整处方和给药途径。例如,鼓励采用口服、吸入、纳肛(药物塞入肛门)、透皮贴剂等给药方式。

(二) 替代(即使用安全器具)

安全器具是指用于抽取动静脉血液、其他体液或注射药物的无针或有针装置,通过内在的设计降低职业暴露的风险。例如,使用后可以滑帽来屏蔽针头的注射器、使用后针头可以回缩进针筒的注射器、套帽或回缩设计的用于给药和抽血的留置导管、钝性缝合针、塑料毛细管等。

(三) 隔离(即规范使用锐器盒)

1. 所有医疗区域必须设置锐器盒。

2. 根据需要选择大小合适的锐器盒,评估其功能是否良好,正确组装使盖子不能够打开。

3. 锐器盒放置在触手可及的位置,高度以能够舒适地看到锐器盒的开口为宜。

4. 锐器使用后立即放入锐器盒内,不能弯曲、折断或手工拔除针头,可使用持针钳或固定装置去除针头,最好将针头和注射器作为整体放入。手术刀必须使用工具移除。

5. 锐器不能伸出锐器盒外。锐器盒盛放满3/4时,立即密闭并更换,不能打开、清空和重复使用。

6. 锐器盒在移动、转运过程中避免内容物外露、溢出,如可能发生上述情况时,将锐器盒放入第二层耐刺容器中。

(四) 减少(即采取被动安全措施)

安全措施分为主动安全措施(防止事故发生)和被动安全措施(意外发生后减小事故后果)。当锐器伤发生后,需要启动职业暴露处理程序。

1. 现场处置。遵循“一挤二洗三消毒”原则,在伤口处由近心端向远心端挤压,尽可能挤出损伤处的血液,用皂液和流动水彻底冲洗,禁止进行伤口的局部挤压和吮吸。再用消毒剂消毒伤口。

2. 报告医院感染管理部门或其他主管部门。

3. 风险评估。主管部门对暴露程度、暴露源和暴露者进行评估,确定感染的危险性、暴露级别和是否需要实施暴露后预防给药,并进行暴露基线水平检测。

4. 确定暴露后预防方案的选择。例如 HIV 暴露后是否需要预防性服药,

HBV 暴露后是否注射高价免疫球蛋白。

5. 随访和咨询。后续进行实验室检测和临床症状评估,并提供暴露者心理咨询。

(五) 给药(即避免有针给药)

无针注射器的原理是超声波原理或高速气流原理,它没有针头,完全杜绝了针刺伤的发生。无针输液系统可以完全避免导管连接所导致的锐器伤,如分隔膜无针密闭式输液接头、预充式导管冲洗器、无针螺口输液器、无针螺口注射器等。

(六) 防护(即戴双层手套)

手套是重要的个人防护用品。戴手套可以降低医务人员血源性病原体感染的风险,一旦发生针刺伤,戴手套可以明显减少污染血液进入人体的量。使用双层手套可以降低内层手套被刺破的机会。注射时手套的使用适用于以下几种情况。

1. 有可能直接接触患者的血液或其他潜在感染原(如体液、湿润的体表、唾液等)、黏膜和破损的皮肤时。

2. 进行静脉穿刺或通过静脉注射时,因为在穿刺部位有潜在的血液暴露风险。

3. 医务人员皮肤不完整,如湿疹、有裂隙或干裂皮肤。

4. 患者皮肤不完整,如湿疹、烧伤或皮肤感染。

第八节　无菌操作

一、定义

无菌操作是指在医疗、护理操作过程中,避免微生物污染已灭菌的物品或区域的技术。无菌区,即经过灭菌处理且未被污染的区域;非无菌区,即未经过灭菌处理或虽经过灭菌处理但又被污染的区域;无菌物品,即经过物理或化学方法灭菌后并保持无菌状态的物品。

二、七个关键点

(一) 知道什么是清洁操作

清洁操作是指仅接触完整皮肤或黏膜的操作,例如,量血压或测体温。

(二) 知道什么是污染操作

某些操作,例如换药会接触到被血液、体液污染的敷料,这些被污染的物质必须被妥善处理,避免对他人带来危害。接触非完整的皮肤属于污染操作,必须戴上检查手套。

(三) 知道什么是无菌操作

某些特定的操作,例如静脉注射或插导尿管,必须使用无菌操作。随着侵入水平增加,无菌要求程度加深。例如,外科手术需要的无菌程度比静脉注射严格得多。无菌操作需要戴无菌手套。

(四) 保持清洁、污染和无菌物品分开

将受污染的物品与清洁或无菌物品分开放置。存放清洁物品或无菌物品,远离污染区域或污染物品。保存无菌物品需要用灭菌的外包装。

（五）保持无菌部位的无菌

一旦导管插入到体内,必须严格注意导管或管路上的微生物数量。根据各自医院制定的政策和操作规程更换敷料、导管清洁和更换导管。

（六）立即清除污染

如果无菌操作不能使用或被中断时,例如紧急情况下,污染发生时随时清除。例如,紧急情况下的静脉插管。

（七）当你违反操作时,训练自己能意识到

如果违反操作,尽可能立即纠正问题。例如,在静脉插管过程中,导管被非无菌的物体或表面碰到了,插管前立即更换导管。如果污染不能解决,报告上级。例如,手术过程中肠道被割开,手术分类就会从清洁手术或清洁-污染手术变成污染手术,应给予更多的关注以防止感染发生。

三、特殊无菌操作

（一）特殊腰椎穿刺操作的感染控制措施

进行椎管内或硬膜下腔插管或注射时（如脊髓造影、腰椎穿刺、腰麻及硬膜外麻醉）的感染控制措施要点如下。

1. 药物

（1）确保药物无致热原。

（2）储存期间,避免容器损伤。

（3）检查容器有无裂缝,液体有无渗漏、浑浊以及沉淀物。

2. 注射药物

（1）遵循无菌操作原则。

（2）添加经过灭菌的药品。

3. 腰椎穿刺操作

（1）操作者佩戴外科口罩。

（2）操作者彻底进行手消毒,并戴无菌手套。

（3）穿刺部位彻底消毒。

4. 穿刺部位

（1）穿刺部位有病损者禁止做腰椎穿刺。

（2）拔针后消毒穿刺点,使用无菌敷料覆盖。

（3）观察穿刺点。

5. 引流装置

（1）操作者彻底进行手消毒。

（2）规范执行无菌操作。

（3）引流装置固定通畅。

（二）中央静脉导管插管血流感染预防

见第九章第四节。

第九节 医疗废物管理

一、定义及分类

医疗废物是指医疗卫生机构在医疗、预防、保健以及其他活动中产生的具有直接或间接感染性、毒性以及其他危害性的废物。分感染性、损伤性、病理性、药物性和化学性五类。

1. 感染性医疗废物:携带病原微生物具有引发感染性疾病传播危险的医疗废物。

2. 病理性医疗废物:诊疗过程中产生的人体废弃物和医学实验动物尸体等。

3. 损伤性医疗废物:能够刺伤或者割伤人体的废弃的医用锐器。

4. 药物性医疗废物:过期、淘汰、变质或者被污染的废弃的药品。

5. 化学性医疗废物:具有毒性、腐蚀性、易燃易爆性的废弃的化学物品。

具体分类目录见卫生部和国家环境保护总局下发的《医疗废物分类目录》。

二、医疗废物产生地点处置要求

(一) 暂存间

1. 产生地点应设有医疗废物暂存间,暂时存放产生地点产生的医疗废物。

2. 暂存间应单独设置,与清洁区域,如治疗室、办公室等分开。

3. 暂存间应上锁或安装自动闭门器,门始终保持关闭状态,防止医疗废物的丢失、访客误入而发生意外。

4. 根据医疗废物的分类,暂存间内设置不同的收集容器。

(二) 锐器盒

1. 应由医院指定的部门统一采购供应。

2. 容量达到 3/4 时,应及时关闭,停止继续使用。

3. 锐器使用后应立即扔入锐器盒中,禁止医护人员手持锐器穿越不同房间和走廊。

4. 每个产生锐器的房间或每辆治疗车均应配备锐器盒。

5. 禁止用于其他目的,如放笔、盛水等。

(三) 医疗废物包装袋

1. 应由医院指定的部门统一采购供应。

2. 包装袋达到 3/4 容量时,应及时打"鹅颈结"、用一次性锁扣等工具扎紧袋口,进行有效密封,防止再次被打开。

3. 禁止用于收集生活垃圾以及其他用途。

三、院内转运

(一) 转运箱

1. 应由医院指定的部门统一采购供应。

2. 在运输前,必须加盖扣紧,进行有效的封口,保持完整。

3. 应贴中文标签,项目包括医疗废物产生科室、产生日期、类别及需要的特别说明等。

(二) 运送人员

1. 必须经过培训,了解医疗废物的危害。

2. 在运送过程中应做好个人防护,包括工作服、家政手套(塑胶材质),必要时穿防水围裙、戴口罩。如果处置体液有眼睛或黏膜喷溅暴露可能时,应带护目镜或面罩。

3. 运送应时刻注意以下几点。

(1) 确保包装袋有效地密封,并且完整。

(2) 包装物或容器外若有污染,应加装一层包装并再次封口。

（3）搬运包装袋时只抓握袋的颈部，禁止用手托住袋子底部。

（4）包装袋放入箱内后，禁止用手进行挤压。

（5）一旦发生意外洒落，知道正确的意外洒落处理规程并执行。

4. 按照规定时间和路线，使用专用转运车运送，防遗撒、防渗漏。

（三）转运车

1. 应专用，不能用于其他转运目的，不能与其他推车混用。

2. 应易于清洗和排水，不能成为昆虫寄居的场所。

3. 大小、高低合适，易于转运箱的装卸和安全。

4. 应配备意外洒落处理工具箱，内含警示标志、未用过的包装袋、锐器盒、手套、紧急联系电话、处理流程图等。

（四）意外洒落处理规程

1. 如果包装袋或锐器盒仅仅从箱内落到地上，包装袋和锐器盒完整未破裂，医疗废物和锐器没有洒落出来。

（1）运送人员在戴手套的情况下，抓住包装袋颈部或锐器盒手提部位，放入转运箱内。

（2）转运箱加盖扣紧，有效封闭，继续运送。

2. 如果包装袋和锐器盒破裂，袋内的医疗废物和锐器洒落在地上。

（1）立即报告主管部门和科室负责人，可能的话，请求派人到现场支援处理。

（2）利用周围可移动的任何物品和设备，建立警戒范围，树立警示标志或口头警告，防止对路过的医护人员、患者和访客造成损害。

（3）运送人员必须借助扫把、畚箕、火钳之类的清扫工具把医疗废物装入袋中，有条件的医院可以用机器人完成这些工作。禁止人员直接用手把废弃物捡入袋内。

（4）如果地面、墙面和其他物体表面被洒落的医疗废物上的血液、体液等污染时，必须进行清洁和消毒工作。采用5 000 mg/L的含氯消毒剂消毒30分钟，再用清水擦拭和拖地。

（5）现场警戒解除。

（6）用过的清扫工具进行充分清洁和消毒。

四、院内暂存

1. 远离医疗区、食品加工区、人员活动区和生活垃圾存放场所，方便医疗废物运送人员及运送工具、车辆的出入。

2. 有严密的封闭措施，暂存点必须上锁，设专（兼）职人员管理，防止非工作人员接触医疗废物。

3. 有防鼠、防蚊蝇、防蟑螂、防盗、防儿童接触的安全措施。

4. 防止渗漏和雨水冲刷。地基高度应确保设施内不受雨水冲击或浸泡，地面和1 m高的墙裙须进行防渗处理，地面有良好的排水性能。

5. 暂存点内墙壁和地面易于清洁和消毒。

6. 避免阳光直射，应有良好的照明设备和通风条件。

7. 设有明显的医疗废物警示标识和"禁止吸烟、饮食"的警示标识。

8. 暂时贮存病理性废物，应当具备

低温贮存或者防腐条件。

9. 医疗废物暂时贮存的时间不得超过 2 日。

10. 医疗废物的暂时贮存设施、设备应当定期清洁和消毒。运送工具每日进行清洁和消毒。

五、交接

1. 医疗废物产生科室与医疗废物收集专职人员的交接：移交并填写记录单，记录内容包括日期、部门、医疗废物类别及重量或数量、交接人员分别签名。记录单至少保存 3 年。

2. 医疗废物暂存点与医疗废物处置单位的交接：移交并填写《危险废物转移联单》，双方签字并加盖单位公章。联单至少保存 5 年。

第十节　疫苗接种

一、乙肝疫苗

（一）接种目的

全体免疫接种是最有效的预防和减少感染乙肝的做法，包括将乙肝疫苗纳入婴幼儿免疫接种项目、新生儿出生时接种、高危人群接种。所有医务人员上岗前，均应尽早接种乙肝疫苗以避免感染乙肝病毒。

（二）接种方法

1. 0 日及之后的 1 个月和 6 个月各接种一次，通常成年人的剂量为 5 μg 或 10 μg/次（由于不同厂家所生产的疫苗效价不同，建议参照厂家乙肝疫苗说明书提供的剂量进行接种），接种部位仅可在三角肌肌内注射。

2. 第三次接种后的 1~2 个月进行抗体监测，抗-HBs≥10 mU/ml 被认为是对 HBV 有免疫，机体有长期的保护，不需要定期测试评估抗-HBs 水平。

3. 对于已完成 3 剂疫苗接种的高危人员，如果抗-HBs＜10 mU/ml，应再进行一次完整的 3 剂疫苗注射，如果完成接种后抗-HBs 仍然＜10 mU/ml，则应检测 HBsAg 以及抗-HBs 以确定是否感染乙肝。

4. 目前没有常规进行加强接种的建议。

二、流感疫苗

（一）概述

流感是一种经近距离飞沫传播的传染性极强的疾病，A 型流感和 B 型流感均可发生医院内传播。流感疫苗每年都需要更新，以适应流行病毒株的不断变化，因此需要每年接种。事实上，流感疫苗的接种尚未引起足够的重视，接种率非常低。

（二）接种目的

1. 避免传染给患者。

2. 降低医务人员感染流感的风险。

3. 当医务人员和患者无法得到疫苗或者不一定发生足够的抗体应答响应,可以产生"群体保护",即疫苗接种,不仅在接种群体中,而且在接种群体的密切接触者但未接种群体中,都能预防疾病发生。

4. 在疾病暴发期间,医务人员是预防、控制疾病的关键人物,接种疫苗能保护社会的"关键员工"。

5. 为公众树立榜样,让大家认识到疫苗接种的重要性。

(三) 接种时间

需每年接种,宜在 9～12 月间接种,以预防冬季流感流行。

(四) 接种方法

1. 灭活流感疫苗

(1) 给药途径:皮下注射。

(2) 推荐人群:所有 50 岁以上的人群;6 个月至 49 岁的高危人群;有家庭接触的高危人群;医护人员;6～23 个月的儿童。

(3) 特殊高危人群:慢性心肺疾病(包括哮喘);慢性代谢疾病(包括糖尿病);肾功能不全;血红蛋白病;免疫抑制状态或药物作用;呼吸功能抑制或有加重风险;孕妇;常驻疗养机构的人员;接受阿司匹林治疗的≤18 岁的人群。

(4) 接种计划:每年接种。

2. 减毒流感疫苗

(1) 使用途径:喷鼻。

(2) 推荐群体:5～49 岁的健康人群,包括医护人员和有家庭接触的高危人群。

(3) 特殊高危人群:慢性心肺疾病(包括哮喘);慢性代谢疾病(包括糖尿病);肾功能不全;血红蛋白病;免疫抑制状态或药物使用人群;呼吸功能抑制或有加重风险;孕妇;常驻疗养机构的人员;接受阿司匹林治疗的≤18 岁的人群。

(4) 接种计划:每年接种。

三、多价肺炎球菌疫苗

(一) 接种目的

肺炎是大流行性流感的常见并发症,在大规模流感暴发时,接种多价肺炎球菌疫苗可能会降低肺炎球菌菌血症和相关并发症的风险。多价肺炎球菌疫苗由高度纯化的荚膜多糖组成。该疫苗安全,没有严重副作用。

(二) 接种人群

1. 年龄＞65 岁者。

2. 慢性病患者,如心血管疾病、慢性肺部疾患、糖尿病、慢性肝脏疾病、嗜酒、脑脊液漏等患者。

3. 脾切除或脾功能不全患者,如镰状细胞疾病、脾切除患者。

4. 免疫功能低下患者,包括 HIV 感染、白血病、淋巴瘤、Hodgkin 病、多发性骨髓瘤、慢性恶性疾病患者,也包括慢性肾功能衰竭、肾病综合征、器官或骨髓移植受者;免疫抑制治疗患者,包括长期接受糖皮质激素系统治疗患者;居住于特殊生活环境或社会福利机构的患者。

5. 2 岁以上的对于肺炎球菌感染高危的儿童,可以进行肺炎球菌结合疫苗加强。

(三) 复种

要求每 5 年后接种一次,受种人群仅

包括以下群体。

1. ≥65 岁的成人,若其第一次接种是在 65 岁前。

2. 无脾患者。

3. 免疫抑制患者。

(四) 注射部位

于皮下或肌内注射(最好于上臂三角肌或大腿外侧部位)0.5 ml,且需注意避免血管注射。

四、其他

(一) 麻疹

1. 麻疹作为一种经空气传播的传染病,医务人员及其他的患者、家属等都有被传染的危险。据估计,医务人员比普通人群感染麻疹的危险性要高出 13 倍之多。做好麻疹的免疫接种是预防麻疹最有效的方法。

2. 目前的麻疹疫苗为减毒活疫苗,有单组分疫苗(麻疹疫苗)、二联疫苗(麻风疫苗、麻腮疫苗)和三联疫苗(麻风腮疫苗,MMR)。单组分麻疹疫苗与其他疫苗的联合疫苗对麻疹具有同等的保护效力。

3. 疫苗接种

(1) 接种前进行免疫评价:检出保护性抗体、曾患过麻疹、接受过 2 次活疫苗接种的人群均无需再接种。

(2) 接种程序:0.5 ml 上臂外侧三角肌皮下注射。进行完整的疫苗接种程序,第二轮接种应在第一轮接种后 28 日或以上进行。

(3) 禁忌人群:怀孕期或怀孕前 28 日内,严重免疫受损,患白血病、淋巴瘤或其他恶性肿瘤以及肿瘤放化疗期间都应避免接种。

(二) 风疹

1. 又名德国麻疹,是一种经飞沫传播的传染病。风疹虽然不太常见,但如果医务人员没有接种过疫苗或正值孕期则会造成很严重的后果。

2. 风疹疫苗单苗尚未列入计划免疫内,但提倡 18 个月时加强接种采用麻风腮疫苗以及育龄妇女接种风疹疫苗。

3. 目前的风疹疫苗为减毒活疫苗,有单组分疫苗(风疹疫苗)、二联疫苗(麻风疫苗)和三联疫苗(麻风腮疫苗,MMR)。

4. 疫苗接种

(1) 接种前进行免疫评价:检出保护性抗体、曾患过风疹、至少接受过 1 次风疹活疫苗接种的人群均无需再接种。

(2) 接种程序:0.5 ml 上臂外侧三角肌皮下注射。接种 2 次 MMR(确认以前未注射过活疫苗)或接种 1 次 MMR(确认以前注射过活疫苗)。

(3) 禁忌人群:怀孕期或怀孕前 28 日内,严重免疫受损,患白血病、淋巴瘤或其他恶性肿瘤以及肿瘤放化疗期间都应避免接种。

(三) 水痘

1. 水痘在医疗机构中的传播已被广泛证实,一般是通过与水痘或带状疱疹患者直接接触,易感个体也可经过空气传播而感染。水痘-带状疱疹病毒(VZV)分别导致两种不同的疾病,即水痘和带状疱疹。

2. 水痘疫苗为减毒活疫苗。

3. 疫苗接种

(1) 接种前进行免疫评价:无水痘免

疫史；水痘病史不确定或无病史，血清学检验未见抗体阳性结果者，均应接种疫苗。

（2）接种程序：水痘减毒活疫苗 0.5 ml 上臂外侧三角肌皮下注射。进行两轮接种，间隔 4～8 周，不要求加强接种。

（3）禁忌人群：怀孕期间或准备怀孕的 1～3 个月间，免疫受损如恶性肿瘤患者或 HIV 感染者。

（四）破伤风

1. 破伤风的预防主要依赖于抗体，并且只能通过主动免疫（破伤风疫苗）或被动免疫（破伤风特异性免疫球蛋白）实现。

2. 破伤风疫苗是用破伤风类毒素制成的，有单价抗原疫苗（TT）、白喉破伤风联合疫苗（DT）以及百日咳-白喉类毒素-破伤风联合疫苗（DTwP，DTaP，dTaP 或 dTap）。在开展破伤风免疫接种时，一般都使用联合疫苗，而不使用单纯的破伤风类毒素（TT）。

3. 对于既往未接种过疫苗的成人来说，推荐的接种程序为接种 2 针，其间间隔至少 4 周，肌内注射；在至少 6 个月后再接种第三针；间隔至少 1 年后接种加强免疫的剂次。在成人期接种首剂破伤风疫苗者只需接种 5 剂，间隔时间应适当，以获得长期的保护。

参考文献

［1］胡必杰，陆群，刘滨，等. 手卫生最佳实践［M］. 上海：上海科学技术出版社，2012.

［2］中华人民共和国卫生部. WS/T 313－2009 医务人员手卫生规范［S］. 卫通〔2009〕10 号.

［3］World Health Organization. Who guidelines on hand hygiene in health care［S］.（2009）［2013］http：//whqlibdoc. who. int/publications/2009/9789241597906_eng. pdf.

［4］中华人民共和国卫生部. WS/T 311－2009 医院隔离技术规范［S］. 卫通〔2009〕10 号.

［5］Healthcare Infection Control Practices Advisory Committee. Guideline for isolation precautions：preventing transmission of infectious agents in healthcare settings 2007［S］.（2007）［2013］http：//www. cdc. gov/hicpac/2007IP/2007isolationPrecautions. html.

［6］Vancouver Island Health Authority. Infection prevention and control manual［S］.（2012）［2013］http：//www. viha. ca/NR/rdonlyres/18AA28E4－E3F1－4AE7－8A3F－E4EC3A18D5E5/0/ipcp_manual. pdf.

［7］胡必杰，高晓东，索瑶，等. 医务人员血源性病原体职业暴露预防与控制最佳实践［M］. 上海：上海科学技术出版社，2012：43－83.

［8］Healthcare Infection Control Practices Advisory Committee. Guidelines for the prevention of intravascular catheter-related infections［S］.（2011）［2013］http：//www. cdc. gov/hicpac/BSI/BSI-guidelines－2011. html.

［9］中华人民共和国卫生部. 医疗卫生机构医疗废物管理办法［S］. 中华人民共和国卫生部令第 36 号.

［10］中华人民共和国国务院. 医疗废物管理条例［S］. 中华人民共和国国务院令第 380 号.

［11］中华人民共和国卫生部、国家环境保护总局. 医疗废物分类目录［S］. 卫医发（2003）287 号.

［12］国家环境保护总局. 医疗废物集中处置技术规范(试行)［S］. 环发［2003］206 号.

［13］国家环境保护总局. 危险废物转移联单管理办法［S］. 国家环境保护总局令第 5 号.

［14］国家环境保护总局. 医疗废物专用包装袋、容器和警示标志标准［S］. HJ421 - 2008.

［15］World Health Organization. WHO best practices for injections and related procedures toolkit［S］. (2010)［2013］http：//whqlibdoc. who. int/publications/2010/9789241599252_eng. pdf.

［16］World Health Organization. 23-valent pneumococcal polysaccharide vaccine WHO position paper［S］. (2008)［2013］http：//www. who. int/wer/2008/wer8342. pdf.

［17］Watkins R R，Lemonovich T L. Diagnosis and management of community-acquired pneumonia in adults. Am Fam Physician，2011，83(11)：1299 - 1306.

［18］Richard P W. 医院内感染的预防与控制［M］. 李德淳，汤乃军，李云，主译. 天津：天津科技翻译出版公司出版，2005.

［19］World Health Organization. Tetanus vaccine WHO position paper［S］. (2006)［2013］http：//www. who. int/immunization/wer8120tetanus_May06_position_paper. pdf.

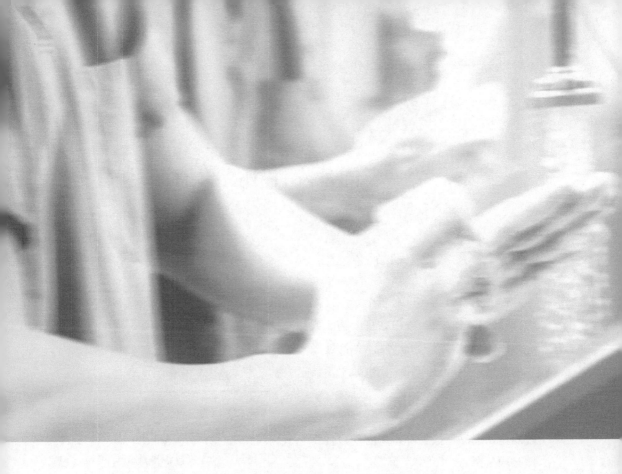

第二章

清洁、消毒与灭菌

第一节　不同危险性物品的消毒灭菌

一、高度危险性物品

(一)定义

进入人体无菌组织、器官、脉管系统,或接触破损皮肤、破损黏膜的物品或有无菌体液从中流过的物品,一旦被微生物污染,具有极高感染风险,如手术器械、穿刺针、腹腔镜、膀胱镜、活检钳、心脏导管、植入物、透析器、导尿管、无菌体腔内使用的超声探头等。高度危险性物品必须灭菌。

(二)高度危险性物品的常用灭菌方法

1. 压力蒸汽灭菌

(1)适用范围:适用于耐热、耐湿诊疗器械、器具和物品的灭菌。下排气压力蒸汽灭菌还适用于液体的灭菌;快速压力蒸汽灭菌适用于裸露的耐热、耐湿诊疗器械、器具和物品的灭菌。压力蒸汽灭菌不适用于油类和粉剂的灭菌。

(2)灭菌参数:见表 2-1、表 2-2。

表 2-1　压力蒸汽灭菌器灭菌参数

设备类别	物品类别	温度(℃)	所需最短时间(分钟)	压力(kPa)
下排气式	敷料	121	30	102.9
	器械	121	20	102.9
预真空式	器械、敷料	132～134	4	205.8

表 2-2　快速压力蒸汽灭菌(132℃)所需最短时间

物品种类	灭菌时间(分钟)	
	下排气	预真空
不带孔物品	3	3
带孔物品	10	4
不带孔＋带孔物品	10	4

(3)注意事项

1)灭菌包重量要求:器械包重量不宜超过 7 kg,敷料包重量不宜超过 5 kg。

2)灭菌包体积要求:下排气压力蒸汽灭菌器不宜超过 30 cm×30 cm×25 cm;预排气压力蒸汽灭菌器不宜超过 30 cm×30 cm×50 cm。

3)快速灭菌程序不应作为物品的常规灭菌程序。应急情况下使用时,只适用于灭菌裸露物品,使用卡式盒或者专用灭菌容器盛放。灭菌后的物品应尽快使用,不应储存,无有效期。

2. 干热灭菌

(1)适用范围:耐热、不耐湿、蒸汽或气体不能穿透物品的灭菌,如玻璃、金属等医疗用品和油类、粉剂等制品的灭菌。

(2)灭菌参数:一般为:150℃,150 分钟;160℃,120 分钟;170℃,60 分钟;180℃,30 分钟。

(3)注意事项

1）灭菌时灭菌物品不应与灭菌器内腔底部及四壁接触,灭菌后温度降到40℃以下再开启灭菌器柜门。

2）灭菌物品包体积不应超过 10 cm×10 cm×20 cm,油剂、粉剂的厚度不应超过 0.6 cm,凡士林纱布条厚度不应超过 1.3 cm,装载高度不应超过灭菌器内腔高度的 2/3,物品间应留有空隙。

3）设置灭菌温度应充分考虑灭菌物品对温度的耐受力;灭菌有机物品或用纸质包装的物品时,温度应≤170℃。

3. 低温甲醛蒸汽灭菌

(1）适用范围:适用于不耐热的医疗器械、器具和物品的灭菌,如电子仪器、光学仪器、管腔器械、金属器械、玻璃器皿、合成材料物品等。

(2）灭菌参数:气体甲醛作用浓度为 3～11 mg/L,灭菌温度 55～80℃,相对湿度 80%～90%,灭菌维持时间为 30～60 分钟。

(3）注意事项

1）应采用取得卫生部消毒产品卫生许可批件的低温甲醛蒸汽灭菌器,并使用专用灭菌溶液进行灭菌,不应采用自然挥发或熏蒸的灭菌方法。

2）操作者应培训上岗,并具有相应的职业防护知识和技能。

3）在灭菌器内经过甲醛残留处理的灭菌物品,取出后可直接使用。

4）灭菌物品应使用专用包装材料。

5）装载时,灭菌物品应摊开放置,中间留有一定的缝隙,物品表面应尽量暴露。使用纸塑包装材料时,包装应竖立,纸面对塑面依序排放。

4. 环氧乙烷灭菌

(1）适用范围:适用于不耐热、不耐湿的诊疗器械、器具和物品的灭菌,如电子仪器、光学仪器、纸质制品、化纤制品、塑料制品、陶瓷及金属制品等诊疗用品。不适用于食品、液体、油脂类、粉剂类等灭菌。

(2）灭菌参数:100%纯环氧乙烷小型灭菌器,灭菌参数见表 2-3。其他类型环氧乙烷灭菌器按照生产厂家的操作使用说明或指导手册,根据灭菌物品种类、包装、装载量与方式不同,选择合适的温度、浓度和时间等灭菌参数。采用新的灭菌程序、新类型诊疗器械、新包装材料应验证灭菌效果。

表 2-3　小型环氧乙烷灭菌器灭菌参数

环氧乙烷作用浓度	灭菌温度	相对湿度	灭菌时间
450～1 200 mg/L	37～63℃	40%～80%	1～6 小时

(3）注意事项

1）应在环氧乙烷灭菌器内进行,灭菌器应取得卫生部消毒产品卫生许可批件。

2）灭菌器应由专业人员进行安装,包括专门的排气管道。

3）消毒员应经专业知识和紧急事故处理的培训。过度接触环氧乙烷后,应迅速移离中毒现场,立即吸入新鲜空气;皮肤接触后,用水冲洗接触处至少 15 分钟,同时脱去脏衣服;眼睛接触液态环氧乙烷或高浓度环氧乙烷气体至少冲洗眼 10 分钟,并均应尽快就诊。

4) 环氧乙烷灭菌器及气瓶或气罐应远离火源和静电。气罐不应存放在冰箱中。

5) 每年对工作环境中环氧乙烷浓度进行监测并记录。

6) 物品灭菌前应彻底清洗干净,应使用专用包装材料。

7) 灭菌柜内装载物品周围应留有空隙,物品应放于金属网状篮筐内或金属网架上;纸塑包装应侧放。装载不超过总体积的80%。

8) 除金属和玻璃材质以外的灭菌物品,灭菌后应经过解析。解析过程可以在灭菌柜内继续进行,也可以在通风柜内,不易采用自然通风法。

5. 过氧化氢气体等离子体灭菌

(1) 适用范围:适用于不耐高温、湿热的医疗器械如电子仪器、光学仪器等。

(2) 灭菌参数:过氧化氢作用浓度>6 mg/L,灭菌腔温度45~65℃,灭菌周期28~75分钟。

(3) 注意事项

1) 灭菌前物品应充分清洗干净、干燥。

2) 包装材料应采用专用包装材料,不应该含有植物性纤维材质,如纸、海绵、棉布、木质类、油类、粉剂等。

3) 灭菌包不应叠放,不应接触灭菌腔内壁。

4) 灭菌器应取得卫生部消毒产品卫生许可批件。

6. 戊二醛

(1) 适用范围:适用于不耐热诊疗器械、器具与物品的浸泡灭菌。不应用于耐热、耐湿手术器械的浸泡灭菌;不应用于注射针头、手术缝合线及棉线类物品的灭菌。

(2) 灭菌参数:常用浓度为2%,灭菌浸泡10小时,使用前应使用无菌水冲洗。

(3) 注意事项

1) 诊疗器械、器具与物品在消毒前应彻底清洗、干燥。新启用的诊疗器械、器具与物品消毒前先除去油污及保护膜,再用清洁剂清洗去除油脂,干燥。

2) 强化酸性戊二醛使用前应先加入pH调节剂(碳酸氢钠),再加防锈剂(亚硝酸盐)充分混匀。在20~25℃温度条件下,加入pH调节剂和亚硝酸钠后的戊二醛溶液连续使用时间应≤14日。

3) 用于浸泡灭菌的容器,应洁净、密闭,使用前应先经灭菌处理。

4) 使用前应监测戊二醛的浓度,确保浓度符合产品使用说明的要求。

5) 戊二醛应密封,避光,置于阴凉、干燥的环境中保存。

6) 戊二醛对人体有毒,使用环境应通风良好。对皮肤和黏膜有刺激性,使用时应注意个人防护。不慎接触,应立即用清水连续冲洗干净,必要时就医。

7. 过氧乙酸灭菌器

(1) 适用范围:适用于内镜的灭菌或遵循卫生部消毒产品卫生许可批件的适用范围。

(2) 灭菌参数:应遵循卫生部消毒产品卫生许可批件的操作方法。

(3) 注意事项:灭菌物品没有包装,灭菌后应避免污染,尽快使用。

二、中度危险性物品

(一)定义

与完整黏膜相接触，而不进入人体无菌组织、器官和血流，也不接触破损皮肤、破损黏膜的物品，如胃肠道内镜、气管镜、喉镜、肛表、口表、呼吸机管道、麻醉机管道、压舌板、肛门直肠压力测量导管等。中度危险性物品应进行高水平消毒或中水平消毒。

(二)中度危险性物品的常用高水平消毒方法

1. 紫外线

(1) 适用范围：适用于各类环境物体表面，如墙面、桌面等，以及空气消毒。

(2) 使用方法

1) 物体表面近距离（<1 m）直接照射，在电压为 220 V、相对湿度为 60%、温度为 20～40℃，紫外线灯功率为 30 W（波长 253.7 nm、强度不低于 70 μW/cm^2）时，照射时间不少于 30 分钟。

2) 空气消毒时，关闭门窗，保持消毒空间内环境清洁、干燥。在室内无人状态下，在电压为 220 V、相对湿度小于 60%、温度为 20～40℃，照射时间不少于 30 分钟。采用紫外线灯悬吊式或移动式直接照射消毒时，灯管吊装高度距离地面 1.8～2.2 m，紫外线灯的数量为平均≥1.5 W/m^3。

(3) 注意事项

1) 紫外线强度每年至少检测 1 次。

2) 使用时灯管表面应清洁、无尘、无油污。

3) 应避免直接照射人体，必要时戴防护镜和穿防护服进行保护。

2. 戊二醛

(1) 适用范围：适用于不耐热诊疗器械、器具与物品的浸泡消毒。不应用于耐热、耐湿诊疗器械、器具与物品的浸泡消毒；不应用于室内物体表面的擦拭或喷雾消毒、室内空气消毒、手、皮肤黏膜消毒。

(2) 消毒参数：常用浓度为 2%，消毒浸泡 20～45 分钟。

(3) 注意事项：见灭菌方法"戊二醛"。

3. 邻苯二甲醛

(1) 使用范围：适用于不耐热的诊疗器械、器具与物品的浸泡消毒。国外常用于内镜的消毒。

(2) 使用方法：采用浸泡消毒，邻苯二甲醛浓度为 5.5 g/L，pH 值为 7.0～8.0，温度 20～25℃，容器加盖，消毒时间为 5～12 分钟。

(3) 注意事项

1) 对衣服和皮肤有着色作用，要做好个人防护。

2) 保存时注意密封、避光、干燥、阴凉、通风。

3) 浓度按照说明配制，使用时间不得超过 2 周。

4. 氯和含氯消毒剂

(1) 适用范围：适用于物品、环境物体表面（地面、墙面、高频接触物体表面）、分泌物、排泄物等的消毒。常用的含氯消毒剂有水剂、片剂和粉剂。

(2) 使用方法

1) 浸泡法：细菌芽胞污染的物品采用浓度 5 000 mg/L，浸泡 30 分钟以上。对结核杆菌、诺如病毒采用浓度 1 000 mg/L。对细菌繁殖体采用浓度 200 mg/L。

2) 擦拭法：使用浓度、作用时间与浸泡法相同。

3)喷洒法:对于经血传播病原体、分枝杆菌、细菌芽胞污染的物品采用浓度 2 000 mg/L 消毒剂,浸泡 60 分钟以上。

(3)注意事项

1)粉剂应于阴凉处避光、防潮、密封保存;水剂应于阴凉处避光、密闭保存。使用液应现配现用,使用时限≤24 小时。

2)配制漂白粉等粉剂溶液时,应戴口罩、手套。

3)未加防锈剂的含氯消毒剂对金属有腐蚀性,不应做金属器械的消毒。

4)对织物有腐蚀和漂白作用,不应用于有色织物的消毒。

5. 过氧乙酸

(1)适用范围:用于耐腐蚀物品、环境等的消毒。对二元包装的过氧乙酸,使用前按产品使用说明书要求将 A、B 两液混合。根据有效成分含量按稀释定律用去离子水将过氧乙酸稀释成所需浓度。

(2)使用方法

1)浸泡法:将待消毒的物品浸没于装有 0.5%(5 000 mg/L)过氧乙酸的容器中,加盖,作用时间 10 分钟。一般物体表面采用 1 000~2 000 mg/L。

2)擦拭法:大件物品或其他不能用浸泡法消毒的物品用擦拭法消毒。消毒使用的浓度和作用时间同浸泡法。

3)喷洒法:环境消毒时用 0.2%~0.4%(2 000~4 000 mg/L)溶液喷洒,作用时间 30~60 分钟。

(3)注意事项

1)过氧乙酸不稳定,应贮存于通风阴凉处,远离可燃物质。用前应测定有效含量,原液浓度低于 12% 时不应使用。

2)稀释液应现用现配,使用时限≤24 小时。

3)过氧乙酸对多种金属和织物有很强的腐蚀和漂白作用,浸泡消毒后,应及时用符合要求的水冲洗干净。

4)接触过氧乙酸时,应采取防护措施;不慎溅入眼中或皮肤上,应立即用大量清水冲洗。

6. 含溴消毒剂

(1)适用范围:适用于饮用水、游泳池水、污水和一般物体表面的消毒。

(2)使用方法

1)浸泡法:对芽孢使用 1 000~2 000 mg/L,作用时间 30 分钟。一般使用 250~500 mg/L 浸泡 30 分钟。

2)擦拭法:使用浓度和作用时间与浸泡法相同。

3)喷洒法:对芽孢使用 1 000~2 000 mg/L,作用时间 60 分钟。一般使用 500~1 000 mg/L 喷洒消毒 30 分钟。

(3)注意事项:现配现用,阴凉、干燥处保存。

7. 煮沸消毒

(1)适用范围:适用于金属、玻璃制品、餐饮具、织物或其他耐热、耐湿物品的消毒。

(2)使用方法:将待消毒物品完全浸没水中,加热,水沸腾后维持≥15 分钟。

(3)注意事项

1)从水沸腾时开始计消毒时间,中途加入物品应重新计时。

2)消毒物品应保持清洁,所消毒的物品应全部浸没于水中,可拆卸物品应拆开。

3)高海拔地区应适当延长煮沸时间。

4)煮沸消毒用水宜使用软水。

8. 流动蒸汽消毒

（1）适用范围：适用于医疗器械、器具和物品手工清洗后的初步消毒，餐饮具和部分卫生用品等耐热、耐湿物品的消毒。

（2）使用方法：通过流动蒸汽发生器、蒸锅等，当水沸腾后产生水蒸气，蒸汽为100℃，相对湿度80％～100％时，作用时间15～30分钟。

（3）注意事项

1）消毒作用时间，应从水沸腾后有蒸汽冒出时算起。

2）消毒物品应清洁干燥，垂直放置，物品之间留有一定空隙。

3）高海拔地区应当延长消毒时间。

（三）中度危险性物品的常用中水平消毒方法

1. 碘类消毒液

（1）适用范围：适用于手、皮肤、黏膜、伤口消毒。

（2）使用方法：见第二章第四节。

2. 醇类

（1）适用范围：主要包含乙醇、异丙醇、正丙醇或两种成分的复方制剂。适用于物体表面及诊疗器具的消毒。

（2）使用方法：一般采用70％～80％（体积比）溶液擦拭皮肤或物体表面2次，作用时间3分钟；或采用70％～80％（体积比）溶液浸泡消毒30分钟以上。

（3）注意事项

1）醇类易燃，不应有明火。

2）不应用于被血、脓、粪便等有机物严重污染表面的消毒。

3）用后应盖紧，密闭，置于阴凉处保存。

3. 氯和含氯消毒剂

（1）适用范围：适用于物品、环境物体表面（地面、墙面、高频接触物体表面）、分泌物、排泄物等的消毒。常用的含氯消毒剂有水剂、片剂和粉剂。

（2）使用方法：① 浸泡法：使用500 mg/L，浸泡10分钟以上。② 擦拭法：消毒液浓度、作用时间和浸泡法相同。③ 喷洒法：使用400～700 mg/L，均匀喷洒，作用10～30分钟。

4. 过氧乙酸

（1）适用范围：适用于耐腐蚀物品、环境等的消毒。对二元包装的过氧乙酸，使用前按产品使用说明书要求将A、B两种液体混合。根据有效成分含量按稀释定律用去离子水将过氧乙酸稀释成所需浓度。

（2）使用方法：① 浸泡法：将待消毒的物品浸没于装有0.1％～0.2％（1 000～2 000 mg/L）过氧乙酸的容器中，加盖，浸泡30分钟。② 擦拭法：大件物品或其他不能用浸泡法消毒的物品用擦拭法消毒。使用浓度和作用时间同浸泡法。③ 喷洒法：环境消毒时用0.2％～0.4％（2 000～4 000 mg/L）溶液喷洒，作用30～60分钟。

5. 含溴消毒剂

（1）适用范围：适用于一般物体表面的消毒。

（2）使用方法：① 浸泡法：一般使用250～500 mg/L，浸泡30分钟。② 擦拭法：使用浓度和作用时间与浸泡法相同。③ 喷洒法：一般使用500～1 000 mg/L，均匀喷洒，作用30分钟。

三、低度危险性物品

（一）定义

与完整皮肤接触而不与黏膜接触的器材，如听诊器、血压计袖带等；病床围栏、床面以及床头柜、被褥；墙面、地面；痰盂(杯)和便器等。低度危险性物品应进行低水平消毒。

（二）低度危险性物品的常用低水平消毒方法单链季铵盐类消毒剂

1. 适用范围：对消毒物品无损害，适用于环境、物品消毒。最常用的有苯扎溴铵(新洁尔灭)和苯扎氯铵(洁尔灭)。

2. 使用方法：一般用 1 000 ～ 2 000 mg/L消毒液，浸泡或擦拭消毒，作用时间 15～30 分钟。

3. 注意事项：不能与肥皂、洗衣粉或其他阴离子洗涤剂同用，也不能与碘或过氧化物（如高锰酸钾、过氧化氢、磺胺粉等）同用。

第二节　不同种类微生物的消毒灭菌

一、亲脂病毒
（一）定义

病毒是一类特殊的微生物，体积很小，直径仅为 18～350 nm，不具有细胞结构，自身不能进行代谢。其基本结构由蛋白衣壳和核酸两部分组成。核酸除了被蛋白衣壳包绕之外还被一层脂蛋白膜包裹的病毒为亲脂病毒，又称包膜病毒。亲脂病毒是对消毒因子最敏感的微生物，低水平消毒即可将其杀灭。常见的亲脂病毒有 HIV、HBV、HCV、流感病毒、冠状病毒、麻疹病毒、腮腺炎病毒、呼吸道合胞病毒、风疹病毒、单纯疱疹病毒、水痘-带状疱疹病毒、人类疱疹病毒、巨细胞病毒、狂犬病病毒、汉坦病毒等。

（二）低水平消毒

1. 定义：能杀灭细菌繁殖体(分枝杆菌除外)和亲脂病毒的化学消毒方法。

2. 常用低水平消毒方法：见第二章第一节。

二、细菌繁殖体
（一）定义

细菌繁殖体是指未形成芽胞而具有繁殖能力的细菌，对消毒因子的敏感性仅次于亲脂病毒，采用低水平消毒方法即可将其杀灭。绝大多数细菌均为繁殖体，此外可形成芽胞的革兰阳性菌，如破伤风梭菌芽胞、产气荚膜梭菌芽胞、艰难梭菌芽胞、炭疽杆菌芽胞和肉毒杆菌芽胞、枯草杆菌芽胞、蜡样杆菌芽胞等在适宜条件下可发芽转化为繁殖体。

（二）低水平消毒
见第二章第一节。

三、真菌
（一）定义

真菌属于真核细菌微生物，分单细胞(酵母菌)和多细胞(霉菌)二类，对消毒因子的敏感性低于细菌繁殖体，采用中水平消毒才可将其杀灭。常见真菌有念珠菌属、隐球菌属、曲霉菌、皮肤癣菌。

（二）中水平消毒

1. 定义：杀灭除细菌芽胞以外的各种病原微生物包括分枝杆菌。

2. 常见中水平消毒方法：见第二章第一节。

四、亲水病毒

（一）定义

包绕核酸的蛋白衣壳之外没有脂蛋白膜的病毒为亲水病毒，又称无包膜病毒。亲水病毒对消毒因子的耐受性强于亲脂病毒，采用中水平消毒才可将其杀灭。常见的亲水病毒有甲型肝炎病毒、戊型肝炎病毒、脊髓灰质炎病毒、柯萨奇病毒、埃克病毒、轮状病毒、人乳头状瘤病毒、诺如病毒、腺病毒等。

（二）中水平消毒

见第二章第一节。

五、分枝杆菌

（一）定义

分枝杆菌是一类细长略弯曲的杆菌，因有分支生长的趋势而得名。其主要特点是细胞壁含有一层厚的蜡样外膜使之对消毒因子的抵抗力强于其他细菌繁殖体，采用中水平或高水平消毒方法才可将其杀灭。常见的分枝杆菌有结核分枝杆菌、非结核分枝杆菌与麻风分枝杆菌等。

（二）中水平消毒

见第二章第一节。

（三）高水平消毒

1. 定义：杀灭一切细菌繁殖体包括分枝杆菌、病毒、真菌及其孢子和绝大多数细菌芽胞。

2. 常见高水平消毒方法：见第二章第一节。

六、隐孢子虫

（一）定义

隐孢子虫属于原虫，成虫直径只有 $4\sim6$ μm。生活史包括卵囊、子孢子、滋养体、裂殖体、配子体及合子等阶段，无需转换宿主，生活周期 10 日左右。隐孢子虫患者的粪便和呕吐物中含大量卵囊，是主要传染源，其次为健康带虫者和恢复期带虫者。传播途径以水源传播和接触传播为主，人群普遍易感。隐孢子虫属常见的有三种：微小隐孢子虫、鼠隐孢子虫和贝氏隐孢子虫，微小隐孢子虫主要寄生于人、牛等哺乳动物体内。

隐孢子虫的卵囊在外界抵抗力强，常用消毒剂不能将其杀死。因直径小且抗消毒能力强，微小隐孢子虫比其他寄生虫更易突破供水系统的过滤和消毒环节而造成水源感染暴发。

（二）灭菌

见第二章第一节。

七、芽胞

（一）定义

某些革兰阳性菌在一定的环境条件下，能在菌体内形成一个圆形或卵圆形小体，称为内芽胞，简称芽胞。芽胞是一种相对缺水的圆形或椭圆形静止期细胞，由缩水的细胞质和不通透细胞壁或衣壳包绕的细胞核组成。芽胞对消毒因子以及干燥条件均有强大的耐受性，采用灭菌才可将其杀灭。常见芽胞有破伤风梭菌芽胞、产气荚膜梭菌芽胞、艰难梭菌芽胞、炭疽杆菌芽胞和肉毒杆菌芽胞、枯草杆菌芽胞、蜡样杆菌芽胞等。

(二) 灭菌

见第二章第一节。

八、朊毒体

(一) 定义

导致人类和动物(包括绵羊和山羊)

多种神经退行性疾病、牛海绵状脑病和人类克雅病的传染性病原体。其特殊异构体朊蛋白(PrP^{SC})富含β折叠,不可溶解,不能被蛋白酶、去污剂降解,易在细胞内形成淀粉样沉积。对消毒因子高度耐受,采用特殊灭菌方法才可将其灭活。

(二) 灭菌

见第二章第三节。

第三节 复用物品清洁、消毒与灭菌

一、个人防护

清洁/清洗、消毒灭菌过程中存在感染因子和(或)化学因子的暴露风险,医疗机构和工作人员均应高度重视可能造成的健康损害。

1. 应选择适宜的清洁/清洗、消毒灭菌方法,尽可能减少感染因子和(或)化学因子造成的危害。

2. 医疗机构应结合本单位清洁/清洗、消毒灭菌工作实际,为从事诊疗器械、器具和物品清洁/清洗、消毒灭菌的工作人员提供相应的防护用品。

3. 应遵循标准预防的原则,根据清洁/清洗、消毒灭菌过程中存在的潜在危害采取相应的防护措施。

(1) 处理锐利器械和用具时:应采取锐器伤预防措施(见第一章第七节),避免或减少锐器伤的发生。

(2) 处理污染器械和用具时:应穿戴

个人防护用品(见第一章第二节),避免感染因子的暴露。手部有湿疹的工作人员禁止直接接触诊疗器械。

(3) 热力消毒、灭菌:操作人员接触高温物品和设备时应使用防烫的棉手套、着长袖工装;排除压力蒸汽灭菌器蒸汽泄露故障时应进行防护,防止皮肤的灼伤。

(4) 紫外线消毒:应避免对人体的直接照射,必要时戴防护镜和穿防护服进行保护。

(5) 气体化学消毒、灭菌:应预防有毒有害消毒气体对人体的危害,使用环境应通风良好。对环氧乙烷灭菌应严防发生燃烧和爆炸。环氧乙烷、甲醛气体灭菌和臭氧消毒的工作场所,应定期检测空气中的浓度,并达到国家规定的要求。

(6) 液体化学消毒、灭菌:应防止过敏及对皮肤、黏膜的损伤。

4. 医务人员应进行如下有关知识的

培训。

（1）个人防护用品的使用指征及使用方法：见第一章第二节。

（2）职业暴露的应急处理及预防措施：见第十三章第一节。

5. 医务人员应掌握职业防护技能，避免或减少呼吸系统、皮肤或眼、鼻、口腔黏膜暴露于感染因子或化学因子。

6. 医疗机构应开展职业暴露监测，及时总结分析与反馈，如发现问题应及时纠正。

二、常规清洁消毒程序

（一）复用诊疗器具和物品

通常情况下，重复使用的诊疗器械、器具和物品，使用者不要清点直接置于封闭的容器中，由中央供应室（CSSD）集中回收，遵循先清洗、后消毒的处理程序。

1. 清洗

（1）清洗，即使用冲洗、洗涤等方法清除诊疗器械、器具和物品上污物的全过程。

（2）清洗方法包括机械清洗、手工清洗。机械清洗适用于大部分常规器械的清洗；手工清洗适用于精密、复杂器械的清洗和有机物污染较重器械的初步处理。

2. 消毒

（1）消毒，即杀灭传播媒介上病原微生物，使其达到无害化的处理。

（2）消毒方法首选机械热力消毒，也可采用70%～80%乙醇、酸性氧化电位水或有卫生行政部门批件的消毒药械进行消毒。

1）热力消毒：消毒后直接使用的诊疗器械、器具和物品，湿热消毒温度应≥

90℃，时间≥5分钟；消毒后继续灭菌处理的，温度及时间见表2-4。

表2-4 湿热消毒的温度与时间

温度（℃）	消毒时间（分钟）	温度（℃）	消毒时间（分钟）
90	≥1	75	≥30
80	≥10	70	≥100

2）酸性氧化电位水的应用：主要指标要求为：有效氯60±10 mg/L，pH值为2.0～3.0，氧化还原电位≥1 100 mV，残留氯离子＜1 000 mg/L。清洗后待消毒的物品采用酸性氧化电位水流动冲洗或浸泡消毒2分钟，净水冲洗30秒，再干燥打包和灭菌处理。

3）70%～80%乙醇：见相关章节。

（二）环境与物体表面

1. 清洁就是去除物体表面有机物、无机物和可见污染物的过程。一般指对治疗车、诊疗工作台、仪器设备台面等物体表面的处理。

2. 一般情况下先清洁，再消毒；当受到患者的血液、体液等污染时，先去除污染物，再清洁与消毒。

三、特殊病原体污染的清洁消毒程序

（一）朊毒体

1. 使用后器械保湿，不能干涸。把器械浸入水中或具有灭朊毒体活性的消毒剂中，或者用湿布覆盖在器械上，或使用转运凝胶或泡沫。

2. 被患者高危组织（包括脑组织、脊髓、眼和脑垂体组织）污染的高危或中危器械，按照以下步骤处理。

（1）清洗，去除组织，保证灭菌效果。消毒灭菌方法可以选用以下任意一种。

方法一：预真空灭菌器中 134℃，≥18 分钟。

方法二：下排气灭菌器中 132℃，60 分钟。

方法三：1 mol/L 氢氧化钠溶液中浸泡 60 分钟，清水漂洗，然后用平底容器转移到灭菌器中（下排气灭菌器 121℃或预真空灭菌器 134℃）60 分钟。

方法四：1 mol/L 氢氧化钠溶液中浸泡 60 分钟，下排气灭菌器中 121℃加热 30 分钟（当浸泡器械和灭菌器加热时，灭菌器和操作者尽量少暴露于气态氢氧化钠中；推荐使用有卷边和盖子的容器，有利于收集冷凝水，使其回到容器内），然后漂洗干净，物品常规灭菌。

（2）如果器械无法清洗，直接丢弃。

（3）不要使用快速灭菌器处理器械。

（4）如果器械只能低温灭菌（例如使用环氧乙烷灭菌），直接丢弃。

（5）不推荐采用任何低温灭菌技术，例如过氧化氢等离子体或过氧化氢气体等，因为数据有限，有效性还需要进一步研究。

（6）召回被污染但是之前没有正确处理的物品（如确诊前用于脑组织活检的医疗器械），根据推荐的方法正确处理。

（7）尽量减少患者暴露于克雅病患者用过的神经外科器械。当一些没有确诊的特定疾病类型（如疑似肿瘤或脓肿），需要做脑组织活检时，用上面的方法处理神经外科器械，或者使用一次性神经外科器械。

（8）低危环境表面被高危组织（如实验室台面接触了克雅病患者的脑组织）污染时，用清洁剂清洗，然后用 1:5 或 1:10 稀释的含氯消毒剂（如漂白粉；浓度为 5.25%～6.15% 的含氯消毒剂 1:5 稀释，有效氯浓度为 10 500～12 300 mg/L）去除污染，消毒时间至少 15 分钟。为了尽量减少环境污染，工作时使用一次性塑料薄膜覆盖工作台面。

（9）被高危组织污染的低危仪器表面，根据仪器表面材料，可选用 1:5 或 1:10 稀释的含氯消毒剂（浓度为 10 500～12 300 mg/L 或 5 250～6 150 mg/L）或 1 mol/L 的氢氧化钠。确保所有被污染的表面都能充分接触到消毒剂。

（10）如果主刀医生怀疑患者可能感染朊毒体，应通知手术室、医院感染管理等部门负责人。一次性使用诊疗器械、器具和物品，使用者应双层密闭封装焚烧处理。重复使用的诊疗器械、器具和物品，使用者应直接置于双层封闭的容器中，并标明"朊毒体"，由 CSSD 单独回收处理。

3. 被患者低危组织（如脑脊髓液、肾、肝、脾、肺、胎盘、嗅上皮、淋巴结）污染的高危和中危医疗器械的复用处置，不推荐使用上述第 2 点中所述 10 条措施。

4. 使用常规的清洁消毒程序来处理被低危组织污染的环境表面（可以使用用于处理被血液污染表面的消毒剂）。

5. 被患者没有危险的组织（如外周神经、肠、骨髓、血液、白细胞、血清、甲状腺、肾上腺、心、骨骼肌、脂肪组织、齿龈、前列腺、睾丸、眼泪、唾液、痰液、尿液、粪便、精液、阴道分泌物、乳汁、汗液）污染的高危或中危医疗器械使用以下方法处理。

（1）先清洗，然后消毒或灭菌这些器械，可以选用常规的热力灭菌、化学灭菌或高水平消毒。

（2）使用常规清洗和高水平消毒来处理内镜（除了接触中枢神经系统的神经外科内镜），因为内镜仅仅被患者没有危险的组织污染。

（3）使用常规清洁消毒程序来处理被患者没有危险的组织或体液污染的低危仪器和低危环境表面（使用卫生部许可的能处理血液污染表面的清洗消毒剂，如浓度为 $5.25\%\sim6.15\%$ 的含氯消毒剂 $1:10$ 或 $1:100$ 稀释，有效氯浓度 $5\,250\sim6\,150$ mg/L 或 $525\sim615$ mg/L）。

6. 建立质量管理程序（岗前培训、继续教育、能力认证）确保医务人员遵照执行，并监测消毒与灭菌效果（如灭菌器的维修检查记录，采用物理、化学、生物方法确保灭菌器的灭菌效果，消毒剂浓度监测）。

（二）气性坏疽

1. 重复使用的诊疗器械、器具和物品，应先消毒，后清洗，再灭菌。单独收集，专包密封，标识清晰。

（1）消毒：可采用含氯消毒剂 $1\,000\sim2\,000$ mg/L 浸泡消毒 $30\sim45$ 分钟，有明显污染物时应采用含氯消毒剂 $5\,000\sim10\,000$ mg/L 浸泡消毒至少 60 分钟。

（2）清洗：按照常规方法进行清洗、干燥。

（3）消毒灭菌：耐高温的器械、物品等可采用压力蒸汽灭菌；不耐高温的器械、物品可在清洁后再次浸泡消毒，二溴海因消毒剂 $1\,000\sim2\,000$ mg/L 浸泡 $30\sim60$ 分钟，或含氯消毒剂 $1\,000\sim2\,000$ mg/L

浸泡 $30\sim45$ 分钟，然后清水冲净，晾干，清洁干燥封闭保存备用。

2. 环境、物体表面

（1）采用 $5\,000$ mg/L 的含氯消毒剂溶液擦拭或浸泡消毒，至少作用 15 分钟，并确保所有污染表面均接触到消毒剂。

（2）为防止环境和一般物体表面污染，宜采用一次性塑料薄膜覆盖操作台，操作完成后按感染性医疗废物处理。

3. 注意事项

（1）患者应尽可能使用一次性器械、器具和物品。

（2）医务人员应做好职业防护及手卫生。

（3）接触患者创口分泌物的纱布、纱垫等敷料、一次性医疗用品、切除的组织如坏死肢体等双层封装，按医疗废物处理。

（4）不能采用快速灭菌程序。

（三）突发不明原因传染病病原体

1. 污染的处理符合国家当时发布的规定要求。

2. 在传播途径不明时，应按照多种传播途径，确定消毒的范围和物品。

3. 按病原体所属微生物类别中抵抗力最强的微生物，选用适宜的消毒方法、消毒剂的剂量及种类。

4. 医务人员应做好标准预防及基于多种传播途径的额外预防措施。

5. 多使用一次性的诊疗器具和采用覆盖消毒。

四、特殊物品清洁消毒与灭菌
（一）体温计

1. 建议专人专用，自备体温计。

2. 如果必须重复使用,每次使用后,在清洁的基础上采用 75％乙醇或含氯消毒剂 500 mg/L 浸泡 30 分钟后,清水冲净,擦干,保存备用。确诊或疑有艰难梭菌感染患者使用后,在清洁的基础上采用含氯消毒剂 2 000～5 000 mg/L,浸泡 30 分钟以上,或采用其他高水平消毒方法。

3. 在任何清洁消毒过程中,直肠式体温计和口式体温计都不能混合处理。

(二)咽喉镜

1. 拆卸:分离电筒与喉镜。

2. 清洗

(1)电筒:使用拧干水的清洁软布擦拭电筒的外表面。

(2)喉镜:扭紧灯泡,镜片尖端朝下,使用流动水向下刷洗镜片,避免灯泡接头处进水。

3. 干燥:使用清洁软布擦干各部位。

4. 消毒

(1)电筒:使用 70％～80％乙醇擦拭外表面。

(2)喉镜:扭下灯泡,使用 70％～80％乙醇擦拭,包括灯泡及其安装部位。

擦拭后,放置于消毒过的容器内,待其干燥,再重复一遍。

5. 保存:完全干燥后,组装完好放置于消毒过的容器或自封袋内。容器或自封袋外贴上消毒标识,项目包括:名称、消毒者、消毒日期。

(三)便盆

1. 建议专人专用,自备便盆。

2. 推荐使用全自动清洁消毒设备,对于病区的便器进行统一处理。

3. 如果没有自动清洗设备且必须重复使用,每次使用后,常规清洗去污,再用 1 000 mg/L 含氯消毒剂浸泡消毒,清水冲洗干净,备用。

4. 工作人员做好个人防护,戴手套、防水围裙等处理所有污染的便盆。

5. 尽量少接触被污染的便器并避免抖动。便器在运输时要装在结实、防渗的专用容器里,并加盖。

第四节　常用人用消毒剂

一、概述

(一)基本概念

1. antiseptic 和 disinfectant 的区别

(1)这是目前国际上使用的 2 个表示消毒剂的单词。antiseptic 是指用于有生命的人和动物的消毒剂。由于本章仅介绍用于人的皮肤、黏膜、生理腔道、伤口、创面等的消毒剂,因此我们将该词翻译为人用消毒剂;disinfectant 是指用于无生命的硬质表面和物品的消毒剂,为了与皮肤黏膜消毒剂区分,我们将该词翻译为物用消毒剂。

(2)为了避免对人体造成伤害,人用消毒剂应刺激性小、低毒。由于低毒,因此一般来说人用消毒剂对微生物的杀灭活性会低于物用消毒剂。

(3) 在美国，人用消毒剂由食品药品管理局(FDA)按照药品进行管理，物用消毒剂由环境保护局(EPA)按照抗菌杀虫剂进行管理。在我国，人用消毒剂与物用消毒剂均由卫生部按照消毒产品(卫消字)进行管理。

(4) 在我国，人用消毒剂与物用消毒剂的区分要根据消毒剂的使用说明书中使用范围进行判断。有的消毒剂的使用范围既包括人用又包括物用。在美国，人用消毒剂与物用消毒剂混用是违法行为。

(5) 我国人用消毒剂还由 FDA 按照药品(药准字)进行管理。药准字消毒剂可以按照药品进行收费，卫消字消毒剂目前尚无收费项目，因此尚不能收取任何费用。

2. 消毒剂的使用浓度：是指消毒剂的主要有效成分的含量。原液即没有稀释的消毒剂成品，其浓度为该消毒剂产品说明中所指的主要有效成分的含量。切勿将原液的浓度错误地当做 100% 的浓度进行稀释使用。

3. 消毒剂的作用时间：是指消毒剂与消毒对象直接接触的时间，即指从使用消毒剂到消毒剂完全干燥所包括的时间。为确保消毒剂的作用时间，消毒剂的使用量应足够，确保湿式涂擦整个消毒区域。若作用时间未达到产品说明书注明的作用时间，消毒区域已经干燥，说明消毒剂的使用量不够，应增加消毒剂的使用量。

(二) 消毒方法

1. 穿刺部位皮肤消毒方法

(1) 肌内、皮下、静脉注射及针灸部位、各种诊疗性穿刺等部位：使用浸有相应消毒剂的无菌棉签、棉球、棉纱或其他替代物品，以注射或穿刺部位为中心，由内向外缓慢旋转，逐步湿润涂擦 2～3 遍，涂擦范围的直径应≥5 cm，待其自然干燥后即可进行注射或穿刺。

(2) 中央导管穿刺部位：涂擦方法与上法相同，但涂擦范围的直径应≥15 cm，或者至少大于敷料面积，待其自然干燥。

2. 手术切口部位皮肤消毒方法

(1) 清洁皮肤：对于普通手术患者，术前应使用非抑菌或抑菌皂液沐浴；对于器官移植和处于重度免疫抑制状态的手术患者，术前可用抑菌皂液或 2% 葡萄糖酸氯己定擦拭清洁全身皮肤。

(2) 消毒方法：使用浸有相应消毒剂的无菌棉球、棉纱或其他替代物品，以手术野为中心，由内向外缓慢旋转，逐步湿润涂擦 2～3 遍，涂擦范围应在手术野其外扩展≥15 cm，待其自然干燥。

3. 黏膜、伤口创面消毒方法

(1) 擦拭法：使用浸有相应消毒剂的无菌棉签、棉球、棉纱或其他替代物品，局部湿润擦拭 2～3 遍，待其自然干燥。

(2) 冲洗法：使用相应消毒剂冲洗或漱洗，至冲洗液或漱洗液变清为止。

4. 其他方法：包括浸泡、坐浴、湿敷、深部伤口冲洗、窦道冲洗、手术部位如浆膜腔冲洗等。

(三) 注意事项

1. 应使用卫生行政部门批准可用于人体的消毒剂。

2. 产品使用说明书具有法律效应,使用前应认真阅读并严格遵照执行。

(1) 按照产品使用说明书中的使用范围使用,如使用范围没有注明可用于人体,则不应用于人体任何部位的消毒;注明不能用于孕妇,则不应用于怀孕妇女的会阴部及阴道手术部位的消毒等。

(2) 按照产品使用说明书中的使用方法使用,如使用浓度、使用时间等,本书介绍的使用浓度及作用时间仅供参考。

3. 消毒前,应先清除血、脓、粪便等有机物污染。

二、醇类消毒剂

(一) 作用原理

破坏蛋白质的肽键,使之变性;侵入菌体细胞,解脱蛋白质表面的水膜,使之失去活性,导致微生物新陈代谢障碍;溶菌作用。

(二) 常用种类

有乙醇、异丙醇、正丙醇或两种成分的复方制剂,最常用的为 70%～80%乙醇(体积分数)。

(三) 使用方法

穿刺部位皮肤:70%～80%乙醇擦拭 2 遍,作用 3 分钟。

(四) 注意事项

1. 对乙醇过敏者应慎用。

2. 不适用于黏膜或较大创面的消毒。

3. 易燃,忌明火。

4. 易挥发,使用时注意用量,以保证作用时间。

5. 存放位置应适当,避免被人饮用。

三、含碘类消毒剂

(一) 作用原理

碘能很快穿过细胞壁,氧化破坏病原体原浆蛋白的活性基因,并与蛋白质的氨基结合而使其变性沉淀。

(二) 常用种类

1. 碘酊(碘酒)

(1) 有效成分:以碘和乙醇为主要有效成分,一般有效碘为 18.0～22.0 g/L,乙醇为 45.0%～50.0%。

(2) 使用方法:① 穿刺部位皮肤:原液涂擦 2 遍,作用 1～3 分钟,再用 70%～80% 乙醇(体积分数)脱碘。② 手术部位皮肤:原液涂擦 2 遍,作用 1～3 分钟后,再用 70%～80%乙醇(体积分数)脱碘。

(3) 注意事项:① 对碘、乙醇过敏者禁用。② 不适用于破损皮肤以及黏膜消毒。③ 避免接触二价金属制品。④ 不得与碱、生物碱、水合氯醛、苯酚、硫代硫酸钠、淀粉、鞣酸同用或接触。⑤ 不能大面积使用,以防碘大量吸收而出现中毒。⑥ 存放时间不宜过长,以防降低消毒效果。

2. 聚维酮碘(碘伏)

(1) 主要成分:由碘和表面活性剂通过络合方式而形成的不定型络合物,又叫络合碘。它保留了碘的杀微生物性能,克服了碘酒或碘酊的黄染性、刺激性及碘的不稳定性等不足。聚维酮碘种类繁多,不同的聚维酮碘,从理化特性到消毒效果存在很大差异。

(2) 使用方法:① 穿刺部位皮肤:0.45%～0.55%聚维酮碘擦拭 2 遍,作用时间不少于 2 分钟。② 手术部位皮肤：0.45％～0.55％聚维酮碘擦拭 2 遍,作用时间不少于 2 分钟。③ 烧伤创面：0.45％～0.55％聚维酮碘涂擦或冲洗,作用时间 2 分钟。④ 口腔黏膜：0.1％～0.2％聚维酮碘涂擦,作用时间 2 分钟。⑤ 伤口消毒：0.1％～0.2％聚维酮碘涂擦或冲洗,作用时间 2 分钟。⑥ 阴道黏膜：0.05％聚维酮碘冲洗,作用时间 2 分钟。

（3）注意事项：① 对碘有过敏史者禁用。② 烧伤面积大于 20％时勿用。③ 稀释液不稳定,宜在使用前配制,且在阴凉处避光、防潮、密封保存。④ 消毒后应待其干燥后再使用电刀等带电设备,避免灼伤皮肤。⑤ 对金属有一定的腐蚀性。

3. 复方聚维酮碘消毒液

（1）有效成分：以有效碘和醋酸氯己定为主要有效成分,有效碘为 0.45％～0.57％(w/v),醋酸氯己定为 0.09％～0.11％(w/v)。

（2）使用方法：① 手术及注射部位、外科手、手术部位皮肤、外伤创口及会阴部黏膜：原液擦拭 2 遍,作用 3 分钟。② 烧伤、创面：原液稀释 10 倍,即有效碘为 0.05％(w/v),涂擦或冲洗,作用 3 分钟。③ 口腔黏膜：原液稀释 10 倍,即有效碘为 0.05％(w/v),含漱,作用 3 分钟。④ 阴道黏膜：原液稀释 20 倍,即有效碘为 0.025％(w/v),冲洗,作用 3 分钟。

（3）注意事项：同聚维酮碘。

（4）临床常用产品：安尔碘。

四、双胍类消毒剂

（一）作用原理

聚六甲基双胍分子的胍基聚合构成正电性,易被带负电的细菌或病毒吸附,从而紧紧缠绕微生物体,抑制细菌或病毒的分裂功能,使其丧失繁殖能力,加之聚合物形成的薄膜可堵塞细菌或病毒的呼吸通道使其迅速窒息死亡。

（二）常用种类

1. 双胍乙醇溶液

（1）有效成分：以聚六亚甲基盐酸双胍和乙醇为主要有效成分,聚六亚甲基盐酸双胍为 0.52％～0.63％,乙醇为 50％～60％。

（2）使用方法：① 外科手：原液涂擦或喷洒,作用 3 分钟。② 伤口、阴道黏膜：原液冲洗,作用 1 分钟。③ 肌内及静脉注射、穿刺部位皮肤：原液涂擦,作用 1 分钟。

（3）注意事项：① 浓溶液可刺激黏膜等,偶见皮肤过敏。② 不应与肥皂、洗衣粉等阴离子表面活性剂混合使用或前后使用,亦不可与碘酊合用。③ 与铁、铝等金属物质产生反应,禁忌使用金属制品容器配制。④ 冲洗消毒时,若创面脓液过多,应延长冲洗时间。⑤ 密封,避免高温、远离火源,置于阴凉、干燥处保存。

2. 氯己定(洗必泰)水溶液

（1）有效成分：以醋酸氯己定为主要有效成分,含量为 4.0～4.5 g/L。

（2）使用方法：① 皮肤：原液直接喷雾或涂擦,作用 3～5 分钟。② 皮肤创面：原液擦拭或冲洗,作用 3～5 分钟。③ 口腔黏膜：原液含漱,作用 3～5 分钟。

④ 阴道黏膜:原液冲洗,作用 3～5 分钟。

(3) 注意事项:① 不应与肥皂、洗衣粉等阴离子表面活性剂混合使用或前后使用,亦不可与碘酊合用。② 偶见过敏反应或口腔黏膜浅表脱屑。③ 长期使用能使口腔黏膜表面和牙齿着色,舌苔变黑,味觉改变,咽部烧灼感,停药后可恢复。④ 与铁、铝等金属物质产生反应,禁忌使用金属制品容器配制。⑤ 冲洗消毒时,若创面脓液过多,应延长冲洗时间。

五、季铵盐类消毒剂

(一) 作用原理

灭活产能酶,使重要细胞蛋白发生变性,并且使细胞膜破碎。

(二) 常用品种

1. 苯扎溴铵

(1) 有效成分:以苯扎溴铵为主要有效成分,含量为 5%。

(2) 使用方法:① 皮肤:原液稀释 50 倍,即浓度为 0.1% 溶液。② 黏膜:原液稀释 500 倍,即浓度为 0.01% 溶液。

2. 单、双链复方季铵盐类

(1) 有效成分:以单、双链复合季铵盐为主要有效成分,单、双链复合季铵盐活性物含量为 1.15～1.35 g/L。

(2) 使用方法:① 皮肤:原液擦拭,作用 3～5 分钟。② 黏膜:原液擦拭或冲洗,作用到产品使用说明的规定时间。

(三) 注意事项

1. 不得用塑料或铝制容器贮存。

2. 低温时可能出现混浊或沉淀,可置于温水中加温,振摇溶解后使用。

3. 用药部位如有烧灼感、瘙痒、红肿等情况应停药,并将局部药物洗净,必要时向医师咨询。

4. 对苯扎溴铵溶液过敏者禁用,过敏体质者慎用。

5. 不得与肥皂或其他合成洗涤剂并用。

6. 局部消毒时勿与碘酊、高锰酸钾、过氧化氢溶液(双氧水)、磺胺粉等并用。

(四) 临床常用产品

如新洁尔灭。

六、过氧化物类消毒剂

(一) 过氧化氢溶液(双氧水)

1. 作用原理:通过产生破坏性的羟自由基,作用于脂质膜、DNA 和其他必不可少的细胞成分从而产生抑菌与杀菌作用。

2. 有效成分:以过氧化氢为主要有效成分,含量为 3.0%～3.5%。

3. 使用方法:① 皮肤:原液直接擦拭,作用 3～5 分钟。② 口腔黏膜:原液口腔含漱,作用 3～5 分钟。

此外还适用于化脓性外耳道炎和中耳炎、文森口腔炎、齿龈脓漏、扁桃体炎。

4. 注意事项

(1) 稀释液不稳定,临用前配制。

(2) 配制溶液时忌与还原剂、碱、碘化物、高锰酸钾等强氧化剂相混合。

(3) 过氧化氢对金属有腐蚀性,对织物有漂白作用。

(4) 对角质细胞具有细胞毒性,很低的浓度就可以抑制角质细胞的迁移和增殖,不应用于伤口冲洗或消毒。

（5）使用浓溶液时，谨防溅入眼内或皮肤黏膜上，一旦溅上，即时用清水冲洗。

（6）消毒被血液、脓液等污染的物品时，需适当延长作用时间。

（7）高浓度对皮肤和黏膜会产生刺激性灼伤，形成一疼痛"白痂"。连续应用漱口可产生舌乳头肥厚，属可逆性。

（8）用于灌肠时，若浓度≥0.75%可发生气栓或（和）肠坏疽。

（二）高锰酸钾（灰锰氧、锰强灰、过锰酸钾、PP粉）

1. 作用原理：遇有机物即放出新生态氧，通过氧化细菌体内的活性基因而发挥杀灭细菌的作用，杀菌力极强。

2. 有效成分：以高锰酸钾为主要有效成分的消毒片，含量为90%～96%。

3. 使用方法：① 急性皮炎和急性湿疹：临用前取 1 片（0.1 g/片）加水400 ml，配制成250 mg/L 的溶液，使用消毒药棉或纱布润湿后敷于患处，渗出液多时，可直接将患处浸入溶液中药浴。② 小面积溃疡：临用前取 1 片（0.1 g/片）加水 100 ml，配制成 100 mg/L 的溶液，用消毒药棉或棉签蘸取后清洗。

4. 注意事项

（1）配制水溶液要用凉开水，热水会使其分解失效，应随用随配。

（2）不可与碘化物、有机物接触或并用。尤其是晶体，否则易发生爆炸。

（3）如与其他药物同时使用可能会发生药物相互作用。

（4）该品结晶不可直接与皮肤接触，以免烧坏皮肤。

七、其他消毒剂

（一）甲紫溶液（紫药水）

1. 作用原理：能与微生物酶系统发生氢离子的竞争性对抗，使酶成为无活性的氧化状态，而发挥杀菌作用。

2. 有效成分：属三苯甲烷类染料消毒剂，主要成分为氯化四甲基副玫瑰苯胺、氯化五甲基副玫瑰苯胺与氯化六甲基副玫瑰苯胺的混合物。甲紫溶液为其乙醇、水的1%溶液。

3. 使用方法：① 黏膜：1%水溶液涂擦。② 烧伤、烫伤创面：0.1%～1%水溶液涂擦。

4. 注意事项

（1）面部有溃疡性损害时应慎用，以免造成色素沉着。

（2）涂药后不宜加封包。

（3）大面积破损皮肤不宜使用。

（4）不宜长期使用。

（二）硼酸（亚硼酸、正硼酸、焦硼酸）

1. 作用原理：能与细菌蛋白质中的氨基结合而发挥作用。

2. 使用方法：3%～4%溶液用于皮肤、黏膜（腔）、膀胱、角膜伤口的冲洗清洁；口腔炎和咽喉炎时含漱；急性湿疹和急性皮炎伴大量渗液时湿敷。

3. 注意事项：用于大面积损害，吸收后可发生急性中毒。

（三）汞溴红（红药水）

1. 作用原理：汞离子解离后与蛋白质结合起杀菌作用。

2. 使用方法：2%水溶液外涂于皮肤伤口。

3. 注意事项

（1）不可与碘酊同时涂用。

（2）不可入口。

（3）不可长期大面积使用,以防汞剂吸收中毒。

（4）长期连续使用可影响肾功能。

目前临床上很少应用该消毒剂,主要原因是其穿透力很弱,消毒效果不可靠,含有重金属汞的有机化合物,对人体有毒。

第五节　环境表面消毒

一、低度危险性物品分类

（一）低度危险性仪器表面

仪器表面也称为医疗设备表面,是指各种医疗仪器、设备,如血透机、X 线机、仪器车和牙科治疗椅等的门把或手柄、监护仪、呼吸机、麻醉机、血压计袖带、听诊器等物体表面。这些仪器通常直接或间接地与健康无损的皮肤相接触,因此属于低度危险性物品。

（二）低度危险性环境表面

一般需要卫生清洁的表面,如地面、桌面、门把手等。环境表面根据手的接触频率分为手低频率接触表面(简称低频接触表面)和手高频率接触表面(简称高频接触表面)。低频接触表面包括地面、天花板和病房墙面等。高频接触表面包括门把手、床栏、床尾、灯开关、病房内厕所墙面、窗帘边缘、餐桌等。

二、仪器表面清洁与消毒

（一）仪器表面清洁与消毒原则

1. 仪器使用后立即清洁与消毒。接触隔离患者的低度危险设备建议专人专用。重复使用的低度危险设备,在患者使用后另一个患者使用前,应实施清洁或消毒。

2. 低度危险性仪器与设备采用低水平消毒。可使用 70％～90％ 的含醇消毒剂对小面积表面(如药瓶塞、体温计)进行消毒。因为醇类挥发快,建议采用浸泡消毒,30 分钟。大面积的仪器表面可以根据器械保养说明书,选用适宜的消毒剂。

3. 特殊的仪器表面推荐采用屏障保护性覆盖。

（二）屏障保护性覆盖

1. 适用范围

（1）患者诊疗过程中,被戴着手套的手频繁触摸的部位。

（2）可能被血液或体液污染的表面。

（3）很难清洗的表面如电脑键盘。

2. 方法

（1）使用有防水功能的纸、铝箔、塑料等覆盖物作为有效的物理隔离屏障。如牙科综合治疗椅上控制开关、灯把手、治疗台拉手等部位覆盖一次性塑料薄膜,工作台上放置一次性塑料衬垫纸,三用枪工作头、治疗椅上所有操作连接软管(高速、低速手机的软管、气枪、水枪、强弱吸唾管等)使用一次性塑料护套,一人一用一更换,上、下午诊疗结束后进行终末清洁消毒;很难清洗的电脑键盘可以匹配相应的塑料防水键盘膜。

(2)覆盖物在医务人员脱下手套前就直接丢弃,在治疗下一个患者前应换上新的覆盖物。

三、环境表面清洁与消毒

(一)环境表面清洁与消毒原则

1. 不要使用高水平消毒剂进行环境表面消毒以及在病区内常规喷洒消毒。

2. 消毒剂要现配现用。

3. 不得使用消毒剂清洁消毒患儿正在使用的婴儿摇篮车与保温箱,采用消毒剂对婴儿摇篮车与保温箱进行终末消毒后,清水彻底冲净,干燥备用。

4. 高频接触表面(如床栏、病房门把手、灯开关和厕所的环境表面,尤其是临近患者诊疗区域手高频接触的环境表面)需要更加频繁地进行清洁与消毒。

5. 实施清洁单元化,湿式打扫,避免扬尘。及时更换清洁用具,包括拖把、抹布和洗涤液。推荐使用一次性消毒湿巾。

(二)清洁单元化

1. 清洁单元概念:终末清洁与随时清洁时,以临近患者区域内的所有环境物表作为一个独立统一的区域进行清洁,即清洁单元。清洁工作所涉及的清洁用具(拖布、抹布、水桶等)与清洁剂/消毒剂应按单元使用,使用后的清洁用具应清洁消毒后方可再次使用。清洁剂/消毒剂使用后应更换。对于进行接触隔离的患者,以每一位患者为清洁单元;处于同一病房的接触隔离预防的患者,视该病房为清洁单

元;普通病房允许每 3 间病房为清洁单元。

2. 原则

(1)清洁剂/消毒剂现用现配,一用一更换。

(2)清洁用具(拖把、抹布、水桶等)在进行下一个清洁单元时应进行彻底清洁或消毒。一次性使用的清洁消毒湿纸巾要求清洁单元化使用。

(3)清洁用具与拖把头和抹布等清洁用具应及时清洁或消毒,预防交叉污染。推荐采用热力消毒,干燥备用。

(三)清洁工具

1. 清洁工具包括抹布、拖把等。推荐使用一次性清洁消毒湿巾。抹布、拖把推荐使用超细纤维材料。拖把要使用可脱卸式拖把头。

2. 清洁工具应按照工作区域的划分,用明显的标识区别,分区使用。例如红色标记为卫生间,黄色标记为病房,蓝色标记为公共区域。

3. 抹布、拖把头用清洁剂清洗后,首选热力消毒,湿热 90℃,5 分钟。如果无法热力消毒,500 mg/L 含氯消毒剂浸泡30 分钟,清水洗净。消毒后,所有的抹布、拖把头烘干,干燥保存待用。

四、污染表面的清洁与消毒

(一)覆盖消毒概念

被血液、体液、排泄物污染的物体表面使用蘸有消毒剂溶液的吸湿材料(布或一次性纸巾)覆盖在血液、体液、排泄物上;如消毒剂溶液不足,可以在覆盖物上连续滴加,以不流水为宜。作用 30 分钟

后,用覆盖物包裹污染物,按感染性医疗废物处置。

(二) 被血液或其他潜在感染性物质污染的表面消毒方法

1. 操作前应穿戴合适的个人防护用品。例如,锐利物品用镊子拾捡,放置在锐器盒内。

2. 选择的消毒剂必须经卫生行政部门批准(需要对结核杆菌或 HIV、HBV 有效)。

3. 被少量血液或其他潜在感染性物质(例如<10 ml)污染的无孔物体表面消毒,选用 1∶100 稀释的含氯消毒剂溶液(浓度为 5.25%~6.15% 的含氯消毒剂溶液 1∶100 稀释,有效氯浓度为 525~615 mg/L)。

4. 如果有大量(例如>10 ml)血液或其他潜在感染性物质溅出,或实验室的培养物溅出,为了减少清洁过程中锐利物品刺伤的感染风险,清洁前先用 1∶10 稀释的含氯消毒剂溶液进行消毒(浓度为 5.25%~6.15% 的含氯消毒剂溶液 1∶10 稀释,有效氯浓度为 5 250~6 150 mg/L)。再用 1∶100 稀释的含氯消毒剂溶液进行去污后的终末消毒(有效氯浓度为 525~615 mg/L)。

5. 如果溅出物含有大量的血液或体液,用一次性的吸收材料去除污染物,放入黄色垃圾桶,按照感染性废弃物处置。

五、床单元清洁与消毒

(一) 床单元概念

床单元包括病床、床垫、枕芯、毛毯、棉被、床单等。病床应湿式清扫,做到每日清洁消毒,当患者出院、转院、死亡,床单元必须进行终末消毒。

(二) 拆卸床单、被套及枕套

1. 传统的更换方法:适用于尚未实现床单元集中清洗消毒的医院,更换时尽可能动作轻柔,避免灰尘、棉絮等飞扬。

(1) 工作人员着装整齐,洗净双手,戴口罩,将用物按要求放置于推车上,推到床旁。

(2) 将床单元上的床单、枕套和被套撤下,放入推车的污衣袋内;特殊病原体感染的患者使用后的物品放入双层黄色塑料袋内,标识明确。

(3) 用速干手消毒剂进行卫生手消毒,若手部有可见污染,需要流动水洗手。

(4) 将车推回处置间,将污染被服交洗衣房洗涤,用热水加清洁剂清洗消毒推车,或用 500 mg/L 含氯消毒剂擦拭车身后清水擦拭,去除残留的消毒剂;抹布用 500 mg/L 的含氯消毒剂浸泡 30 分钟,清水冲洗晾干备用。

2. 集中清洗消毒:具备床单元消毒供应中心的医院,可集中床单元的各种物品到消毒供应中心去污区拆卸并清洗消毒。工作人员做好自身防护,在污染区要穿隔离衣,戴口罩、帽子和乳胶手套。

(三) 床的清洁消毒

1. 使用中的常规清洁消毒

(1) 工作人员首先配制好消毒液,将清水桶、消毒液桶、清洁干燥的毛巾桶放置推车上,推到床旁。

(2) 坚持"一床一巾一消毒"的原则,对病床床栏进行清洁或消毒。

（3）清洁消毒的方法和频次：普通患者的床栏每日清洁至少一次，直接清水擦拭；被患者血液、体液、呕吐物、分泌物和排泄物污染的床栏，小量污染可直接用含消毒剂的抹布擦拭，如果污染量大，先用含有消毒剂的吸湿材料包裹移除污染物后，再用 5 000 mg/L 的含氯消毒剂蘸湿抹布擦拭，最后用清水擦拭；多重耐药菌感染患者的床栏消毒频次应增加至每日 2～3 次，污染时随时消毒。

2. 病床的终末消毒

（1）集中清洁消毒方法

1）床清洗消毒器：该清洗消毒器，是一种高容量、落地式清洗消毒器，用于病床的清洗、热力消毒及干燥。使用时将床推入机器定位槽内并固定，按照产品说明书，根据污染程度选择不同的程序，如水温和消毒时间。工作人员严格执行床单位的接收、分类、清洗、消毒、整理、下送流程，并做好职业防护。

2）流动蒸汽床单元消毒器：在医院固定位置，最好距离病房电梯较近处或医院床单元消毒供应中心，安装流动蒸汽床单元消毒器。压力蒸汽消毒器通过抽真空的方式，保证蒸汽均匀穿透多孔材质的床垫、被褥、枕芯，达到蒸汽消毒的目的。安装流动蒸汽床单位消毒设备，一般为分体式设备，即 2 个柜室。一个柜室消毒床架，采用 100～105℃流动蒸汽，连干燥带消毒，每个循环 5 分钟，自动程序控制；另一个柜室消毒床垫、被褥、枕芯，采用 105℃流动蒸汽，每批次能消毒 6 副床单元，每次 5 分钟，消毒与干燥连续自动控制。

（2）对于未集中处置的医院，可以选用具有卫生部许可的床单元消毒机床旁进行终末消毒。需要注意的是，使用此类消毒机不能完全代替床单元的清洁。

六、织物清洁与消毒

（一）工作流程管理

1. 回收

（1）织物应分类放入完好无损的包装袋或包装容器内，装载不能过满，并做到有效封口。

（2）污染或潮湿有可能浸湿布袋的织物应使用专用防水袋或容器专门放置。

（3）严禁在病区进行污染织物的清点，并尽量减少抖动。

（4）接收清点织物时不可随意堆放、践踏、拖拉。

（5）包装袋或包装容器外有醒目的标识，注明内容物的品名。

（6）包装袋或包装容器每次使用后应及时清洁或消毒。

2. 转运

（1）清洁与污染的织物运送路线应为两条不同的路线，不可交叉，并尽可能地缩短路线，避开人员集中的区域。

（2）清洁与污染的织物不应混装，应有实际隔离屏障，宜使用不同的车辆进行转运。

（3）转运车辆宜为密闭式，易清洗。运送过污染织物的车辆应及时进行清洁或消毒，清洁织物运送车定期进行清洁消毒。

（4）运送织物过程中，所装载的织物不可超载，保证运送车辆的密闭性。

3. 分类

(1) 分类的基本原则为:按质地分类、按颜色分类、按污垢类型分类、按污垢程度分类、按最终处理方式分类。

(2) 宜分为工作人员和患者织物类,普通患者和特殊感染患者织物,手术室、产房等科室患者织物,有明显污染的织物,成人和婴幼儿织物等。

(3) 分拣过程中注意是否夹杂有锐利物品(如针头、手术刀、玻璃碎片等),并及时拣出。

4. 清洗

(1) 污染织物存放时间不宜过长,尽量做到到达洗衣房就立即洗涤。

(2) 宜选用前进后出式洗涤机,减少前进前出式洗涤机的污染织物类和清洁织物类交叉污染。

(3) 洗涤过程中,不可过量装载,待洗涤的干衣装机量宜为洗涤机承载量的 $70\%\sim80\%$。

(4) 婴幼儿织物类、产房、手术室等科室患者织物应专机洗涤,并做到专机专用;有明显污染的织物类、特殊感染的患者织物类应专机洗涤;工作人员与患者的织物类应分别洗涤。如无条件,应按织物类的污染程度分批洗涤。

(5) 主洗方式分为冷水洗涤和热水洗涤,宜依据污染织物的具体情况选择使用。低温洗涤可清除人体排泄物、血迹、药渍,而高温洗涤可消毒、增加织物类的亮度。

(6) 冷水洗涤(22~25℃)主要依靠含氯制剂或含活性氧洗涤剂来减低微生物的污染量,可选用有效氯含量为 300 mg/L 的消毒液浸泡 30 分钟。

(7) 选择热水洗涤,建议水温至少 71℃,洗涤时间 25 分钟或水温≥90℃,洗涤时间 10 分钟。

(8) 清洁剂的使用种类和投入量应根据污垢的种类、污染程度和实际装机量进行选择;消毒剂(氯漂或氧漂)宜在漂白环节中加入,水温 60℃ 左右投入才能发挥最佳效果。

(9) 最后的冲洗环节应加入可以中和洗涤用水、清洁剂中的碱性成分的弱酸剂,以减少对患者皮肤的刺激,且可有效杀灭一些微生物。

(10) 医院织物不考虑常规干洗。

5. 消毒

(1) 洗涤程序中利用高温、氯漂或氧漂以及酸化步骤可达到有效杀灭微生物的作用。

(2) 熨烫过程中的高温可提供额外的重要的消毒作用。

(3) 一些特殊织物类(如外科手术铺巾、复用的手术衣等)须经灭菌后方可使用。

6. 储存与发放

(1) 清洁织物应按照不同的使用病区分类储存,并有明显的标识。

(2) 清洁织物应放置于干燥、通风的物架上。

(3) 严格按照"先入先出"的原则进行发放,储存时间不应超过 1 个月。

(4) 固定专人管理,建立出入库登记档案,记录的保存期至少为 1 年。

7. 特殊感染的患者织物处置

(1) 疑似确诊为朊毒体感染的患者被服使用后应用双层袋单独密闭封装焚

烧处理。

（2）气性坏疽污染的织物类应先采用含有效氯1 000 mg/L的消毒液浸泡30分钟后，再按照洗涤程序处理。

（3）突发原因不明的传染病病原体污染的织物处理应符合国家当时发布的规定要求。

（二）人员管理

1. 建立并遵循医院感染管理制度。定期接受医院感染知识培训。

2. 急性传染性疾病及化脓性或渗出性皮肤病患者不应参与直接接触清洁织物类的工作。

3. 工作人员应按照《医务人员手卫生规范》（WS/T313－2009）的要求，严格执行手卫生。

4. 污染区工作人员应按照《医院隔离技术规范》（WS/T311－2009）的要求，严格执行标准预防。

（三）洗涤场所管理

1. 合理布局，设置清洁区和污染区，两区之间应有实际隔离屏障，有明显标识；各区内的不同工作区域应明确划分，

应有明显标识。

2. 在合适的位置设置流动水洗手设施和手卫生用品，水龙头应为非手触式。

3. 保持良好的空气流通，气流方向应从清洁区向污染区流动。

4. 各区域的内饰应选用易清洁的材质，无死角及裸露的管道，并定期进行保洁。

5. 各区域保持清洁干燥，无霉菌孳生，并且应有防止苍蝇、老鼠及蟑螂等有害动物的措施。

6. 污水排放应符合《医疗机构水污染物排放标准》（GB18466－2005），并保持畅通，严禁溢出。

7. 当洗涤场所物体表面、地面被血液、体液污染时，应及时用消毒液进行擦拭消毒。

（四）注意事项

1. 不推荐对织物进行常规细菌检测，除非怀疑医院感染暴发与之相关时。

2. 定期更换职业防护用品。

3. 所选用的清洁剂、消毒剂应符合国家相关标准和规定。

第六节　医疗机构空气净化

一、通风

（一）自然通风

1. 适用于污染源分散及室内空气污染不严重的场所。

2. 自然通风时应门窗同时打开，形

成对流，确保自然通风效果。

3. 病房应至少每日上、下午各通风一次，每次不少于30分钟。

（二）机械通风

1. 机械送风＋自然排风：适用于污

染源分散及室内空气污染不严重的场所。机械送风口宜远离门窗。

2. 自然送风＋机械排风：适用于室内空气污染较重的场所。室内排风口宜远离门，宜安置于门对侧墙面上。

3. 机械送风＋机械排风：适用于卫生条件要求较高的场所。根据通风的需要设定换气次数或保持室内的正压或负压。

4. 注意事项

（1）应充分考虑房间的功能要求、相邻房间的卫生条件和室内外的环境因素，选择通风方式及室内的正负压。

（2）应定期对机械通风设备进行清洁，遇污染及时清洁与消毒。

二、集中空调通风系统

（一）日常卫生要求

1. 应确保新风为室外新鲜空气。新风口应远离建筑物排风口和开放式冷却水塔，严禁间接从空调通风的机房、建筑物楼道及天棚吊顶内吸取新风。

2. 新风口和回风口应安装防鼠、防虫设施，应经常擦洗，保持清洁、无尘、无霉斑。

3. 空调机房内应保持干燥清洁，严禁堆放无关物品。

（二）空气/飞沫传播疾病流行期间卫生要求

1. 应根据防控的需要，关闭回风，避免建筑物内各房间、各区域的空气在空调系统内相互混合送入室内。

2. 在空调运行时，室内应合理自然通风。

3. 过滤网每周清洗或更换一次，更换时应先消毒后更换。

（三）专业维护

一般由医疗机构的总务部门进行。

三、空气洁净技术

空气洁净技术通过采用空气过滤、恒温恒湿和气流组织三项技术，达到室内空气净化、舒适的目的。

（一）竣工验收

使用之前应按照国家规定进行竣工验收，验收合格以后方可使用。

（二）维护与保养

1. 保持进气的三级过滤装置（初效、中效与高效）的气流畅通无阻。

2. 保持管道内干燥无尘。

3. 保持回风口滤网畅通无尘，无物品或设备阻挡。

4. 室外排风口应与室外进风口的距离保持 5 m 以上，离地 3 m 以上。

5. 新风机组粗效滤网宜每 2 日清洁一次；粗效过滤器宜 1～2 个月更换一次；中效过滤器宜每周检查，3 个月更换一次；亚高效过滤器宜每年更换。发现污染和堵塞及时更换。

6. 末端高效过滤器宜每年检查一次，当阻力超过设计初阻力 160 Pa 或已经使用 3 年以上时宜更换。

7. 排风机组中的中效过滤器宜每年更换，发现污染和堵塞及时更换。

8. 定期检查回风口过滤网，宜每周清洁一次，每年更换一次。如遇特殊污染，及时更换，并用消毒剂擦拭回风口内表面。

9. 设专门维护管理人员，遵循设备的使用说明进行保养与维护；并制定运行手册,有检查和记录。

(三) 日常管理

1. 控制入室人员的数量,入室人员应做手卫生、戴口罩和帽子、穿洁净服。

2. 进入物品均应在洁净室外做相应处理,如拆去外包装,清洁物品表面等。

3. 洁净室内只允许放置必需的物品;物品摆放要避开回风口,尽量做到送风口与回风口的直线中无任何阻挡。

4. 做好日常保洁。每日小卫生,每周大卫生,每台手术后清洁;应采用湿式清洁方式;清洁用具应分不同洁净级别使用。

四、紫外线消毒

(一) 普通紫外线消毒

1. 适用于无人状态下的室内空气消毒。

2. 具体使用方法:见第二章第一节。

(二) 循环风紫外线空气消毒

1. 安装

(1) 机型的选择应与所安装的房间体积匹配,所用的机器的循环风量应达到房间体积的 8 倍以上。

(2) 柜机的安装应选择人员走动少,且为房间的下风处或重污染区域。

(3) 壁挂机安装应处于房间清洁区或操作台面的对侧墙面或侧墙。

2. 使用

(1) 使用前应关闭门窗,以避免将室外空气吸入,加大室内的尘埃浓度。

(2) 房间需要开窗通风换气时,则应先关闭空气净化消毒器。

(3) 使用空气净化消毒器的房间应

保持室内清洁干燥,日常卫生应采取湿式卫生。

3. 维护

(1) 根据使用频率与环境清洁状况,定期清洁滤网与格栅。

(2) 应严格按产品说明书,定期更换滤芯(活性剂等)。

(3) 保持消毒器外表清洁无尘。

(4) 做好维护记录。

4. 清洗与消毒

(1) 小心拆卸滤网,就地采用塑料袋打包,严禁在清洁区,或在洗手水池内进行清洁;应到指定的卫生处置间进行清洁。

(2) 采用清水冲洗,自然干燥后,方可安装启用。

(3) 通常不需要对滤网进行消毒,如发生经空气/飞沫传播疾病暴发时,在清洁的基础上,可采用消毒剂溶液浸泡消毒。

(4) 在清洁过程中,相关人员应做好个人防护,预防滤网上尘埃的吸入以及污水的喷溅。

(三) 上层空间紫外线照射消毒系统

上层空间紫外线照射消毒(ultraviolet germicidal irradiation, UVGI)系统是指紫外线灯被固定悬挂在天花板下或装在墙壁上,室内的上层空间中的空气可以被消毒。这样做的目的是使室内上层空间紫外线消毒效果最佳,同时室内有人的较低空间处辐照最小。

1. 紫外线灯的选择

(1) 最适宜的消毒灭菌波长是 UVC 波段(100～280 nm)中的 254 nm。

（2）一般情况下,紫外线灯可以使用 5 000 小时左右。定期更换灯管(例如一年一次)最经济而且能保证紫外辐照的效果。

（3）紫外线灯可以 24 小时连续开启或者根据需要有选择的定时开启。

2. 灯座

（1）灯座可以被悬挂在室内中间、装在墙壁上或角落里。

（2）一般这些灯座都会装上水平的、涂有非反射材料的活百叶挡板,最低不低于 2.4 m。如果天花板更高,2.7 m 以上的位置可以不使用活百叶挡板,这些灯座的挡板朝上,使得紫外线直接朝上照射。

（3）常见的灯座有不锈钢材质的钟摆或壁挂式的百叶窗箱、铝材质的圆灯座(360°水平照射)和钢材质悬挂朝上式灯座(2.7 m 以上高度适合)。

3. 安装

（1）要求:一个 2.4 m 高的室内,如果 UVC 的辐照是 1.87 W/m^2 或 UVC 的强度分布是 6 W/m^3,则上层空间 UVGI 的区域能有效杀灭结核杆菌。

（2）在上层空间 UVGI 系统采购和安装之前,应咨询受过紫外线灯安装培训的专业人员。

（3）紫外线灯的开关面板可以和室内的普通照明开关面板装在同一个位置。但是安全的开关装置必须确保在维修的时候,紫外线灯是不会被打开的。当需要一直开启紫外线灯的时候确保它们不会被关闭,例如可以采用钥匙开关。

（4）如果在室内使用没有防护板的紫外线灯管时,房间门上要设立一个警示标志。同时使用一个自动的开关装置,当门被打开时,自动关闭紫外线灯。例如可以使用运动传感式关灯装置。

（5）所有的紫外线装置和任何时候紫外线辐照暴露时,都要有中文、易懂的指示标志。例如:要进入室内较高空间时请先关闭紫外线灯;紫外线灯辐照,请保护眼睛和皮肤。

（6）如果在室内较低空间测量紫外线的辐照强度,超过规定要求,则能够高度反射紫外线的材料就要被移除、替换或者覆盖。同时,使用可吸收紫外线的涂料(如二氧化钛)粉刷房顶和墙面以减少紫外线的反射。或者,整个系统全部重新设计。

4. 定期维护:定期检查和清洁的步骤如下。

（1）关闭上层空间 UVGI 系统,待灯管、灯座冷却。

（2）根据使用说明打开装置。

（3）从灯座上取下灯管清洁。操作的时候必须戴清洁的棉手套防止油脂堆积在灯管表面影响辐照效果。

（4）用乙醇蘸湿的棉布擦拭灯管和反光罩,不能用水。再用软的棉布擦干灯管和反光罩,去除任何残留。所有操作必须戴棉手套。

（5）根据生产厂家的指导意见定期更换灯管。如果可行,每年成批更换。如果紫外线灯不再发光或闪烁,则灯管和稳压器都要更换。

（6）灯管放回到灯座上,关闭装置。

（7）当上层空间 UVGI 系统所有灯管更换完毕后,打开系统,确认所有灯管都正常工作。必要时,戴上紫外线保护眼罩确认灯管正常。

(8)检查、清洁和灯管更换均应有维修记录。

5. 个人防护用品

(1)需要穿戴时刻:在有紫外线辐照的房间或区域(1.83 m 以上)内进行紫外线辐照强度测量时;必须在紫外线灯开着、有辐射的房间内进行维修时。

(2)个人防护用品:包括具有侧面防护或面部防护的紫外线防护眼罩;紧密编织的织物做成的衣服;不透明的覆盖物,例如含有氧化锌或二氧化钛的乳霜涂抹头、脖子、脸和其他暴露部位;软的棉布手套。

参考文献

[1] 中华人民共和国卫生部. 消毒技术规范[S]. 2002.

[2] 中华人民共和国卫生部. WS310.2-2009 医院消毒供应中心第2部分:清洗消毒及灭菌技术操作规范[S]. 卫通〔2009〕10号.

[3] 中华人民共和国卫生部. WS310.3-2009 医院消毒供应中心第3部分:清洗消毒及灭菌效果监测标准[S]. 卫通〔2009〕10号.

[4] Healthcare Infection Control Practices Advisory Committee. Guideline for disinfection and sterilization in healthcare facilities[S]. (2008)[2013] http://www.cdc.gov/hicpac/pdf/guidelines/Disinfection_Nov_2008.pdf.

[5] Healthcare Infection Control Practices Advisory Committee. Guidelines for environmental infection control in health-care facilities[S]. (2003)[2013] http://www.cdc.gov/hicpac/pdf/guidelines/eic_in_HCF_03.pdf.

[6] Rutala W A, Weber D J. Guideline for disinfection and sterilization of prion-contaminated medical instruments[J]. Infect cont and hosp epid, 2010, 31(2):108-117.

[7] Vancouver Island Health Authority. Infection prevention and control manual[S]. (2012)[2013] http://www.viha.ca/NR/rdonlyres/18AA28E4-E3F1-4AE7-8A3F-E4EC3A18D5E5/0/ipcp_manual.pdf.

[8] 胡必杰,倪晓平,覃金爱. 医院环境物体表面清洁与消毒最佳实践[M]. 上海:上海科学技术出版社,2012.

[9] 胡必杰,胡国庆,卢岩. 医疗机构空气净化最佳实践[M]. 上海:上海科学技术出版社,2012.

[10] 中华人民共和国卫生部. WS/T 367-2012 医疗机构消毒技术规范[S]. 卫通〔2012〕6号.

[11] 中华人民共和国卫生部. WS/T 368-2012 医院空气净化管理规范[S]. 卫通〔2012〕6号.

[12] National Institute for Occupational Safety and Health. Environmental control for tuberculosis: basic upper-room ultraviolet germicidal irradiation guidelines for healthcare settings[S]. (2009)[2013] http://www.cdc.gov/niosh/docs/2009-105/.

[13] Toronto Public Health. Environmental control best practices: guidelines to reduce TB transmission in homeless shelters and drop-In centres[S]. (2007)[2013] http://www.toronto.ca/health/tb_prevention/pdf/environ_control_best_practices.pdf.

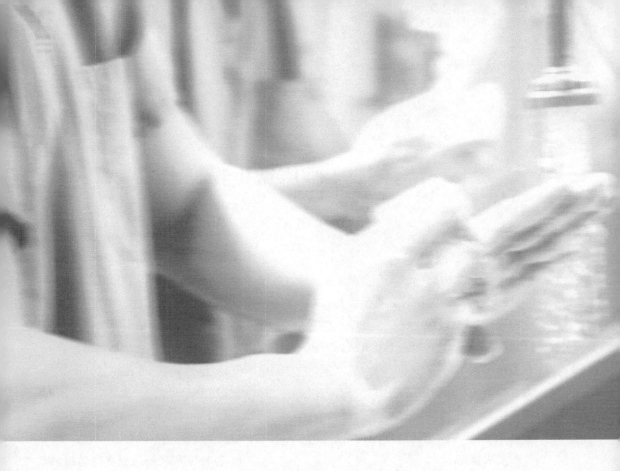

第三章

微生物标本的采集与运送

第一节 临床微生物标本

一、基本原则

(一)采集指征

1. 发现感染应及时采集微生物标本进行病原学检查。

2. 同一天同一检测目的的标本(血培养标本除外)一般只需检测一次(份)。涂片检查最好和细菌培养同时进行。

(二)采集时机

1. 尽量在抗菌药物使用前,或停药一周后采集标本。

2. 如不能停用抗菌药物,应于下次抗菌药物使用前采集。

3. 应在感染的急性期或伤口局部治疗前采集标本。

(三)采集容器

1. 采用专用无菌容器收集标本,容器须灭菌处理,防止渗漏。

2. 容器中不得使用消毒剂和防腐剂。

(四)采集方法

1. 选择正确的解剖部位,并以适当的技术、方法与容器收集足量的标本。

2. 无菌部位的标本采集应严格无菌操作,将污染的可能性降至最低。

3. 收集真正感染的病灶处的标本,且避免邻近区域常居菌群的污染。

4. 尽量不要以棉拭子收集标本。以棉拭子采集的标本如咽拭子、伤口拭子等宜插入恰当的运送培养基送检。淋球菌培养等标本应使用专用的纤维拭子,不得使用一般棉拭子。

5. 每份标本都应贴上标签并标明必要信息,在检验申请单上填写足够的有关临床资料,包括科室、患者姓名、住院号、标本来源、检验目的、采集部位、采集时间等。

(五)标本运送与保存

1. 各种标本采集后应立即送检,以在 2 小时内为宜。愈新鲜的标本愈容易分离到病原菌。

2. 如不能及时送检,应将标本置于适当的储存环境暂存,但存放时间一般不超过 24 小时。

3. 混有正常菌群的标本如痰等,不可置肉汤培养基内送检。

4. 标本采集与运送时应注意避免自身与他人暴露于感染因子。

二、血液标本

(一)采集指征

只有在临床怀疑菌血症时才需要做血培养,而不应用于常规筛检和局部感染。有很多症状和体征可以提示患者为菌血症,临床需要根据相关信息判断是否需要做血培养。出现以下情况,通常需要做血培养:①体温在正常范围之外;②心动过速（心率加快）、高血压或低血压（血压升高或降低）、呼吸急促（呼吸频率加快）；③畏寒或寒战；④白细胞计数升高或明显降低；⑤新发或恶化的临床难以解释的症状和体征。

（二）采集时机和频次

1. 采集时机：只要怀疑菌血症，应立即采集标本进行血培养。采血应尽可能在使用抗菌药物之前进行。入院前 2 周内接受抗菌药物治疗的患者，如果体温＞38℃、寒战、出现新发或恶化的临床难以解释的症状和体征，可以考虑选用能中和或吸附抗菌药物的培养基进行血培养。或者与临床微生物学家一起讨论，以决定是否停用抗感染药物以获得未受抗菌药物影响的标本。

2. 采集频次：①采血应尽量在抗菌药物使用之前，在 24 小时内采集 2～3 份血标本（一次静脉采血注入到多个培养瓶中应视为单份血标本）。②可疑为急性原发性菌血症、真菌血症、脑膜炎、骨髓炎、关节炎或肺炎的患者，应在不同部位采集 2～3 份血标本。③不明原因发热，如隐性脓肿、伤寒热和波浪热，先采集 2～3 份血标本，24～36 小时后估计体温升高之前，再采集 2 份以上。④可疑细菌性心内膜炎时，在 1～2 小时内采集 3 份血标本；如果 24 小时后阴性，再采集 3 份以上的血标本。

（三）培养基的选择

推荐使用商品化的血培养瓶。说明：使用添加抗菌药物吸附剂（如树脂或活性碳颗粒）的血培养瓶有助于提高已接受抗菌药物治疗患者血培养的检出率

（四）采集方法

1. 穿刺部位皮肤消毒

（1）如果选定的静脉穿刺位置明显较脏，就先用肥皂和水清洗该区域，然后用一次性纸巾或灭菌小毛巾擦干。

（2）一步法：推荐采用此法，大约需要 1 分钟。①使用含 2% 葡萄糖酸氯己定的 70% 乙醇消毒液覆盖整个需要消毒的区域，并且确保消毒液在皮肤区域停留 30 秒。②让皮肤消毒区域彻底晾干，或至少等待 30 秒。

（3）两步法：如果没有用含 2% 葡萄糖酸氯己定的 70% 乙醇消毒液，那么用下面的两步法进行消毒（大约需要 2 分钟）。①第 1 步：用 70% 乙醇消毒覆盖整个待消毒区域，确保消毒液接触皮肤时间至少 30 秒，再等 30 秒后晾干。②第 2 步：用碘酊（若用碘伏则需 1.5～2 分钟）或者氯己定。③覆盖整个待消毒区域并确保消毒液在皮肤上停留至少 30 秒，待消毒皮肤区域彻底晾干（约 30 秒）。

此外，对年龄＜2 个月的新生儿，需使用 70% 乙醇进行皮肤消毒。无论采用哪种程序，在完成皮肤消毒后都不要再触碰静脉穿刺部位。

2. 培养瓶消毒：①用 70% 乙醇消毒血培养瓶橡皮塞子；②乙醇作用 60 秒；③在血液注入血培养瓶之前，用无菌纱布或棉签清除橡皮塞子表面剩余的乙醇，然后注入血液。

3. 培养瓶接种：抽取血液后，不要换针头，直接注入血培养瓶中，轻轻颠倒混匀，以防血液凝固。如果同时作需氧和厌氧培养，应先将标本接种到厌氧瓶中，然

后再注入需氧瓶,严格防止将空气注入厌氧瓶中。

4. 采血量

(1)成人:推荐每个血培养瓶应加的血量为 8～10 ml,血液和肉汤比为 1：(5～10)(体积比)。一般每个静脉穿刺点采血 15～20 ml。

(2)儿童:对于婴儿和儿童,每毫升血液中的带菌量比成人要高,因此采血量较少。一般每个静脉穿刺点采血 1～5 ml。

(3)血液量太多或太少都不利于细菌的检出,血液的培养量每增加 1 ml,阳性率增加 3%～5%。人体血液内包含各种抑制细菌生长的因子或抗生素,注入血液太多可能会抑制细菌的生长。

(五)标本运送与保存

接种标本后立即送检,如不能立即送检,置室温或 35～37℃ 孵箱保存,但不能超过 12 小时。且勿冷藏,因为某些苛氧菌在低温环境下不易存活。在运送途中如果天气寒冷,应采取一定的保温措施。未使用的血培养瓶应室温保存。

三、下呼吸道标本

(一)采集指征

出现咳嗽、咳痰、呼吸困难、肺部啰音或胸部影像学提示下呼吸道感染时,应进行痰培养。另外,肺部感染的患者有 25%～50% 可能发生菌血症,故应同时作血培养。

(二)采集时机

1. 采集标本的最佳时机应在使用抗菌药物之前。

2. 对于普通细菌性肺炎,痰标本送检每天 1 次,连续 2～3 天。不建议 24 小时内多次采样送检,除非痰液外观性状出现改变。

3. 怀疑分枝杆菌感染者,应连续收集 3 天清晨痰液送检。

(三)采集容器

推荐选择带有螺旋帽的清洁、无菌、干燥、不渗透、不吸水的广口容器。

(四)采集方法

1. **自然咳痰法**:以晨痰为佳,咳痰前先用清水、冷开水反复漱口除去过量的口腔细菌,有假牙的应取下假牙。然后用力深咳,从气管咳出呼吸道深部的痰,痰液直接吐入痰盒中。标本量应≥1ml。

2. **雾化导痰法**:痰量少或无痰者可采用雾化吸入加温至 45℃ 的 3%～5% NaCl 水溶液,使痰液易于排出。对难于自然咳痰的患者可用无菌吸痰管抽取气管深部分泌物。

3. **经人工气道吸引物**:经人工气道吸引的分泌物是目前临床较常用的微生物检验标本。吸痰前应给予患者 100% 纯氧至少 30 秒;可以在吸痰前进行气道盥洗,给予少量生理盐水或生理盐水与 5% 碳酸氢钠 1:1 混合液,有助于稀释黏稠的痰液和促进咳嗽反射以利于深部分泌物引流;不带负压放置吸痰管进入气道,直到开始准备撤出时才给予负压吸引;每次吸引时间控制在 10～15 秒,除非痰量很大。

4. **支气管镜采集法**:用支气管镜在肺内病灶附近用导管吸引或用支气管刷直接取得标本。该方法对患者有一定痛苦,不易接受。

5. **防污染毛刷采集法和支气管肺泡灌洗法**:均由临床医生按相应操作规程

采集标本,必须注意尽可能避免咽喉部正常菌群的污染。

6. 胃内采痰法:无自觉症状的肺结核患者尤其婴幼儿不会咳嗽,有时将痰误咽入胃中,可采集胃内容物做结核分枝杆菌培养。该方法应用于清晨空腹时将胃管插入胃内,用注射器抽取胃液。

7. 小儿取痰法:用弯压舌板向后压舌,将棉拭子伸入咽部,小儿经压舌刺激咳嗽时,可喷出肺部或气管分泌物粘在拭子上。对幼儿还可用手指轻叩胸骨柄上方,以诱发咳痰。

(五) 标本运送与保存

标本应尽快送检,不能及时送检的标本,室温保存不超过 2 小时。

四、上呼吸道标本

(一) 采集指征

1. 病毒性普通感冒伴有明显咽痛时,怀疑为咽部链球菌感染,应做细菌培养。

2. 细菌性咽-扁桃体炎:明显咽痛、畏寒、发热,体温可达 39℃以上。

3. 上呼吸道感染易并发鼻窦炎、中耳炎、气管-支气管炎,需采集相应部位分泌物或痰液进行细菌培养。

(二) 采集时机

1. 应于抗生素应用之前。

2. 时间上可无严格限制,但咽部是呼吸和食物的通路,以晨起后采集为佳。

(三) 采集容器

采用专用的采样拭子及运送培养基。

(四) 采集方法

1. 鼻咽、咽拭子标本:嘱患者先用清水漱口,由检查者将其舌外拉使悬雍垂尽

可能向外牵引,用压舌板将舌向下向外压,用无菌棉拭子越过舌根到咽后壁或悬雍垂的后侧,反复擦拭数次然后送检,拭子应避免触及舌、口腔黏膜和唾液。

2. 鼻拭子标本:最好用扩鼻器,先用拭子拭去表面的分泌物并丢弃,用第 2 个拭子蘸取无菌生理盐水插入鼻孔采集病灶标本。

3. 喉拭子:使患者对光而坐,头部上仰口张大,用压舌板轻轻压舌根,直接用棉拭子擦拭患者喉部的病灶分泌物做直接涂片和细菌培养。

(五) 标本运送与保存

1. 应立即送检。

2. 检测脑膜炎奈瑟菌或淋病奈瑟菌时,标本采用运送培养基运送,或直接接种在平板培养上运送。

(六) 其他

1. 最好采集 2 管拭子,以方便直接涂片染色镜检和分离培养。

2. 因鼻、咽部有口腔正常菌群,所以不建议用鼻咽喉拭子标本做常规细菌培养,只用于特定微生物检测(如淋球菌、酵母菌咽拭子培养等)。

3. 耳、鼻、喉拭子标本一般不能做厌氧培养。

五、尿液标本

(一) 采集指征

1. 症状指征:患者出现以下症状和体征之一怀疑有尿路感染时,应考虑做尿培养:① 有典型的尿路感染症状;② 肉眼脓尿或血尿;③ 尿常规检查表现为白细胞或亚硝酸盐阳性;④ 不明原因的发热,无

其他局部症状;⑤ 留置导尿管的患者出现发热;⑥ 膀胱排空功能受损;⑦ 尿道口有脓性分泌物;⑧ 泌尿系统疾病手术前。

2. 疾病指征:① 尿路感染;② 肾结核;③ 泌尿系结石、前列腺增生;④ 无症状性菌尿。

此外,儿童和老年患者的尿路感染症状通常不典型,且易引起肾损害,需特别留意,及时采集标本送检,以免漏诊。

(二) 采集时机与频次

1. 采集时机:以抗菌药物使用之前的清晨第一次中段尿为宜。注意避免采集消毒剂污染的标本。

2. 采集频次:① 具有尿痛、尿频、尿急等明显症状的患者,只需采集一份标本;治疗 48～72 小时后可采集第二份标本。② 对于症状不明显的患者,需采集 2～3 份标本。③ 怀疑肾结核时,应连续 3 天采集晨尿。④ 多次收集或 24 小时尿不应用于尿液培养。且尿液中不应加入防腐剂或消毒剂。⑤ 除非进行流行病学调查,不应对长期留置导尿管的患者常规进行尿液培养。

(三) 采集容器

合格的采集容器是保证尿培养成功的必要条件,要求:由不与尿液成分发生反应的惰性材料制成;广口,具有较宽的底部,容积应＞50 ml,盒盖易于开启;洁净、无菌、加盖、封闭和防渗漏;不含防腐剂和抑菌剂。

(四) 采集方法

1. 清洁中段尿:① 女性:采样前用肥皂水或 0.05％～0.1％聚维酮碘溶液冲洗外阴,用手指分开阴唇,弃其前段尿,

不终止排尿,留取中段尿 10～20 ml 于无菌容器内。② 男性:采样前用肥皂水或 0.05％～0.1％聚维酮碘溶液等消毒液清洗尿道口,擦干后上翻包皮,弃其前段尿,不终止排尿,留取中段尿 10～20 ml 于无菌容器内。该方法简单、易行,是最常用的尿培养标本收集方法,但很容易受到会阴部细菌污染,应由医护人员采集或在医护人员指导下由患者正确留取。

2. 耻骨上膀胱穿刺:先用 0.25％～0.5％聚维酮碘溶液等消毒液消毒穿刺部位皮肤,然后使用无菌注射器直接从耻骨联合与脐连线上高于耻骨联合 2 cm 处刺入膀胱吸取尿液 10～20 ml 于无菌容器内。该方法是评估膀胱内有无细菌感染的"金标准",但有一定痛苦,患者难以接受,主要用于厌氧菌培养或留取标本困难的婴儿、脊柱损伤患者的尿液采集。

3. 导尿管尿

(1) 直接导尿法:使用 0.05％～0.1％聚维酮碘溶液等消毒剂消毒会阴局部,用导尿管直接经尿道插入膀胱,先弃其前段尿液约 15 ml,再留取中段尿液 10～20 ml 于无菌容器内。该方法可减少尿液标本污染,准确反映膀胱感染情况,但有可能将下尿道细菌引入膀胱而导致继发感染,一般不提倡使用。

(2) 留置导尿管法:医院内尿路感染中,临床最常用此法。采集前先夹住导尿管,采集时则松管弃其前段尿液,使用 0.25％～0.5％聚维酮碘溶液等消毒剂消毒导尿管的采样部位,使用无菌注射器斜刺入导尿管(从采样口或靠近尿道的导尿管管壁)抽取 10～20 ml 尿液于无菌容器

内。应注意不能从集尿袋中采集尿液送检。

（3）回肠造口导尿管法：摘除导管，弃去里面的尿液，先用 0.05%～0.1% 聚维酮碘溶液等消毒剂消毒吻合口，再将导尿管插入清洁的吻合口，至筋膜的深部采集 10～20 ml 尿液于无菌容器内。

4. 小儿收集包：对于无自控能力的小儿可应用收集包采集尿液，这种装置由于很难避免会阴部菌群污染产生假阳性，所以只有在检验结果为阴性时才有意义。如果检验结果为阳性，应结合临床进行分析，必要时可使用耻骨上膀胱穿刺或导尿法留取尿液进行复检。

（五）标本运送与保存

1. 标本采集后应及时送检并接种。

2. 室温下保存时间不应超过 2 小时（夏季保存时间应适当缩短或冷藏保存）。如果不能及时运送或接种，应于 4℃ 下冷藏，但保存时间也不应超过 8 小时。

3. 冷藏保存不得用于淋病奈瑟菌培养标本检查。

六、粪便标本

（一）采集指征

1. 当腹泻患者出现以下任何一种情况时建议采集粪便标本，进行细菌培养：① 粪便涂片镜检白细胞 ≥5 个/HP；② 重症腹泻；③ 体温 >38.5℃；④ 血便或便中有脓液；⑤ 未经抗菌药物治疗的持续性腹泻患者；⑥ 来自疫区的患者；⑦ 抗生素治疗后腹泻：常发生于长期抗生素治疗后，糊状便，排便次数增加；⑧ 高热惊厥：通常为中毒性痢疾，多见于婴幼儿和小儿。

（二）采集时机

1. 在急性期留取腹泻粪便标本。

2. 在不同时间采集 2～3 份标本可以提高致病菌的分离率。

3. 沙门菌感染、肠热症应在 2 周内采集。

4. 寄生虫检测需间隔 1～2 天采集 1 次标本，连续采集 3 次并且 3 次培养均阴性才能排除寄生虫携带状态。

5. 服用硫酸钡、油、镁或结晶物后至少 5 天以后再采集标本。

（三）采集容器

要求使用清洁、带防护盖的防渗广口容器（不宜使用纸盒），送检的标本中不能加入防腐剂。如进行寄生虫检测时，应采用寄生虫转运包（内置 1 个含 4% 甲醛的固定剂瓶、1 个含乙醇的固定剂瓶）。

（四）采集方法

1. 自然排便法：本法为常规方法。自然排便后，挑取有脓血、黏液的粪便 2～3 g（液体粪便则取絮状物 1～3 ml）盛于灭菌广口容器中送检。若无黏液、脓血，则在粪便上多点采集送检。

2. 直肠拭子法：本法只适用于排便困难患者或婴幼儿，不推荐使用拭子做常规性病原菌培养。可用肥皂水将肛门周围洗净，用蘸有无菌生理盐水的棉拭子插入肛门，成人深 4～5 cm，儿童 2～3 cm，与直肠黏膜表面接触，轻轻旋转拭子，可在拭子上明显见到粪便，插入运送培养基内，立即送检。

（五）标本运送与保存

1. 标本应尽快送检，不能及时送检的标本，室温下保存≤2 小时。如采便不能及时送检,可加入 pH 7.0 的磷酸盐甘油或转运培养基,但不宜超过 24 小时。使用改良转运培养基 Cary-Blair 时,不能运送培养志贺菌的标本。

2. 直肠拭子采集的标本必须转入运送培养基或革兰阴性菌肉汤中送检,转运时间不宜超过 2 小时。

3. 高度怀疑霍乱弧菌感染标本的运送必须符合特殊标本的安全规定。

4. 直肠活检标本用粪便容器送检,内盛少量无菌蒸馏水以防止沉淀。

(六) 其他

1. 当怀疑沙门菌、志贺菌、弯曲菌以外的细菌引起的腹泻时,临床医生必须通知细菌室,因为分离弧菌、耶尔森菌、气单胞菌、邻单胞菌、大肠埃希菌 O157:H7 需要特殊的实验程序和培养基。

2. 粪便标本一般不做厌氧培养。

七、伤口脓液标本

(一) 采集指征

1. 症状指征

(1)局部症状:红、肿、热、痛和功能障碍是化脓性感染的五个典型特征。但随病程迟早、病变范围、位置深浅而异,五个症状不一定全部表现。病变范围小或位置较深时,局部症状可不明显。

(2)全身症状:轻重不一。感染较重者常有发热、头痛、全身不适、乏力、食欲减退等,一般均有白细胞计数增加和核左移。病程较长时,可有水和电解质紊乱,血浆蛋白减少,肝糖原大量消耗,可出现营养不良、贫血、水肿等症状。全身性感染严重的患者可发生感染性休克。

2. 疾病指征:① 软组织的急性化脓性炎症:如疖、痈、急性蜂窝织炎和丹毒等。② 化脓性疾病:如甲沟炎、化脓性关节炎、细菌性结膜炎、化脓性扁桃体炎和急性化脓性中耳炎等。③ 脓肿:扁桃体脓肿、咽部脓肿、肝脓肿、腹腔脓肿和肾周脓肿等。④ 创伤感染:术后切口感染、导管感染和脐带残端感染等。

(二) 采集时机

在抗菌药物使用前,且仅在有临床感染症状或伤口恶化或长期不能愈合时采集标本。

(三) 采集容器

1. 较大的标本:置于含有少量生理盐水的带螺纹口的无菌塑料容器内。

2. 较小的标本或拭子标本:置于运送培养基内。

(四) 采集方法

许多情况下,只有一次获得标本的机会。因此,正确采集、运送标本极其重要。采集标本时,应避免体表细菌污染并尽快送达实验室。应采集新鲜的感染组织,避免采集浅表的组织碎屑。

1. 封闭性脓肿:① 皮肤消毒后,采用注射器穿刺抽取脓液。② 若无法抽到脓液,应先皮下注射少量无菌生理盐水,再次穿刺抽吸脓液;若脓液过多,应先切开引流,在基底部或脓肿壁采集标本。脓液的量以大于 1 ml 为宜。③ 排出注射器内部及针头的气体,用无菌橡皮塞封闭针头送检,或直接打入血培养瓶中;疑为厌氧菌时,应迅速将脓液打入厌氧血培养瓶中。

2. 开放性伤口:① 无菌生理盐水彻底冲洗浅表部位,去除表面的渗出物和碎屑。② 用拭子深入伤口的基底部或伤口与正常组织边缘部采集两个标本,分别用于革兰染色和培养。

3. 烧伤伤口:清创,出现渗出物后用拭子用力采集病灶基底部或边缘的标本,仅做需氧培养,也可送组织标本。

4. 组织和活检标本:① 采集足够大的组织,体积以 1 mm^3 为宜,避免在坏死区域采集。② 将小块的组织放在运输培养基内;较大的放在无菌容器中,并加入少量无菌生理盐水。

(五)标本运送与保存

1. 标本应在采集后的 30 分钟内送达实验室,送检时应保持标本湿润(尽量采用运送培养基,组织可以放在生理盐水中)。

2. 小块的组织标本可放在运送培养基内。

3. 较大的标本置于无菌容器内,并加入少量无菌生理盐水以保持湿度,或置于肉汤增菌液或血平板内送检。

4. 不能立即送检者可放于 4℃冰箱内保存,但必须在 24 小时内运送至实验室。

5. 活检组织若采用厌氧运送方式,可于 25℃保存 20~24 小时。

八、脑脊液标本

(一)采集指征

多数成人患者症状为发热、头痛、恶心、呕吐、颈强直和反射增强等脑膜刺激征表现,脑脊液的典型改变有压力升高、白细胞和蛋白增高、糖含量减低和致病菌培养阳性。但是老年人和儿童临床表现常不明确或无特异性,因此对于此类人群

的不明原因发热,应怀疑为脑膜炎,采集脑脊液及时送检。

(二)采集时机

同采集时机基本原则。

(三)采集容器

1. 注入无菌试管或小瓶中送检,也可将脑脊液直接注入血培养瓶送检。

2. 做脑脊液培养的患者,建议同时做血培养。

(四)采集方法

用腰穿的方法采集脑脊液。患者应先禁食,由医师按无菌操作在患者第 3 和第 4 腰椎间隙或稍低处穿刺取得,小儿则于第 4 和第 5 腰椎间隙穿刺、取得脑脊液后装入无菌试管,立即送检。如果用于检测细菌或病毒,脑脊液量应≥1 ml;如果用于检测真菌或抗酸杆菌,脑脊液量应≥2 ml。

(五)标本运送与保存

采集标本后应在常温下立即送检,冬天应注意保温,否则会影响检出率。用于细菌培养的标本不可置冰箱冷藏或低温保存,否则会使病原微生物死亡,尤其是脑膜炎奈瑟菌、肺炎链球菌和流感嗜血杆菌。

(六)其他

1. 采集标本应放入无菌试管中,试管中无需加防腐剂。

2. 若只采集了一管而要做不同检查,应首先送到临床微生物室。

3. 做脑脊液培养的患者,建议同时做血培养。

九、无菌体液标本

无菌体液是指除血液、骨髓、脑脊液以外的胸水、腹水、心包液、关节液、鞘膜

积液和胆汁等穿刺液。

(一) 采集指征

1. 胸腔积液

(1) 症状指征:伴有胸痛、发热、胸腔积液。

(2) 疾病指征:结核性胸膜炎,细菌性肺炎引起的胸膜炎,真菌感染引起的胸腔积液。

2. 腹水

(1) 症状指征:腹部有积液伴腹痛、呕吐、肌紧张、肠鸣音弱或消失。

(2) 疾病指征:原发性腹膜炎或继发性腹膜炎。

3. 心包液

(1) 症状指征:发冷、发热、心悸、出汗、乏力及精神症状;心前区疼痛,心包摩擦音;心音明显减弱,有肺实质变体征,可出现心脏压塞征象;心电图改变,各导联 ST-T 改变或肢导低压。

(2) 疾病指征:结核性心包炎、风湿性心包炎和急性非特异性心包炎。

4. 关节液

(1) 症状指征:关节肿胀,关节周围肌肉发生保护性痉挛,严重时出现全身寒战与高热;局部温度增高。

(2) 疾病指征:化脓性关节炎。

5. 鞘膜积液

(1) 症状指征:一侧睾丸急性发作疼痛,并向腹股沟部放射,自觉局部肿胀、发热,全身症状较轻,但有时体温可达 40℃,无泌尿系统感染特征。

(2) 疾病指征:急性睾丸炎等。

6. 胆汁

(1) 症状指征:腹痛、黄疸、右上腹压痛、肌紧张、胆囊区深吸气时有触痛(即墨菲征阳性)、中毒或休克,常伴有恶心、呕吐、发热、尿少且黄。

(2) 疾病指征:胆石病、胆囊炎、肝胆系统感染和伤寒带菌者等。

(二) 采集时机

见采集时机基本原则。

(三) 采集容器

无菌试管或无菌容器;也可注入血培养瓶内送检。

(四) 采集方法

由临床医生按相应规程无菌操作穿刺抽取标本或外科手术采集标本。采集量 5 ml 左右。当留取标本时,为防止无菌体液凝固,应在无菌容器内先加入灭菌肝素 0.5 ml(可抗凝 5 ml 标本),再注入各种穿刺液,轻轻混合后立即送检。也可将标本直接加入血培养瓶中。

(五) 标本运送和保存

1. 标本采集后常温下 15 分钟内送至临床微生物室,室温下可保存 24 小时。

2. 若做真菌培养只能保存于 4℃。

3. 怀疑淋病性关节炎患者的关节液采集后应立即保温送检,不能置于 4℃ 冰箱保存。

十、生殖道标本

(一) 采集指征

1. 症状指征:

(1) 皮肤黏膜损害:原发损害可有斑疹、丘疹、结节、水疱、囊肿、糜烂、溃疡等。继发损害由原发损害演变而来,有萎缩或斑痕等,患者可出现疼痛或瘙痒症状。

(2) 全身症状:多数无全身症状。偶

有发热、乏力、食欲不振等。

（3）男性生殖系统表现：① 尿频、尿急、尿痛。② 尿道分泌物增多：性状可为黏液性或脓性。③ 会阴部疼痛及阴囊疼痛。④ 性功能障碍。⑤ 泌尿生殖器畸形和缺损。

（4）女性生殖系统表现：① 阴道分泌物增多及性状异常。② 尿道口瘙痒及脓性分泌物流出。③ 下腹疼痛。④ 月经失调。⑤ 阴道出血。⑥ 外阴瘙痒。⑦ 外阴或阴道疼痛。⑧ 性功能障碍。

2. 疾病指征：非特异性外阴炎、前庭大腺炎、前庭大腺囊肿、外阴阴道念珠菌病、细菌性阴道病、急慢性宫颈炎、急性盆腔炎、急性尿道炎、急性膀胱炎、前列腺炎、羊膜腔感染、产褥期感染等。

（二）采集时机

见采集时机基本原则。

（三）采集容器

见采集方法基本原则。

（四）采集方法

1. 尿道分泌物标本采集应在排尿 1 小时后进行。

（1）男性：清洗尿道口，用灭菌纱布或棉球擦拭，采取从尿道口溢出的脓性分泌物；或用无菌男性拭子插入尿道内 2～4 cm 轻轻旋转后取出分泌物。如无脓液溢出，可从阴茎的腹面向龟头方向按摩，促使分泌物溢出。

（2）女性：清洗尿道口，用灭菌纱布或棉球擦拭，然后从阴道内压迫尿道，或从尿道的后面向前按摩，使分泌物溢出。无肉眼可见的脓液，可用灭菌拭子轻轻深入前尿道内，旋转拭子，采集标本。

2. 巴氏腺、尿道旁腺：用碘伏等无刺激性消毒液消毒皮肤，然后压迫腺体，使分泌物溢出。急性感染时用拭子采取腺管分泌物；脓肿形成时，用注射器吸取脓液。

3. 阴道分泌物：用窥器扩张阴道，先用拭子清除阴道表面分泌物，弃拭子，用灭菌女性拭子采取阴道口内 4 cm 内侧壁或后穹隆处分泌物培养或涂片镜检。如未成年幼女疑患性传播疾病时，不应使用扩阴器，应以无菌拭子在阴道口处采取分泌物送检。B 群链球菌筛查培养应在阴道口和（或）直肠肛门部位采集拭子标本。

4. 宫颈分泌物：用无菌生理盐水湿润窥阴器（不用润滑油）暴露宫颈，先用无菌拭子清除阴道和宫颈局部分泌物，弃拭子；轻压宫颈使宫颈内分泌物流出，用女性拭子插入宫颈管 1～2 cm 采取分泌物，转动并停留 10～30 秒，让拭子充分吸附分泌物，或用去针头的注射器吸取分泌物，置入灭菌试管内送检。注意不要让拭子接触阴道壁。

5. 宫颈内容物：羊膜腔感染时可经腹壁羊膜腔穿刺抽取羊水或经子宫颈插管抽取羊水进行病原体检测。

6. 子宫内膜标本：用无菌生理盐水湿润窥阴器（不用润滑油）；用拭子清除阴道和宫颈局部分泌物，弃拭子；用双腔的真空吸引器吸取标本或用拭子取子宫内膜标本，注意防止宫颈和阴道正常菌群的污染。

7. 前列腺按摩液：采用 Stamey Test。即被检者检查前 1 周内停服抗生素，外阴消毒后，留取排出的首段尿液 10 ml 为 VB_1（首次膀胱尿标本）；继续排尿 200 ml 后,留取 10 ml 尿液为 VB_2(第 2 份膀胱中段尿标本);即行前列腺按摩,收集按摩液为 EPS;随之立即排尿,收集首段尿液 10 ml 为 VB_3。4 份标本均送细菌培养、菌落计数和药敏试验。

8. 精液:受检者应未排精 5 天以上。清洗尿道口,采用手淫法或体外排精法,射精于灭菌容器内送检。

9. 溃疡分泌物:先用生理盐水清洗患处,用灭菌棉拭子取其边缘或基底部的分泌物,置灭菌试管内送检。

10. 组织标本:用无菌盐水清洗溃疡面并用无菌手术刀清除坏死组织和覆盖的分泌物,暴露出溃疡基底;待渗出物积聚较明显时,轻压溃疡基底并用拭子或吸管采集渗出物;疑有肉芽肿荚膜杆菌感染时可在溃疡边缘取肉芽肿组织标本。将组织研磨成细菌匀浆接种于液体培养基。

(五) 标本运送与保存

1. 标本采集后应置于无菌试管内立即送检,禁止冷藏。

2. 做淋菌培养的标本应立即送检或在床旁接种,勿放冰箱保存。

(六) 其他

1. 淋病奈瑟菌感染如能同时采集直肠标本会增加阳性率,其采集方法为将拭子插入肛管 2.5 cm 左右,穿过肛门括约肌后转动拭子,停留 10～30 s。取出的粪便标本不能有粪便污染。如有尿道症状时可采集尿道分泌物。

2. 支原体培养取分泌物时,持拭子用力擦下尽可能多的细胞,因为支原体与细胞相伴随。

3. 由于可能受其他形态相似的细菌干扰,阴道和宫颈标本一般不做革兰染色查淋球菌。

十一、标本采集拭子与转运系统临床应用进展

1. 标本的采集运输是影响病原菌培养的重要环节,而理想的采样运输工具在其中起到关键作用。近年来研发的 Eswab 拭子是目前微生物技术中较先进的运输系统,它能在室温和冰箱温度下保持需氧菌、厌氧菌和苛养菌生存力长达 48 小时,是一种多用途液基采集储存系统。研究显示,Eswab 中细菌的复苏率是其他转运系统(Becton Dickinson、MaxV 和 Remel BactiSwab)的十倍以上。

2. 近年来研发的 Cellswab 吸收细菌悬浊液浊度是普通转运系统(如 Copan、Orion Diagnostica、Dacron swab)的 1.3 倍,且在储存苛氧菌及延长细菌储存时间方面较其他转运系统有较明显优势,可能成为替代普通转运系统的一个选择。

3. 不同的转运系统对细菌活力、采样效率和复苏率的影响存在差异。Gladstone 等对 105 篇文献进行的 meta 分析显示,在肺炎链球菌的转运中,尼龙植绒拭子在样品的吸收和释放方面有较好作用。

4. 在不同的环境下宜选择不同的转运系统。研究发现:同是针对厌氧菌的 Port-A-Cul 转运系统与 COMP 传统转运系统,在 4℃ 时,两者在保持细菌活力方面都具有较好的作用;而在室温下,Port-A-Cul 转运系统就比 COMP 传统转运系统有明显优势。

第二节　环境微生物标本

一、空气

(一)采集频率

1. 感染高风险部门定期监测。

2. 洁净手术部及其他洁净场所,新建与改建验收时以及更换高效过滤器后进行监测。

3. 遇医院感染暴发怀疑与空气污染有关时随时进行监测,并进行相应致病微生物的检测。

(二)采样时间

1. 采用洁净技术净化空气的房间在洁净系统自净后与从事医疗活动前采样。

2. 未采用洁净技术净化空气的房间在消毒或规定的通风换气后与从事医疗活动前采样。

3. 怀疑与医院感染暴发有关时采样。

(三)采样方法

1. 洁净手术部(室)及其他洁净用房可选择沉降法或浮游菌法。

(1)沉降法:参照 GB50333 要求进行监测。沉降法不适用于空气中真菌孢子的测定。将普通营养琼脂平皿(直径 90 mm)放置各采样点,采样点可布置在地面上或不高于地面 0.8 m 的任意高度。监测布点如下。

1)局部百级、周围千级(图 3-1):手术区布放 13 点,周边区布放 8 点(每边内 2 点)。

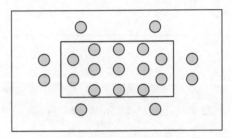

图 3-1　局部百级、周围千级监测布点

2)局部千级、周围万级(图 3-2):手术区布放 5 点(双对角布点),周边区布放 6 点(长边内 2 点,短边内 1 点)。

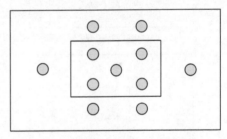

图 3-2　局部千级、周围万级监测布点

3)局部万级、周围 10 万级(图 3-3):手术区布放 3 点(对角布点),周边区布放 4 点(每边内 1 点)。

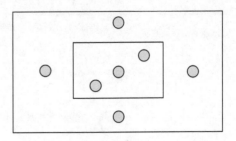

图 3-3　局部万级、周围 10 万级监测布点

4）10 万级(图 3－4)：布放 5 点(避开送风口正下方)。

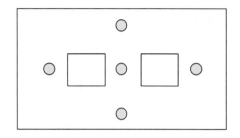

图 3－4　10 万级监测布点

5）30 万级(图 3－5)：面积＞30 m² 布放 4 点,面积≤30 m² 布放 2 点(避开送风口正下方)。

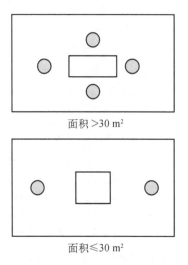

面积＞30 m²

面积≤30 m²

图 3－5　30 万级监测布点

（2）浮游菌法：可选择六级撞击式空气采样器或其他经验证的空气采样器。监测时将采样器置于室内中央 0.8～1.5 m 高度,按采样器使用说明书操作,每次采样时间不应超过 30 分钟。房间面积＞10 m² 者,每增加 10 m² 增设一个采样点。

2. 未采用洁净技术净化空气的房间采用沉降法。

（1）室内面积≤30 m² 时,设内、中、外对角线三点,内、外点应在距墙壁 1 m 处;室内面积＞30 m² 时,设四角及中央五点,四角的布点位置应在距墙壁 1 m 处。

（2）将普通营养琼脂平皿(直径 90 mm)放置各采样点,采样高度为距地面 0.8～1.5 m;采样时将平皿盖打开,扣放于平皿旁,暴露规定时间后盖上平皿盖及时送检。

（四）检测方法

1. 将送检平皿置 36±1℃恒温箱培养 48 小时,计数菌落数。

2. 若怀疑与医院感染暴发有关,应进行目标微生物的检测。

（五）结果判读

1. 洁净手术部(室)和其他洁净场所,空气中的细菌菌落总数要求应遵循 GB50333(表 3－1、表 3－2)。

表 3－1　洁净手术室的等级标准(空态或静态)

等级	手术室名称	沉降法(浮游法)细菌最大平均浓度		表面最大染菌密度(个/cm²)	空气洁净度级别	
		手术区	周边区		手术区	周边区
Ⅰ	特别洁净手术室	0.2 个/30 min·Φ90 皿 (5 个/m³)	0.4 个/30 min·Φ90 皿 (10 个/m³)	5	百级	千级
Ⅱ	标准洁净手术室	0.75 个/30 min·Φ90 皿 (25 个/m³)	1.5 个/30 min·Φ90 皿 (50 个/m³)	5	千级	万级

(续表)

等级	手术室名称	沉降法(浮游法)细菌最大平均浓度		表面最大染菌密度(个/cm²)	空气洁净度级别	
		手术区	周边区		手术区	周边区
Ⅲ	一般洁净手术室	2个/30 min·Φ90 皿 (75个/m³)	4个/30 min·Φ90 皿 (150个/m³)	5	万级	十万级
Ⅳ	准洁净手术室	5个/30 min·Φ90 皿(175个/m³)		5		三十万级

注：1. 浮游法的细菌最大平均浓度采用括号内数值。细菌浓度是直接所测的结果，不是沉降法和浮游法互相换算的结果。

2. Ⅰ级眼科专用手术室周边区按10 000级要求。

3. min：分钟；Φ90：直径90 mm的培养皿。

表3-2 洁净辅助用房的等级标准(空态或静态)

等级	沉降法(浮游法)细菌最大平均浓度	表面最大染菌密度(个/cm²)	空气洁净度级别
Ⅰ	局部：0.2个/30 min·Φ90 皿(5个/m³) 其他区域0.4个/30 min·Φ90 皿(10个/m³)	5	局部100级 其他区域1 000级
Ⅱ	1.5个/30 min·Φ90 皿(50个/m³)	5	10 000级
Ⅲ	4个/30 min·Φ90 皿(150个/m³)	5	100 000级
Ⅳ	5个/30 min·Φ90 皿(175个/m³)	5	300 000级

注：1. 浮游法的细菌最大平均浓度采用括号内数值。细菌浓度是直接所测的结果，不是沉降法和浮游法互相换算的结果。

2. 其他洁净场所应≤4 cfu/30 min·Φ90 皿(空气沉降法)或≤150 cfu/m³(空气采样器法)。

3. min：分钟；Φ90：直径90 mm的培养皿。

2. 非洁净手术部(室)、非洁净骨髓移植病房、产房、导管室、新生儿室、器官移植病区、烧伤病房、重症监护病房、血液病病区空气中的细菌菌落总数≤4 cfu/(15 min·Φ90 皿)。

3. 儿科病房、母婴同室、妇产科检查室、人工流产室、治疗室、注射室、换药室、输血科、消毒供应中心、血液透析中心(室)、急诊室、化验室、各类普通病室、感染疾病科门诊及其病房空气中的细菌菌落总数≤4 cfu/(5 min·Φ90 皿)。

二、手

(一)采集频率

1. 感染高风险部门定期监测。

2. 当怀疑医院感染暴发与医务人员手卫生有关时，应及时进行监测，并进行相应致病性微生物的检测。

(二)采样时间

在进行卫生手或外科手消毒后，接触患者、进行诊疗活动前采样。

(三)采样方法

1. 被检者五指并拢，用浸有含相应中和剂的无菌洗脱液浸湿的拭子在双手指曲面从指根到指尖往返涂擦2次，一只手涂擦面积约30 cm²，涂擦过程中同时转动拭子。

2. 将拭子接触操作者的部分剪去，投入10 ml含相应中和剂的无菌洗脱液试管内，及时送检。

(四) 检测方法

将采样管在混匀器上振荡 20 秒或用力振打 80 次,用无菌吸管吸取 1.0 ml 待检样品接种于灭菌平皿,每一样本接种 2 个平皿,平皿内加入已溶化的 45~48℃ 的营养琼脂 15~18 ml,边倾注边摇匀,待琼脂凝固后置 36±1℃ 温箱培养 48 小时,计数菌落数。

(五) 结果判读

1. 卫生手消毒,监测的细菌菌落总数应≤10 cfu/cm²。

2. 外科手消毒,监测的细菌菌落总数应≤5 cfu/cm²。

三、物体表面

(一) 采集频率

感染高风险部门定期监测。

(二) 采样时间

在消毒处理后或怀疑与医院感染暴发有关时进行采样。

(三) 采样方法

用 5 cm×5 cm 灭菌规格板放在被检物体表面,用浸有无菌 0.03 mol/L 磷酸盐缓冲液(PBS)或生理盐水采样液的拭子 1 支,在规格板内横竖往返各涂抹 5 次,并随之转动拭子,连续采样 4 个规格板面积,被采表面 > 100 cm² 时取 100 cm²。剪去手接触部分,将拭子放入装有 10 ml 无菌检验用洗脱液的试管中送检。门把手等小型物体则用拭子直接涂抹物体全部表面采样。

(四) 结果计算

1. 规则物体表面:物体表面菌落总数(cfu/cm²)=平均每皿菌落数×洗脱液稀释倍数/采样面积(cm²)。

2. 不规则物体表面:小型物体表面的结果计算用 cfu/件表示。

(五) 结果判读

1. 洁净手术部、其他洁净场所,以及非洁净手术部(室)、非洁净骨髓移植病房、产房、导管室、新生儿室、器官移植病房、烧伤病房、重症监护病房、血液病病区等Ⅰ、Ⅱ类环境:物体表面细菌菌落总数≤5 cfu/cm²(表 3-1、表 3-2)。

2. 儿科病房、母婴同室、妇产科检查室、人工流产室、治疗室、注射室、换药室、输血科、消毒供应室、血液透析中心(室)、急诊室、化验室、各类普通病室、感染疾病科门诊及其病房等Ⅲ、Ⅳ类环境:物体表面细菌菌落总数≤10 cfu/cm²。

四、消毒液

(一) 采集频率

感染高风险部门定期监测。

(二) 采样方法

1. 常用消毒液有效成分含量测定:使用中消毒液的有效浓度测定可依照产品企业标准进行检测,也可使用经国家卫生行政部门批准的消毒剂浓度纸(卡)进行监测。

2. 使用中消毒液染菌量测定

(1) 采样方法:用无菌吸管按无菌操作方法吸取 1.0 ml 被检消毒液,加入 9 ml 中和剂中混匀。

(2) 中和剂的选择:① 醇类与酚类消毒剂用普通营养肉汤中和。② 含氯消毒剂、含碘消毒剂和过氧化物消毒剂用含 0.1% 硫代硫酸钠中和剂。③ 氯己定、季铵盐类消毒剂用含 0.3％吐温-80 和 0.3％卵磷脂的中和剂。④ 醛类消毒剂用含 0.3％甘氨酸中和剂。⑤ 含有表面活性剂的各种复方消毒剂可在中和剂中加入吐温-80 至 3％,也可使用经该消毒剂消毒效果检测的中和剂鉴定试验确定的中和剂。

(三) 采样时间

对使用中的消毒液在有效期前采样。

(四) 结果判定

1. 使用中灭菌用消毒液无菌生长。

2. 使用中皮肤黏膜消毒液染菌量≤ 10 cfu/ml。

3. 其他使用中消毒液染菌量≤ 100 cfu/ml,未检出致病菌。

(五) 注意事项

1. 采样后 4 小时内检测。

2. 36±1℃恒温箱培养 72 小时计菌落数;怀疑与医院感染暴发有关时,进行目标微生物的检测。

3. 正确选择试剂纸条检测浓度。

五、水

(一) 治疗用水

1. 采集频率:定期对各类治疗用水进行监测。美国 CDC 推荐每月至少 1 次或暴发期间每日对血液透析反渗水及透析液进行内毒素和细菌学监测,包括菌落数和筛查假单胞菌等嗜温性细菌。

2. 采样方法:用一次性无菌注射器抽取治疗用水 50 ml 至灭菌采样瓶中,盖紧瓶口;或者出水口放水约 100 ml 后,直接用灭菌采样瓶接水 50 ml。独立包装的治疗用水打开后 24 小时之内抽取 50 ml。

3. 结果判读:① 口腔科治疗用水根据其工艺处理方法,建议参照《GB5749－2006 生活饮用水卫生标准》,菌落总数≤100 cfu/ml。不推荐常规致病菌监测,当出现感染暴发时(如军团菌、铜绿假单胞菌等感染暴发)推荐致病菌监测。② 反渗水:菌落总数≤100 cfu/ml。③ 其他自制治疗用水根据其用途不同,分别进行判断。④ 细菌内毒素:反渗水不得超过 1 EU/ml,透析仪不得超过 5 EU/ml。

(二) 医院污水

1. 采集频率:每月监测一次粪大肠菌群,每季度监测一次沙门菌,每半年监测一次志贺菌。

2. 结果判读:① 综合性医疗机构接触池出口排放标准总余氯为 3～10 mg/L,粪大肠菌群≤500 MPN/L,不得检出常见致病菌、肠道病毒。② 预处理标准总余氯为 2～8 mg/L,粪大肠菌群≤ 5 000 MPN/L。

六、消毒内镜

(一) 采集频率

医院应定期对消毒内镜进行监测。

(二) 采样方法

1. 采样步骤:取清洗消毒后内镜,用无菌注射器抽取 50 ml 含相应中和剂的洗脱液,从活检口注入冲洗内镜管路,并全量收集(可使用蠕动泵)送检。

2. 中和剂的选择:醛类消毒剂的中和剂为 0.3％甘氨酸,含氯制剂的中和液为 0.1％硫代硫酸钠。

(三) 采样时间

内镜清洗消毒后。

(四) 检测方法

将洗脱液充分混匀,取 1.0 ml 接种平皿 2 块,将冷至 40～45℃的融化营养琼脂培养基每皿倾注 15～20 ml,36±1℃恒温箱培养 48 小时,计数菌落数(cfu/件)。

(五) 监测结果

消毒后的内镜合格标准为＜20 cfu/件,不得检出致病菌。

(六) 注意事项

送检时间≤4 小时。如不能及时送检,将样品保存于 0～4℃冰箱,必须在 24 小时内送检。

(七) 点评

1. 欧洲消毒内镜监测方法包括内镜的各管腔冲洗液监测、内镜外表面监测、内镜水瓶监测以及终末清洗水监测。

(1) 管腔冲洗液监测:包括活检/吸引管道、送水管道、送气管道、附加清洗管道、十二指肠镜的升降器线腔。每个管腔均必须监测,并且独立监测。每个管腔使用 20 ml 生理盐水(含或不含中和剂)冲洗,并用无菌容器接收后送培养。十二指肠镜的升降器线腔用 5 ml 上述液体。细菌总数应＜20 cfu/件。

(2) 内镜外表面监测:采用生理盐水(含或不含中和剂)湿润的无菌拭子在内镜外表面涂抹采样,对内镜远端、阀门、连接升降器等分别采样。培养结果对菌落总数无要求,但不得检出致病菌。

(3) 内镜水瓶监测和终末清洗水监测:分别使用无菌容器收集 2×100 ml 的水样送检。要求菌落总数＜10 cfu/

100 ml,不得检出致病菌。

2. 监测频率:欧州指南推荐至少每三个月监测一次,每条内镜至少每年监测一次。如遇医院感染暴发,需开展目标微生物监测。

七、灭菌效果监测

(一) 湿热灭菌效果监测

1. 物理监测:连续监测并记录灭菌参数(温度、压力、时间等),温度波动范围在±3℃以内,时间满足最低灭菌时间要求(表 3-3、表 3-4)。

表 3-3 压力蒸汽灭菌器灭菌参数

设备类别	物品类别	温度(℃)	所需最短时间(分钟)	压力(kPa)
下排气式	敷料	121	30	102.9
	器械	121	20	102.9
预真空式	器械、敷料	132～134	4	205.8

表 3-4 快速压力蒸汽灭菌(132℃)所需最短时间

物品种类	灭菌时间(分钟)	
	下排气	预真空
不带孔物品	3	3
带孔物品	10	4
不带孔＋带孔物品	10	4

2. 化学监测:① 每个灭菌包外都有包外化学指示物。② 高度危险物品应放包内化学指示物,置于最难灭菌部位。③ 如果包装透明,可看到包内指示物,则可不放包外化学指示物。④ 快速压力蒸汽灭菌程序:直接将包内指示物放在待灭菌物品旁边。⑤ 根据指示物颜色改变情况判断是否合格。⑥ 包外化学指示物

不合格,不得发放;包内化学指示物不合格,不得使用。

3. 生物监测:① 生物菌片、培养,对照:采用嗜热脂肪杆菌芽孢作为标准指示菌株。菌片或自含式菌管应取得卫生部消毒产品卫生许可批件,并在有效期内使用。② 应每周监测一次。③ 灭菌植入型器械应每批次进行生物监测。④ 标准生物监测包应置于灭菌器排气口的上方或厂家建议的灭菌器内最难灭菌的部位。⑤ 紧急情况下灭菌植入型器械,可在生物 PCD 中加用 5 类化学指示物作为提前放行的依据。⑥ 小型压力蒸汽灭菌器进行生物监测时,应满载,且将生物测试包或生物 PCD 置于最难灭菌的部位。⑦ 快速压力蒸汽灭菌程序:灭菌器空载,放入一支生物指示物。⑧ 对照设置:如采用生物菌片,需设阳性对照和阴性对照;如采用自含式菌管,则只需要设阳性对照即可;如一天内进行多次生物监测,且生物指示剂为同一批号,则只设一次阳性对照即可。阳性对照为不经过灭菌的生物指示物,阴性对照为生物菌片的载体。⑨ 将生物监测指示剂进行培养,实验组培养为阳性者,排除污染可能后,判断为灭菌不合格。⑩ 生物监测不合格时,应尽快召回上次生物监测合格以来所有未使用灭菌物品,重新处理,并分析不合格原因。改进后,生物监测连续三次合格后方可使用。⑪ 紧急情况下灭菌植入型器械,如5类化学指示剂合格,可提前放行,生物监测结果应及时通报使用部门。

4. B-D测试:预真空(包括脉动真空)压力蒸汽灭菌器应在每日开始灭菌运行前进行B-D测试。B-D测试失败时,应及时查找原因改进,直到B-D监测合格后才能放行。

(二)干热灭菌效果监测

1. 物理监测(表3-5):每灭菌批次进行。温度在设定时间内均达到预置温度,则物理监测合格。

表3-5 干热灭菌参数

灭菌温度(℃)	所需最短灭菌时间
160	2 小时
170	1 小时
180	3 分钟

2. 化学监测:每个灭菌包均应使用包内、包外化学指示物,包内化学指示物置于最难灭菌部位。对未打包物品,应在附近放置一个或多个包内化学指示物。

3. 生物监测:采用枯草杆菌黑色变种芽孢作为指示菌株。每周监测一次。将含菌片的试管(1 片/管)置于灭菌器与每层门把手对角线内、外对角处,试管帽置于试管旁,关上柜门,一个灭菌周期后,加盖试管帽后取出试管进行培养。需设阳性和阴性对照。

(三)环氧乙烷灭菌效果监测

1. 物理监测:每次灭菌应连续监测并记录灭菌时的温度、压力和时间等灭菌参数。灭菌参数应符合灭菌器的使用说明或操作手册的要求(表3-6)。

表3-6 小型环氧乙烷灭菌器灭菌参数

环氧乙烷作用浓度	灭菌温度	相对湿度	灭菌时间
450~1 200 mg/L	37~63℃	40%~80%	1~6 小时

2. 化学监测：每个灭菌包均使用包内、包外化学指示物,包内化学指示物置于最难灭菌部位。

3. 生物监测：采用枯草杆菌黑色变种芽孢作为指示菌株。每灭菌批次进行生物监测。常规生物监测包置于整个灭菌包的中心部位即最难灭菌的部位。设阳性、阴性对照。

(四) 过氧化氢等离子灭菌效果监测

1. 物理监测：每次灭菌应连续监测并记录每个灭菌周期的临界参数如舱内压、温度、过氧化氢浓度、电源输入和灭菌时间等灭菌参数。灭菌参数应符合灭菌器使用说明或操作手册的要求(表 3-7)。

表 3-7　过氧化氢等离子体低温灭菌参数

过氧化氢作用浓度	灭菌腔壁温度	灭菌周期
>60 mg/L	45℃～65℃	28～75 分钟

2. 化学监测：每个灭菌包均使用包内、包外化学指示物,包内化学指示物置于最难灭菌部位。

3. 生物监测：采用嗜热脂肪杆菌芽孢作为指示菌株。每天至少监测一次。将嗜热脂肪杆菌芽孢单独放入专门的低温纸包装中,置于灭菌器最难灭菌的部位(最里面的左、右上角部位)进行监测。设阳性、阴性对照。

(五) 低温甲醛蒸汽灭菌效果监测

1. 物理监测：每灭菌批次进行物理监测。详细记录灭菌过程的参数如灭菌温度、湿度、压力和时间。灭菌参数应符合灭菌器的使用说明或操作手册的要求(表 3-8)。

表 3-8　低温甲醛蒸汽灭菌参数

气体甲醛作用浓度	灭菌温度	相对湿度	灭菌时间
3～11 mg/L	55～80℃	80%～90%	30～60 分钟

2. 化学监测：每个灭菌包均使用包内、包外化学指示物,包内化学指示物置于最难灭菌部位。

3. 生物监测：采用嗜热脂肪杆菌芽孢作为指示菌株。每周监测一次。将生物测试包置于灭菌器最难灭菌的部位进行监测。设阳性、阴性对照。

(六) 点评

美国 2008 年发布的《医疗机构消毒和灭菌指南》与我国规范要求存在如下差异。

1. 环氧乙烷的两个重要灭菌参数,即气体浓度和湿度无法监测。

2. 枯草杆菌黑色变种芽孢(10^6)用于环氧乙烷灭菌和干热灭菌效果的生物监测；嗜热脂肪杆菌芽孢(10^5)用于蒸汽灭菌、过氧化氢等离子体灭菌、过氧乙酸灭菌的生物监测。

3. 压力蒸汽灭菌和低温灭菌至少每周做一次生物监测,如果灭菌器使用频繁(如一天好几次灭菌循环),则最好每天做一次生物监测。

4. 如为植入型器械,则必须对该批次开展生物监测。除非紧急,应等生物监测结果显示为阴性时才用于手术。

5. 传统嗜热脂肪杆菌芽孢菌片需培养 7 天才能判定结果,自含式菌管需 48 小时(如明显灭菌失败则 24 小时),而快速生物指示物通过对芽孢释放的酶和酸代谢物的检测来判断灭菌效果。

6. 环氧乙烷的快速生物指示物也已经通过 FDA 审批,可对纯环氧乙烷灭菌、环氧乙烷-氢氯氟烃混合灭菌进行生物监测,对环氧乙烷-二氧化碳混合灭菌的生物监测尚未测试。

7. 快速压力蒸汽灭菌过程有其特定的生物指示物。

8. 如物理监测和化学监测均合格,仅生物监测不合格,除了植入型器械,其他已灭菌器械不必召回。因生物监测阳性可能由于菌种的轻微变异、灭菌者的不当操作、实验室污染等引起。但需要立刻重新进行生物监测。如果生物监测持续阳性,则灭菌器必须维修后再使用。如确定为灭菌器异常引起,则所有可疑物品应被视为未灭菌物品,都要追回重新清洗灭菌。

更保守的观念是,一旦生物监测异常,则追回上次生物监测阴性以来的所有灭菌物品,重新处理,这更适用于除蒸汽灭菌外的其他灭菌方法。

在欧洲,并不常规开展生物监测,灭菌过程的物理参数合格便可放行,这叫参数放行。目前在欧洲只有蒸汽灭菌、干热灭菌及电离辐射灭菌可执行参数放行,因其物理作用明确并容易监测。

参考文献

[1]ASM. Blood cultures Ⅲ[S]. Washington, DC: ASM Press,1997.

[2]CLSI. Principles and procedures for blood cultures;Approved Guideline. CLSI document M47-A[S]. Wayne, PA: Clinical and Laboratory Standards Institute ,2007.

[3]Van Horn KG, Audette CD, Tucker KA, et al. Comparison of 3 swab transport systems for direct release and recovery of aerobic and anaerobic bacteria [J]. Diagnostic Microbiology and Infectious Disease, 2008, 62(4): 471-473.

[4]Osterblad M, Jarvinen H, Lonnqvist K, et al. Evaluation of a new cellulose sponge-tipped swab for microbiological sampling: a laboratory and clinical investigation [J]. Journal of Clinical Microbiology, 2003, 41(5): 1894-1900.

[5]Gladstone RA, Jefferies JM, Faust SN, et al. Sampling methods for the study of pneumococcal carriage: a systematic review [J]. Vaccine, 2012, 30(48): 6738-6744.

[6]Stoner KA, Rabe LK, Austin MN, et al. Quantitative survival of aerobic and anaerobic microorganisms in Port-A-Cul and Copan transport systems [J]. Journal of Clinical Microbiology, 2008, 46(8): 2739-2744.

[7]中华医学会检验医学分会. 临床微生物学血培养操作规范 [J]. 中华检验医学杂志,2004, 27(2), 124-126.

[8]倪语星、王金良、徐英春.病原学检查样本采集、运送和保存规范 [M].上海:上海科学技术出版社,2006.

[9]Mermel LA, Allon M, Bouza E, et al. Clinical practice guidelines for the diagnosis and management of intravascular catheter-related infection: 2009 Update by the Infectious Diseases

Society of America [J]. Clin Infect Dis, 2009, 49(1): 1 - 45.

[10] Tanu Singhal. Blood cultures revisited [J]. Pediatric Infectious Disease, 2012, 4 (1): 25 - 27.

[11]世界卫生组织. 世界卫生组织采血指南: 静脉采血的最佳操作 [EB/OL]. (2012 - 2) [2013 - 3] http: //www. who. int/publications/list/drawing_blook_best/zh/.

[12]叶应妩,王毓三,申子瑜. 全国临床检验操作规程 [M]. 第 3 版. 南京: 东南大学出版社,2006.

[13]周庭银. 临床微生物学诊断与图解[M]. 第 2 版. 上海: 上海科学技术出版社,2007.

[14]Patrick R. Murray, Ellen Jo Baron, et al. Manual of clinical microbiology[S]. 8th ed. Washington, DC: ASM Press, 2003.

[15]ASM. Clinical Microbiology Procedure[S]. 2nd ed. Washington, DC: ASM Press,2004.

[16] 胡必杰,郭燕红,刘荣辉. 中国医院感染规范化管理——SIFIC 常见问题释疑 [M]. 上海: 上海科学技术出版社,2009.

[17]香港特别行政区卫生署卫生防护中心. Infection Control Guidelines for the Dental Service, Department of Health[EB/OL]. (2009 - 01)[2013 - 3] http: //www. chp. gov. hk/files/pdf/the_basic_protocol_ic_guidelines_for_the_dental_service_dh_2009. pdf.

[18]CDC. Guidelines for Infection Control in Dental Health-Care Settings[S]. MMWR, 2003, 52: 1 - 76.

[19] Beilenhoff U, Neuman CS, Rey JF, et al. ESGE - ESGENA guildline for quality assurance in reprocessing: Microbiological surveillance testing in endoscopy. Endoscopy, 2007, 39: 175 - 181

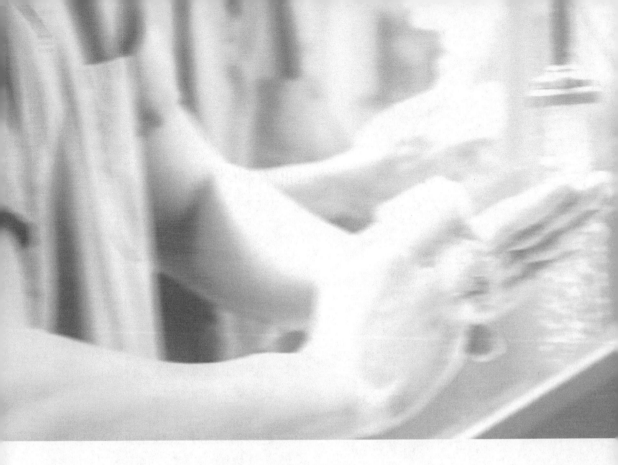

第四章

微生物种类及特性

第一节　常见细菌种类与特性

一、革兰阳性球菌

革兰阳性球菌主要包括葡萄球菌属、链球菌属、肠球菌属等。

(一)葡萄球菌属

葡萄球菌属
- 凝固酶阳性：常见金黄色葡萄球菌
- 凝固酶阴性：
  - 表皮葡萄球菌
  - 人型葡萄球菌
  - 溶血葡萄球菌
  - 腐生葡萄球菌

1. 金黄色葡萄球菌(S. aureus)

(1)形态与染色：革兰阳性球菌，成单、双、短链或不规则葡萄状排列。

(2)培养特性：营养要求不高。在血平板上的典型菌落为金黄色，在菌落周围还可见完全透明溶血环(β溶血)。

(3)致病性

1)酶：① 血浆凝固酶：鉴定致病性葡萄球菌的重要指标，包括游离凝血酶和结合凝血酶。其致病机制：阻碍吞噬细胞的吞噬和细胞内消化作用；保护病菌不受血清中杀菌物质的破坏；引起周围纤维蛋白沉积和凝固使感染易于局限化和形成血栓。② 耐热核酸酶：由致病性葡萄球菌产生，耐热，能降解 DNA 和 RNA，是测定葡萄球菌有无致病性的重要指标之一。③ 纤维蛋白溶酶(葡激酶)：激活纤维蛋白酶原使之成为纤维蛋白酶，导致血浆纤维蛋白的溶解，有利于病原菌扩散。④ 透明质酸(扩散因子)：降解结缔组织的透明质酸。⑤ 脂酶：分解脂肪。⑥ 触酶：分解过氧化氢。

2)毒素：① 葡萄球菌溶血素：破坏膜的完整性导致细胞溶解，对人类有致病作用的主要为 α 溶血素。② 杀白细胞素(PV)：分快(F)、慢(S)两种组分，两者必须协同才起作用。攻击中性粒细胞和巨噬细胞，增强侵袭力。③ 肠毒素：一组热稳定的可溶性蛋白质，可抵抗胃液中蛋白酶的水解作用。刺激呕吐中枢导致以呕吐为主要症状的急性胃肠炎，即食物中毒。葡萄球菌肠毒素属于超抗原，即不经过抗原递呈细胞的处理能非特异性刺激 T 细胞增殖并释放过量细胞因子致病。④ 表皮剥脱毒素(表皮溶解毒素)：有两个血清型，A 型耐热，B 型不耐热。引起表皮脱落性皮炎。⑤ 毒性休克综合征毒素-1：引起多器官、多系统功能紊乱，超抗敏反应。

(4)传染源与传播途径：金黄色葡萄球菌可存在于人类鼻咽部黏膜和皮肤表面，可经手、打喷嚏、皮肤伤口传播。

(5)所致疾病

1)侵袭性疾病：引起局部组织、内脏器官或全身化脓性感染。表现为疖、痈、甲沟炎、蜂窝织炎、伤口化脓、肺炎、脓胸、中耳炎、心内膜炎、脑膜炎、败血症、脓毒血症等。

2) 毒素性疾病：由外毒素引起的中毒性疾病，如食物中毒、假膜性肠炎、烫伤样皮肤综合征、毒性休克综合征。

3) 接受血液透析治疗的晚期肾脏疾病患者特别容易感染金黄色葡萄球菌。

4) 金黄色葡萄球菌尤其耐甲氧西林金黄色葡萄球菌感染是引起住院患者感染和死亡的主要原因之一。

(6) 耐药性：耐甲氧西林金黄色葡萄球菌（MRSA）是重要多重耐药菌之一。

(7) 病原学检查要点

1) 标本采集：根据感染部位，可采集脓液、创伤分泌物、穿刺液、血液、尿液、痰液、脑脊液、粪便、感染组织及导管等。

2) 直接检查：无菌体液离心涂片后，革兰染色镜检，初步报告"找到革兰阳性球菌，呈堆排列，疑为葡萄球菌"。

2. 凝固酶阴性葡萄球菌所致疾病：① 人工瓣膜性心内膜炎；② 静脉导管感染；③ 腹膜透析性腹膜炎；④ 血管移植物感染；⑤ 人工关节感染；⑥ 女性尿路感染（多为腐生葡萄球菌所致）。

(二) 链球菌属

为革兰阳性球菌，多数菌株兼性厌氧，营养要求较高，在普通 MH 平板上不生长。人类主要致病菌是 A 群链球菌和肺炎链球菌。

1. 分类：① 按溶血现象分类：可分为甲型、乙型和丙型溶血性链球菌（表 4-1）。② 据抗原结构分类：按链球菌细胞壁中多糖抗原不同，可分成 A、B、C、D 等 20 个群。

表 4-1 链球菌分类

分 类	溶 血 现 象	性 质
甲型溶血性链球菌（草绿色链球菌）	草绿色溶血环	多为机会致病菌
乙型溶血性链球菌（溶血性链球菌）	完全透明的无色溶血环	致病力强
丙型溶血性链球菌（不溶血性链球菌）	不产生溶血素，菌落周围无溶血环	一般不致病

2. 重要的致病性链球菌

(1) A 群链球菌（化脓性链球菌）是致病力最强的链球菌，约 90% 的链球菌感染由 A 群链球菌引起。

1) β 溶血：多数菌株周围易形成较宽的透明溶血环。

2) 致病性：有较强的侵袭力，可产生多种酶和外毒素。① 黏附素：包括脂磷壁酸和 F 蛋白，人类口腔黏膜和皮肤上皮细胞、血细胞等细胞膜上均有 LAT 的结合位点。② M 蛋白：A 群链球菌主要的致病因子。含 M 蛋白的链球菌具有抗吞噬和抵抗吞噬细胞内杀菌作用的能力。

M 蛋白有抗原性，刺激机体产生型特异性抗体，并与变态反应疾病有关。③ 肽聚糖：具有致热、溶解血小板、提高血管通透性、诱发实验性关节炎等作用。④ 致热外毒素（红疹毒素、猩红热毒素）：由携带溶原性噬菌体的 A 群链球菌产生，具有超抗原作用。⑤ 链球菌溶血素：有溶解红细胞，杀死白细胞及损害心脏的作用，主要有"O"和"S"两种。链球菌溶血素"O"：能破坏白细胞和血小板，抗原性强，感染后 2～3 周，85% 以上产生抗"O"抗体，病愈后可持续数月甚至数年，可作为新近链球菌感染或可能风湿活动的辅助诊断。溶血素"S":无抗原性。对氧稳定,对热和酸敏感。血平板所见透明溶血是由溶血素"S"所引起,能破坏白细胞和血小板。⑥ 透明质酸酶:分解细胞间质,促进细菌扩散。⑦ 链激酶(溶纤维蛋白酶):溶解血块、阻止血浆凝固,促进细菌扩散。⑧ 链道酶(DNA酶):溶解脓液中DNA成分,降低其黏稠度,促进细菌扩散,主要由A、C、G群链球菌产生。

3)所致疾病:① 化脓性感染:如局部皮肤及皮下组织感染(丹毒、淋巴管炎、蜂窝织炎、痈、脓疱疮等)和其他系统感染(化脓性扁桃体炎、咽炎、鼻窦炎、中耳炎及产褥热等)。② 中毒性感染:如猩红热、链球菌毒性休克综合征。③ 变态反应性疾病:如风湿热、急性肾小球肾炎等。

(2)B群链球菌:定居于妇女阴道和人体肠道。带菌率30%,健康人鼻咽部也可携带此菌。是引发新生儿败血症、肺炎和脑膜炎的常见菌。主要感染途径为分娩时经产道感染。

B群链球菌对成人侵袭力较弱,所致疾病主要有肾盂肾炎、心内膜炎、皮肤软组织感染、子宫内膜炎、糖尿病、泌尿生殖道功能失调和肿瘤。免疫功能低下者易受B群链球菌感染。

B群链球菌引起牛乳房炎,对畜牧养殖业危害大。

(3)C、G群β溶血性链球菌:主要是咽峡炎链球菌群,是人体口腔、上呼吸道、消化道、泌尿生殖道正常菌群。引发感染和脓肿,与A群链球菌很相似,如各种化脓性感染、深部组织脓肿、口腔感染、肺部感染、心内膜炎、腹腔感染、中枢神经系统感染和菌血症,咽峡炎链球菌群多是手术后引起的内源性感染。

(4)肺炎链球菌:常寄居于人上呼吸道。是大叶性肺炎、支气管肺炎的病原菌,还可引起中耳炎、乳突炎、脑膜炎和菌血症。侵袭力主要是荚膜,其溶血素、神经氨酸酶也是主要的致病因子。

(5)草绿色链球菌:是人体口腔、消化道和女性生殖道的正常菌群。30%～40%亚急性心内膜炎由草绿色链球菌引起。变异链球菌可导致龋齿。血液链球菌、温和链球菌、格式链球菌、口腔链球菌和中间型链球菌常分离自深部脓肿,特别是肝和脑脓肿。

(6)牛链球菌:可引起人心内膜炎、脑膜炎和菌血症,并与结肠癌有相关性。如果患者血培养中分离出牛链球菌,需要做纤维结肠镜取活检以排除患者是否患有结肠癌。另外,牛链球菌引起的菌血症还与肝病和免疫功能低下有关。

(7)猪链球菌:其感染是人畜共患疾病,患者多因皮肤破损并接触过病猪、死猪及猪肉、猪内脏、排泄物等造成感染,未发现有人传人,引起人脑膜炎和败血症,并造成死亡。近年来猪链球菌Ⅱ型在我国引发多起暴发流行,造成严重后果,应给予高度重视。

3. 病原学检查要点

(1)标本采集:① 创伤感染:脓液。② 咽部、鼻腔等病灶的棉拭。③ 败血症:血液。④ 风湿热:取血清作抗链球菌溶血素"O"抗体测定。⑤ B群链球菌:采集第35～37周妊娠妇女的阴道分泌物培养。⑥肺炎链球菌：采集痰液、脓液、血液和脑脊液等。

（2）直接检查：无菌体液离心涂片后，革兰染色镜检初步报告"找到革兰阳性球菌，呈链排列，疑为链球菌"。

4. 检验结果分析与报告

（1）结合临床感染症状，如果从患者血液、无菌体液、脓液中分离到链球菌，特别是反复检出即可确定为感染病原菌。

（2）β溶血链球菌和肺炎链球菌无论从何种标本中分离出均应及时报告。

（3）链球菌常为口腔污染菌，诊断一定要结合临床表现综合判断。

（三）肠球菌属

革兰阳性球菌，广泛分布在各种环境，从土壤、食品、水、动物和植物中均可分离到，是人类胃肠道和女性泌尿生殖道正常菌群，也是犬、禽、猪和马等动物胃肠道的正常菌群。CDC报道肠球菌在常见医院内致病菌中占第三位。

1. 所致疾病：肠球菌多引起免疫力低下宿主的机会感染，是医院感染的重要病原菌，可引起泌尿道、血液、伤口、心内膜炎、腹腔和胆道等多部位感染。

（1）尿路感染：多见，与尿路器械操作、留置导尿、尿路生理结构异常有关。

（2）菌血症：严重基础疾患、免疫功能低下者，老人、瓣膜病及泌尿生殖系统病变的患者常见。60%～70%使用导管的癌症患者感染首要致病菌为阳性菌。

（3）心内膜炎：不常见。

（4）呼吸道和中枢神经系统感染：较少见。

2. 病原学检查

（1）标本采集：可采集尿液、血液及脓性分泌物等。

（2）标本直接检查：无菌体液，离心涂片后，革兰染色镜检，可初步报告为"找到革兰阳性卵圆形球菌，呈短链排列，疑为肠球菌"。

3. 检验结果分析与报告

（1）鉴定：粪肠球菌、屎肠球菌或其他肠球菌，尤其对重症感染者，抗菌药物的敏感性差异较大。

（2）在呼吸道中常为定植菌，所以诊断一定要与临床表现相结合。

4. 耐药性：耐万古霉素肠球菌（VRE）是重要多重耐药菌之一。

二、革兰阴性球菌

主要包括奈瑟菌属和卡他莫拉菌，多呈肾形，成对排列（短轴相对）。

（一）奈瑟菌属（*Neisseria*）

包括淋病奈瑟菌（*N. gonorrhoeae*）、脑膜炎奈瑟菌（*N. meningitidis*）、乳屑奈瑟菌（*N. lactamica*）、微黄奈瑟菌（*N. subflava*）、黏膜奈瑟菌（*N. mucosa*）、浅黄奈瑟菌（*N. flavescens*）、多糖奈瑟菌（*N. polysaccharea*）、干燥奈瑟菌（*N. sicca*）、灰色奈瑟菌（*N. cinerea*）。主要寄居于人或动物的口咽、鼻咽、胃肠道及泌尿生殖道等部位。人源性奈瑟菌除淋病奈瑟菌和脑膜炎奈瑟菌被认为是主要致病菌外，其他多为腐生菌。动物源性的奈瑟菌种可从被猫或狗咬伤处分离到，应考虑动物来源的奈瑟菌种。

1. 淋病奈瑟菌

（1）在性传播疾病中，淋病的病例数

占第二位,仅次于沙眼衣原体感染。无症状的感染者(特别是女性)是促进淋病持续播散的主要原因。

(2)淋病病原体,引起尿道炎或子宫颈炎。

(3)分娩时通过产道感染新生儿。

(4)播散性淋病,表现为畏寒、发热、皮肤损害和关节炎症。

(5)淋病奈瑟菌对外界的温度、湿度及各种理化因素较为敏感,该菌离开宿主身体后存活时间短。

2. 脑膜炎奈瑟菌

(1)人群有 5%~15% 的无症状脑膜炎奈瑟菌携带者,可在口咽部或鼻咽部分离到该细菌。

(2)传播途径:通过患者或带菌者的呼吸道飞沫传播给密切接触者,在特殊人群中也可发生低位的生殖道脑膜炎奈瑟菌病例。

(3)由染色体介导和质粒介导对青霉素和四环素耐药的淋病奈瑟菌和脑膜炎奈瑟菌日益增多,对喹诺酮耐药菌株也有报道。因此,对治疗后仍然有临床症状患者中分离的菌株,有必要进行药物敏感试验。

(二)莫拉菌属(*Moraxella*)

卡他莫拉菌(*M. catarrhalis*)特性如下。

1. 寄居在人或其他哺乳动物的上呼吸道。

2. 免疫力低下,可单独或与其他菌共同引起黏膜卡他性炎症、急性咽喉炎、支气管炎、慢性阻塞性肺炎、急性中耳炎或脑膜炎等。

3. 中耳炎常发生于儿童,下呼吸道感染常发生于老年人和免疫力低下者,尤其是慢性阻塞性肺病、支气管扩张、充血

性心力衰竭患者。

4. 脑膜炎和心内膜炎不常见,脑和颈部外科手术及脑室腹膜引流、与外界相通的心室引流病例中可见。

(三)奈瑟菌属和卡他莫拉菌病原学检查要点

1. 标本采集:① 脑膜炎奈瑟菌:采集脑脊液、关节液、血液、瘀点穿刺液等。② 淋病奈瑟菌:采集阴道、宫颈口、尿道分泌物等。③ 卡他莫拉菌:采集痰标本或支气管灌洗液。

2. 标本直接检查:立即涂片,革兰染色,见中性粒细胞内革兰阴性双球菌,可初步诊断。

(四)检验结果分析与报告

1. 淋病的早期快速诊断,必须慎重,涂片法的敏感性差,确诊要依靠分离培养和鉴定。

2. 脑膜炎奈瑟菌针对瘀点及脑脊液的革兰染色镜检可快速诊断。

三、革兰阳性杆菌

重要革兰阳性杆菌
- 棒状杆菌属:白喉棒状杆菌、其他棒状杆菌
- 李斯特菌属:单核细胞增生性李斯特菌
- 加德纳菌属:阴道加德纳菌
- 分枝杆菌属:结核分枝杆菌、非结核分枝杆菌
- 诺卡菌属:星形诺卡菌、巴西诺卡菌
- 需氧芽胞杆菌属:炭疽芽胞杆菌、蜡样芽胞杆菌

（一）棒状杆菌属

大多数棒状杆菌是人体皮肤和黏膜的正常菌群，少数生长在外界环境中。

1. 白喉棒状杆菌

（1）生物学特性：革兰染色阳性，细长稍弯，排列不规则，常呈 L、V、X、T 等字形或排成栅栏状。为需氧菌或兼性厌氧菌。

（2）致病性和免疫性

1）白喉棒状杆菌是白喉的病原菌，白喉是一种急性呼吸道传染病，主要侵犯口咽、鼻咽等部位，局部形成灰白色假膜。一般不进入血液，产生的外毒素可损害心肌和神经系统，病死率高，死亡病例中50％以上是由心肌受损发展到充血性心力衰竭所致。此外，本菌可侵犯眼结膜、外耳道、阴道和皮肤伤口等。

2）本菌对青霉素、红霉素、氯霉素等广谱抗生素敏感，对磺胺类耐药。

（3）传染源及传播途径：白喉的传染源是白喉患者及恢复期带菌者。本菌存在于假膜、鼻咽腔或鼻分泌物内，经飞沫、污染物品或饮食而传播。

（4）特别注意：除白喉棒状杆菌外，其他棒状杆菌多为条件致病菌。

棒状杆菌存在于人体各部位及环境中，如果采样过程不正确，就可能分离到这些菌株，评价临床分离的棒状杆菌临床意义通常是非常困难的。以下情况分离到棒状杆菌更具临床意义：① 多份样本分离到同样的棒状菌。② 标本直接涂片革兰染色镜下见到棒状菌，并观察到强烈的白细胞反应。③ 同一样本中分离到的其他细菌致病性低。

2. 其他棒状杆菌：包括假白喉棒状杆菌（*C. pseudodiphtheriticum*）、结膜干燥棒状杆菌（*C. xerosis*）、化脓棒状杆菌（*C. pyogenes*）、溃疡棒状杆菌（*C. ulcerans*）、假结核棒状杆菌（*C. pseudotuberculosis*）、溶血棒状杆菌（*C. haemolyticum*）、杰克群棒状杆菌（*C. jeikeium*-CDC group *JK*）。其共同特点如下：① 大多不产生外毒素；② 菌体较粗短，着色较均匀，很少有异染颗粒；③ 多寄生在人或动物的鼻腔、咽喉、外耳道、外阴、泌尿道和皮肤等处；④ 为条件致病菌，可引起心内膜炎、菌血症、肺炎、泌尿生殖道感染等。

（二）李斯特菌属

1. 包括单核细胞增生性李斯特菌（*L. monocytogenes*）、绵羊李斯特菌（*L. iuanuii*）、英诺克李斯特菌（*L. innocua*）、威尔斯李斯特菌（*L. welshimeri*）、西尔李斯特菌（*L. seeligeri*）、格氏李斯特菌（*L. grayi*）、默氏李斯特菌（*L. murrayi*）。

2. 广泛存在于自然环境中，只有单核细胞增生性李斯特菌与人类疾病有关。由李斯特菌引起的人类疾病称"李斯特菌病"，李斯特菌病的潜伏期为3～90日，平均为3～4周。

3. 动物感染单核细胞增生性李斯特菌时，血中单核细胞大多增生，而人被该菌感染后却少有单核细胞增生的情况发生。1％～5％的人是无症状携带者。

4. 传播途径：主要是通过受污染的食物感染人，可以是散发或暴发流行。该菌可通过眼及破损皮肤、黏膜进入体内而造成感染，孕妇感染后通过胎盘或产道感染胎儿或新生儿。该菌栖居于阴道、子宫颈也引起感染,性接触是本病传播的可能途径,且有上升趋势。

5. 本菌为细胞内寄生菌,致病物质为李斯特溶解素(listeriolysin)和菌体表面成分,且感染后病死率较高。

6. 所致疾病:李斯特菌感染可导致一系列症状,包括肺炎、发热、咽喉炎、腹泻、全身疼痛、脑膜炎、败血病,严重时可致死亡。李斯特菌感染多数出现在新生婴儿、老人、残障人士及免疫有缺陷人士。怀孕妇女感染李斯特菌可能发生流产及死胎。

7. 特点:① 分布广:存在于土壤、水域(地表水、污水、废水)、昆虫、植物、蔬菜、鱼、鸟、野生动物、家禽。② 环境适应能力强:能在 2~42℃下生存(0℃下缓慢生长),能在冰箱冷藏室内较长时间生长、繁殖。③ 适应范围大:酸性、碱性条件下都适应。④ 带菌较高的食品:牛奶和乳制品、肉类(特别是牛肉)、蔬菜、沙拉、海产品、冰淇凌等。

(三) 加德纳菌属

1. 阴道加德纳菌(*Gardnerella vaginalis*,GV)是加德纳菌属中仅有的一个菌种。

2. 生物学特性:革兰染色不定,呈多形性,细小杆菌或球菌。营养要求高。

3. 致病性:阴道加德纳菌可存在于健康男女及儿童的肛门及直肠中,也是怀孕妇女阴道内菌群的一部分。阴道加德纳菌是细菌性阴道病(BV)的病原菌之一,该菌与孕妇产前、产后的一系列感染有相关性,但与男性疾病的相关性尚不确定。在 BV 妇女的性伴侣的尿道中也可发现此菌。

(四) 分枝杆菌属

分枝杆菌属是一类细长略带弯曲的杆菌,含有分枝菌酸,因有分枝生长的趋势而得名。具有抗酸性,一般不易着色,经加温或延长时间才能着色,着色后能抵抗盐酸乙醇的脱色作用,故又称抗酸杆菌。包括结核分枝杆菌、非结核分枝杆菌、麻风分枝杆菌。

1. 结核分枝杆菌复合体

(1)包括人结核分枝杆菌、牛结核分枝杆菌、非洲分枝杆菌和田鼠分枝杆菌等,前三者对人类致病。人结核分枝杆菌感染的发病率最高。

(2)培养特性:专性需氧,生长缓慢,营养要求高。

(3)抵抗力:对乙醇、湿热、紫外线敏感,对干燥的抵抗力特别强。

(4)致病性:① 既不产生内毒素,也不产生外毒素;无荚膜、菌毛和侵袭性酶。② 致病性与菌体的成分、代谢产物的毒性和细菌在组织细胞内大量繁殖引起炎症有关。致病物质为脂质、蛋白质和多糖。③ 通过呼吸道、消化道和损伤的皮肤等多途径感染机体,引起多种脏器的结核病,其中以肺结核为多见。细菌能够在巨噬细胞内繁殖,为细胞内寄生菌。肺外感染可引起结核性脑膜炎、结核性腹膜炎、结核性胸膜炎、结核性关节炎、骨结核、肠结核、肾结核、睾丸结核。

(5)免疫性:结核的免疫为有菌免疫或称传染性免疫,指机体对结核再次入侵有免疫力。细胞免疫在抗感染免疫中起重要作用,产生细胞免疫的同时,也产生迟发型超敏反应。

(6)微生物学检验:临床样本直接涂片;集菌涂片法;漂浮集菌法;离心集菌

法；分子生物学诊断；PCR 技术；核酸探针杂交技术；RNA 扩增技术；基因芯片；噬菌体生物扩增法；分离培养。

（7）临床样本采集：清晨第一口痰送检。无菌抽取脑脊液、胸腔积液、腹水及关节液等，盛无菌试管送检，脑脊液标本静置后，表面有细薄凝块，取凝块作涂片或接种培养。采集脓液应直接从溃疡处取脓汁或分泌物。

2. 非结核分枝杆菌（*Nontuberculosis mycobacteria*，NTM）：除人结核分枝菌、牛结核分枝杆菌与麻风分枝杆菌以外的分枝杆菌菌群，多存在于自然界，是条件致病菌，是医院感染暴发常见菌（快速生长分枝杆菌为主），以龟分枝杆菌、偶发分枝杆菌最为常见。

根据菌落色素和生长速度分为 4 组：第 I 组——光产色菌；第 II 组——暗产色菌；第 III 组——不产色菌；第 IV 组——迅速生长菌。

3. 微生物学特性

（1）抗酸染色呈现阳性（无法与结核分枝杆菌区别）。

（2）光学显微镜齐尔-尼尔森（Zheil-Neelsen）或姜-纳（Kinyoun）染色阳性。

（3）荧光显微镜：金铵"O"荧光染色（Auramine，auramine-rhodamine）阳性。

（4）恶劣环境中生存（对于消毒剂、温度范围与抗微生物制剂具抵抗性）。

（5）缓慢或快速生长。

（6）药敏试验无法常规执行，主要是经验性治疗。

4. 感染特点

（1）感染源：水（海水、自来水）、土壤和气溶胶等。

（2）感染途径：呼吸道、皮肤损伤、胃肠道等。

（3）感染部位：肺部、淋巴结、皮肤组织、骨关节等。

（4）感染方式：原发性和继发性，多继发于原有肺部疾病或全身情况较差的基础之上，常见于以下疾病：慢性呼吸道疾患（COPD、矽肺、肺结核残余空洞、肺囊性纤维化支气管扩张症等）、肿瘤、糖尿病、激素或免疫抑制剂治疗者、AIDS。

（五）诺卡菌属

腐物寄生菌，广泛存在于土壤中，与人类关系最大的是星形诺卡菌和巴西诺卡菌，多为外源性感染。生物学性状：革兰阳性，丝状，常形成分枝状无隔菌丝；培养较困难，生长缓慢。

1. 星形诺卡菌：是一种机会致病菌，主要通过呼吸道引起肺部感染、皮肤化脓感染与坏死，症状类似结核病，病灶可向其他组织器官扩散，进而引起脑膜炎、腹膜炎等。星形诺卡菌患者的痰标本呈结核样的乳酪样痰。

2. 巴西诺卡菌：可通过损伤皮肤侵入皮下组织引起慢性化脓性肉芽肿。表现为脓肿及多发性瘘管，称为足菌肿，好发于腿部和足。

（六）需氧芽胞杆菌属

是一群需氧或兼性厌氧、革兰阳性芽胞大杆菌，包括：炭疽芽胞杆菌（炭疽病原体）、枯草芽胞杆菌（引起败血症及虹膜炎）和蜡样芽胞杆菌（引起食物中毒）。

1. 炭疽芽胞杆菌（*Bacillus anthracis*）是人和动物炭疽的病原菌，致人畜共患疾病。

（1）培养特性：需氧，营养要求不高，普通培养基中生长旺盛。

（2）抵抗力：繁殖体抵抗力与一般细菌相同，但芽胞抵抗力强。

（3）所致疾病：见相关章节。

2. 蜡样芽胞杆菌可导致腹泻型食物中毒、呕吐型食物中毒等疾病，还可引起烧伤患者致命性感染。

四、革兰阴性杆菌

临床常见的革兰阴性杆菌按是否发酵葡萄糖分为两大类：发酵菌和非发酵菌，发酵菌以肠杆菌科细菌为主。

（一）肠杆菌科（Enterobactericaeae）

一大群生物学性状相似的革兰阴性杆菌，常寄居于人和动物肠道内，亦存在于土壤、水和腐物中。大多数为条件致病菌，但沙门菌属、志贺菌属、致病性大肠杆菌以及能引起人类传染病的鼠疫耶尔森菌等为致病菌。

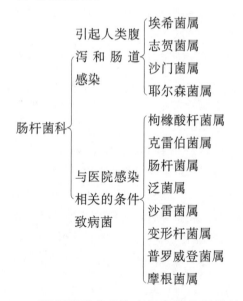

肠杆菌科中有许多细菌既是肠道的

正常菌群，也是条件致病菌，在一定的条件下能引起机会感染或二重感染，例如在机体抵抗力下降、寄居部位改变、肠道菌群失调等情况下。有 40 种以上肠杆菌科细菌可在临床标本中检出。肠杆菌科细菌为革兰阴性杆菌，在普通培养基上生长良好。发酵葡萄糖，氧化酶阴性，触酶阳性，还原硝酸盐为亚硝酸盐，O/F 试验为发酵型。抵抗力弱，易发生耐药变异。

肠杆菌科细菌可引起肺部感染、尿路感染、血流感染及化脓性疾病、脑膜炎、伤口和胃肠道感染等。其中部分细菌是引起医院感染的重要病原体。肠杆菌科细菌约占临床分离菌总数的 50% 和临床分离革兰阴性杆菌总数的 80%，将近 50% 血流感染、70% 以上泌尿道感染和大量肠道感染由肠杆菌科细菌引起。肠杆菌科细菌可引起人类肠外感染和肠道感染。① 人类肠外感染：除志贺菌外，许多肠杆菌科细菌均可引起肠外感染，如大肠埃希菌、肺炎克雷伯菌、产酸克雷伯菌、奇异变形杆菌、产气肠杆菌、阴沟肠杆菌、黏质沙雷菌等均可引起泌尿道、呼吸道、伤口和中枢神经系统感染，且往往为医院感染。鼠疫耶尔森菌能引起甲类传染病鼠疫。② 人类肠道感染：肠杆菌科细菌也是人和动物肠道感染的重要病原体。虽然许多细菌均与腹泻有关，但比较明确的肠道病原菌是埃希菌属、志贺菌属、沙门菌属和耶尔森菌属。主要引起各种急、慢性肠道感染、食物中毒、旅行者腹泻及肠热症等。

1. 埃希菌属：埃希菌属（Escherichia）有 6 个种，仅大肠埃希菌（E. coli）为临床最常见、最重要的一个菌种。

（1）生物特性：大肠埃希菌是肠道中重要的正常菌群，在宿主免疫力下降或细菌侵入肠外组织器官后即可成为机会致病菌而引起肠外感染；某些血清型的大肠埃希菌具有致病性，直接引起肠道感染。它在环境卫生和食品卫生学中常被用作粪便污染的卫生学检测指标。

（2）培养特性：兼性厌氧菌，营养要求不高。普通营养琼脂上呈灰白色光滑型菌落。血琼脂平板上少数菌株产生溶血环。麦康凯和 SS 琼脂中的胆盐对其有抑制作用，耐受菌株能生长形成粉红色菌落。

（3）所致疾病：① 肠外感染：以化脓性感染和泌尿道感染最为常见。② 肠道感染：致病性大肠埃希菌可引起人类胃肠炎，与食入污染的食品和饮水有关，为外源性感染。引起腹泻的大肠埃希菌致病特点见表 4 - 2。

引起腹泻的大肠埃希菌 { 肠产毒型大肠埃希 enterotoxigenic *E. coli*，ETEC 肠侵袭型大肠埃希菌 enteroinvasive *E. coli*，EIEC 肠致病型大肠埃希菌 enteropathogenic *E. coli*，EPEC 肠出血型大肠埃希菌 enterohemorrhagic *E. coli*，EHEC 肠集聚型大肠埃希菌 enteroaggregative *E. coli*，EAEC

表 4 - 2　引起腹泻的大肠埃希菌致病特点

菌株	作用部位	疾病与症状	致病物质
ETEC	小肠	5 岁以下婴幼儿及旅游者腹泻	肠毒素、菌毛黏附素 内毒素、K 抗原
EIEC	大肠	侵犯较大儿童和成人，腹泻呈脓血便，有里急后重症状	不产肠毒素，侵袭结肠黏膜上皮细胞
EPEC	小肠	婴幼儿腹泻	不产生肠毒素及其他外毒素，无侵袭力
EHEC	大肠	出血性结肠炎 溶血性尿毒综合征	菌毛（黏附作用） 毒素（vero 毒素）
EAEC	小肠	引起婴儿持续性腹泻、脱水，偶有血便	毒素黏附素

2. 肠杆菌属

（1）生物特性：肠杆菌属细菌常产生 AmpC 酶，尤以阴沟肠杆菌最为突出，是导致革兰阴性菌对第一至第三代头孢菌素、单环 β-内酰胺类、头霉素类及含酶抑制剂的复合制剂耐药的重要原因。产 AmpC 酶细菌的治疗，首选第四代头孢菌素（头孢吡肟）和碳青霉烯类抗菌药物。近年发现已有质粒介导的 AmpC 酶出现，主要影响大肠埃希菌和肺炎克雷伯菌。

（2）培养特性：需氧或兼性厌氧菌，在普通培养基上生长良好，为中等大小的光滑型菌落。有些菌在血琼平板上出现 β 型溶血。最适生长温度为 30℃，多数临床菌株在 37℃ 环境下生长，有些环境菌株 37℃ 时生化反应不稳定。

（3）所致疾病：是肠杆菌科中最常见的环境菌群，医院感染的重要病原菌。在临床微生物室检出率最高的是阴沟肠杆菌和产气肠杆菌，可引起泌尿道感染、呼吸道感染、伤口感染以及败血症。

3. 志贺菌属

（1）生物学性状：革兰阴性短小杆菌。无芽胞，无鞭毛，无荚膜，有菌毛。兼性厌氧，动力阴性。抵抗力比其他肠道杆菌弱，对酸和一般消毒剂敏感。

志贺菌属有 O 和 K 两种抗原。O 抗原是分类的依据，据此将志贺菌属分为 4 群和 40 余个血清型（包括亚型）：A 群即痢疾志贺菌（*S. dysenteriae*）、B 群即福氏志贺菌（*S. flexneri*）、C 群即鲍氏志贺菌（*S. boydii*）、D 群即宋内志贺菌（*S. sonnei*）。我国主要流行福氏和宋内氏志贺菌，A 群少见。

（2）致病物质：① 侵袭（菌毛）：细菌借助菌毛黏附于肠黏膜上皮细胞，一般不入血。② 内毒素：引起发热，破坏肠黏膜，可形成炎症溃疡，呈现典型的脓血黏液便。作用于肠壁自主神经系统，使肠功能发生紊乱，肠蠕动失调、肠痉挛，出现腹痛、里急后重等症状。③ 外毒素又称 Vero 毒素，有三种生物学活性：肠毒素性（类似霍乱肠毒素）、细胞毒性（使蛋白质合成中断）和神经毒性。

（3）培养特性：为兼性厌氧菌，能在普通培养基上生长，形成中等大小、半透明的光滑型菌落。在肠道杆菌选择性培养基上形成无色菌落。

（4）所致疾病

1）急性细菌性痢疾：① 急性典型：发热、腹痛、脓血黏液便、里急后重感；② 急性非典型：易误诊而导致带菌和转变为慢性；③ 中毒性痢疾：多见于小儿，主要表现全身中毒症状。

2）慢性细菌性痢疾：病程迁延 2 个月以上。

4. 沙门菌属：为一群革兰阴性杆菌，是人与动物肠道中的寄生菌。菌群菌型甚多，仅少数对人致病，多对动物致病，动物沙门菌也可对人致病，其中多为人畜共患疾病。

（1）生物学性状：革兰阴性杆菌，有菌毛。除个别外，均有周身鞭毛。一般无荚膜。均无芽胞。兼性厌氧，营养要求不高，不发酵乳糖。对葡萄糖除伤寒沙门菌产酸不产气外，其他沙门菌均产酸产气。抵抗力弱。主要有 O、H 两种抗原，少数菌尚有 Vi 抗原。

（2）致病物质：① 侵袭力：菌毛、O 和 Vi 抗原抗吞噬。② 内毒素：引起体温升高、白细胞数下降，大量可导致中毒和休克、炎症。③ 肠毒素：某些沙门菌如鼠伤寒沙门菌可产生肠毒素而引起水样便。

（3）培养特性：营养要求不高，在普通琼脂培养上即能生长。在 SS 琼脂和麦康凯琼脂培养基上 35～37℃ 24 小时可形成直径 2～4 mm 的透明或半透明菌落，对胆盐耐受。产 H_2S 者在 SS 琼脂上形成黑色中心。

（4）所致疾病：传染源为患者和带菌者，其次为带菌动物及其动物产品。人类沙门菌感染有 4 种类型。① 肠热症（enteric fever, typhoid fever）：包括伤寒沙门菌引起的伤寒，甲型副伤寒沙门菌、肖氏沙门菌（原称乙型副伤寒沙门菌）和希氏沙门菌引起的副伤寒。② 胃肠炎（食物中毒）：常见食物主要为肉类食品、蛋类、奶和奶制品，系动物生前感染或加工处理过程污染所致，多见于老人、婴儿和体弱者。③ 败血症：多见于儿童和免疫力低下成人。经口感染后，病菌即侵入血循环。败血症症状严重，但肠道症状较少见。④ 无症状带菌者：1‰～5‰伤寒或副伤寒患者在症状消失后 1 年后仍可在其粪便中检出沙门菌，从而转变为无症状（健康）带菌者。

（二）非发酵菌

非发酵菌（nonfermenters）是指一群不发酵或仅以氧化形式利用糖类的革兰阴性无芽胞杆菌，需氧或兼性厌氧。其大多数为机会致病菌，存在于自然环境，多为正常菌群的一部分，对很多抗生素有天然的抗药性。

近几年，从临床标本中分离的非发酵菌的比例逐年上升，目前已经约占临床分离的阴性菌的 40%。非发酵菌的耐药性一般情况下都比肠杆菌科细菌明显，常常表现为多重耐药性，并且耐药性发展很快。

非发酵菌分类

- 假单胞菌属：代表菌种为铜绿假单胞菌
- 不动杆菌属：代表菌种为鲍曼不动杆菌
- 窄食单胞菌属：代表菌种为嗜麦芽窄食单胞菌
- 伯克霍尔德菌属：代表菌种为洋葱伯克霍尔德菌
- 产碱杆菌属：代表菌种为粪产碱杆菌
- 无色杆菌属
- 莫拉菌属
- 土壤杆菌属
- 金色杆菌属
- 其他菌属等

1. 铜绿假单胞菌

（1）生物特性：革兰阴性，无芽胞，专性需氧。有端鞭毛或丛鞭毛。生长温度范围广，最适生长温度为 35℃。产生各种水溶性色素，包括绿脓素、脓玉红素、荧光素、脓褐素等。对理化因素耐受性较强，对多种抗生素耐药。多为条件致病菌，是医院感染的主要病原菌。

（2）培养特性：专性需氧，营养要求不高。最适温度 35℃，42℃生长，4℃不生长。产生荧光素和蓝绿色水溶性的绿脓素，培养物呈蓝绿色。培养物有生姜味。

（3）致病物质：内毒素、外毒素、胞外酶、菌毛、荚膜。

（4）所致疾病：假单胞菌属在自然环境中广泛存在，可存在于医院各种环境中，特别是铜绿假单胞菌，其是医院感染的主要病原菌，可引起体弱、长期卧床、各种医疗器械受检、呼吸机使用和各种治疗置管等导致的呼吸道感染、尿路感染、切口感染、导管相关感染、皮肤组织感染、脑部感染和血流感染等。铜绿假单胞菌也是烧伤患者创面感染最常分离出的病原菌之一。分离自无菌体液的单胞菌属细菌有临床意义；分离自正常菌群部位的假单胞菌属细菌应结合临床表现来确定其临床意义。

2. 不动杆菌属：代表菌株为鲍曼不动杆菌。

不动杆菌属内常见菌种

- 乙酸钙不动杆菌
- 鲍曼不动杆菌
- 溶血不动杆菌
- 琼氏不动杆菌
- 约翰逊不动杆菌
- 洛菲不动杆菌
- 耐放射线不动杆菌

(1)生物特性:氧化酶阴性,不发酵糖类,无动力,硝酸盐试验阴性。革兰阴性杆菌,多为球杆状,常见成对排列,无芽胞,无鞭毛。专性需氧菌,最适生长温度为 35℃,营养要求不高。

(2)培养特性:在普通培养基上生长良好,最适温度 37℃,但 41～44℃条件下亦能生长。在血平板上经 18～24 小时的孵育可形成圆形、灰白色、光滑的菌落。

(3)所致疾病:① 鲍曼不动杆菌是条件致病菌,广泛分布于医院环境,易在住院患者皮肤、结膜、口腔、呼吸道、胃肠道及泌尿生殖道等部位定植。② 在自然环境中广泛分布,大量存在于医院各种环境中,近些年已成为医院感染重要的病原菌之一。③ 鲍曼不动杆菌毒力较低,为条件致病菌,但本菌是引起医院获得性肺炎,尤其是呼吸机相关肺炎、尿路感染、切口感染、导管相关感染、皮肤组织感染、脑部感染和血流感染等主要病原菌。④ 鲍曼不动杆菌在非发酵菌中仅次于铜绿假单胞菌。⑤ 鲍曼不动杆菌具有强大的获得耐药性和克隆传播的能力,多重耐药、广泛耐药、全耐药鲍曼不动杆菌呈世界性流行,已成为我国院内感染最重要的病原菌之一。

3. 嗜麦芽窄食单胞菌

(1)生物特性:革兰阴性杆菌,有端鞭毛,无芽胞,无荚膜。营养要求不高,最适温度 35℃,4℃不生长。

(2)培养特性:血平板上菌落粗糙呈淡黄色或浅绿色,有氨气味。

(3)所致疾病:该菌在自然环境中广泛分布,也寄居于人呼吸道和肠道内,为

条件致病菌。可引起呼吸道、尿路、伤口等感染,也可引起脑膜炎和心内膜炎等。对亚胺培南天然耐药,主要是产金属酶。

4. 洋葱伯克霍尔德菌

(1)生物特性:氧化酶弱阳性或阴性,其氧化酶阳性结果相对较慢且消失也快,触酶延迟反应,动力、赖氨酸、枸橼酸盐、吲哚、H_2S 阳性,能氧化葡萄糖、麦芽糖,不还原硝酸盐。

(2)培养特性:革兰阴性杆菌,对营养要求不高,一般在普通培养基生长良好,最适合生长温度为 30℃,在 4℃不生长,42℃生长不定。绝大多数菌株能在麦康凯培养基上生长。37℃、24 小时培养后菌落呈正圆形,直径 1 mm 以下,菌落中心因氧化乳糖而变成淡红色或红色。

(3)所致疾病:洋葱伯克霍尔德菌为革兰阴性杆菌,存在于土壤及水中,在医院环境中生长污染自来水、体温表、喷雾器、导尿管等,因而引起多种医院感染,包括败血症、心内膜炎、肺炎、伤口感染、脓肿等。洋葱伯克霍尔德菌也是引起囊性纤维化及慢性肉芽肿患者感染的最重要的机会致病菌。

5. 产碱杆菌属(粪产碱杆菌)

(1)生物特性:外形为杆状、短杆状或球状,直径为 0.5～1.0 mm,长度为 0.5～2.6 mm,通常为单一菌体排列,不产生孢子,可以借着 1～8 条(有时可以高达 12 条)周鞭毛移动。粪产碱杆菌为革兰阴性杆菌,存在于水和土壤中,也是脊椎动物肠道中常见的寄生菌。在医院未灭菌蒸馏水和氯己定溶液中可发现该类细菌。也可在医院外水和泥土中分离到,

在医院潮湿的器械中也可分离到,如呼吸器、血液透析器等。

(2)培养特性:对营养要求不高,能在普通培养基上生长。在含有蛋白胨的肉汤中可产氨,使 pH 上升至 8.6 以上为其特性。

(3)所致疾病:从血液、尿液、粪便、脑脊液、胸膜液、腹膜液以及眼、耳和咽拭子等临床样本中分离出来,偶尔引起人的机会感染。粪产碱杆菌亦可为部分人群的正常菌群,并可从患者血液、痰、尿液等临床样本中分离到,与污染的透析液和静脉注射液有关。

(三) 苛养性细菌(fastidious microorganism)

苛养性细菌是一类需要特殊营养物质的细菌,与许多感染性疾病有关,其分离培养较为困难,又称"难培养的细菌"。该类细菌在普通培养基上不生长或难以生长,体外培养需添加特殊因子或其他营养成分。苛养性细菌包括布鲁菌属、军团菌属、卡氏肺孢子虫、放线菌属、诺卡菌属等。

1. 嗜血杆菌属:与临床有关的有 9 个:流感嗜血杆菌、副流感嗜血杆菌、溶血嗜血杆菌、副溶血嗜血杆菌、杜克雷嗜血杆菌、埃及嗜血杆菌、嗜沫嗜血杆菌、副嗜沫嗜血杆菌、迟缓嗜血杆菌。模式菌为流感嗜血杆菌。

(1)生物特性:无动力、无芽胞的革兰阴性细小杆菌。呈球杆状,有时呈丝状或多形态。嗜血杆菌培养时必须供给 X、V 因子,新鲜血液含 X、V 因子,但 V 因子处于抑制状态,必须将其加热至 80～

90℃才能释放出来。抵抗力弱,加热50℃、30 分钟被杀死。对消毒剂敏感,干燥条件下易死亡。

(2)培养特性:巧克力琼脂适合于嗜血杆菌生长。不同的嗜血杆菌对 X、V 因子需求有所不同。将流感嗜血杆菌与金黄色葡萄球菌在血平板上共同培养后,后者合成较多 V 因子,可促进流感嗜血杆菌生长,靠近金黄色葡萄球菌的流感嗜血杆菌菌落较大,反之菌落较小,称为卫星现象。

(3)临床意义:本菌属存在于上呼吸道,可在 50% 的人群中定植。① 流感嗜血杆菌:常引起鼻炎、咽炎、中耳炎、肺炎,脑膜炎、心包炎、骨髓炎、关节炎的相关标本中也可分离到该菌。有荚膜 B 型对人致病性最强,脑膜炎患者中检出率最高,同时还可引起菌血症。其主要致病物质是内毒素、荚膜、菌毛和酶类。② 副流感嗜血杆菌:引起人类咽炎及心内膜炎,是寄居健康人体上呼吸道的细菌之一。③ 溶血嗜血杆菌:存在于人体的鼻咽部,常引起儿童上呼吸道感染。④ 埃及嗜血杆菌:有高度的传染性,易侵犯儿童,常存在于细胞内。⑤ 副嗜沫嗜血杆菌:属于正常菌群,能引起心内膜炎、败血症、脑脓肿、脑膜炎。⑥ 杜克嗜血杆菌:为性传播病菌,常引起外阴脓疱、溃疡及淋巴结肿大。

2. 军团菌属(嗜肺军团菌)

(1)生物特性:革兰阴性杆菌,常规染色不易着色。嗜肺军团菌不抗酸,无孢子,无荚膜,类似于杆菌。不能分解明胶、糖类或尿素,同时不可参加酵解反应。嗜肺军团菌无色,也非自身荧光。氧化酶与过氧化氢酶测试阳性,β内酰胺酶阳性。

（2）培养特性：专性需氧,在自然界可长期存活,如在蒸馏水中可存活 100 天以上,在污水中可存活 1 年,对热和一般消毒剂敏感。菌落在专用培养平板 BCYE 上特征为灰白色、有光泽、湿润、圆形、凸起,并有特殊臭味。临床实验室对本菌检出率甚低,多数是根据血清抗体测定诊断本病。

（3）所致疾病：以军团菌肺炎(legionella pneumonia)最为常见。散发病例以机会感染和院内感染为主,病死率较一般肺炎为高。军团菌是一种常见的环境污染菌,特别与水源有关,可在水池、湖泊、土壤、城市供水系统、空调冷却塔、淋浴喷头、医用喷雾器等水中分离出军团菌,故本病易在旅店等环境中发生。本病多发生在夏季,中老年居多,可发生在吸烟、酗酒者,或因有各种基础疾病而免疫功能低下者,如恶性肿瘤、肾移植、阻塞性肺炎、心血管疾病、糖尿病、肝病等患者。

五、弧菌属

是一群菌体短小、弯曲成弧形的革兰阴性菌,氧化酶试验阳性,有单鞭毛。广泛分布于自然界,以水中最多,人类感染常见菌：霍乱弧菌、副溶血性弧菌。

（一）霍乱弧菌(Vibrio cholerae)

1. 生物学性状：革兰阴性杆菌,弧形或逗点状,周身菌毛,有荚膜,无芽胞；单鞭毛,运动活泼；兼性厌氧,耐碱不耐酸。

2. 致病物质

（1）鞭毛：鞭毛运动有助于细菌穿过肠黏膜表面黏液层而接近肠壁上皮细胞。

（2）菌毛：普通菌毛是细菌定居于小肠所必需的因子。

（3）霍乱肠毒素(choleragen)：是最强的致泻毒素。其结构包括 1 个 A 亚单位(毒素的活化中心,导致严重腹泻与呕吐)和 5 个 B 亚单位(与小肠黏膜上皮细胞结合,介导 A 亚单位进入细胞内发挥作用,导致液体大量分泌)。不耐热。

3. 所致疾病：霍乱(烈性肠道传染病),我国法定甲类传染病。

4. 传染源：患者及无症状感染者；人类是唯一易感者,摄入 $10^8 \sim 10^{10}$ 个细菌可造成感染。

5. 传播途径：经口摄入(通过污染的水源或食物),胃酸降低是感染的先决条件。

（二）副溶血性弧菌（Vibrio parahaemolyticus）

1. 生物学性状：嗜盐性(halophilic,在培养基中以含 3.5% 的 NaCl 最为适宜),不耐热,不耐酸。有单鞭毛,运动活泼,无芽胞。

2. 致病物质：耐热直接溶血素和耐热相关溶血素,具有细胞毒性和心脏毒性。

3. 所致疾病：食物中毒。

4. 传播方式：经烹饪不当的海产品或盐腌制品传播、因食物容器或砧板生熟不分污染本菌。

5. 临床表现：潜伏期 5～72 小时,可从自限性腹泻至中度霍乱样病症。

六、厌氧性细菌

包括厌氧芽胞梭菌属和无芽胞厌

氧菌。

（一）厌氧芽胞梭菌属(*Clostridium*)

一群专性厌氧、革兰阳性的粗大杆菌，包括破伤风梭菌（*Clostridium tetani*）、产气荚膜梭菌（*Clostridium perfringens*）、肉毒梭菌（*Clostridium botulinum*）和艰难梭菌（*Clostridium difficile*）。其生物学特点：革兰阳性，专性厌氧，形成芽胞(细菌膨胀呈梭形)，抵抗力强，外毒素致病，广泛分布于自然界、人和动物肠道。

1. 破伤风梭菌

（1）生物学特性：革兰阳性，芽胞一端膨大，呈鼓槌状，专性厌氧，芽胞抵抗力很强，在土壤中可存活数十年。

（2）致病条件：伤口需形成厌氧微环境：① 伤口窄而深(如刺伤)，有泥土或异物污染。② 大面积创伤、烧伤，坏死组织多，局部组织缺血。③ 有需氧菌或兼性厌氧菌混合感染的伤口。

（3）无侵袭力，仅在局部繁殖，仅外毒素致病。

（4）致病物质：破伤风痉挛毒素(神经外毒素)和溶血毒素，破伤风痉挛毒素发挥主要致病作用。

（5）潜伏期：几天至几周，新生儿感染"七日风"。

（6）微生物学检查法：临床诊断主要结合创伤史和特有体征。微生物学检查对早期诊断意义不大。

2. 产气荚膜梭菌

（1）生物学特性：两端钝圆粗大杆菌，芽胞位于菌体中央或次极端，呈椭圆形，不大于菌体，在机体内有明显的荚膜，

无鞭毛。

（2）厌氧培养：厌氧培养极快，产气多；"汹涌发酵"试验(stormy fermentation)。溶血。

（3）致病物质：① α毒素（卵磷脂酶)分解细胞膜的磷脂，破坏细胞膜，引起血管通透性增加伴大量溶血、组织坏死、水肿；在气性坏疽的形成中起主要作用。② β、γ、κ毒素引起组织坏死损伤和血管通透性增加。③ 肠毒素引起食物中毒。

（4）所致疾病：气性坏疽，食物中毒(腹痛和水样便)，坏死性小肠炎。

（5）微生物学检查法：① 直接涂片镜检：深部创口取材涂片，见革兰阳性大杆菌、白细胞少且不典型，伴有其他杂菌。② 分离培养及动物实验。早期诊断可避免患者最终截肢或死亡。

3. 肉毒梭菌

（1）生物学性状：革兰阳性粗大杆菌，芽胞椭圆形，粗于菌体，位于次极端，呈网球拍状；严格厌氧；疱肉培养基：消化肉渣，肉渣变黑，有腐败恶臭。

（2）致病物质：肉毒毒素，剧毒（对人致死量为 0.1 μg)；神经毒素，分 A～G 8 个型，各型毒素只能被同型抗毒素中和，我国以 A 型最多见。引起肌肉迟缓性麻痹，嗜神经性。

（3）所致疾病：食物中毒，婴儿肉毒梭菌中毒，创伤肉毒梭菌中毒。

（4）微生物学检查法：① 分离培养与鉴定：食物中毒患者标本为食物，婴儿肉毒病患者标本为粪便。粪便、食物等标本可先 80℃ 加热 10 分钟后厌氧培养。

② 毒素检查。

4. 艰难梭菌

(1)生物学性状:革兰阳性粗大杆菌,芽胞呈卵圆形,位于菌体近极端,专性厌氧,营养要求较高。

(2)致病性:人类肠道中的正常菌群;可引起抗生素相关性腹泻和假膜性结肠炎及医院感染暴发。

(二)无芽胞厌氧杆菌

正常菌群,包括革兰阳性和革兰阴性球菌和杆菌。在某些特定状态下,作为条件致病菌导致内源性感染。

1. 革兰阴性杆菌:脆弱拟杆菌属(*B. fragilis*),是临床上最常见的无芽胞厌氧菌分离株。

2. 革兰阳性球菌:消化链球菌属,临

床常见无芽胞厌氧菌,仅次于脆弱拟杆菌,主要寄居于消化道、阴道。

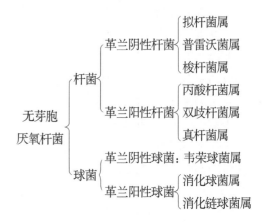

3. 革兰阳性杆菌:丙酸杆菌属有痤疮丙酸杆菌,双歧杆菌属,真杆菌属。

4. 革兰阴性球菌:韦荣球菌属——小韦荣球菌,是咽喉部主要厌氧菌。

第二节　常见真菌的种类与特性

一、念珠菌属

念珠菌属(*Candida*)属于类酵母菌,又称假丝酵母菌,是人体胃肠道、泌尿生殖道及皮肤上的正常菌群,属机会致病菌,可引起皮肤真菌病和深部真菌病,是院内真菌感染最常见的病原菌。

(一)病原学特性

1. 念珠菌属单细胞真菌,呈圆形或卵圆形,以出芽方式繁殖,可形成假菌丝,少数可形成后壁孢子及真菌丝。

2. 自然界存在的念珠菌很多,能够对人类或动物致病者仅数种。以白念珠

菌最常见,致病力也最强,其次为热带念珠菌,其他少见者有克柔念珠菌、近平滑念珠菌等。

3. 念珠菌主要通过黏附,产生毒素、水解酶和酸性蛋白酶,形成芽生孢子及假菌丝而致病。

(二)流行病学

1. 念珠菌是医院导管相关尿路感染的第二大病原菌,是医院导管相关血流感染的第三位病原菌。

2. 白念珠菌最常见,引起黏膜感染和念珠菌菌血症,致病性较其他念珠菌

强,近年来非白念珠菌分离逐渐增多,常见的如热带念珠菌和光滑念珠菌,是念珠菌菌血症的主要非白念珠菌病原体。

3. 光滑念珠菌在老年患者感染率明显增加,约1/3念珠菌菌血症由光滑念珠菌所致。

4. 热带念珠菌和克柔念珠菌多发生于中性粒细胞减少患者。

5. 近平滑念珠菌是有植入物的住院患者的重要病原菌,也是健康工作人员手上最常见菌种,可引起中心静脉导管相关真菌血症医院感染暴发。

二、丝状真菌

丝状真菌又称霉菌,属多细胞真菌,由菌丝和孢子交织组成,菌落呈绒毛状、絮状或蛛网状,显微镜下可见菌丝。这类真菌主要是条件致病菌,如曲霉、毛霉等。

(一)曲霉(*Aspergillus* spp.)

1. 病原学特性

(1)曲霉属广泛存在于自然环境,可产生并释放大量孢子,孢子直径 $2 \sim 10\ \mu m$,可在空气中悬浮存在很长时间。

(2)具有分生孢子头和足细胞(分生孢子梗)组成的特征性结构。

(3)为条件致病菌,是免疫缺陷患者重要的机会感染病原菌之一,是继念珠菌后列第二位的医院感染常见真菌。

(4)以烟曲霉最常见,其次为黄曲霉、土曲霉和黑曲霉。

(5)烟曲霉引起肺曲霉病,菌落呈蓝绿色或烟绿色;黄曲霉引起肺和外耳道等曲霉病,菌落表面黄绿色、羊毛状;黑曲霉

菌落为白色羊毛状,继而呈黑色或褐色粗绒状。

(6)曲霉通过直接感染和产生变态反应引起曲霉病,也可产生毒素引起食物中毒,黄曲霉毒素可能与人类原发性肝癌有关。

2. 流行病学

(1)感染源:有曲霉孢子存在的环境,尤其装修和重建时的建筑灰尘、腐败的植物等,以及大面积软组织损伤的患者。

(2)感染途径:空气传播,吸入曲霉孢子污染的空气。

(3)人群易感性:免疫功能低下人群如恶性血液病、骨髓或器官移植受者及艾滋病患者易感,特别是中性粒细胞缺乏超过2周时更易感染。

(4)医院邻近建筑工地或使用曲霉污染的空调系统时可造成医院内曲霉暴发性感染。

(二)毛霉(*Mucor*)

1. 病原学特性

(1)毛霉属接合菌的一种,广泛存在于自然界,常引起食品霉坏。

(2)属条件致病菌,侵袭力强,可引起免疫功能低下患者严重的真菌感染。

(3)主要侵犯眼眶及中枢神经系统引起毛霉病,发病急,致死率极高。

2. 流行病学

(1)感染途径:呼吸道吸入孢子最常见,食入或随外伤接种植入也是常见的感染途径。

(2)易感人群:免疫功能低下人群,如糖尿病酸中毒、大面积烧伤、中性粒细胞减少、严重营养不良、艾滋病、淋巴瘤等。

（3）毛霉病预后差,两性霉素 B 是唯一有效药物。

三、隐球菌

（一）病原学特性

1. 隐球菌属（*Cryptococcus* spp.）仅新型隐球菌（*Cryptococcus neoformans*）及其变种对人具有致病性。

2. 为无菌丝的单芽酵母样细胞。

3. 广泛分布于自然界,尤其在土壤中广泛存在。

4. 主要侵犯中枢神经系统和肺,是艾滋病等免疫缺陷患者重要的机会感染致病菌。

（二）流行病学

1. 感染源:新型隐球菌在自然界广泛存在,鸽子、鸽粪是临床感染的重要来源。

2. 感染途径:呼吸道及皮肤接触。

3. 易感人群:细胞免疫功能低下及免疫缺陷患者。

4. 除了罕见的通过角膜移植手术传播外,一般不存在人与人之间传播。

5. 新型隐球菌脑膜炎预后差,病死率高,两性霉素 B 问世以前病死率可达 $80\% \sim 90\%$。

四、马内菲青霉

（一）病原学特性

1. 马内菲青霉（*Penicillium marneffei*）为双相型真菌:在组织中或 37℃培养时呈酵母型,在室温（25℃）时呈菌丝型并产生葡萄酒样红色色素。

2. 是免疫功能低下患者,尤其是 HIV 感染者重要的机会感染病原体

之一。

3. 主要侵犯肺,临床表现似肺结核,病情发展快,病死率高。

（二）流行病学

1. 感染途径:呼吸道吸入感染,也可能与土壤接触有关,尚无证据表明存在人与人之间传播。

2. 易感人群:存在基础疾病或免疫功能受损人群,如艾滋病、血液病、肺结核和糖尿病等患者。

3. 流行地区:本病流行于东南亚地区,特别是泰国北部和我国南方地区。马内菲青霉感染在东南亚已成为艾滋病患者第二常见的机会性真菌感染(仅次于隐球菌病),也是艾滋病患者第三位常见的机会感染(仅次于结核病和隐球菌病)。

五、肺孢子菌

（一）病原学特性

1. 肺孢子菌（*Pneumocystis*）广泛分布于自然界,可寄生于多种动物,也可寄生于健康人体。

2. 有包囊和滋养体两种形态,包囊为感染型,滋养体为繁殖型。

3. 主要侵犯肺组织引起肺孢子菌肺炎（*Pneumocystis pneumonia*，PCP),是艾滋病患者最常见、最严重的机会性感染,病死率高达 $70\% \sim 90\%$。

4. 最初认为卡氏肺孢子菌（*Pneumocystis carinii*，PC)是引起人类 PCP 的病原体,2002 年通过对细胞核 rRNA 基因操纵子区域内部转录间隔区的分析,发现耶氏肺孢子菌（*Pneumocystis jiroveci*）才是真正的病原菌,PC 仅引起动物感染,但由于

长期习惯,人肺孢子菌肺炎仍简称 PCP。

(二) 流行病学

1. 传染源:肺孢子菌带菌者和 PCP 患者,成人呼吸道带菌状态可持续多年。

2. 传播途径:空气飞沫传播。

3. 易感人群:免疫缺陷患者,如艾滋病,90% 的 PCP 病例发生在 CD4$^+$T 淋巴细胞计数 $<200/\mu$l 的艾滋病患者。

第三节　常见病毒的种类与特性

一、呼吸道病毒

(一) SARS 病毒

1. 严重急性呼吸综合征(severe acute respiratory syndrome,SARS)是由一种新型冠状病毒引起的急性呼吸道传染病,该病毒也因此命名为 SARS - CoV。

2. SARS 病毒属冠状病毒科冠状病毒属,形态冠状,有包膜,为单股正链 RNA 病毒。

3. SARS 病毒毒力强,传染性极强,大部分超级传播者(supur-spreader)是 50 岁以上且有糖尿病或心血管病的老年患者,病毒感染 2~3 代后传染力下降。

4. 全球平均病死率约为 10%。

5. 病毒对温度及有机溶剂敏感,75℃加热 30 分钟、紫外线照射 60 分钟、含氯消毒剂作用 5 分钟均可灭活病毒。

(二) 禽流感病毒(avian influenza)

1. 禽流感病毒属正黏病毒科甲型流感病毒属,是单股负链 RNA 病毒。

2. 感染人的亚型为 H5N1、H9N2、H7N7、H7N2、H7N3 等,其中 H5N1 型毒力最强,感染病情重,病死率高,称为高致病性禽流感病毒(highly pathogenic avian influenza)。

3. 人感染高致病性禽流感,病情进展迅速,病死率在 60% 以上。

4. 禽流感病毒对热及有机溶剂敏感,65℃加热 30 分钟或煮沸(100℃)2 分钟以上可灭活,常用消毒剂容易将其灭活。

(三) 甲型 H1N1 流感病毒(A/H1N1 influenza)

1. 甲型 H1N1 流感病毒属正黏病毒科甲型流感病毒属,为单股负链 RNA 病毒。

2. 甲型 H1N1 流感病毒是一种杂交变异后的新型猪流感病毒,包含有猪流感、禽流感和人流感三种基因片段。

3. 病毒传染性强,致病力强于季节性流感,常造成暴发流行或大流行。

4. 总体病死率 $<0.5\%$,呈自限性。

5. 病毒对乙醇、聚维酮碘(碘伏)、碘酊等常用消毒剂敏感,对热敏感,56℃ 30 分钟可灭活。

二、肠道病毒

(一) 诺如病毒(Norovirus)

1. 诺如病毒属杯状病毒科,为单股

正链 RNA 病毒。

2. 是非细菌性腹泻暴发的主要病因。

3. 病毒感染性强、发病急、传播速度快、涉及范围广。

4. 感染呈自限性,预后良好。

5. 诺如病毒遗传高度变异,极易造成反复感染。

6. 病毒对热敏感,50℃ 30 分钟可灭活。

(二) 柯萨奇病毒(Coxsackie virus, CV)

1. CV 属小 RNA 病毒科肠病毒属,分 A、B 两组,常见的血清型是 A9、A10、B3 和 B5。

2. 可引起 1～7 岁儿童疱疹性咽峡炎(主要血清型 CV A1 - 6、A8、A10、A22)、婴幼儿手足口病(主要血清型 CV A16 和肠道病毒 71 型)、幼儿脑膜炎(主要血清型 CV A7、A9、B2～B5)、脑炎(主要血清型 CV A9、B2、B5)等。

3. CV A16 引起的手足口病多为散发,预后较好。

4. CV 感染呈自限性,病死率一般在 6% 以下,新生儿严重感染病死率高。

(三) 艾柯病毒(Echovirus, EV)

1. EV 属小 RNA 病毒科肠道病毒属。

2. 病毒传染性强,易在家庭和集体中散布。

3. 主要表现为发热出疹性疾病,并多侵犯中枢神经系统,以无菌性脑膜炎最多见,偶可引起暴发,6、9 血清型常引起脑炎,严重者可出现肢体瘫痪。

4. 以隐性感染和轻症感染多见,多于发病 2 周内康复,呈自限性,只少数严重病例发生后遗症,病死率一般在 3% 以下。

(四) 肠道病毒 71 型(entero virus 71, EV71)

1. EV71 型属小 RNA 病毒科肠道病毒属,是一种新型肠道病毒。

2. EV71 与 CV A16 是手足口病(hand-foot-and-mouth disease, HFMD)的主要病原体。

3. EV71 传染性强,短时间内可造成较大范围流行,EV71 引起的幼儿手足口病更易并发严重并发症。

4. 手足口病的病死率为 0.14% 左右,脑炎病例的病死率为 6% 左右。

三、肝炎病毒

(一) 甲型肝炎病毒(hepatitis A virus, HAV)

1. HAV 属小 RNA 病毒科,是单股正链 RNA 病毒。

2. HAV 有 1 个血清型、7 个基因型,以基因 I 型最多见,约占 80%。

3. HAV 是嗜肝病毒,主要靶器官为肝脏,是急性暴发性肝炎的主要病原体。

4. 甲型肝炎预后良好,一般不转为慢性。人群可通过注射疫苗进行主动免疫。

5. HAV 在土壤、水、毛蚶中可长期存活数月,有利于通过水和食物传播。

6. HAV 对含氯及环氧乙烷等消毒剂及紫外线敏感,但对乙醇、氯己定等有耐受性。

(二) 乙型肝炎病毒 (hepatitis B virus, HBV)

1. HBV 属嗜肝 DNA 病毒科正嗜肝 DNA 病毒属,为部分双链环状 DNA 病毒。

2. HBV 为直径 42 nm 的球形颗粒,称 Dane 颗粒,由包膜、核壳和核心组成,病毒高复制、易变异。

3. 主要靶器官是肝脏,是引起慢性肝炎、肝硬化和肝癌的主要病因。

4. 接种乙型肝炎疫苗是预防 HBV 感染最有效的方法。

5. HBV 抵抗力强,121℃高温消毒20 分钟、100℃煮沸 2 分钟、3%漂白粉液等均可使其灭活。

(三) 丙型肝炎病毒 (hepatitis C virus, HCV)

1. HCV 属黄病毒科,为单股正链 RNA 病毒。

2. 主要靶器官是肝脏,是输血引起慢性肝炎的最常见病因,也是透析患者中急性肝炎的主要原因。

3. 极易慢性化并可发展为肝硬化,与原发性肝癌有密切关系。

4. 目前尚无有效的预防性疫苗。

(四) 丁型肝炎病毒 (hepatitis D virus, HDV)

1. HDV 是一种缺陷 RNA 病毒,基因组为环状单股负链 RNA,其外壳是嗜肝 DNA 病毒表面抗原 (在人类为 HBsAg)。

2. HDV 必须有 HBV 或其他嗜肝 DNA 病毒的辅助才能复制、表达抗原及引起肝损害,感染 HDV 易使肝炎慢性化和重型化。

3. HDV 易变异,有 1 个血清型和至少 3 个基因型,其中基因 Ⅰ 型易发生暴发性肝炎,Ⅱ 型主要见于日本、亚洲北部以及中国台湾,Ⅲ 型见于南美。

4. 目前无特异的方法预防 HDV 感染,但乙型肝炎疫苗接种有益于 HDV 感染的预防。

(五) 戊型肝炎病毒 (hepatitis E virus, HEV)

1. HEV 为单股正链 RNA 病毒,为未分类病毒。

2. HEV 是急性病毒性肝炎暴发流行的常见病原。

3. 感染呈自限性,一般预后良好。

4. 推荐连续注射 3 针 HEV 疫苗进行主动免疫。

四、人类免疫缺陷病毒

1. 人类免疫缺陷病毒 (human immunodeficiency virus, HIV) 属逆转录病毒科慢性病毒属,为双股正链 RNA 病毒。

2. 是慢性致死性传染病——获得性免疫缺陷综合征 (acquired immunodeficiency syndrome, AIDS, 艾滋病) 的病原体。

3. 病毒分 HIV-1 和 HIV-2 两个型,HIV-1 是主要流行株,传染性强,进展快,预后差;HIV-2 则潜伏期相对长,进展慢,症状轻,存活期更长。

4. HIV 对外界抵抗力比肝炎病毒低得多,对热及化学消毒剂敏感。

5. 目前尚无有效的疫苗预防 HIV 感染。

五、疱疹病毒

（一）单纯疱疹病毒（herpes simplex virus，HSV）

1. HSV 属疱疹病毒科，为双链 DNA 病毒，是单纯疱疹的病原体。

2. 病毒具有宿主特异性，以人类等灵长目动物为主要宿主。

3. 分 HSV-1 和 HSV-2 亚型，HSV-1 型主要侵犯面部、脑及腰以上部位；HSV-2 型主要通过性传播侵犯生殖器及腰以下部位，HSV-2 引起的生殖器疱疹症状重，复发率高。

4. HSV 长期潜伏于局部感觉神经节细胞中，因受激惹可反复发作。

5. HSV 抵抗力不强，56℃ 30 分钟、紫外线照射 5 分钟、乙醚等脂溶剂均可使其灭活。

（二）水痘-带状疱疹病毒（varicella-zoster virus，VZV）

1. VZV 属疱疹病毒科，为双链 DNA 病毒，是水痘和带状疱疹的共同病原体。

2. VZV 病毒只有一个血清型，人类是唯一的自然宿主。

3. 水痘传染性极强，痊愈后病毒潜伏于局部感觉神经节细胞中，可在成年后复发，表现为带状疱疹。

4. 感染呈自限性，一般预后良好。

5. 病毒对体外环境抵抗力较弱，在干燥的疱疹痂壳内很快失去活性。

六、乙型脑炎病毒

（一）病原学特性

1. 流行性乙型脑炎病毒（encephalitis B virus）简称乙脑病毒，又称日本脑炎病毒（Japanese encephalitis virus，JEV），属黄病毒科，为单股正链 RNA 病毒，是引起人畜共患的自然疫源性传染病——流行性乙型脑炎的病原体。

2. 乙型脑炎病毒至少有 4 个基因型，我国的流行株主要是基因 I 型和 III 型。

3. 乙型脑炎病毒为嗜神经病毒，主要侵犯中枢神经系统。

4. 病毒对温度、乙醚、氯仿等均敏感，100℃ 2 分钟或 56℃ 30 分钟可灭活。

（二）流行病学

1. 传染源：家畜家禽，尤其是猪。

2. 传播途径：蚊虫叮咬。

3. 易感人群：人群普遍易感，以 10 岁以下儿童和老年人多见。

4. 流行特点：夏秋季流行，绝大多数为隐性感染，临床发病者少，呈高度散在性分布。

七、口蹄疫病毒

（一）病原学特性

1. 口蹄疫病毒（foot-and-mouth disease virus，FMDV）属小 RNA 病毒科口蹄疫病毒属，可引起人畜共患的急性传染病——口蹄疫。

2. FMDV 主要侵犯偶蹄兽，在畜类中传播快，易造成流行；感染人类病例少，病后可获得持久免疫力。

3. 多数患者 2 周内康复，无后遗症，预后良好。

4. 口蹄疫病毒对外界抵抗力较强，可在饲料中存活 4 个月，对热和消毒剂敏感，60℃ 30 分钟可灭活。

（二）流行病学

1. 传染源：偶蹄类动物。

2. 传播途径：经接触及空气传播；人与人之间传播少见。

3. 易感人群：与患畜密切接触的人群。

八、轮状病毒

（一）病原学特性

1. 轮状病毒（rotavirus，RV）：属呼肠孤病毒科轮状病毒属，是双链 RNA 病毒。

2. RV 是新生儿和婴幼儿腹泻的最主要病原体。

3. 轮状病毒 A、B、C 组与人类感染有关，A 组主要引起婴幼儿腹泻，B 组主要引起成人腹泻，C 组主要引起散发病例。

4. RV 感染多为自限性，病程短于 1 周。

5. RV 对外界环境抵抗力强，乙醇是最佳消毒剂，56℃ 30 分钟可灭活病毒。

（二）流行病学

1. 传染源：患者和隐性感染者是主要传染源，粪便排毒持续 4～8 日。

2. 传播途径：粪-口途径传播，也可经密切接触及呼吸道传播。

3. 易感人群：主要侵犯 6 个月至 2 岁婴幼儿。

4. 流行特点：秋冬季流行。

第四节 其他重要微生物的种类与特性

一、朊毒体

朊毒体（prion protein，PrP），目前认为是一种蛋白质亚病毒，不含核酸，具有自我复制的能力。

朊病毒病又称可传播性海绵状脑病（transmissible spongi-form encephalopathy，TSE），是一类侵袭人类及多种动物中枢神经系统的传染性退行性脑病。

（一）流行病学

1. 传染源系感染朊毒体的人和动物。

2. 传播途径为消化道传播（食入含有朊毒体的宿主组织或加工物）和医源性传播（脑外科手术、器官移植等）。

3. 人群普遍易感。

（二）致病力

朊毒体病是由正常朊蛋白（PrPc）结构改变形成的异常朊蛋白（PrP^{SC}），并在神经元内沉积所致的分子构象病。此种病毒可导致库鲁病（KURU）、克-雅综合征（CJD）、格斯特曼综合征（GSS）、致死性家族失眠症（FFI）等常见人类疾病以及羊瘙痒病和疯牛病等动物疾病。潜伏期长，病死率 100%。

（三）致病情况

1. 潜伏期可达数月至数年甚至数

十年。

2. 一旦发病,呈慢性、进行性发展,以死亡告终。

3. 患者以痴呆、共济失调、震颤等为主要临床表现。

4. 病理学特征是大脑皮质神经元空泡变性、死亡、缺失,星形胶质细胞高度增生,大脑皮质疏松呈海绵状。有淀粉样斑块形成,HE 染色淡红脑组织中无炎症反应,无淋巴细胞和炎症细胞浸润。

5. 无抗原性,不能诱导产生特异性免疫应答。

二、支原体

支原体(Mycoplasma)为最小、最简单的原核细胞型微生物。对人致病的主要有肺炎支原体(Mp)、人型支原体(Mh)、生殖道支原体(Mg)和解脲支原体(Uu)。

(一)流行病学

1. 肺炎支原体感染流行呈现一定的周期性。其流行周期为 3~5 年。

2. 我国 CAP 患者中肺炎支原体阳性率为 20.17%,是最常见的病原体之一。

3. 在性病门诊就诊患者中解脲支原体的检出率要明显高于在一般妇科门诊就诊的患者。

(二)致病力

1. 支原体不侵入机体组织与血液,而是在呼吸道或泌尿生殖道上皮细胞黏附并定居后,通过获取细胞膜上的脂质和胆固醇造成膜的损伤,释放神经(外)毒素、磷酸酶及过氧化氢等不同机制引起细胞损伤。

2. 肺炎支原体与人类心、肺、脑、肾等组织细胞有共同抗原,可引起 II 型超敏反应。

(三)致病情况

1. 肺炎支原体造成肺部感染及肺外并发症,最严重的并发症是中枢和外周神经系统病变,可导致死亡。

2. 生殖器支原体感染是一种性接触传播疾病。成人主要通过性接触传播,新生儿则由母婴垂直传播,主要引起结膜炎和肺炎。成人男性的感染部位在尿道黏膜,女性感染部位在宫颈。

3. 人型支原体寄居泌尿生殖道,性接触传播,可引起附睾炎、盆腔炎、产褥热。

4. 解脲支原体可侵犯尿道、宫颈及前庭大腺,引起尿道炎、宫颈炎与前庭大腺炎;上行感染可引起子宫内膜炎、盆腔炎、输卵管炎,输卵管炎多见。解脲支原体感染是不孕不育的重要原因。

三、衣原体

衣原体(chlamydia)是严格的细胞内寄生,以二分裂方式繁殖的原核细胞型微生物。人类致病性衣原体主要有肺炎衣原体(Chlamydophila pneumoniae,Cpn)和沙眼衣原体(Chlamydia trachomatis,Ct)。

(一)流行病学

1. 肺炎衣原体引起人类急慢性呼吸道感染。

2. 泌尿生殖道沙眼衣原体感染已是最普遍的性传播疾病。英国 16~24 岁男女人群中沙眼衣原体感染患病率为10%。

3. 沙眼衣原体感染的主要危险因素有年龄、多性伴、避孕方式、种族、合并其他性传播疾病等。

（二）致病性

1. 人类宿主对衣原体感染的获得性抵抗力较弱且短暂，感染趋于持续和反复。

2. 传播方式主要是人-人通过飞沫传播。

3. 沙眼衣原体不仅引起沙眼，也是性传播性疾病最常见的病原体之一，主要经性传播和垂直传播。

（三）致病情况

1. 肺炎衣原体可引起多种呼吸系统感染性疾病，如新生儿肺炎、支气管炎、咽炎等，且与冠状动脉粥样硬化等心血管疾病密切相关。

2. 肺炎衣原体肺炎临床表现无特异性，半数肺炎患者常伴有结膜炎及肺外症状，如红斑结节、甲状腺炎等。诊断主要根据实验室检查，包括病原体的分离、血清学检测及PCR法检测DNA等。

3. 沙眼衣原体感染不导致组织的急性损伤，可引起沙眼、性病淋巴肉芽肿亚种和幼儿肺炎。

四、立克次体

立克次体目（Rickettsiales）微生物是一类严格细胞内寄生的原核细胞型微生物，是引起斑疹伤寒、恙虫病、Q热等传染病的病原体。立克次体大多是人畜共患病的病原体。

（一）流行病学

1. 人类通过节肢动物、人虱、鼠蚤、

蜱或螨的叮咬而感染。

2. 立克次体耐低温、干燥，对热和一般消毒剂敏感。

（二）致病性

1. 立氏立克次体可引起人类患落基山斑点热。

2. 普氏立克次体可引起流行性斑疹伤寒。

3. 穆氏立克次体可引起地方性斑疹伤寒。

4. 伯氏考克斯体可引起Q热。

5. 恙虫热立克次体可引起恙虫热。

6. 除Q热、战壕热及立克次体痘症的立克次体外，均与某些变形杆菌（OX19、OX2、OXK株）有共同抗原，故可进行外斐反应（变形杆菌凝集反应）以协助诊断。

（三）致病情况

1. 潜伏期一般10～14日。

2. 特异的病理改变为广泛的血管周围炎和血栓性血管炎。

3. 主要临床特点是发热、头痛和皮疹（Q热除外），呈急性表现。

4. 广谱抗生素有效。

5. 病后可获持久免疫力，各病之间有交叉免疫力。

五、螺旋体

螺旋体（*Spirochaeta*）是单细胞原核生物。致病性螺旋体主要有伯氏疏螺旋体、回归热螺旋体、梅毒螺旋体和钩端螺旋体。

（一）流行病学

1. 伯氏疏螺旋体引起的莱姆病成为美国最常见的节肢动物传染病。自然疫源地几乎遍布我国所有的山林地区。

2. 人是梅毒的唯一传染源，95％是由性交直接感染，也可通过胎盘和血液垂直传播。

3. 回归热螺旋体是人类回归热的病原体，体虱传播流行性回归热，软蜱传播地方性回归热。

4. 人类经受感染动物（尤其是啮齿目动物）尿液污染的水、食物或泥土而受到传染或有伤口的皮肤接触到污染物而感染钩端螺旋体。钩端螺旋体病不会在人与人之间传播。

5. 梅素螺旋体对温度、干燥均特别敏感，离体干燥 1～2 小时死亡，41℃中 1 小时死亡，对化学消毒剂敏感，1％～2％石炭酸中数分钟死亡，对青霉素、四环素、砷剂等敏感。

（二）致病情况

1. 伯氏疏螺旋体主要引起皮肤损害，表现为游走性红斑。

2. 回归热螺旋体典型的临床症状是回归热。患者可突发高热、头痛、肝脾肿大，反复发作。

3. 钩端螺旋体病潜伏期是 2 天至 4 周，病情可持续几天到 3 周或更久。症状包括高热、严重头痛、冷战、肌肉疼痛和呕吐，亦可能出现黄疸（眼球和皮肤呈黄色）、结膜充血、腹痛、腹泻、腓肠肌压痛或出疹，可引起多器官损伤。

4. 早期（1～3 个月）梅毒螺旋体侵入皮肤黏膜，在外生殖器局部出现无痛性硬结及溃疡，称硬性下疳。全身皮肤黏膜出现梅毒疹，淋巴结肿大。此时传染性强而破坏性小。晚期梅毒主要表现为皮肤黏膜的溃疡性损害或内脏器官的肉芽肿样病变，严重者在经过 10～15 年后引起心血管及中枢神经系统损害。该期传染性小、病程长而破坏性大。

参考文献

［1］Hidron AI，Edwards JR，Patel J，et al．NHSN annual update：antimicrobial-resistant pathogens associated with healthcare-associated infections：annual summary of data reported to the National Healthcare Safety Network at the Centers for Disease Control and Prevention，2006 - 2007 ［J］．Infect Control Hosp Epidemiol，2008，29(11)：996 - 1011.

［2］Writing Committee of the WHO Consultation on Clinical Aspects of Pandemic(H1N1)2009 Influenza，Bautista E，Chotpitayasunondh T，et al．Clinical aspects of pandemic 2009 influenza A (H1N1)virus infection[J]．N Engl J Med，2010，362(18)：1708 - 1719.

［3］中华预防医学会医院感染控制分会．中国丙型病毒性肝炎医院感染防控指南[J]．中国医学前沿杂志(电子版)，2012，4(11)：57 - 62.

［4］Zdrodowska-Stefanow B，Klosnowska WM，Ostaszewska-PuchalskaI，et al．Ureaplasma urealyticum and Mycoplasma homonis infection in woman with urogenital disease [J]．Adv Med Sci，2006，51：250 - 253.

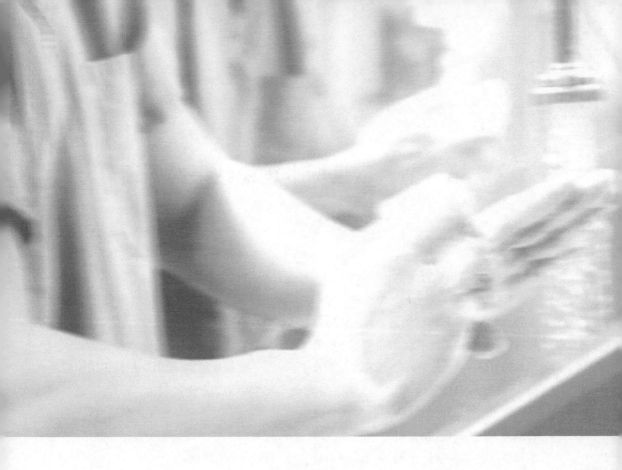

第五章

感染相关检验结果解读与病原学诊断

第一节　常见标本镜检结果的判读

一、痰

（一）低倍镜检查

1. 意义：革兰染色是最常见的一种细菌染色方法。所有送检细菌培养的痰标本都应常规涂片做革兰染色，在低倍镜下检测标本是否存在唾液污染，以判断标本是否合格、明确此标本有无必要做细菌培养。

2. 方法：仔细挑取痰的黏脓部分进行涂片、革兰染色，在低倍镜下观察白细胞和鳞状上皮细胞的比例，按表 5-1 对痰标本涂片染色的结果进行分类。

表 5-1　痰标本涂片革兰染色低倍镜检查结果分类

类型	细胞数/低倍镜视野	
	白细胞	鳞状上皮细胞
5	＞25	＜10
4	＞25	10～25
3	＜25	＞25
2	10～25	＞25
1	＜10	＞25

注：此处显微镜放大倍数为 100 倍。

3. 判读

（1）符合表 5-1 中第 4、5 型标准的痰标本，细菌培养结果与经气管穿刺吸引物的结果有很好的相关性。

（2）符合上表中第 1、2、3 型标准的痰标本应拒收，或仅在特殊要求时做细菌培养，且应在培养报告单上注明"镜检结果表明标本污染有口咽分泌物"。

4. 说明

（1）痰标本涂片染色每低倍镜视野鳞状上皮细胞少于 25 个，为合格痰标本；每低倍镜视野鳞状上皮细胞大于 25 个，为不合格痰标本，说明存在较多的口咽分泌物污染。

（2）如果标本为气管穿刺液，未见白细胞而鳞状上皮细胞＞10 个/低倍镜，也应重新留取标本。

（3）标本拒收时，应及时告知临床医务人员，以便尽早重新采集合格标本。

（4）细菌学检查中保留痰标本检查是很必要的，但怀疑军团菌、分枝杆菌、真菌、支原体或病毒感染者，因已采取了去污染操作和选择培养基，则检查意义不大。

（二）油镜检查

1. 意义：革兰染色油镜检查可较清楚地观察细菌形态，以便大致判断细菌种属。在极少量鳞状上皮细胞存在时，痰标本革兰染色的油镜下观察对诊断以下细菌引起的肺炎有较大帮助：形态典型的大量（≥10 个/油镜视野）葡萄球菌、肺炎球菌、脑膜炎奈瑟菌或革兰阴性杆菌。Rozon 等研究显示，高质量标本革兰染色诊断肺炎链球菌和流感嗜血杆菌的敏感性和特异性分别可达 57% 和 82%、97% 和 99%。对于标本可见一种细菌形态占优势的患者,95%接受经验药物治疗有效。如可见白细胞内吞噬细菌,该细菌为致病菌的可能性更大。肺泡灌洗液标本中,白细胞吞噬细菌的比例＞2%时,该细菌判断为致病菌的敏感性和特异性均＞90%。

2. 判读：涂片中微生物数量分级：整张涂片中仅2～3个细菌可忽略;计数涂片中20～40个视野下细胞和细菌数量,计算平均值;无细胞的视野不计算入内(表5-2)。

表5-2　涂片中细菌数量分级

细菌数(个)/油镜视野	评分
＜1	1+
1～5	2+
6～30	3+
＞30	4+

3. 说明

(1) 怀疑为肺部厌氧菌感染时,对咳痰做革兰染色和培养均无意义。

(2) 胸腔积液和脓胸样本进行此项检查可明确细菌的类型。

(3) 经支气管镜冲洗液(除BAL)和支气管抽吸物,因为口咽污染均不能避免,此项检查通常无意义。

(4) 咽拭子进行此项检查对于下呼吸道感染无诊断意义。如果怀疑为急性假膜性念珠菌病应直接涂片,根据有大量芽生孢子、假和(或)真菌丝的附加证据结合阳性培养和临床情况综合考虑。咽拭子进行此项检查还用于鉴定白喉棒状杆菌和奋森螺旋体。

二、中段尿

(一) 方法

无菌操作留取中段尿5～10 ml,

3 000转/分离心沉淀15分钟,取沉淀物涂片革兰染色。

(二) 判读

1. 革兰阳性菌呈紫色,革兰阴性菌呈粉红色或红色。革兰染色结果不确定是指涂片中有同样形态的革兰阴性和阳性菌,可能原因有：涂片厚薄不均、脱色不足、过度脱色、菌龄过大、胞壁破坏或细菌本身阴阳不定等。

2. 检出革兰阳性菌或革兰阴性菌即可报告。如检出革兰阴性双球菌,肾形位于细胞内或细胞外,报告"找到革兰阴性双球菌,形似淋病奈瑟菌";发现发亮的芽生孢子和假菌丝,报告"找到酵母样细菌"。

3. 对于未离心的尿标本,如检出细菌即表示尿液中细菌浓度＞10^5 cfu/ml。

4. 非侵入性标本中带有大量单一种类的细菌且有大量白细胞即提示感染。

三、脑脊液

(一) 涂片革兰染色

1. 方法

(1) 标本采集量＞1 ml,先用无菌吸管从试管底部吸取脑脊液接种培养基,将剩余脑脊液以3 000转/分离心沉淀15分钟(血性标本不离心),取沉淀物涂片革兰染色。

(2) 标本量＜1 ml而＞0.2 ml,摇匀后无菌直接取脑脊液涂片革兰染色。

2. 判读(油镜下)：脑脊液革兰染色结果的判读标准同尿标本。如果离心沉淀物涂片见少量微生物,应涂第二张再进行检测,以确认少量微生物是来自标本还是来自玻璃片和试管壁。

(二) 墨汁染色

1. 意义:墨汁染色直接检测脑脊液和其他体液标本中的新型隐球菌。

2. 方法:取 1 滴混匀的沉淀物或脑脊液于玻片,加入 1 滴印度墨汁混匀,盖上盖玻片在低倍镜下寻找有荚膜的菌细胞,找到后换高倍镜确认。

3. 判读:黑色背景下发现具有厚荚膜的圆形发亮菌体即为"墨汁染色阳性",需进一步作真菌培养。观察隐球菌的多糖荚膜,出现荚膜包裹的出芽,且比母细胞小,即可诊断。有报道称,60%～80%隐球菌感染病例作脑脊液涂片墨汁染色可发现带有荚膜的圆形隐球菌。

四、伤口分泌物

(一) 方法

将棉签采集的标本直接涂布在玻片上进行革兰染色。

(二) 判读标准

具体镜下形态判读参照尿标本革兰染色。

(三) 说明

皮肤上有很多正常细菌,例如凝固酶阴性葡萄球菌、微球菌、棒状杆菌属、丙酸杆菌属等,故伤口分泌物的标本涂片革兰染色应查看是否有白细胞吞噬细菌的现象,如没有则报告阴性,如果有则报告该细菌类型。

五、阳性血培养标本

(一) 方法

将阳性血培养瓶内的血采用一次性注射器或头皮钢针取一滴于无菌载玻片上进行革兰染色。

(二) 判读标准

具体镜下形态判读参照尿标本革兰染色。

(三) 说明

1. 阳性血培养标本的革兰染色结果需要紧急电话报告临床,但血培养涂片结果只是一个初步结果,仅供参考。

2. 血液为无菌体液标本,一般报告的涂片结果可以认为是感染的病原体,仅少数情况除外:① 革兰阳性球菌呈葡萄状的则可能是凝固酶阴性葡萄球菌,如同时送检几瓶血培养中仅 1 瓶阳性,则污染可能性大;如 2 瓶以上同时阳性而且形态一致,则认为是感染病原体。② 革兰阳性杆菌一般认为是污染,其余均认为是感染的病原体。

六、活检组织

(一) 意义

活检组织的湿片检查可快速反映重要信息,特别是有助于真菌感染的诊断。

(二) 方法

将活检组织与含有 10%甘油的 10%氢氧化锌混合于载玻片上,并盖上盖玻片,湿盒中放置 15～30 分钟。将载玻片轻轻地在火焰上过一下,或轻轻按压盖玻片使物质分散。然后把标本放在暗视野显微镜,或在放大 40 倍的相差显微镜下观察。

(三) 判读

观察组织内细菌的排列结构、细菌完整的形态和动力。有经验的实验室工作人员可轻易识别丝状真菌、皮炎芽生菌、粗球孢子菌和新生隐球菌等。有鞭毛可移动的细菌也将被检测出。

七、抗酸染色

(一) 方法

抗酸染色主要用于分枝杆菌的检查，此外奴卡菌和放线菌也呈弱抗酸性。涂片染色用苯胺染料如石碳酸复红；如果有荧光显微镜，也可用荧光染料如金胺O（加或不加罗丹明）。

(二) 判读

分枝杆菌呈红色，背景为蓝色。荧光方法检测比普通油镜更快，因为微生物明亮的橙黄色荧光在黑色背景下对比很强。抗酸染色结果报告参考美国胸科协会推荐的半定量方法（表5-3）。

表5-3 抗酸染色结果判定

视 野 所 见	评 分
300个视野未见分枝杆菌	阴性（－）
100个视野查见1～10个分枝杆菌	阳性（＋）
10个视野查见1～10个分枝杆菌	阳性（＋＋）
每个视野查见1～10个分枝杆菌	阳性（＋＋＋）
每个视野查见10～100个分枝杆菌	阳性（＋＋＋＋）

(三) 说明

当对标本进行低速离心浓缩后，涂片阳性和培养阳性之间相关性得到提高。

在任何情况下，要在显微镜下观察到结核分枝杆菌，浓缩痰中至少要含 10^4 cfu/ml 浓度的细菌。应当注意，即使经过治疗细菌培养变为阴性，痰涂片可仍保持阳性，尤其是患有严重晚期空洞型肺结核的患者和应用利福平治疗后的患者。非浓缩痰标本涂片的阴性结果不应用于临床或流行病学决策的制定。

八、吉姆萨染色

(一) 方法

吉姆萨染色的染色原理和结果与瑞特染色法基本相同，可将细胞核染成紫红色或蓝紫色，细胞质染成粉红色，该法对细胞核和寄生虫着色较好。主要用于细胞涂片染色。在微生物实验室，吉姆萨染色方法可用于耶氏肺孢子菌的初步诊断。

(二) 判读

耶氏肺孢子菌为真核微生物，主要有两种形态，即包囊与滋养体。包囊是重要的确诊依据，吉姆萨染色包囊壁不着色，可见清楚的轮廓，囊内小体的细胞核呈蓝色，胞质呈紫红色。在严重感染者肺内常有大量滋养体，而包囊较少。

第二节 常见标本细菌培养结果的判读

一、血培养标本

血液为无菌体液标本，一般报告的阳性培养结果可以认为是感染病原体，仅少数情况例外：一是检出凝固酶阴性葡萄球菌,如同时送检几瓶血培养中仅1瓶阳性,则污染可能性大;如2瓶以上同时阳性且菌种及药敏结果一致则认为是感染病原体;二是检出革兰阳性杆菌,一般认为是污染。如为血流感染,则血培养90%以上报阳时间短于24小时,如果报阳时间超过3日则须结合临床来综合判读。

二、血管导管标本

怀疑导管相关血流感染时,其中一种诊断方法是在送检外周血培养标本的同时送检前段5 cm的血管导管进行培养。如果报告的细菌在3种以上,则认为是污染;如果报告的细菌在2种以下,且每种菌落数<15 cfu/皿,则认为仅为细菌定植;如果报告的细菌在2种以下,且每种菌落数≥15 cfu/皿,则认为是导管有细菌定植,是否为导管相关血流感染应结合血培养结果判断,如果两者同时阳性且菌种一致,则认为是导管相关血流感染,相反则不能认为是导管相关血流感染。

三、咳痰标本

(一) 痰标本筛选

咳痰标本的判读非常困难,因为咳痰标本很容易受上呼吸道的污染。口腔中存在很多正常细菌及条件致病菌,例如草绿色链球菌、奈瑟菌属、念珠菌属、凝固酶阴性葡萄球菌、肠球菌属、革兰阴性杆菌等,因此咳痰标本应首先判断是否为气道深部的痰标本,外观是否脓性。涂片低倍镜下白细胞数:鳞状上皮细胞数≥2.5,则认为标本合格。如标本不合格,则培养结果一般不可信。咳痰培养一般建议半

定量培养。

(二) 培养结果有意义的情况

1. 如果咳痰标本合格,连续分离到同一种病原体,且半定量为3+以上,则认为是感染病原体。

2. 合格痰标本有少量细菌生长,但与涂片结果相一致。

(三) 培养结果无意义的情况

1. 痰培养均为正常细菌生长。

2. 多种细菌少量生长,均少于2+。

3. 培养阳性但涂片阴性(排除操作因素)。

四、雾化导痰标本

判断标准同咳痰标本。

五、人工气道吸痰

人工气道吸痰标本半定量培养结果为3+以上才被认为是感染病原菌,否则是污染菌。由于不同人群受其口腔或鼻腔污染的情况不同,病原学诊断分析时应注意。

六、灌洗液标本

半定量灌洗液培养的敏感性和特异性高,其判读与痰标本相近,仅在划界标准上灌洗液的要求更低。只要连续多次培养阳性或者一次培养结果细菌在3+以上,均可认为是感染病原体。

七、咽拭子

咽拭子主要采集的是口腔的标本。口腔中存在很多正常细菌及条件致病菌,例如草绿色链球菌、奈瑟菌属、念珠菌属、

凝固酶阴性葡萄球菌、肠球菌属、革兰阴性杆菌等，而实际能够导致上呼吸道感染的病原体只有化脓性链球菌及念珠菌。故仅在报告化脓性链球菌及念珠菌才具有临床意义，但这两者也须结合临床判断。

八、鼻拭子

鼻拭子标本常规不建议培养，仅在重症患者进行多重耐药菌主动筛查时作为MRSA的筛检，故仅报告是否检出MRSA。如检出，就认为该患者鼻腔有MRSA定植，而不是感染。

九、中段尿标本

中段尿标本如果采样合格，应是无菌体液标本，因此尿路感染的致病菌不可能超过2种。如果培养中发现有3种以上的病原体，则认为标本采集不合格；如培养发现2种以下病原体，阳性球菌$\geqslant$$10^4$ cfu/ml或阴性杆菌$\geqslant$$10^5$ cfu/ml，才认为是感染病原体。

十、导尿管尿液标本

判断标准同中段尿标本。

十一、耻骨上膀胱穿刺

该采集方法为侵入性操作，采集的标本应为无菌体液标本，故培养出病原体均为感染病原体，具有临床意义。

十二、粪便标本

肠道中有很多细菌存在，引起腹泻的常见病原体有沙门菌属、志贺菌属、弧菌属、弯曲菌属、小肠结肠耶尔森菌、致病性大肠埃希菌、念珠菌、轮状病毒、霍乱弧菌等。粪便中分离培养出致病性病原体可明确诊断。

十三、直肠拭子

直肠拭子标本常规不建议培养，仅在重症患者进行多重耐药菌主动筛查时作为ESBLs和VRE的筛检，故仅报告是否检出ESBLs或VRE。如检出，就认为该患者肠道有定植，而不是感染。

十四、伤口脓液标本

皮肤上有很多正常细菌，例如凝固酶阴性葡萄球菌、微球菌、棒状杆菌属、丙酸杆菌属等，故伤口脓液培养的结果最好结合涂片进行判读。如果涂片中可以看到白细胞吞噬的细菌，且与培养结果一致，才认为是感染病原体。

十五、活检标本

该采集方法为侵入性操作，采集的标本为无菌标本，故培养出病原体均为感染病原体，具有临床意义。

十六、引流液

引流液标本可能受外界污染，如果培养出病原体$\geqslant$3种，则认为是污染；如果$\leqslant$2种，则认为是感染的病原体。

十七、穿刺液

该采集方法为侵入性操作，采集的标本为无菌标本，故培养出病原体均为感染病原体，具有临床意义。

十八、胸腔积液和腹水

该采集方法为侵入性操作,采集的标本为无菌标本,故培养出病原体均为感染病原体,具有临床意义。

十九、脑脊液标本

该采集方法为侵入性操作,采集的标本为无菌标本,故培养出病原体均为感染病原体,具有临床意义。

二十、生殖道分泌物标本

该部位也有很多细菌定植,尤其是凝固酶阴性葡萄球菌和阴道加特纳菌等。该部位的标本仅报告支原体、衣原体和淋球菌,一旦检出即有临床意义。

第三节　常见标本真菌培养结果的判读

一、送检标本

中段尿、留置导尿等尿液标本;咽拭子、痰等呼吸道标本;伤口分泌物、引流液、胸腔积液、腹水、脑脊液等无菌体液标本;肺活检等组织标本。

二、接种平板

科玛嘉念珠菌显色平板,沙氏琼脂平板(SDA 平板)。

三、判读标准

1. 科玛嘉念珠菌显色平板:主要是鉴定念珠菌属。培养 48 小时后,查看平板上菌落生长状态,凭借颜色变化鉴定念珠菌类型:绿色——白念珠菌、粉红色——克柔念珠菌、紫色——光滑念珠菌、蓝色——热带念珠菌、白色——其他念珠菌属。同时报告菌落数量。

2. SDA 平板:主要用于培养丝状真菌,但不能鉴定,且一般培养时间须至少 3 周,如有菌落生长,则再需涂片等方式进行鉴定。

四、说明

1. 粪便标本不建议进行真菌培养。

2. 咳痰标本因为受口腔污染的可能性大,故如果菌落数少于 3＋,则认为是污染。

3. 肺组织、脑脊液等重要无菌体液标本,真菌培养建议显色平板和 SDA 平板同时接种,SDA 平板应接种 2 块,分别放置 35℃和 25℃进行培养 21 日。

4. 灌洗液、关节液等无菌体液标本建议放置 7 日后出报告。

第四节　常用生物标记物检验结果的判读

一、炎症标记物：C反应蛋白

（一）意义

C反应蛋白（CRP）是典型的急相蛋白，其血清或血浆浓度的增加是由炎性细胞因子如IL-6释放所致，检测结果可显示是否有炎症存在。但一些恶性肿瘤如霍奇金病和肾癌也可产生这些细胞因子，从而导致血浆CRP浓度的上升。

（二）判断标准

1. 成人和儿童：0.068～8.2 mg/L，中值0.58 mg/L。

2. 新生儿脐血：≤0.6 mg/L。

3. 出生后第4天至1个月的婴儿：≤1.6 mg/L。

4. 分娩母亲：≤47 mg/L。

（三）说明

血浆CRP浓度升高是以下情况重要标志：急性或慢性炎症伴有细菌感染（是产生CRP最有力的刺激）；自身免疫或免疫复合物病；组织坏死和恶性肿瘤。正常的CRP水平并不能排除轻度急性局部炎症或一些急性时相反应蛋白（acute phase reactants，APR）很低的慢性疾病（如SLE、进行性全身性硬化症、皮肌炎和溃疡性肠炎）的存在。

二、感染标记物：降钙素原

（一）意义

降钙素原（PCT）是无激素活性的降钙素前肽物质，在体外稳定性很好。健康人血浆PCT含量极低。PCT选择性地对全身性细菌感染、真菌感染及寄生虫感染有反应，而对无菌性炎症和病毒感染无反应或仅有轻度反应。

（二）判断标准

健康人的血浆PCT浓度＜0.05 ng/ml。老年人、慢性疾病患者以及不足10%的健康人血浆PCT浓度＞0.05 ng/ml，最高可达0.1 ng/ml，但一般不超过0.3 ng/ml。脓毒症患者PCT的诊断界值为＞0.5 ng/ml，严重脓毒症和脓毒性休克患者PCT浓度波动在5～500 ng/ml之间，极少数严重感染患者血浆PCT水平＞1 000 ng/ml。

（三）说明

全身性细菌、真菌和寄生虫感染时，PCT水平异常增高，增高的程度与感染的严重程度及预后相关。PCT水平在全身性细菌感染和脓毒症辅助鉴别诊断、预后判断、疗效观察等方面有很高的临床价值。PCT水平的监测，对于严重威胁生命的感染性疾病过程和跟踪治疗方案是很有价值的。PCT浓度的升高标志着炎症反应正在进行中；使用足够的抗生素、炎症灶清除术等治疗后 PCT 值下降，证明治疗方案正确、预后良好，反之则应改变治疗方案。

第五节 常见感染免疫学与分子生物学检验结果的判断

一、乙型肝炎病毒

（一）单项指标判断

1. 表面抗原（HBsAg）：乙型肝炎（简称乙肝）表面抗原是乙肝病毒的外膜抗原，是血清中最早出现的乙肝病毒标志物。阳性表示急性感染早期或慢性乙肝表面抗原携带者，有一定传染性。由乙肝导致的肝硬化、肝癌时呈阳性。

2. 表面抗体（抗- HBs）：是对乙肝病毒产生免疫力的标志，是一种保护性抗体。阳性表示既往感染过乙肝病毒，现已产生免疫力或接种乙肝疫苗后产生免疫效果。

3. e 抗原（HBeAg）：是乙肝病毒复制和具有传染性的标志，也是乙肝病毒急性感染的早期标志，它与乙肝病毒 DNA 复制呈正相关。若乙肝 e 抗原持续阳性提示乙肝病毒在体内持续复制，肝病易反复活动，预后差。阳性可出现于乙肝病毒感染所致各型乙肝中，应结合其他乙肝指标及临床进行综合评价。

4. e 抗体（抗- HBe）：是乙肝病毒感染的标志，在乙肝 e 抗原即将消失或消失后出现。它的存在是乙肝病毒感染进入后期，表示病毒复制减少和传染性减弱。阳性见于乙肝病毒感染后恢复期或乙肝病毒慢性感染者。建议结合其他乙肝指标及临床进行综合评价。

5. 核心抗体 IgM（抗 HBc - IgM）：是急性乙肝病毒感染的重要血清标志，也是乙肝病毒复制和具有传染性的标志，同时也是判断预后和转归的一个重要指标，阳性见于急性乙肝、慢性乙肝、肝硬化等。

（二）综合指标判断

1. 乙肝"大三阳"（第 1、3、5 项阳性）：表示乙肝病毒急性感染期或慢性感染急性发作，传染性强，处于高度病毒活动期。

2. 乙肝"小三阳"（第 1、4、5 项阳性）：表示乙肝病毒感染后恢复期或乙肝病毒慢性感染者，病毒活动减弱，传染性仅次于"大三阳"。

3. 第 1、3、4、5 项阳性：表示急性乙肝病毒感染，传染性很强。

4. 第 1、4 项阳性：表示乙肝病毒感染，易产生病毒变异，持续存在易导致肝硬化、肝癌，有一定的传染性。

5. 第 1、3 项阳性：表示乙肝病毒感染，高水平病毒复制，传染性强。

6. 第 1、5 项阳性：表示急性乙肝病毒感染早期或慢性乙肝表面抗原携带者，有一定传染性。

7. 第2、4、5项阳性：表示乙肝恢复期，以前感染过乙肝，已有免疫力，建议门诊定期复查。

8. 第2、5项阳性：表示曾感染过乙肝，已有免疫力，建议门诊定期检查。

9. 第5项阳性：表示乙肝隐性携带者或有乙肝既往感染史或处于急性感染的潜伏期，建议门诊定期复查。

二、丙型肝炎病毒

丙型肝炎（简称丙肝）病毒的监测方法有抗 HCV 和 HCV－RNA 两种。

（一）HCV

抗 HCV 就是 HCV 抗体，一般是体内存在 HCV 时由免疫系统产生，抗 HCV 并没有保护能力。出现抗 HCV 阳性一般有两种情况：① 曾经感染 HCV，现在已经痊愈；② 已经感染 HCV。因此，如果检查时出现抗 HCV 阳性，还需要检查 HCV－RNA。

（二）HCV－RNA

HCV－RNA 是 HCV 脱氧核糖核酸。在 HCV 急性感染期，在血浆或血清中的病毒基因组水平可达到 $10^5 \sim 10^7$ 拷贝/ml。在 HCV 慢性感染者中，HCV－RNA 水平在不同个体之间存在很大差异，变化范围在 $5 \times 10^4 \sim 5 \times 10^6$ 拷贝/ml 之间。但同一名患者的血液中 HCV－RNA 水平相对稳定。HCV 病毒载量的高低与疾病的严重程度和疾病的进展并无绝对相关性，但可作为抗病毒疗效评估的观察指标。在 HCV－RNA 检测中，应注意可能存在假阳性和假阴性结果。

（三）说明

抗 HCV 阳性且 HCV－RNA 阳性才能确诊患者合并感染 HCV。HCV－RNA 阴性说明 HCV 被清除，因此也可作为判断预后和疗效的指标。

三、人类免疫缺陷病毒

检测 HIV 感染者体液中病毒抗原和抗体的方法操作方便，易于普及应用，其中抗体检测尤为普遍。但 HIV P24 抗原和病毒基因的测定在 HIV 感染检测中的地位和重要性也日益受到重视。

（一）抗体检测

主要有酶联免疫吸附试验（ELISA）和免疫荧光试验（IFA）。ELISA 用去污剂裂解 HIV 或感染细胞液提取物作抗原；IFA 用感染细胞涂片作抗原进行抗体检测，如果发现阳性标本应重复一次。为防止假阳性，可做蛋白印迹法（Western blotting，WB）以进一步确证。HIV 抗体检测结果有两种可能：HIV 阳性或 HIV 阴性（表5－4）。

表5－4　HIV 结果的解释

HIV 阴性	说明从人体内检测不到 HIV 抗体，不能说明没有感染 HIV。在窗口期内，感染者的体内还没有产生 HIV 抗体，或还没有产生足量的 HIV 抗体，这时 HIV 检测是阴性结果，如果在窗口期之后检测的，可以排除感染 HIV 的可能
HIV 阳性	说明从人体内检测到了 HIV 抗体
检测结果不定因素	感染还处于窗口期：从 HIV 进入体内到检测这段时间还不够长，因此血清还没有形成典型的抗体反应
	艾滋病进展到终末期，抗体水平下降
	其他非病毒蛋白抗体的交叉反应：自身免疫性疾病、某些恶性疾病、怀孕、输血或器官移植等情况下，身体可以产生一些抗体，其反应与 HIV P24 核心蛋白抗体引起的反应很相似

(二) 抗原检测

在 HIV 感染早期尚未出现抗体时,血中就有该抗原存在,可用 ELISA 检测 P24 抗原。由于 P24 量太少,阳性率通常较低。现有用解离免疫复合物法或浓缩 P24 抗原来提高敏感性。

(三) 核酸检测

用 PCR 法检测 HIV 基因具有快速、高效、敏感和特异等优点,目前该法已被应用于 HIV 感染早期诊断及艾滋病的研究中。

四、巨细胞病毒

(一) 方法

巨细胞病毒(CMV)是一种宿主范围及细胞范围均狭窄且种属特异性高的病毒,通常只感染人,称 HCMV。抗巨细胞病毒抗体(CMV-AB)主要用于诊断巨细胞病毒急性感染,一般感染后 1 周血清中出现CMV-IgM,可持续半年。

(二) 说明

抗体分 IgM 型和 IgG 型。前者表示新近感染,后者提示既往感染。最好查血液和尿液 CMV-DNA,如阳性则需要抗病毒治疗。CMV 可存在于唾液、尿、乳汁、泪液、粪便、阴道或宫颈分泌物、血液、精液中,通常呈隐性感染,只有少数感染出现传染性单核细胞增多症。

1. 孕妇诊断:大多数孕妇原发感染 CMV,IgM 阳性而 IgG 阴性,或者 IgM 阳性和(或)IgG 由阴转阳,或相隔 3 周效价明显升高,提示原发感染。大多数妇女妊娠前已感染了 CMV,血清 CMV-IgG 阳性,如果孕期潜伏于体内的 CMV 被激活或再感染外源性 CMV 时,仍可使胎儿经胎盘感染,此时 IgM 阳性。因此孕妇应同时测 CMV-IgM 和 IgG 抗体,以判断原发感染和再发感染。

2. 新生儿诊断:在新生儿巨细胞病毒感染的诊断中,血清学检查敏感性和特异性都较病毒检测差。新生儿 CMV-IgG 经胎盘来自母亲,IgM 抗体不能通过胎盘,因此新生儿出生后 2～3 周内 CMV-IgM 抗体阳性则表示有新生儿巨细胞病毒感染,但也会有假阳性和假阴性。约 27% 的感染儿不能产生 IgM,IgM 抗体阴性不能排除 HCMV 感染的可能。

五、柯萨奇病毒

(一) 病毒分离

病毒分离是确诊的主要方法,具有节省、快速和准确的优点,而避免了血清学方法所遇到的血清型繁多的困难。

1. 标本采集部位:从粪便中分离病毒的阳性率最高,起病后 10 日内仍可阳性;在起病前 36 小时及发热期间可从血中分离出病毒;呼吸道感染者可从咽拭或含漱液中分离病毒;脑脊液中分离病毒阳性率较低,但确诊意义较大。其他标本包括胸腔积液、心包积液、尿液、肌肉活检组织和尸检神经组织均可送检。粪便标本可保存于 4℃ 多日,其他标本需保存于 −7℃ 以下。

从粪便及呼吸道中分离出病毒仅具有参考意义,因其可能是合并感染,而从血液、脑脊液和心包积液中分离出病毒则具有确诊意义,所以应尽可能从多个来源采集标本,以增加结果的可靠性。

2.培养方法：柯萨奇A组病毒除A9和A16血清型可用细胞培养分离病毒外,其余血清型均需通过各种途径(皮下、腹腔内、脑内等)接种乳小鼠来分离病毒。先观察病理变化,然后用特异性抗血清做中和试验加以证实。最近采用RD细胞(人横纹肌肉瘤细胞)株可分离培养出除柯萨奇A1、A19、A22型病毒以外的其他A组病毒。

分离柯萨奇B组病毒以组织培养为首选,常用细胞株有猴肾、人胚肾和Hela细胞,采用非洲绿猴肾(BGM)细胞株和RD细胞株效果更佳。2～5日后先观察细胞病变作初步诊断,然后用特异性抗血清作中和试验加以鉴定,全过程需1～3周,但作为临床确诊可不必等待血清型的鉴定结果。

(二)血清学检查

血清学检查由于血清型繁多,仅在下列情况下才适用：① 已分离出病毒,作为确定血清型时；② 已发现特征性临床表现如流行性胸痛,明显指示采用某些特定抗原(如B组病毒)来检测抗体时；或手足口病(通常由柯萨奇A16型病毒所引起)；③ 正在发生由单一血清型病毒引起的流行时；④ 用于某一特定血清型的血清流行病学调查时。

恢复期血清出现抗体,或双份血清抗体效价增高4倍以上,也可诊断。

六、艾柯病毒

艾柯病毒全称为肠性细胞致病性人类孤独型病毒(enteric cytopathogenice human orphans virus, ECHO virus)。只对人类有感染性,多发于夏、秋季,绝大多数是隐性感染。该病毒有30多个型,各型致病力和致病类型不同。

(一)病毒学检测

1.病毒分离：从患儿的分泌物、排泄物、血液及体液(如脑脊液)中分离出肠道病毒则具确诊价值。如无临床表现仅从大便中分离出病毒,不能肯定为肠道病毒感染。

2.病毒RNA检测：近年有报道采用PCR技术检测患者血液、脑脊液、心肌中的肠道病毒RNA具有快速敏感的优点,但应注意假阳性的可能性。

(二)血清学检查

因IgM抗体不能透过胎盘,故血清中特异性IgM抗体升高提示新生儿近期有肠道病毒感染。母婴特异性IgM抗体均阳性,提示新生儿为垂直传播感染。

七、EV71病毒

EV71病毒引起的手足口病目前的诊断方式主要是特异性EV71核酸阳性或分离到EV71病毒,目前较常用的仍为病毒培养分离及RT-PCR检测等。

(一)病毒培养分离

分离方法有细胞接种和乳鼠接种。EV71常用接种细胞系有猴肾细胞系(LLC-MK2)、人肺细胞系(MRC-5)、人横纹肌肉瘤系(RD)、非洲绿猴肾细胞系(Vero)和人肺癌细胞系(A549)。用EV组合血清和EV71型标准血清对分离病毒株进行鉴定。

(二)逆转录聚合酶链反应(reverse transcriptase PCR, RT-PCR)

RT-PCR技术已成为EV71快速诊断的重要手段。

八、诺如病毒

(一) 方法

诺如病毒抗原快速检测试剂卡(免疫层析法)为快速、多步法侧流免疫层析检测,应用了抗诺如病毒抗原的单克隆抗体。

(二) 判断

诺如病毒抗原快速检测试剂卡(免疫层析法)用于检测基因1型和基因2型的诺如病毒,如果病毒量高于试剂的检测限,则此法可以检测该种病毒是否在粪便样本中出现。粪便样本是否取样于胃肠炎患者的症状表现期,对结果的影响是非常重要的。

(三) 说明

1. 检测中出现蓝色条带的颜色强度,不能反映临床症状的严重程度,只能提示粪便样本中的病毒抗原量。条带的蓝色可以从很浅的颜色变为很深的颜色。

2. 阳性结果不能排除存在其他病原体感染。

3. 在样本中可能同时存在两种以上的病原体,需要进行鉴别检测以确诊。

4. 双重或多重感染的症状会比一种感染引起的症状严重。

5. 阴性结果不能排除诺如病毒的存在或诺如病毒是引发胃肠炎的原因,此种情况可因以下原因发生:间歇性病毒排出或者粪便样本中病毒含量过低,样本采集时间不当,运输或储存条件不适合。如果高度怀疑病原体感染,应再重新留便复查。

九、肺炎链球菌尿抗原

(一) 方法

肺炎链球菌是隐匿性菌血症、细菌性肺炎和脑膜炎最常见的致病菌。采用快速抗原检测技术准确检测感染患儿尿中的肺炎链球菌抗原,有助于临床医生对高危患儿的诊断与治疗。

(二) 说明

对于明确的侵袭性肺炎链球菌感染(菌血症和大叶性肺炎),该技术有较高的敏感性,对于无感染、无发热的患儿具有较高的特异性。

十、军团菌尿抗原

军团菌抗原检测对于血清学Ⅰ型嗜肺军团菌有非常好的特异性,但敏感性低,因此,该检测更适于辅助诊断,而不适于排除诊断。对于临床疑诊军团菌病,特别是地方性军团菌病及重症肺炎的患者,如在尿抗原检测阴性后停用抗军团菌抗生素可能导致治疗错误。在特定的临床情况下,尿抗原检测阳性可以帮助诊断军团菌病,但阴性结果不能排除诊断。与其他方法相比,放射免疫法似乎敏感性相对较低,而乳胶凝集法特异性相对较差。

十一、结核分枝杆菌T－SPOT

(一) 方法

T－SPOT是指T细胞酶联免疫斑点法,可检测结核杆菌特异的效应T淋巴细胞,用于结核杆菌感染的检测和结核病的辅助诊断。

(二) 判断标准

根据抗原A或(和)抗原B孔的反应判断结果:当无反应性对照孔点数为0～5,有反应性样本应为"抗原A或抗原B斑点数"减去"无反应性对照孔斑点数"≥

6;当无反应性对照孔斑点数≥6,有反应性样本应为"抗原 A 或抗原 B 斑点数"≥2 倍"无反应性对照孔斑点数"。

(三) 说明

T‐SPOT 对肺外结核病患者有很高的检出率,可作为肺外结核快速诊断的有效辅助方法之一。

十二、梅毒螺旋体抗体

(一) 阴性

梅毒螺旋体抗体检测阴性表示未感染梅毒螺旋体,但也可能存在以下情况。

1. 梅毒螺旋体感染的窗口期(2~4 周)。

2. RPR/VDRL 检测阴性可以在二期梅毒、潜伏期出现,在神经梅毒早期如果使用未稀释的样本检测也可能出现假阴性的结果。

3. 晚期梅毒由于心磷脂抗体逐渐减少,也可能出现假阴性的结果。

4. 在二期梅毒中,偶有报道出现一过性的血清学阴性结果。

(二) 阳性

梅毒螺旋体抗体检测阳性表示梅毒螺旋体抗体阳性,但也可能存在生物学假阳性。生物学假阳性反应,指存在抗心磷脂抗体,但抗心磷脂抗体并非由梅毒螺旋体引起。而 FTA‐ABS 检测在自身免疫病患者中更容易出现假阳性结果。这种情况通常出现在使用 RPR/VDRL 检测中。生物学假阳性反应分为急性反应(持续时间<6 个月)和慢性反应(持续时间>6 个月)。急性生物学假阳性反应可见于孕期妇女、近期进行过免疫接种、近

期发生过心肌梗死以及发热性感染性疾病。慢性生物学假阳性反应可见于静脉药物依赖者、自身免疫病、麻风、慢性肝病(慢性乙型肝炎、慢性丙型肝炎等)以及老年人。

如果缺乏梅毒的感染史或梅毒螺旋体 IgM 阳性的结果,在单个密螺旋体抗体血清学试验(其他试验均为阴性)中出现的持续或者暂时的阳性结果可认为是假阳性结果。

十三、艰难梭菌毒素测定

(一) 方法

所有艰难梭菌菌株皆表达抗原谷氨酸脱氢酶,但是艰难梭菌分为产毒菌株和不产毒菌株两种。仅产毒菌株分泌毒素 A 和毒素 B。毒素 A 和毒素 B 都可以导致艰难梭菌相关疾病的发生。艰难梭菌可以通过在厌氧条件下培养而被检测,这种方法具有很高的灵敏度,但是也很耗费时间,需要超过 3 日的时间。另外,这种方法不能区分产毒菌株和非产毒菌株。利用酶免疫测定(EIA)对细菌培养分离株进行进一步测试,主要是鉴定艰难梭菌菌株是否产毒。艰难梭菌的检测主要通过对疑似病例的粪便中毒素的检测完成。直接粪便毒素测定包括细胞毒素测定(CTA)和酶免疫测定。

(二) 说明

CTA 中毒素 B 的检测被认为是艰难梭菌检测的金标准。CTA 涉及将培养的细胞暴露到有或者没有抗毒素存在的排泄抽提物中。如果排泄物样本是艰难梭菌阳性,则对没有经过抗毒处理的培养细

胞有毒害作用。

艰难梭菌毒素测定可以最大限度地缩短检测时间,仅需 10 分钟左右,可以用来作为鉴定艰难梭菌阳性个体的初步筛选方法,可以减少艰难梭菌感染检测的延误,但是存在敏感性低和阳性预测值低等缺点。也可以通过分子生物学方法进行检测。有公司推出的快速分子检测整个过程仅需 30 分钟,与培养相比灵敏度为 93.5%,精确度为 94.0%。

十四、血清隐球菌抗原乳胶试验

血或脑脊液隐球菌荚膜多糖抗原检测确诊的敏感性和特异性均高。抗原滴度与疾病转归呈正相关,可指导治疗与判断预后。方法包括乳胶凝集试验、酶联免疫吸附试验、单克隆抗体法。

血清隐球菌抗原乳胶试验是以高效价的抗隐球菌荚膜多糖抗体吸附于标准大小的乳胶上,检测血清或脑脊液标本中的隐球菌荚膜多糖抗原。国外研究其灵敏度和特异度为 93%～100%,国内报道其灵敏度和特异度均为 100%。乳胶凝集试验阳性标准为>1∶80。

十五、G 实验

(一) 方法

$1,3-\beta-D$ 葡聚糖(BDG)广泛存在于接合菌、隐球菌以外的真菌细胞壁中,占真菌细胞壁成分的 50% 以上,具有较高的特异性。适用于除隐球菌和接合菌(包括毛霉、根霉等)外的所有深部真菌感染的早期诊断,敏感性和特异性高,尤其

是念珠菌和曲霉,但不能确定菌种。

(二) 判断标准

国内血清 G 试验采用 GKT-5M Set 动态真菌检测试剂盒,检测结果由 MB-80 微生物动态检测系统自动计算待测血清中 BDG 的含量。正常值< 20 pg/ml。

(三) 说明

1. 作为侵袭性真菌感染(invasive fungal infection,IFI)患者疗效评价指标,动态随访疾病变化。BDG 水平高低能提示疾病发展和预后。

2. BDG 水平在确诊 IFI 患者的血清中持续升高,随着药物的使用,对药物敏感者可出现 BG 水平下降及转阴,而治疗无效人群 BG 值无明显改变。

3. 不同 BG 值反映不同真菌感染。研究表明不同真菌 BG 水平不同。如念珠菌感染者血清平均 BG 值为755 pg/ml,曲霉感染者平均值为1 103 pg/ml,镰刀霉感染者为1 652 pg/ml。可对真菌培养阳性患者进行检测以区分定植和感染。

4. 对于肺孢子菌肺炎感染诊断具有一定参考价值。与 GM 试验联合使用,可提高对曲霉感染的诊断。

(四) 假阳性和假阴性可能

1. 假阳性可能:中空纤维滤膜洗涤液、肾透析仪(人工肾、血液透析仪)洗涤液;纱布棉球等实验室污染;抗肿瘤药物中蘑菇聚糖、K 多聚糖等成分含有 BDG 类似物;化疗或放疗引起的黏膜炎症使食物中的 BDG 通过受损胃肠道黏膜进入血液;以真菌作为原料制成的抗生素;某些细菌感染患者,如链球菌血症;静脉输注免疫

球蛋白、白蛋白、凝血因子或血液制品。

2. 假阴性可能：隐球菌和接合菌属。

3. 建议：可与 GM 试验联合提高阳性率，2 次或 2 次以上阳性可降低假阳性率，高危患者建议每周检测 1～2 次，作为高危人群动态监测。

十六、GM 实验

(一) 方法

GM 试验是采用酶联免疫吸附法检测血清标本中的曲霉半乳甘露聚糖抗原。曲霉特有的细胞壁多糖成分是半乳糖残基，菌丝生长时，半乳甘露聚糖从薄弱的菌丝顶端释放，是最早释放的抗原。GM 试验能够作为 IA（侵袭性曲霉）感染的早期依据，是目前国际公认的 IA 诊断方法。

(二) 判断标准

连续两次检测 $I \geqslant 0.5$，考虑阳性。

(三) 说明

1. GM 释放量与菌量成正比，可以反映感染程度。连续检测 GM 可作为治疗疗效的监测。

2. GM 试验只针对曲霉感染，对其他真菌检测无效。

3. 对于初次诊断患者，建议进行 G 试验和 GM 试验联合检测，提高诊断的敏感性和特异性。

4. 对于高风险患者建议每周两次检测 GM 试验，动态监测，监控病情和评估疗效。

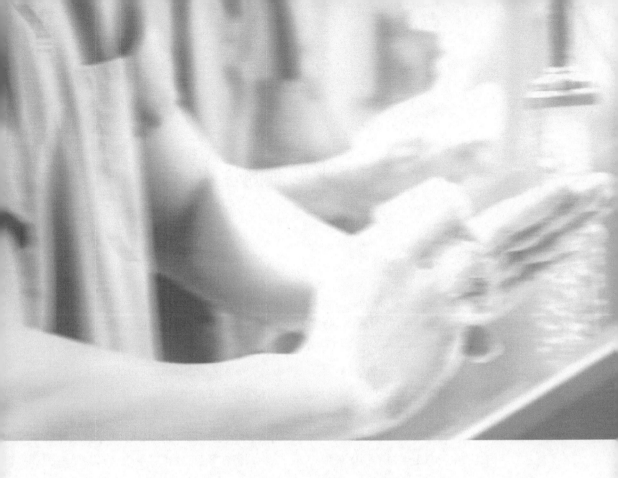

第六章

医院感染病原体重要来源与防控原则

第一节　常见血源性病原体

一、人类免疫缺陷病毒

(一) 病原学

1. 人类免疫缺陷病毒（human immunodeficiency virus），即 HIV，1983 年在法国首先分离获得，是一种单链 RNA 病毒，属于逆转录病毒科、慢病毒属，是获得性免疫缺陷综合征（acquired immune deficiency syndrome，AIDS，简称艾滋病）的病原体。

2. HIV 在干燥无生命的物体表面可存活 7 日以上，体液会显著延长 HIV 的生存时间。该病毒为亲脂病毒，是对消毒因子最敏感的微生物之一。

(二) 流行病学

1. 流行现状

(1) WHO 报道，2011 年底全球存活的 HIV 感染者和患者共 3 400 万人；2011 年新发感染 250 万人，艾滋病相关死亡 170 万人。

(2) 我国 CDC 报道，截至 2012 年 10 月底，我国累计报道 HIV 感染者和患者 49.2 万例，存活的感染者和患者有 38.3 万例；2011 年相关死亡 9 224 人。

(3) 医务人员 HIV 感染情况：见第十三章第一节。

2. 传染源：HIV 感染者和艾滋病患者是传染源。患者的传染性最强，无症状病毒携带者在流行病学上意义更大。各种物质的传染性如下：

(1) 血液、生殖道分泌物（精液、阴道分泌物）、含有血液的组织、含有肉眼可见血液的各种体液，均具有传染性。

(2) 未被血液污染的脑脊液、滑液（含关节腔、胸膜腔、心包腔内的滑液）、羊水其传染性尚不确定，需进一步评估。

(3) 未被血液污染的唾液、泪液、汗液、尿液、乳汁、呕吐物、粪便不具有传染性。但在牙科，唾液接触也被认为是一种暴露，哺乳被认为是 HIV 母婴传播的一种途径。

3. 传播途径：目前公认的传播途径有 3 种，即性传播、血液传播及母婴传播。医院内最主要的传播途径是血液传播，常见的传播方式有破损的皮肤和黏膜接触，如针刺伤、破损的皮肤或黏膜（眼、口、鼻等）接触具有传染性的体液或物品、输血和使用血液制品、器官移植和人工受精等。

4. 易感人群：人群普遍易感。

(三) 临床表现

HIV 感染直至发病，潜伏期仍不清楚，一般为 2～15 年，平均 8～18 年。临床初始表现为无症状 HIV 携带者，继之发展为持续性全身淋巴结肿大综合征和艾滋病相关综合征，出现发热、倦怠、盗汗、消瘦、恶心、呕吐、腹泻、全身淋巴结肿大、鹅口疮、口唇疱疹及带状疱疹等,最后并发各种机会性感染和恶性肿瘤。

从感染到急性发作,一般为6日至6周,潜伏期与传播方式有关,血行传播较性传播潜伏期短。急性感染者出现各种初期症状的比例见表6-1。

表6-1　HIV感染者出现初期症状的比例

症　状	比例	症　状	比例
发热	80%	嗜睡和全身不适	70%
肌肉痛和关节痛	50%~70%	淋巴结肿大	40%~70%
盗汗	50%	胃肠炎	50%~70%
腹泻	30%	口腔溃疡	10%~30%
神经性头痛	40%~70%	皮疹	40%~80%
生殖器溃疡	5%~15%	血小板减少	45%
白细胞减少	40%	转氨酶上升	20%

(四)病原学检查

1. HIV抗体检测程序

(1)初筛:使用HIV1/2混合型抗体检测试剂,通常使用ELISA法。

(2)确认:常用免疫印迹法。

2. 结果判断:初筛呈阴性反应,则作HIV抗体阴性报告;初筛呈阳性反应,应反复检测,复检用两种不同原理的初筛检测试剂复测,如均阴性则作阴性报告,如均呈阳性或有一份阳性,则进行确认。确认试验如呈阳性,则作阳性报告;如呈阴性,则作阴性报告;若可疑,则随访2次,每3个月检测1次,按以上程序确认

结果。

3. 病毒学检测:从患者淋巴细胞、血液、精液及其他体液均可分离病毒,阳性率较高,但周期较长,一般只用于实验室检查。血清学检测,可检测病毒gp120抗体及P24抗原,灵敏度及特异性均较高。病毒核酸检测,如PCR和RT-PCR可分别检测HIV-DNA、RNA,敏感度高,但操作须防污染。

(五)防控原则

1. 严格遵循标准预防的原则。具体内容见"第一章第四节标准预防"。

2. 对因应急用血而临时采集的血液进行HIV检测,对临床用血HIV检测结果进行核查;对未经HIV检测、核查或者HIV检测阳性的血液,不得采集或者使用。

3. 采集或者使用人体组织、器官、细胞、骨髓等的,应当进行HIV检测;未经HIV检测或者HIV检测阳性的,不得采集或者使用。但用于HIV防治科研、教学的除外。

4. 对确诊的HIV感染者和AIDS,应将其感染或者发病的事实告知本人;本人为无行为能力人或者限制行为能力人的,应当告知其监护人。

5. 采取有效措施降低母婴传播风险,包括:① 抗病毒治疗。② 剖宫产。③ 在替代喂养可接受、可行、可负担、可持续和安全的情况下,应避免母乳喂养。如果替代喂养不能实现,建议在婴儿6个月后停止母乳喂养。详细措施可参考卫生部发布的预防HIV母婴传播技术指导方案。

6. 暴露后应急处理程序:见第十三章第一节。

7. 暴露后预防措施:见第十三章第一节。

二、乙型肝炎病毒

(一) 病原学

1. 乙型肝炎病毒(hepatitis B virus),即 HBV,1963 年在澳大利亚首先发现,属嗜肝 DNA 病毒科,基因组长约 3.2 kb,为部分双链环状 DNA,是乙型肝炎的病原体。

2. HBV 在干燥无生命的物体表面可存活 7 日以上,能耐受 60℃ 4 小时,100℃ 10 分钟。该病毒为亲脂病毒,是对消毒因子最敏感的微生物之一。

(二) 流行病学

1. 流行特征

(1) WHO 报道,全球约有 20 亿人已感染 HBV,其中 3.5 亿以上患有慢性感染,每年有 50 万~70 万死于 HBV 感染。

(2) 我国是乙型肝炎高发区之一。1992~1995 年第二次全国流行病学调查,我国人群 HBsAg 阳性率为 9.75%。我国 CDC 报道,我国目前约 1 000 万例感染 HBV,2011 年新发病例 109.3 万例,比2010 年增长了 2.6%。

(3) 全球每年因不安全注射导致的 HBV 感染新发病例为 2 100 万例。

(4) 慢性感染者可能会发展为肝硬化和原发性肝癌,HBV 感染时的年龄是慢性化的主要因素。约 90% 的出生时受HBV 感染婴儿、30% 的幼儿时期受感染儿童和 6% 的 5 岁以上受感染儿童将会

转成慢性 HBV 感染。无论感染有无症状,都存在着转成慢性感染的可能性。慢性感染者因与 HBV 有关的肝硬化和肝癌过早死亡的风险为 15%~25%。

(5) 医务人员 HBV 感染情况(见第十三章第一节)。

2. 传染源:急性和慢性感染者及 HBV 携带者是传染源。各种体液的传染性同 HIV。

3. 传播途径:同 HIV。其中以母婴传播最为多见。据报道,我国 HBV 携带者 30%~50% 是母婴传播形成的。不安全输血传播风险最大,高达约 70%,风险大小取决于输入的血液量和病毒浓度。医院内最主要的传播途径是血液传播,常见的传播方式同 HIV。

4. 易感人群:凡未感染过 HBV 也未进行过 HBV 免疫者对 HBV 均易感。

(三) 临床表现

HBV 可引起隐性感染和显性感染,显性感染中各种临床类型的肝炎(急性、慢性、重型、淤胆型、肝炎后肝硬变)均可发生。围生期感染多形成慢性 HBV 携带者,至长大时可由急性发作而形成慢性肝炎。成人初次感染常引起急性肝炎而顺利痊愈。

(四) 病原学检查

目前我国医疗机构检测最多的是 HBV 感染血清标志物检测,包括 5 项指标,即乙型肝炎表面抗原(HBsAg)、乙型肝炎表面抗体(抗- HBs 或 HBsAb)、乙型肝炎 e 抗原(HBeAg)、乙型肝炎 e 抗体(抗- HBe 或 HBeAb)、乙型肝炎核心抗体(抗- HBc 或 HBcAb),俗称"两对半"。常

见乙型肝炎"两对半"检测结果分析及临　　　床意义见表 6-2、6-3。

表 6-2　常见乙型肝炎"两对半"检测结果分析

序号	HBsAg	抗-HBs	HBeAg	抗-HBe	抗-HBc	说　明
1	+	−	+	−	+	俗称乙型肝炎"大三阳",说明患者是慢性乙型肝炎,传染性强
2	+	−	−	+	+	俗称乙型肝炎"小三阳",乙型肝炎已趋向恢复,属于慢性携带者,传染性弱。长时间持续这种状态有可能转变为肝癌
3	+	−	−	−	+	急性感染早期或者慢性 HBV 携带者,传染性弱
4	+	−	−	+	−	慢性 HBV 携带者,易转阴或者是急性感染趋向恢复
5	+	−	+	−	−	早期乙型肝炎感染或者慢性 HBV 携带者,类似乙型肝炎"大三阳"传染性强
6	+	−	−	−	+	急性乙型肝炎感染阶段或者是慢性 HBV 携带者,传染性弱些
7	+	+	+	−	+	不同亚型 HBV 再感染
8	−	−	−	+	+	急性乙型肝炎恢复期,以前感染过乙型肝炎
9	−	−	−	+	+	既往有乙型肝炎感染,属于急性感染恢复期,但有少数人仍有传染性
10	−	−	−	−	+	过去有乙型肝炎感染或现在正处于急性感染
11	−	+	−	+	+	既往感染过乙型肝炎,现在仍有免疫力,属于不典型恢复期,也可能为急性乙型肝炎感染期
12	−	+	−	−	+	既往接种过乙型肝炎疫苗或感染过乙型肝炎

表 6-3　常见乙型肝炎"两对半"检测结果临床意义

序号	HBsAg	HBsAb	HBeAg	HBeAb	HBcAb	简　明	临　床　意　义
1	−	+	−	−	−	乙型肝炎"两对半"2 阳	① 注射过乙型肝炎疫苗有免疫;② 既往感染;③ 假阳性
2	−	+	−	+	+	乙型肝炎"两对半"245 阳	急性 HBV 感染后康复
3	+	−	−	−	+	乙型肝炎"两对半"15 阳	① 急性 HBV 感染;② 慢性 HBsAg 携带者;③ 传染性弱
4	−	+	−	−	+	乙型肝炎"两对半"25 阳	既往感染过 HBV,现病毒已基本清除,身体在康复
5	+	−	−	+	+	乙型肝炎"两对半"145 阳	① 急性 HBV 感染趋向恢复;② 慢性 HBsAg 携带者;③ 传染性弱。即俗称的"小三阳"
6	+	−	+	−	+	乙型肝炎"两对半"135 阳	急性或慢性 HBV 感染。提示 HBV 复制,传染强。即俗称的"大三阳"
7	−	−	−	−	−	乙型肝炎"两对半"全阴	过去和现在未感染过 HBV

（续表）

序号	HBsAg	HBsAb	HBeAg	HBeAb	HBcAb	简　明	临　床　意　义
8	－	－			＋	乙型肝炎"两对半"5 阳	① 既往感染未能测出抗-HBs；② 恢复期 HBsAg 已消，抗-HBs 尚未出现；③ 无症状 HBsAg 携带者
9	－	－	－	＋	＋	乙型肝炎"两对半"45 阳	① 既往感染过 HBV；② 急性 HBV 感染恢复期；③ 少数标本仍有传染性
10	＋	－	－	－	－	乙型肝炎"两对半"1 阳	① 急性 HBV 感染早期，急性 HBV 感染潜伏期；② 慢性 HBV 携带者，传染性弱
11	＋	－	－	＋	－	乙型肝炎"两对半"14 阳	① 慢性 HBsAg 携带者易转阴；② 急性 HBV 感染趋向恢复
12	＋	－	＋	－	－	乙型肝炎"两对半"13 阳	① 急性 HBV 感染早期；② 慢性携带者，传染性强
13	＋	－	＋	＋	＋	乙型肝炎"两对半"1345 阳	① 急性 HBV 感染趋向恢复；② 慢性携带者
14	＋	＋	－	－	－	乙型肝炎"两对半"12 阳	① 亚临床型 HBV 感染早期；② 不同亚型 HBV 二次感染
15	＋	＋	－	－	＋	乙型肝炎"两对半"125 阳	① 亚临床型 HBV 感染早期；② 不同亚型 HBV 二次感染
16	＋	＋	－	＋	－	乙型肝炎"两对半"124 阳	亚临床型或非典型性感染
17	＋	＋	－	＋	＋	乙型肝炎"两对半"1245 阳	亚临床型或非典型性感染
18	＋	＋	＋	－	＋	乙型肝炎"两对半"1235 阳	亚临床型或非典型性感染早期。HBsAg 免疫复合物，新的不同亚型感染
19	－	－	＋	－	－	乙型肝炎"两对半"3 阳	① 非典型性急性感染；② 见于抗-HBc 出现之前的感染早期

（五）防控原则

1. 疫苗接种：见第一章第十节。

2. 严格遵循标准预防的原则。具体内容见"第一章第四节标准预防"。

3. 对因应急用血而临时采集的血液进行 HBV 检测，对临床用血 HBV 检测结果进行核查；对未经 HBV 检测、核查或者 HBV 检测阳性的血液，不得采集或者使用。

4. 采集或者使用人体组织、器官、细胞、骨髓等的，应当进行 HBV 检测；未经 HBV 检测或者 HBV 检测阳性的，不得采集或者使用。但用于 HBV 防治科研、教学的除外。

5. 采取有效措施降低母婴传播风险，包括：① 抗病毒治疗；② 剖宫产；③ 只有在替代喂养可接受、可行、可负担、可持续和安全的情况下，才避免母乳喂养。如果替代喂养不能实现，建议在婴儿 6 个月后停止母乳喂养。详细措施可参考卫生部发布的预防 HBV 母婴传播技术指导方案。

6. 暴露后应急处理程序：见第十三章第一节。

7. 暴露后预防措施：见第十三章第一节。

三、丙型肝炎病毒

(一) 病原学

1. 丙型肝炎病毒(hepatitis C virus)，即 HCV，是一种单链 RNA 病毒，属于黄病毒科，是丙型肝炎的病原体。

2. HCV 的稳定性较好，抵抗力较强，能耐受 60℃ 10 小时，100℃ 5 分钟。但需要注意的是其灭活与标本状态有关：对液态血清 56℃ 10 小时即可灭活，但对冻干血清 60℃ 20 小时仍不能灭活。该病毒为亲脂病毒，是对消毒因子最敏感的微生物之一。

(二) 流行病学

1. 流行现状

(1) WHO 报道，全球有 1.3 亿～1.7 亿慢性 HCV 感染者，每年约 35 万因为丙型肝炎相关肝脏疾病死亡。

(2) 我国 CDC 报道，我国目前约 1 000 万人感染 HCV，2011 年新发病例超过 17 万例，比 2010 年增长了 13.1％，是乙型肝炎的 5 倍。

(3) 全球每年因不安全注射导致的 HCV 感染新发病例为 200 万例。

(4) 50％～80％HCV 感染者将进展为慢性状态，其中 20％～30％将发展为肝硬化或肝癌，是终末期肝病的最主要原因之一。

(5) 丙肝具有高隐匿、高漏诊、高慢性化的特点，与之相对的是，中国公众对丙型肝炎的认知率低、就诊率低、治疗率低。隐匿性传染源的广泛存在使 HCV 的院内传播成为 HCV 传播的途径之一。

(6) 医务人员 HCV 感染情况：见第十三章第一节。

2. 传染源：丙型肝炎患者和 HCV 携带者是传染源。

3. 传播途径：同 HIV。其中以输血传播最多、风险最大，通过输入不安全血液传播的可能性高达约 92％，这取决于输入的血液量和病毒浓度。大多数免疫功能正常者，其血中 HCV 滴度很低，故不易引起性传播，而免疫功能低下者(包括 AIDS)其血中 HCV 滴度较高，故较易引起性传播。感染 HCV 的孕妇有 5％～10％的可能在怀孕、分娩时将 HCV 传染给新生儿。医院内最主要的传播途径是血液传播，常见的传播方式同 HIV。

4. 易感人群：凡未感染过 HCV 者均易感。已感染者仍可感染其他亚型和变异株。

(三) 病原学检查

1. 检测方法

(1) 初筛：使用第 3 或第 4 代酶联免疫或化学发光免疫分析方法(enzyme 或 chemiluminescent immunoassay，EIA 或 CIA)检测抗-HCV。

(2) 确认：采用敏感的分子生物学(PCR 法)技术检测 HCV-RNA。

2. 结果判断

(1) 初筛呈阴性反应，则作抗-HCV 阴性报告。

（2）初筛呈阳性反应,则进行确认。确认试验如呈阳性,则表明有 HCV 感染,需接受规范治疗。确认试验如呈阴性,数周后再进行确认,若仍呈阴性,表明已痊愈;若呈阳性,则表明有 HCV 感染,需接受规范治疗。

（四）防控原则

1. 标准预防（见第一章第四节）。

2. 高 HCV 病毒载量的医务人员应暂时避免进行与有创操作相关的临床工作,直到 HCV‑RNA 转阴方可恢复。

3. 关注安全、合理用血。HCV 在医疗机构中的传播主要为血源性传播,应保障血制品的安全。

4. 阻断母婴传播。母婴传播是 HCV 传播途径之一,对 HCV 高载量的孕妇,应避免羊膜腔穿刺,不做剧烈运动和防腹部碰撞挤压等高危行为以保护胎盘,减少新生儿暴露于母血的机会;不建议通过剖宫产的方式来避免 HCV 垂直传播。HCV 高载量的产妇,自然产时应尽可能保证胎盘的完整性,避免对产妇进行有创检查,避免新生儿皮肤损伤,防止羊水吸入,婴儿出生后没有禁忌应立即流动温水洗浴脱污染,并注意保温。

5. 暴露后应急处理程序（见第十三章第一节）。

6. 暴露后的预防措施（见第十三章第一节）。

四、梅毒螺旋体

（一）病原学

1. 梅毒螺旋体为螺旋体科密螺旋体属的苍白密螺旋体苍白亚种,是一种小而纤细的螺旋状微生物,长 5～15 μm,直径约 0.2 μm,螺旋数目 8～14 个,螺旋间距约 1 μm;透明不易染色。是引起慢性性传播疾病——梅毒的病原体。

2. 在缺氧的环境下能生存数天,在潮湿的器具、湿毛巾或衣服上能存活数小时,在血库中一般能存活 24 小时。不耐高温,40～60℃时 2～3 分钟就能死亡,100℃时则即刻死亡。对消毒剂非常敏感,低效消毒剂即可将其杀灭。

（二）流行病学

1. 流行现状：全球每年约有 1 200 万新发病例,主要集中在南亚、东南亚和非洲,好发于 20～35 岁的年轻人,滥用药物及嫖妓是主要的危险因素。我国 2011 年新发病例 39.5 万例,比 2010 年增长了 9.7%。

2. 传染源：人体普遍易感,梅毒患者是唯一传染源。梅毒螺旋体在硬下疳及扁平湿疣表面较多。早期梅毒的淋巴结抽取液、神经梅毒的脊液、胎传梅毒的内脏都可以找到,甚至在梅毒患者的血、尿、乳汁、唾液及精液中亦可找到。

3. 传播途径：同 HIV。

4. 易感人群：人是唯一传染源,人群普遍易感。

（三）临床表现

梅毒根据传染途径不同,分为获得性梅毒和胎传性梅毒。获得性梅毒一期为硬下疳,二期为螺旋体菌血症,三期除皮肤黏膜、骨出现梅毒损害外,还侵犯内脏,特别是心血管和中枢神经系统等重要脏器,危及生命。

胎传性梅毒 2 岁内发病,婴儿通常早

产,有营养障碍、消瘦、烦躁等症状,皮肤呈老人貌,哭声低弱沙哑,严重者贫血和发热。

（四）实验室检查

1. 梅毒血清学试验

（1）筛查试验:非梅毒螺旋体抗原试验,如 VDRL、RPR、USR 试验等。

（2）证实试验:梅毒螺旋体抗原试验,如 TPHA、FTA-ABS 试验等。

2. 一期梅毒

（1）暗视野显微镜检查:皮肤黏膜损害或淋巴结穿刺液可查见梅毒螺旋体。

（2）梅毒血清学试验:梅毒血清学试验阳性。如感染不足 2～3 周,非梅毒螺旋体抗原试验,可为阴性。应于感染 4 周后复查。

3. 二期梅毒

（1）暗视野显微镜检查:二期皮疹尤其扁平湿疣、湿丘疹及黏膜斑,易查见梅毒螺旋体。

（2）梅毒血清学试验（非梅毒螺旋体抗原试验及梅毒螺旋体抗原试验）为强阳性。

4. 三期梅毒

（1）梅毒血清学试验:非梅毒螺旋体抗原试验大多阳性,亦可阴性,梅毒螺旋体抗原试验为阳性。

（2）组织病理检查:有三期梅毒的组织病理变化。

（3）脑脊液检查:神经梅毒:淋巴细胞 $\geq 10 \times 10^6/L$,蛋白质量 > 50 mg/dl,VDRL 试验阳性。

（五）防控原则

1. 严格遵循标准预防的原则（见第一章第四节）。

2. 阻断母婴传播,包括:① 广泛开展健康教育,预防育龄妇女感染。建议梅毒感染妇女在梅毒治愈后计划怀孕。② 提供梅毒检测与咨询服务。③ 加强感染孕产妇及所生儿童孕产期保健和儿童保健服务。④ 为梅毒感染孕产妇及所生儿童提供干预措施。⑤ 为梅毒感染孕产妇提供关怀和支持。

3. 暴露后应急处理程序见第十三章第一节。

4. 暴露后的预防措施见第十三章第一节。

第二节　常见水源性病原体

一、军团菌

（一）主要来源

军团菌为需氧革兰阴性杆菌,嗜热怕冷,在 31～36℃潮湿环境中长期存活,是定植在水源中的一群常见微生物。在供水系统中的定植分为局部定植和系统定植,局部定植是指微生物定植于供水系统的局部如水龙头和淋浴喷头,系统定植是指微生物定植于整个供水系统,包括供水系统的中央部分。

(二) 防控原则

1. 一级预防：预防军团菌病在医院内发生。

(1) 高度重视军团菌病的诊治及防控：医生高度重视军团菌疑似病例的诊治方法；护理人员、院感人员及工程师高度重视军团菌病医院内感染预防和控制办法。

(2) 感染监测：① 疑似病例要做相关呼吸道分泌物的培养及尿抗原检测，尤其是高危患者(接受骨髓移植、脏器移植、长期使用激素、年龄＞65 岁)及慢性疾病患者(如糖尿病、心力衰竭、COPD)。② 定期了解医院军团菌实验室诊断性检验情况及临床医生诊治情况。

(3) 环境监测：① 若医院没有军团菌病高危人群(如移植患者)，不推荐常规做供水系统军团菌检测。② 有造血干细胞移植及脏器移植的医院需要定期对移植病区做供水系统军团菌检测，这是预防医院内发生军团菌病的理想策略之一。③ 即使供水系统中未检出军团菌，对移植患者也要高度警惕军团菌病医院内感染。

(4) 雾化器和其他医疗仪器设备：① 对雾化器及其他非关键性呼吸相关仪器清洁或消毒后用无菌水冲洗。如果没有无菌水，可用过滤水(使用 0.2 μm 滤膜过滤)或管道水清洁仪器，然后用异丙醇清洗吹干或放在干燥柜里。② 雾化只能用无菌水。③ 不要使用大容量的室内空气加湿器，会产生气溶胶。除非使用无菌水，且保证每日更换。④ 如果在移植病房的供水系统中检出军团菌，禁止使用此病区的水龙头，直到水中未再检出军团菌。

(5) 冷却塔：① 新建筑，冷却塔必须完全远离医院的进风系统，尽可能减少气溶胶的量。② 冷却塔要安装去除漂浮物装置，定期使用有效的杀虫剂。

(6) 供水系统：① 进行水温控制。水温＞51℃ 或＜21℃。如果水温持续＞51℃，应用恒温阀以防烫伤。② 不推荐二氧化氯、重金属离子、臭氧或紫外线用于杀灭供水系统中的军团菌。美国 CDC 推荐使用的氯胺消毒法已在一些医院成功控制供水系统中的军团菌。

(7) 如果造血干细胞移植或器官移植病区的供水系统检出军团菌，采取如下措施：① 对供水系统消毒。② 限制严重的免疫抑制患者洗浴。③ 可用未污染军团菌的水给干细胞移植患者海绵擦身。④ 用无菌水刷牙、饮用或冲洗鼻胃管。⑤ 不要使用病房里的水龙头，以防气溶胶的产生。

2. 二级预防：已证实有军团菌病医院内感染发生。

(1) 有造血干细胞移植或器官移植的医院：当有造血干细胞移植或器官移植患者确诊(入院＞10 日)或可能(入院 2～9 日)患军团菌肺炎，或在 6 个月内有超过 2 人确诊患军团菌病，在发病前 2～10 日去过器官移植门诊，采取以下措施：① 首先与当地 CDC 联系。② 与医院感染管理部门联系，进行流行病学及环境调查，确定军团菌的来源，包括冲淋、水龙头、冷却塔、热水箱及清洁水箱等。③ 如果医院管道水被军团菌污染，采取供水系统消毒措施。④ 如果疑似军团菌病例以前很少接触处于潜伏期的院内移植病区，则不需大范围做流行病学调查。

（2）对无造血干细胞移植或器官移植的医院：当发现有军团菌病医院感染病例，或在 6 个月内有 2 例以上军团菌病，采取以下措施。

1）首先与当地 CDC 联系。

2）对微生物、血清及尸体解剖资料回顾分析，以明确以往的病例情况，同时加强军团菌病医院内感染的监测。如果无迹象表明还有其他军团菌病例，开始加强监测 2 个月以上。如果有迹象表明还有军团菌感染存在：① 调查环境军团菌的来源，收集可能产生气溶胶的水样，对军团菌分型。② 如果军团菌来源不明确，持续监测 2 个月以上，根据暴发的范围来决定是否延迟或持续对医院管道水清除军团菌。③ 如果通过流行病学调查或环境调查证实有军团菌污染，迅速去除军团菌。如果院内热水系统被军团菌污染：对热水系统加热、加氯，使水温在 71～77℃，每个水龙头至少持续 5 分钟，如果可能的话最好在夜间或周末用水人少时进行；夜间加氯使水中余氯浓度达到 20～50 mg/L，使水中 pH 在 7.0～8.0；管道水温度控制，低于 20℃或高于 60℃不利军团菌繁殖；如果上述措施未能成功清除医院治疗用水中的军团菌污染，建议请专家会诊；不推荐用二氧化氯、重金属离子、紫外线、臭氧来治理水中的军团菌；对热水储存箱及加热器清洁，去除积聚的污垢及沉积物。如果冷却塔或蒸发冷凝器被军团菌污染，清洁冷却塔。④ 每 2 周取水标本培养军团菌连续 3 个月，评价水

中军团菌的清除情况。如果不能连续 3 个月、每 2 周监测水标本，需重新开始连续 3 个月；如果 1 次以上水标本中能检出军团菌要重新评价目前杀菌方法，改进重复去污染，包括加强开始阶段除污染措施或联合高热及超氯化方法；保留相关的控制感染措施的记录，包括维持程序及管道水、冷却塔环境监测记录。

二、其他水源性病原体

（一）主要来源

1. 铜绿假单胞菌：非发酵革兰阴性杆菌，为条件致病菌，在外环境中普遍存在，尤其在潮湿环境中，甚至在很多细菌不能耐受的环境中均能生长。可以繁殖生长的特殊环境包括眼药水、肥皂、洗涤槽、麻醉和复苏设备、燃料、加湿器，甚至是储存的蒸馏水等。

2. 非结核分枝杆菌：见第七章第二节。

（二）供水系统常规预防措施

1. **防止微生物定植于环境和限制微生物生长**

（1）控制细菌生长营养水平。选择不提供营养的管道材料，以防止生物膜形成。

（2）管道设计时要求不产生死角，防止死水。

（3）水系统的每个部位都易于清洁和维护，防止生物膜堆积和沉淀；定期清洁、消毒和维护。

2. **防止流速慢或停滞不流动**

（1）定期冲洗。每日上班前，打开所有医疗用水龙头（如口腔科、血透室等）约 5 分钟，排尽管路内的死水，然后再开始

诊疗活动。冲洗时应注意避免人暴露于冲洗过程中产生的气溶胶。

(2) 如果军团菌局部定植,冲洗可能可以去除管道末梢(如水龙头)的细菌。如果是管路系统定植,密集的水冲洗对于减少军团菌数量无效。

(3) 新建大楼水管内的水已停留数月,投入使用前必须进行水的培养或热力消毒。

3. 控制温度:冷水温度<20℃,热水温度>50℃可以抑制军团菌生长。

4. 消毒和去除微生物

(1) 热力消毒

1) 持续加热:>55℃热水持续在管路内流动,尤其要注意管路末端也必须维持这个温度。但是要注意对管路进行保护,如管路外包裹塑料膜,防止人员烫伤。

2) 热水冲洗:又称为热休克法,采用71～77℃持续 10～20 分钟,用于管道消毒。

(2) 化学消毒:当热休克处理不可行时,可采用高氯冲击法。即整个系统的剩余游离氯浓度达到 2 mg/L,水 pH 保持在 7.0～8.0,维持一整夜,净化后维持适当温度或游离氯浓度,否则水系统易再次定植生物膜。

(3) 物理消毒

1) 在出水口安装紫外线灯。紫外线灯的优点是没有向水中添加化学物质,缺点是消毒区域有限,不能清除生物膜。

2) 在出水口安装过滤器。POU 水过滤器是高成本的干预措施,因此可选择性地在高危区域使用,如 ICU 和移植病房,其是出现突发事件后快速终止感染暴发的有效方法。

(4) 铜银离子发生器:铜银离子发生器由一个微型电子控制器和不锈钢壳体及铜银离子发生电极组成。铜离子和银离子具有消毒功能。该技术广泛应用于饮用水消毒上,其特点是能持续有效杀菌、不受温度影响、安全、无毒副作用、安装方便。目前国内外有众多厂家提供成熟产品。

(三) 透析相关用水感染预防与控制措施

1. 控制透析系统中革兰阴性菌和非结核分枝杆菌大量繁殖的主要策略是对水处理系统和血液透析设备进行恰当的消毒以阻止细菌生长(如每月定期采用热力消毒或化学消毒方法)。可以将透析液和水中微生物污染水平减少到相对低的水平,但不可能完全清除微生物。

2. 合理设计血液透析管路。当血液透析系统管道长度与直径超过实际工作需要流量时,就减缓了液体的流速,并增加了系统中的液体容积与潮湿表面积。

3. 其他管道保护措施包括

(1) 把所有水龙头安装在同一水平且处于系统的最高点,这样,在充分消毒前,消毒剂不会因为重力原因从管道流失。

(2) 取消直角连接、管道死角和不使用的分支与水龙头,因为这些位置会滞留液体而成为细菌的储存库;并保持 0.9～1.5 m/s 的流速。

4. 除非频繁排水及充分消毒(包括洗刷水箱内壁去除细菌生物膜),一般不建议透析系统使用储水箱。超滤器应远离储水箱。

5. 医疗机构至少每月一次采用标准的微生物检测方法对透析液、透析用水采样,做微生物和内毒素检测。

6. 透析机的交叉污染与不恰当的消毒措施促使水源性微生物传播到患者。应采取措施确保透析设备正确运转,所有的接头、线路和设备的其他特殊零部件应妥善维护并放在正确的位置,能拆卸和消毒的,必须清洗消毒。

(四) 口腔用水感染预防措施

1. 一般建议

(1) 使用符合饮用水标准(即细菌菌落总数<100 cfu/ml)的水进行牙科治疗。

(2) 根据制造商的推荐,选择适当的方法和设备,以保持牙科综合治疗台牙科水的质量。

(3) 由制造商提供建议,对治疗单位或水线的水进行水质监测。

(4) 进入每个患者口腔的任何设备〔例如机头、超声波定标器、空气(水)注射器〕应先排出水和空气至少20～30秒。离开口腔后,这些设备再停止运转。

(5) 定期冲洗。每日上班前,打开所有

医疗用水龙头约5分钟,排尽管路内的死水,然后再开始诊疗活动。冲洗时应注意避免人暴露于冲洗过程中产生的气溶胶。

(6) 每个牙科治疗椅上安装防回吸装置。咨询牙科综合治疗台制造商,对防回吸部件定期维护。

2. 注意事项

(1) 如果使用的水源水不符合自来水标准,需要煮沸后使用。

(2) 不要将公共供水系统的水用于牙科设备,对患者进行超声波洁牙和牙科手术。

(3) 不要使用公共供水系统的水进行牙科治疗、患者口腔冲洗或洗手。

(4) 使用含抗菌剂的产品进行洗手,而不单独使用水洗手。如果手明显污染时必须洗手。

(5) 建议取消自来水煮沸,在使用前冲洗牙科水管路和水龙头1～5分钟,并按照制造商提供说明进行消毒。

第三节　常见空气源性病原体

一、曲霉

(一) 主要来源

曲霉在自然环境中广泛存在,如土壤、植物和腐烂的有机物、灰尘和建筑材料等。曲霉孢子直径2～5 μm,易在空气中悬浮,通过吸入含有孢子的空气而致病。医院建筑工程导致邻近病房内空气污染,或医院的通风设备吸入了邻近工地

或其他来源的污染空气,能导致医院内曲霉感染的暴发流行。

(二) 防控原则

1. 加强监测

(1) 在医院建筑修缮施工期间,主动监测免疫功能低下患者的曲霉病发病情况。

(2) 定期分析医院微生物学、组织病

理学等资料,以明确是否有曲霉病异常增多的情况。

(3)一旦在建筑修缮施工期间或完工后不久发生医院内曲霉病,应实施适当跟踪观察措施。内容包括:① 检查建筑围挡等屏障的完整性,以及相关病房的密封措施等。② 检查施工期间保护性环境的压差变化与气流方向改变等监测记录。③ 及时整改调查中发现的问题并记录备查。

(4)一旦发生医院内曲霉病患者,应实施微生物学和组织病理学诊断,以确诊病例。

(5)开展前瞻性监测,观察是否出现新的病例;同时,对临床与实验室记录进行流行病学分析。

(6)如果流行病学证实传播存在,应采取强化措施。同时,对环境中的真菌孢子进行采样,以明确是环境因素,还是工程导致的屏障失效、过滤装置泄漏或压差改变等问题,并及时加以整改。

(7)如果流行病学不支持传播存在,进一步强化相关措施的落实,消除感染隐患。

(8)若有条件,采用分子生物技术鉴定曲霉基因分型;对来自患者与环境的真菌标本进行同源性分析。

(9)不推荐在建筑修缮施工前、中、后,在施工区域范围内,或在收治免疫功能低下患者的病房(区)使用前和使用中进行空气微生物采样。

2. 室外修缮控制措施

(1)关闭与工地邻近的室内供气的进气阀。如果这个措施不可行,应时常检查初效过滤装置,及时清洁或更换滤网,防止因积尘而阻塞进气。

(2)采用胶带条密封病房窗户的缝隙,以防止外界含尘空气的进入。该技术对于保护性环境中的患者尤其重要。

(3)施工中应避免下水道系统的损害,以防止土壤与尘埃被污水污染。

3. 室内修缮控制措施

(1)工程对应搭建屏障(如采用钢管脚手架与塑料布建成的围挡,全部的建筑修缮活动均在围挡内实施,待施工结束,环境、物体表面清洁如初,方可拆卸),防止来自建筑区域的尘埃的散播。应确保这个屏障能有效阻挡作业区与外界的空气对流,能防止建筑垃圾中真菌孢子的散播。

(2)当建筑修缮作业区牵涉到回风口,应将其密封与阻塞。

(3)建筑垃圾的转运应采取尘埃控制措施,从作业区域外运时应采取隔离转移。对于暂不外运的建筑碎块与垃圾应覆盖遮布,并固定好,防止扬尘。

(4)如采取硬质屏障材料,并使作业区域处于负压状态,可以更有效防止真菌孢子的扩散。该技术对于保护性环境中的患者尤为重要。

(5)对于室内墙面出现霉斑的建筑修缮,不能采取简单覆盖水泥或水灰了事,应彻底铲除包含"霉根"在内的建筑面。

4. 后勤保障

(1)给施工人员:① 指定的人口、走廊和电梯。② 提供必要的服务,如用餐的方便。③ 通过一些限制区域时,提供必要的个人防护用品(衣服、口罩、帽子)。
④ 指定更衣的场所与放置设备工具间。

(2)每日清洁工作场所和进入口处:
① 施工工具与工具推车在离开施工场所
应湿式擦拭。② 室内的入口处放置黏性
脚垫。③ 施工场所的建筑碎块在搬运
前,应覆盖遮布。

5. 工程结束

(1)重新调整换气次数、湿度、压差
递度,清洁或更换空气过滤器、过滤网。

(2)新的建筑和修缮区域在投入使
用前,重新设置空调系统,尤其是保护性
环境的通风、换气量等。

(3)必要时采用中效消毒剂对环境、
物体表面等处进行喷洒或擦抹消毒。

(4)建筑修缮工程竣工验收报告,应
涉及有关建筑修缮相关性感染控制的
总结。

二、结核分枝杆菌

(一)主要来源

传染源主要是肺结核患者,尤其是痰
涂片检查结核菌阳性患者。具有传染性
的肺结核患者咳嗽、打喷嚏、大声说话等
产生的带有病原菌的飞沫核,直径<
5 μm,能长时间悬浮在空气中并保持活
性。易感者直接吸入这些感染性飞沫核,
引起感染。

(二)防控原则

1. 空气净化

(1)过滤技术:采取过滤技术(粗效
过滤、中效过滤和高效过滤)将室外新风
引入室内,保护室内环境;同样采取过滤
技术排出室内污染空气。① 过滤系统应

定期检查,保持清洁。② 新风机组粗效
滤网宜每2日清洁一次;粗效过滤器宜每
1~2个月更换一次;中效过滤器宜每周
检查,每3个月更换一次;亚高效过滤器
宜每年更换。发现污染和堵塞及时更换。
③ 末端高效过滤器每年检查一次,发现
泄露或堵塞立即更换。④ 排风机组中的
中效过滤器每年更换,发现污染、堵塞或
泄露及时更换。⑤ 回风口过滤网每周清
洁一次,消毒剂(75%乙醇)擦拭回风口表
面。⑥ 有专门的维护人员,建立检查登
记制度。

(2)通风技术:① 应根据季节、室外
风力和气温,适时进行通风换气,保持室
内空气清新,减少空气中的病原微生物。
有空气传播性疾病患者的区域应当经常
通风。② 安装通风设备,利用风机、排风
扇等运转产生的动力,使空气流动。机械
送风与自然排风适用于污染源分散及室
内空气污染不严重的场所。机械送风口
宜远离门窗。③ 自然送风与机械排风适
用于室内空气污染较重的场所。室内排
风口宜远离门,宜安置于门对侧墙面上。
④ 机械送风与机械排风适用于卫生条件
要求较高的场所。根据通风的需要设定
换气次数或保持室内的正压或负压。
⑤ 机械送风与机械排风适用于卫生条件
要求较高的场所。根据通风的需要设定
换气次数或保持室内的正压或负压。

(3)紫外线消毒:目前普通的紫外线
消毒适用于无人状态下室内空气的消毒。
当有人时,可采取室内上层空间紫外线
消毒。

(4)空气净化消毒机:使用有卫生部

批件的空气净化消毒器，按照使用说明进行操作。

2. 空气隔离

（1）在新建或改造空气隔离病房时，工程计划应包含：① 维持隔离区对走廊区域恒定的负压差（2.5 Pa）。安装永久可视监测装置或用目测（飘带和烟）。定期监测（建议每天）压差，记录检测的结果。② 窗户、门和空气进出口安装完整，确保房间密封；当检测装置提示有空气泄露，及时找出漏洞并做必要维修。③ 在所有隔离区出口都需安装自动闭门器。④ 确保改造或新建的隔离病房通风次数≥12 次/时，现存的隔离房间通风次数≥6 次/时。⑤ 确保未经处理的排气口远离进气口和人多的区域，或者将房间的气体通过高效过滤器过滤之后重新循环使用。

（2）当隔离病房的空气净化系统有问题或效果不佳时，应在通风和空调系统的排气管内安装紫外线消毒单元，或在天花板或靠近天花板的地方安装上层空间紫外线消毒系统。

（3）保证有备用的通风装置（如便携式风扇或者过滤器），可以为隔离室提供紧急通风装置，并能快速安装和发挥功能。

3. 需要急诊手术的肺结核患者的医院感染预防与控制措施

（1）当手术室没有排气阀门时，必须佩戴 N95 呼吸防护器。

（2）尽量在空气隔离病房或者空气隔离手术室内给患者插管；如果必须在手术室插管的话，保持手术室门

关闭直到 99% 的空气中传播性污染物被去除。

（3）给确诊或疑诊肺结核患者麻醉时，需在麻醉设备和患者气道之间放置一个细菌过滤器来防止麻醉设备被污染或者是将结核杆菌排放到空气中。

（4）患者在空气隔离区域内进行拔管和苏醒。

（5）如果患者必须在手术室拔管的话，应经过足够长的时间保证在特定的通风率下能清除空气中 99% 的微粒，因为拔管会诱发咳嗽。

4. 对于需要手术的肺结核患者在其插管和拔管阶段，如果需要临时使用便捷式高效过滤装置，要注意首先咨询工程人员以确保过滤器安装位置合适以保证所有房间的空气都能经过过滤器；在手术期间关掉便捷式装置；为手术室提供新鲜空气，因为便捷式装置不能满足手术室对新鲜空气交换量的要求。

5. 尽量将肺结核患者的手术安排在当天的最后，以尽可能多的时间消除空气中的传染性物质。

6. 保证有备用的通风装置（如便携式风扇或者过滤器），为手术室提供紧急通风装置，并能快速安装和发挥功能。

7. 激光手术时的感染预防与控制措施

（1）激光手术时，穿戴个人防护用品，包括 N95 呼吸防护器或激光口罩。

（2）当用激光烧灼人乳头瘤病毒或结核杆菌感染的组织时，要安装具有高效过滤功能的排烟装置处理术中产生的烟雾。

参考文献

[1] 胡必杰,高晓东,索瑶,等. 医务人员血源性病原体职业暴露预防与控制最佳实践[M]. 上海：上海科学技术出版社,2012.

[2] Healthcare Infection Control Practices Advisory Committee. Guidelines for Environmental Infection Control in Health-Care Facilities[S/EB]. (2003)[2013] http：//www. cdc. gov/hicpac/pdf/guidelines/eic_in_HCF_03. pdf.

[3] 胡必杰,胡国庆,卢岩. 医疗机构空气净化最佳实践[M]. 上海：上海科学技术出版社,2012.

[4] 中华人民共和国卫生部. WS/T 368 - 2012 医院空气净化管理规范[S]. 2012.

[5] Centers for Disease Control and Prevention. Guidelines for Preventing the Transmission of Mycobacterium tuberculosis in Health-Care Settings[S/EB]. (2009)[2013] http：//www. cdc. gov/mmwr/pdf/rr/rr5417. pdf.

[6] World Health Organization. Infection prevention and control of epidemic-and pandemic-prone acute respiratory diseases in health care[S/EB]. (2007)[2013] http：//www. who. int/csr/resources/publications/WHO_CDS_EPR_2007_6c. pdf.

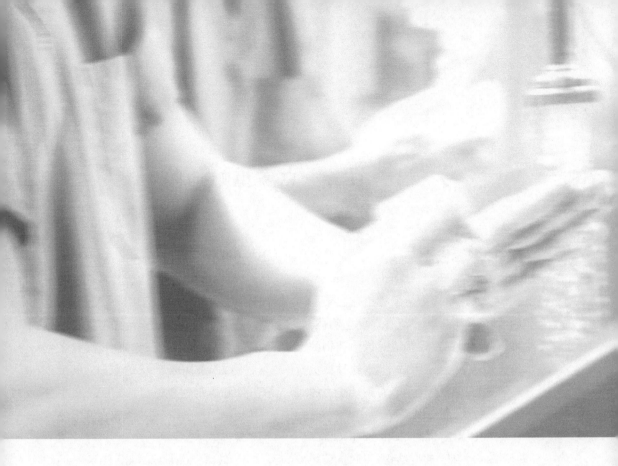

第七章

重点多重耐药菌及其他重要病原体感染的预防与控制

第一节 重点多重耐药菌

一、基本概念

1. 细菌耐药(bacterial resistance):抗菌药物通过杀灭细菌发挥治疗感染的作用,细菌作为一类广泛存在的生物体,也可以通过多种形式获得对抗菌药物的抵抗作用,逃避被杀灭的危险,这种抵抗作用被称为"细菌耐药",获得耐药能力的细菌就被称为"耐药细菌"。

2. 细菌耐药机制(bacterial resistance mechanism):细菌改变结构,不和抗菌药物结合,避免抗菌药物作用;细菌产生各种酶,破坏抗菌药物;细菌产生防御体系,关闭抗菌药物进入细菌的通道或将已经进入菌体的抗菌药物排出菌体。

3. 天然耐药(intrinsic resistance):指细菌对某些抗菌药物天然不敏感,是由细菌的种属特性所决定的。抗菌药物对细菌能起作用的首要条件是细菌必须具有药物的靶位,而有些细菌对某种药物缺乏作用靶位,而产生固有耐药现象。如嗜麦芽窄食单胞菌对碳青霉烯类天然耐药,肠球菌对头孢类天然耐药。

4. 获得性耐药(acquired resistance):指敏感的细菌中出现了对抗菌药物有耐药性的菌株,与药物使用的剂量、细菌耐药的自发突变率和可传递耐药性的情况有关。细菌通过自身基因突变产生耐药的概率较低,而获得性耐药才是细菌耐药迅速上升的主要原因。耐药基因可通过质粒、转座子和整合子等元件在同种和不同种细菌之间传播而迅速传递耐药性。

5. 质粒(plasmid):是细菌染色体外的遗传物质,存在于细胞质中,具有自主复制能力,是闭合环状的双链 DNA 分子。质粒携带的遗传信息能赋予宿主菌某些生物学性状,有利于细菌在特定的环境条件下生存。

6. 转座子(transposon, Tn):是一种复合型转座因子,除含有与转座子有关的基因外,还可含有耐药基因和接合转移基因等,它的两端就是插入序列,构成"左臂"和"右臂"。这两个"臂"可以是正向重复,也可以是反向重复,可赋予受体细胞一定的表型特征。

7. 插入序列(insertion sequence, IS):是在细菌中首先发现的一类最简单的转座因子,它除了与转座功能有关的基因外不带有任何其他基因。

8. 整合子(integron):1989 年,Stokes 和 Hall 首次提出了一个与耐药基因水平传播有关的新的可移动基因元件:整合子。整合子是细菌基因组中的可移动遗传物质,携带位点特异性重组系统组分,可将许多耐药基因盒(gene cassette)整合在一起,从而形成多重耐药。整合子是细菌,尤其是革兰阴性菌多重耐药迅速发展的主要原因。

9. 多重耐药（multi-resistance, MDR）：指对3类或3类以上抗菌药物（每类中至少有1种）的获得性（而非天然的）耐药。

10. 泛耐药（extremely-drug resistance, XDR）：指对除了1~2类抗菌药物之外的所有其他抗菌药物种类（每类中至少有1种）不敏感，即只对1~2类抗菌药物敏感。

11. 全耐药（pandrug-resistant, PDR）：指对目前所有抗菌药物分类中的药物均不敏感，如全耐药鲍曼不动杆菌给临床抗感染治疗带来了极大的困难与挑战。

12. β-内酰胺酶（β-lactamase）：是通过水解β-内酰胺环抑制β-内酰胺类抗生素的抗菌活性，这是β-内酰胺类耐药性产生的主要原因。β-内酰胺酶是能够水解β-内酰胺类抗生素的一类酶的总称，其类型众多，底物不同，特性各异。包括青霉素酶（penicillinase）、超广谱β-内酰胺酶（ESBLs）、头孢菌素酶（cephalosporinase，AmpC酶）和金属β-内酰胺酶（MBLs）等。

13. 青霉素酶（penicillinase）：是一种β-内酰胺酶，水解许多青霉素的β-内酰胺键，产生一种丧失抗生素活性的物质——青霉酸。如葡萄球菌属（Staphyococcus）可产青霉素酶。

14. 头孢菌素酶（cephalosporinase，AmpC）：是由革兰阴性细菌（肠杆菌科细菌、铜绿假单胞菌等）的染色体或质粒介导产生的一类β-内酰胺酶，属Bush分类

第一群，Ambler分类中C类，首选作用底物是头孢菌素，且不被克拉维酸所抑制。对多种第三代头孢菌素、单环类抗生素及头霉素耐药，一般对第4代头孢菌素和碳青霉烯类抗生素敏感。

15. 金属β-内酰胺酶（metallo β-lactamases，MBLs）：又称金属酶，是一组活性部位为金属离子且必须依赖金属离子的存在而发挥催化活性的酶类，属Ambler分子分类B组。它能水解除单环类以外的包括碳青霉烯类在内的一大类β-内酰胺类抗生素，其活性可被离子螯合物EDTA、菲咯啉及巯基化合物所抑制，但不被克拉维酸、舒巴坦等常见的β-内酰胺酶抑制剂所抑制。

16. KPC酶（Klebsiella pneumoniae carbapenemase，KPC）：指肺炎克雷伯菌产生的碳青霉烯酶，属于Ambler分类的A类、Bush分类的2f亚群，是一种由质粒介导的丝氨酸β-内酰胺酶。KPC酶是目前引起肠杆菌科细菌对碳青霉烯类耐药的主要原因，其特点是水解除头霉素类以外的几乎所有β-内酰胺类抗生素，包括青霉素类、头孢菌素类、单酰胺类和碳青霉烯类。

17. 碳青霉烯酶（carbapenemases）：指能够明显水解至少亚胺培南或美罗培南的一类β-内酰胺酶，它包括Ambler分子结构分类的A、B、D三类酶。其中B类为金属β-内酰胺酶，简称金属酶，属于Bush分类中的第三组，主要见于铜绿假单胞菌、不动杆菌和肠杆菌科细菌；A、D类为丝氨酸酶，分别属于Bush分类中的第2f和2d亚组，A类酶主要见于肠杆菌

科细菌,D类酶(OXA型酶)主要见于不动杆菌。

18. Ⅰ型新德里金属β-内酰胺酶(New Delhi metallo-β-lactamase 1,NDM-1):是β-内酰胺酶的一种。β-内酰胺酶有数百种,各种酶的分子结构和对β-内酰胺类抗菌药物的水解能力存在较大差异,一般根据分子结构分为A、B、C、D四大类。NDM-1属于其中的B类,其活性部位结合有锌离子,因此又称为金属β-内酰胺酶。产NDM-1的细菌表现为对青霉素类、头孢菌素类和碳青霉烯类等广泛耐药。产NDM-1的主要菌种为大肠埃希菌和肺炎克雷伯菌,也见于阴沟肠杆菌、变形杆菌、弗劳地枸橼酸菌、产酸克雷伯菌、摩根摩根菌和普罗威登菌等。

19. 氨基糖苷类钝化酶(aminoglycoside-modifying enzyme,AME):氨基糖苷类钝化酶通过磷酸转移酶、乙酰转移酶、腺苷转移酸的作用,使氨基糖苷结构改变而失去抗菌活性。由于氨基糖苷类抗菌药物结构相似,故有明显的交叉耐药现象。

20. 氯霉素乙酰转移酶(chloramphenicol acetyltransferase,CAT):由氯霉素乙酰转移酶基因家族编码,产生乙酰转移酶,使氯霉素转化成无活性的代谢产物而失去抗菌活性。

21. 红霉素类钝化酶(erythromycin inactivation enzyme):主要包括红霉素酯酶和红霉素磷酸转移酶等,对红霉素具有高度耐受性的肠杆菌属、大肠埃希菌中存在红霉素钝化酶,可酯解红霉素和竹桃霉素的大环内酯结构。

22. 药物作用的靶位改变:为细菌在抗生素作用下产生诱导酶对菌体成分进行化学修饰,使其与抗生素结合的有效部位变异;或通过基因突变造成靶位变异,使抗生素失去作用位点。靶位改变包括亲和力降低和替代性途径的取代。

23. 主动外排系统:某些细菌能将进入菌体的药物泵出体外,导致细菌耐药。这种泵因需要能量,故称主动外排系统。这种主动外排系统对抗菌药物具有选择性的特点。细菌外排系统由蛋白质组成,主要为膜蛋白。

24. 生物膜耐药:生物膜(biofilm)是依附于某载体表面的由胞外多聚物和基质网包被的高度组织化、系统化的微生物膜性聚合物。生物膜内的细菌生长速度缓慢、代谢水平低,抗生素通过作用于代谢环节去影响细菌活性的概率也降低,从而引起细菌耐药。

25. ESKAPE:ESKAPE是6种耐药菌的简称。

E:*E. faecium*(VRE)——屎肠球菌(耐万古霉素肠球菌);S:*S. aureus*(MRSA)——金黄色葡萄球菌(耐甲氧西林金黄色葡萄球菌);K:ESBL-producing *E. coli and Klebsiella* species——产ESBLs的大肠埃希菌和克雷伯菌属;A:*A. baumannii*——鲍曼不动杆菌;P:*P. aeruginosa*——铜绿假单胞菌(可以对喹诺酮类、碳青酶烯类和氨基糖苷类耐药);E:*Enterobacter* Species——肠杆菌属细菌(包括产ESBLs和KPC肠杆菌科细菌以外的其他肠杆菌属细菌)。

美国CDC最新数据显示,2/3的医

院感染是由这 6 种 ESKAPE 细菌引起的。

二、防控原则

1. 行政管理

（1）应高度重视多重耐药菌的医院感染预防和控制管理，将预防和控制多重耐药菌的措施成为患者安全的优先考量之一。

（2）应提供人、财、物的支持，预防和控制多重耐药菌的传播。

（3）提供专家咨询，分析流行病学资料，辨认多重耐药微生物问题，或制定有效感染管理策略。

（4）针对多重耐药菌医院感染的诊断、监测、预防和控制等各个环节，结合本机构实际工作，制定多重耐药菌医院感染管理的规章制度和防控措施。

（5）加大对重症监护病房（ICU）、新生儿室、血液科、呼吸科、神经科、烧伤科等重点部门以及长期收治在 ICU 的患者，或接受过广谱抗菌药物治疗或抗菌药物治疗效果不佳的患者，留置各种管道以及合并慢性基础疾病的患者等重点人群的管理力度，落实各项防控措施。

（6）通过多元化的培训、监测和实地演练的方式，加强医务人员对标准预防和接触预防的依从性。

（7）在注意患者隐私的情况下，标识特定多重耐药菌感染或定植患者，在转送患者前，先通知接收病区和医务人员采取防护措施。

2. 强化多重耐药菌感染危险因素、流行病学以及预防与控制措施等知识培训，确保医务人员掌握正确、有效的多重耐药菌感染预防和控制措施。

3. 医疗机构应提供有效、便捷的手卫生设施，如洗手设施和速干手消毒剂，提高医务人员手卫生依从性。严格执行手卫生规范，切实遵守手卫生的 5 个重要时机。

4. 严格实施隔离措施：① 应对所有患者实施标准预防，对确诊或疑有多重耐药菌感染或定植患者，实施接触隔离。具体内容见"标准预防"和"接触隔离"。② 对患者实施诊疗、护理操作时，应将确诊或疑有多重耐药菌感染或定植患者安排在最后进行。

5. 严格遵守无菌技术操作规程，特别是在实施各种侵入性操作时，有效预防感染。

6. 加强清洁和消毒工作

（1）应加强多重耐药菌感染或定植患者诊疗环境的清洁、消毒工作，特别要做好 ICU、新生儿室、血液科、呼吸科、神经科、烧伤科等重点部门物体表面的清洁、消毒。

（2）与患者直接接触的诊疗器械、器具及物品如听诊器、血压计、体温表、输液架等要专人专用，并及时消毒处理。

（3）轮椅、担架、床旁心电图机等不能专人专用的诊疗器械、器具及物品要在每次使用后消毒处理。

（4）对医务人员和患者频繁接触的物体表面，如心电监护仪、微量输液泵、呼吸机等诊疗器械的面板或旋钮表面、听诊器、计算机键盘和鼠标、电话机、患者床栏杆和床头桌、门把手、水龙头开关等，应经常清洁消毒。

(5)出现多重耐药菌感染暴发或者疑似暴发时,应增加清洁、消毒频次。

7. 合理使用抗菌药物:① 应认真落实抗菌药物临床合理使用的有关规定,严格执行抗菌药物临床使用的基本原则,切实落实抗菌药物的分级管理,正确、合理地实施个体化抗菌药物给药方案。② 提高临床微生物送检率,根据临床微生物检测结果,合理选择抗菌药物。③ 应监测本机构致病菌耐药性,定期向临床医师提供最新的抗菌药物敏感性总结报告和趋势分析。至少每年向临床公布一次临床常见分离菌株的药敏情况,正确指导临床合理使用抗菌药物。④ 要严格执行围术期抗菌药物预防性使用的相关规定,避免由于抗菌药物滥用而导致多重耐药菌的产生。

8. 加强对多重耐药菌的监测

(1)应加强多重耐药菌监测工作,提高临床微生物实验室的检测能力,积极开展常见多重耐药菌的监测,如耐甲氧西林金黄色葡萄球菌(MRSA)、ESBLs 介导的多重耐药肠杆菌科细菌、多重耐药(泛耐药)鲍曼不动杆菌(MDR/XDR－AB)和铜绿假单胞菌(MDR/XDR－PA)、产碳青霉烯酶 KPC 的肺炎克雷伯菌和其他肠杆菌科细菌、万古霉素耐药肠球菌(VRE)以及新出现的如万古霉素中介(耐药)金黄色葡萄球菌(VISA/VRSA)等多重耐药菌。

(2)必要时开展主动筛查,以便早期发现和诊断多重耐药菌感染或定植患者。

(3)临床微生物实验室发现多重耐药菌感染或定植患者后,应及时反馈临床科室以及医院感染管理部门,以便采取有效的治疗和预防控制措施。

(4)有条件时应制定并完善微生物实验室保存所选择的多重耐药菌,以便于进行分子生物学分型,从而可以验证是否存在医疗机构中的传播或描述其流行病学特征。

(5)患者隔离期间要定期监测多重耐药菌感染情况,直至患者标本连续 2 次(每次间隔应＞24 小时)耐药菌培养阴性,感染已经痊愈但无标本可送后,方可解除隔离。

三、MRSA

(一)定义

MRSA(methicillin-resistant *Staphylococcus aureus*)即耐甲氧西林金黄色葡萄球菌,指对现有 β-内酰胺类抗菌药物(青霉素类、头孢菌素类和碳青霉烯类)耐药的金黄色葡萄球菌,是最常见的多重耐药菌之一,可分为社区内 MRSA(community-associated MRSA,CA-MRSA)及医院内 MRSA(hospital-acquired MRSA,HA-MRSA)。

1. HA-MRSA 指在医疗护理机构的人员之间传播和循环的 MRSA 菌株,可出现在医院或医疗护理机构内(医院发病)或出院后发生在社区内(社区发病)。HA－MRSA 除对β-内酰胺类抗菌药物耐药以外,还会出现对非β-内酰胺类抗菌药物(如林可霉素、喹诺酮类、利福平、磺胺甲噁唑/甲氧苄啶、氨基糖苷类和四环素类)耐药。

(1)社区发病(community-onset):

是指具备下列至少一项医院内感染的危险因素：① 入院时带有侵入性设备。② 有MRSA 定植或感染病史。③ 在阳性培养结果之前 12 个月内有手术、住院、透析，或在护理机构长期居住。

（2）医院发病（hospital-onset）：从入院 48 小时后患者的正常无菌部位分离出病菌。不论这些患者是否有医院内感染的危险因素。

2. CA－MRSA：指分离自社区感染患者的一种 MRSA 菌株，其细菌耐药及临床特征等与以往 HA－MRSA 有明显不同。首例报道为 1981 年美国密歇根州一名使用注射药物的患者。CA－MRSA 易感人群为先前从未直接或间接接触过医院、疗养院或其他医疗保健场所的健康人，大多仅对β-内酰胺类抗菌药物耐药，而对非β-内酰胺类抗菌药物（如林可霉素、喹诺酮类、利福平、磺胺甲噁唑/甲氧苄啶、氨基糖苷类和四环素类）敏感，通常产生 Panton-Valentine 杀白细胞素（Panton-Valentine leukocidin, PVL），主要引起皮肤软组织感染，少数可引起致死性的肺炎或菌血症。

诊断标准如下：① 分离自门诊或入院 48 小时内的患者。② 该患者在 1 年内无医院、护理机构、疗养院等医疗机构接触史，无手术及透析史。③ 无长期留置导管或人工医疗装置。④ 无 MRSA 定植或感染的病史。

由于患者和病原菌在医院与社区之间的不断流动，CA－MRSA 可由患者带入医院导致医院内暴发，HA－MRSA 也可由感染或定植患者带入社区导致社区

内传播。目前仅依据临床和流行病学来区分两者是困难的，而进行 MRSA 遗传类型和表型检测有助于二者的鉴别，见表 7－1。

表 7－1　HA－MRSA 与 CA－MRSA 的主要特点

特点	HA－MRSA	CA－MRSA
临床特征	外科感染，侵入性感染	皮肤感染，"昆虫叮咬样"，多发，反复，很少侵入性感染
耐药特点	多重耐药	仅对β-内酰胺类耐药
分子标志	PVL 常阴性，SCCmec Ⅰ～Ⅲ	PVL 常阳性，SCCmec Ⅳ～Ⅶ

（二）流行病学

1. MRSA 自 1961 年英国首次发现至今已经几乎遍布全球，成为严重公共卫生威胁。1999～2003 年美国 ICU 病房 MRSA 的流行率由 50％上升到 59.5％，部分地区高达 64％。一些亚洲地区 MRSA 的检出率也在大幅增长，1986～2001 年台湾地区 MRSA 的检出率从 26％增长到 77％；1999～2001 年韩国三级甲等医院中 MRSA 的流行率为 64％。

2. 我国 MRSA 检出率总体呈增长趋势。我国卫生部全国细菌耐药监测网（MOHNARIN）数据显示，2009～2010 年 MRSA 的检出率为 51.6％。

3. MRSA 由于其高发病率和高致死率，已被列为三大最难解决感染性疾病的首位。

4. MRSA 并非只局限于医院感染，CA－MRSA 在全球的流行范围也在逐步

扩大,欧美国家较严重,部分地区 CA - MRSA 占 MRSA 引起的皮肤软组织感染的 75%。我国 CA - MRSA 的流行情况尚不清楚。

5. MRSA 定植和感染患者是医院内 MRSA 的最重要宿主。在长期护理机构、脊柱科、烧伤科和 ICU 等科室,MRSA 定植率比较高。没有明显感染征象的 MRSA 带菌者,是重要的传染源,可以把 MRSA 传播给其他患者或医护人员。

(三) 对临床常用药物的敏感性

MRSA 对临床常用药物的敏感性见表 7 - 2。

表 7 - 2　2010 年中、美两国 MRSA 对临床常用抗菌药物的敏感率和耐药率(%)

抗菌药	中 国		美 国	
	敏感率	耐药率	敏感率	耐药率
头孢吡肟	14.1	82.1	ND	ND
红霉素	9.3	87.8	10.8	88.5
克林霉素	85.9	10.3	71.4	28.6
左氧氟沙星	11.2	86.7	32.4	65.5
利奈唑胺	100.0	0	100.0	0
替加环素	100.0	0	100.0	ND
万古霉素	100.0	0	100.0	0

(四) 防控措施

1. 对重点科室如 ICU、血液透析室等,重点人群如心脏手术患者、老年患者等进行鼻拭子筛查 MRSA,建议对阳性患者进行接触隔离。

2. 对重点岗位医护人员,如鼻腔携带 MRSA,建议短期局部应用抗菌药物。

3. 制定 MRSA 监测计划,进行 MRSA 监测,监测要点包括:保持监测标准的一致性;保持实验室检验结果报告系统完整性和一致性;保持与微生物实验室的协作;MRSA 监测结果反馈、通告相关人员。

4. 医务人员培训、环境消毒、手卫生与合理使用抗菌药物等参见"防控原则"。

四、VRE
(一) 定义

VRE(vancomycin resistant Enterococcus)即耐万古霉素肠球菌,指对万古霉素等糖肽类抗生素获得性耐药的肠球菌,常见于屎肠球菌和粪肠球菌,以 VanA、VanB 耐药基因簇编码最常见。

(二) 流行病学

1. VRE 自 1988 年伦敦某医院首次分离至今已经在世界各地流行。美国 CDC 医院感染监测系统报道,VRE 已经成为第二位的医院感染菌。1990~1996 年 VRE 在血中的分离率从不到 1% 增加至 39%,VRE 菌血症的发生率从 3.2/10 万增加至 131/10 万;VRE 的暴发流行多为屎肠球菌。

2. 我国 VRE 的分离率<5%。卫生部全国细菌耐药监测网(MOHNARIN)数据显示,VRE 在屎肠球菌中的检出率为 1.1%~6.4%,以华北和西南地区较高;在粪肠球菌中的检出率为 0.5%~2.6%。

3. 易感人群包括:① 严重疾病,长期入住 ICU 病房的患者。② 严重免疫抑制,如肿瘤患者。③ 外科胸腹腔大手术后的患者。④ 侵袭性操作,留置中央导管的患者。⑤ 长期住院患者、有 VRE

定植的患者。⑥ 接受广谱抗菌药物治疗，曾口服、静脉接受万古霉素治疗的患者。

（三）对临床常用药物的敏感性

VRE 对临床常用药物的敏感性见表7-3。

表7-3　2010 年中、美两国粪肠球菌对抗菌药物的敏感率和耐药率（%）

抗菌药	中 国		美 国	
	敏感率	耐药率	敏感率	耐药率
氨苄西林	11.0	89.0	100.0	0
红霉素	4.0	92.1	12.3	50.3
左氧氟沙星	13.9	82.4	69.7	29.2
利奈唑胺	100.0	0	99.5	0.5
万古霉素	94.7	3.8	96.4	3.6
替考拉宁	97.0	2.3	96.9	3.1
四环素	51.0	46.4	23.6	75.4
磷霉素	73.2	19.1	ND	ND

（四）防控措施

1. 合理掌握万古霉素使用适应证。在医院内应用万古霉素已确证是 VRE 产生和引起暴发流行的危险因素。因此，所有医院均应制订一个全面的抗菌药物使用计划。严格掌握万古霉素和相关糖肽类抗菌药物使用的适应证。

2. 提高临床微生物室在检测、报告和控制 VRE 感染中的作用。临床微生物室是预防 VRE 感染在医院流行的第一道防线，即时、准确地鉴定和测定肠球菌对万古霉素耐药的能力，对诊断 VRE 定植和感染、避免问题复杂化都有极其重要的作用。

3. 加强重点部门的主动监测，尽早发现 VRE 定植或感染者，并第一时间进行干预。

4. 告知工作人员和患者有关注意事项，减少工作人员和患者在病房内的传播，患者医疗护理物品专用。

5. 携带 VRE 的手术医生不得进行手术，直至检出转为阴性。

6. 接触隔离、医护人员培训、消毒和手卫生措施参见"防控原则"。

五、MDR-AB

（一）定义

1. MDR-AB（multidrug-resistant *Acinetobacter baumannii*）即多重耐药鲍曼不动杆菌，指对下列 5 类抗菌药物中至少 3 类耐药的菌株，包括抗假单胞菌头孢菌素、抗假单胞菌碳青霉烯类、含有 β-内酰胺酶抑制剂的复合制剂（包括哌拉西林/他唑巴坦、头孢哌酮/舒巴坦、氨苄西林/舒巴坦）、喹诺酮类、氨基糖苷类。

2. XDR-AB（extensively drug-resistant *A. baumannii*）即泛耐药鲍曼不动杆菌，指仅对 1~2 种潜在有抗不动杆菌活性的药物[主要指替加环素和（或）多黏菌素]敏感的菌株。

3. PDR-AB（pan drug resistant *A. baumannii*）即全耐药鲍曼不动杆菌，指对目前所能获得的潜在有抗不动杆菌活性的抗菌药物（包括多黏菌素、替加环素）均耐药的菌株。

（二）流行病学

1. 鲍曼不动杆菌具有在体外长期存活能力，易造成克隆播散。

2. 美国 NNIS 以及卫生部细菌耐药监测结果均显示,鲍曼不动杆菌的分离率在非发酵菌中占第 2 位,仅次于铜绿假单胞菌。是我国院内感染的主要致病菌之一,占临床分离革兰阴性菌的 16.1%,仅次于大肠埃希菌与肺炎克雷伯菌。

3. 鲍曼不动杆菌可引起医院内肺炎、血流感染、腹腔感染、中枢神经系统感染、泌尿系统感染、皮肤软组织感染等。最常见的部位是肺部,是医院内肺炎(HAP),尤其是呼吸机相关肺炎(VAP)重要的病原菌。

4. 长时间住院、入住监护室、接受机械通气、侵入性操作、抗菌药物暴露以及严重基础疾病等是鲍曼不动杆菌感染的危险因素。常合并其他细菌和(或)真菌的感染。

5. 鲍曼不动杆菌感染患者病死率高,但目前缺乏其归因病死率的大规模临床研究。

6. 鲍曼不动杆菌不仅是医院内感染的重要病原菌,同时也是社区获得性肺炎的重要致病菌。

(三) 对临床常用药物的敏感性

MDR-AB 对临床常用药物的敏感性见表 7-4。

表 7-4 2010 年鲍曼不动杆菌对抗菌药物的敏感率(%)

抗菌药物	中国	美国
氨苄西林/舒巴坦	38.8	54.0
哌拉西林/他唑巴坦	33.6	43.0
头孢他啶	35.7	46.0
头孢噻肟	12.9	24.0

(续表)

抗菌药物	中国	美国
头孢吡肟	33.6	ND
亚胺培南	45.1	55.3
美罗培南	45	62.0
阿米卡星	50.7	60.0
庆大霉素	34.3	53.0
妥布霉素	41.5	54.0
环丙沙星	33.3	54.0
左氧氟沙星	35.3	ND
磺胺甲噁唑/甲氧苄啶	29.9	56.0
多黏菌素 B	97.2	ND
米诺环素	62.7	ND

(四) 防控措施

鲍曼不动杆菌医院感染大多为外源性医院感染,其传播途径主要为接触传播;耐药鲍曼不动杆菌的产生是抗菌药物选择压力的结果。因此,其医院感染的预防与控制至关重要。需要从以下几个方面考虑:

1. 加强抗菌药物临床管理,延缓和减少耐药鲍曼不动杆菌的产生。医疗机构通过建立合理处方集、制定治疗方案和监测药物使用,同时联合微生物实验人员、传染病专家和医院感染管理人员对微生物耐药性增加的趋势进行干预,至少可以延缓鲍曼不动杆菌多重耐药性的迅速发展。如针对目前碳青霉烯耐药鲍曼不动杆菌不断增加现状,可考虑限制碳青霉烯类抗菌药物的使用,并加强临床微生物室对碳青霉烯耐药鲍曼不动杆菌的检出能力。

2. 严格遵守无菌操作和感染控制规范。医务人员应当严格遵守无菌技术操作规程,特别是实施中央导管插管、气管插管、导尿管插管、放置引流管等操作时，应当避免污染，减少感染的危险因素。对于留置的医疗器械要严格实施感染控制指南提出的有循证医学证据的干预组合策略，包括呼吸机相关肺炎、导管相关血流感染、导管相关尿路感染等。

3. 环境筛查。对多重耐药鲍曼不动杆菌暴发或流行的部门，应对患者周围的环境或设备进行微生物标本采样和培养，明确感染来源。

4. 必要时进行多重耐药菌主动监测培养。

5. 手卫生、隔离、环境清洁与消毒等措施参见"防控原则"。

六、MDR－PA
(一) 定义

1. MDR－PA（multidrug-resistant *Pseudomonas aeruginosa*）即多重耐药铜绿假单胞菌，指对下列 5 类抗菌药中的 3 类及以上耐药的菌株，包括头孢菌素类（如头孢他啶或头孢吡肟）、碳青霉烯类（如亚胺培南）、含 β-内酰胺酶抑制剂的复合制剂（如头孢哌酮/舒巴坦）、喹诺酮类（如环丙沙星）和氨基糖苷类（如阿米卡星）。

2. XDR－PA（extensively drug-resistant *Pseudomonas aeruginosa*）即泛耐药铜绿假单胞菌，指对以下抗菌药物均耐药的菌株，包括头孢吡肟、头孢他啶、亚胺培南、美罗培南、哌拉西林/他唑巴坦、环丙沙星、左氧氟沙星。

3. 铜绿假单胞菌通过获得各种 β-内酰胺酶编码基因、广谱或超广谱 β-内酰胺酶、氨基糖苷类修饰酶、借助整合子

qacE△1 基因对抗菌药物耐药。

(二) 流行病学

1. 铜绿假单胞菌广泛分布于周围环境及正常人的皮肤、呼吸道和消化道等部位，是医院感染最常见的条件致病菌之一。

2. 铜绿假单胞菌适宜在潮湿环境中生长，氧气湿化瓶、沐浴头、牙科治疗台水系统等常有铜绿假单胞菌的污染，常常为造成医院内感染暴发的主要原因。

3. 卫生部 2010 年细菌耐药监测结果显示，铜绿假单胞菌分离率为 16.7%，仅次于大肠埃希菌，在革兰阴性菌中排名第二。

4. 近年来，由于 β-内酰胺类抗菌药物、免疫抑制剂、肿瘤化疗等药物的广泛使用以及各种侵入性操作的增多，该菌引起的医院感染日益突出。

(三) 对临床常用抗生素的敏感性

MDR－PA 对临床常用抗生素的敏感性见表 7－5。

表 7－5　2010 年铜绿假单胞菌对临床常用抗菌药物的敏感率(%)

抗菌药物	中国	美国
哌拉西林/他唑巴坦	77.5	77.0
头孢他啶	71.8	81.0
头孢噻肟	10	24.0
头孢吡肟	68.5	ND
亚胺培南	71.8	ND
美罗培南	75	62.0
阿米卡星	80.2	60.0
庆大霉素	68.7	53.0
妥布霉素	72.9	54.0
环丙沙星	68.9	54.0
左氧氟沙星	65.3	ND
磺胺甲噁唑/甲氧苄啶	ND	56.0
多黏菌素 B	96.4	ND

(四) 防控措施

1. 主动监测医院内 MDR - PA。

2. 隔离 MDR - PA 感染或定植的患者。

3. 制定抗生素治疗指南,对某些抗生素的使用加以限制。

4. 手卫生、环境清洁与消毒等措施参见"防控原则"。

七、产 ESBLs 肠杆菌科细菌

(一) 定义

1. 肠杆菌科(Enterobacteriaceae)细菌是一大群形态、生物学性状相似的革兰阴性杆菌。这类细菌多数有周身鞭毛,有动力,均能发酵利用葡萄糖,需氧或厌氧生长。在自然界中广泛分布,大多数寄生于人和动物的肠道中,也可存在于水、土壤或腐败的物质上,多数为条件致病菌,少数为致病菌。其主要包含的菌种为埃希菌属、克雷伯菌属、志贺菌属、沙门菌属、枸橼酸杆菌属、肠杆菌属、沙雷菌属和变形杆菌属等。

2. 超广谱 β - 内酰胺酶 (extended-spectrum β-lactamases,ESBLs) 是指能够水解第三代头孢菌素的 β-内酰胺酶,由质粒介导的广谱酶如 TEM、SHV、CTX 和 OXA 酶发生点突变而形成。能够介导对青霉素类、头孢菌素类和氨曲南耐药。产 ESBLs 的菌株常同时对氨基糖苷类、磺胺类、喹诺酮类和(或)四环素类耐药,呈多重耐药。

3. ESBLs 主要在大肠埃希菌和肺炎克雷伯菌中发现,也见于肠杆菌属、枸橼柠檬酸菌属、变形杆菌属、沙雷菌属等其他肠杆菌科细菌。不动杆菌属和铜绿假单胞菌等非发酵菌也可产 ESBLs。

(二) 流行病学

1. 卫生部 2010 年全国细菌耐药监测结果显示,头孢噻肟耐药的大肠埃希菌和肺炎克雷伯菌均>50%。各个国家和地区产 ESBLs 细菌的发生率明显不同。日本、欧盟等国家产 ESBLs 细菌的发生率很低,而印度等国家产 ESBLs 细菌的发生率很高,而且具有较严重的耐药性。

2. 产 ESBLs 细菌可以发生克隆传播,也可通过质粒或转座子将产酶基因水平传播给敏感的非产酶细菌,引起更多的细菌产生 ESBLs,从而引起院内感染的暴发流行,还可以向院外传播,使流行范围扩大。

3. 危险因素包括: ① 入住 ICU。② 住院时间长(≥7 日)。③ 机械通气。④ 留置有导尿管和(或)中央导管。⑤ 有严重基础疾病(如糖尿病等)。⑥ 不适当联合使用抗菌药物或第三代头孢菌素。⑦ 年龄≥60 岁等。

(三) 对临床常用药物的敏感性

2010 年以前 CLSI 规定,产 ESBLs 菌株对青霉素类和第一、第二、第三代头孢菌素均耐药。即使体外试验对某些青霉素类、头孢菌素敏感,临床上也可能治疗无效。2010 年 1 月,基于药代动力学(药效学)(PK/PD)和临床实践,CLSI 对肠杆菌科的头孢唑林、头孢噻肟、头孢唑肟、头孢曲松、头孢他啶和氨曲南的判读折点进行了修订,临床医生应结合药敏试验结果和临床表现严重性,确定抗生素治疗方案。2009 年监测产 ESBLs 菌株对药物的敏感性见表 7 - 6。

表 7 - 6 2009 年我国 Mohnarin 监测产 ESBLs 菌株对临床常用药物的敏感率和耐药率(%)

抗 菌 药 物	产 ESBLs 大肠埃希菌		产 ESBLs 肺炎克雷伯菌		产 ESBLs 产酸克雷伯菌	
	耐药率	敏感率	耐药率	敏感率	耐药率	敏感率
氨苄西林/舒巴坦	73.7	8.6	83.0	6.4	85.5	6.8
哌拉西林/他唑巴坦	5.4	85.0	19.6	61.0	27.7	59.6
阿莫西林/克拉维酸	23.2	35.5	45.8	20.3	47.7	23.8
头孢哌酮/舒巴坦	8.9	64.2	16.2	54.2	27.0	51.3
头孢西丁	15.3	75.6	28.4	68.4	31.7	65.2
亚胺培南	0.3	99.4	1.3	98.4	1.3	98.4
美罗培南	0.2	99.8	1.4	98.3	1.0	99.0
庆大霉素	68.1	30.2	63.9	34.3	65.0	33.2
妥布霉素	43.2	37.4	43.3	42.6	53.4	33.9
阿米卡星	11.0	85.3	22.8	75.3	19.8	76.7
四环素	80.6	18.7	62.8	34.6	67.1	30.5
米诺环素	34.9	53.6	51.7	30.2	42.6	42.6
氯霉素	48.4	41.5	58.1	38.3	55.9	44.1
呋喃妥因	6.0	82.9	48.1	21.7	30.1	56.6
磺胺甲噁唑/甲氧苄啶	78.5	20.7	74.4	23.9	72.7	26.9
环丙沙星	80.2	17.4	48.2	39.9	53.1	37.8
左氧氟沙星	76.3	21.0	41.3	53.1	45.3	45.3

(四)防控措施

1. 加强检测：实验室检测有助于明确产 ESBLs 细菌感染,便于采取消毒隔离措施。住院患者中常规监测产 ESBLs 细菌定植,可能有助于产 ESBLs 肠杆菌科的预防和管理。

2. 合理使用抗菌药物：有证据表明,不适当的抗菌治疗是产 ESBLs 细菌的独立预测因素。第三代头孢菌素经验性用药可导致更多产 ESBLs 细菌的出现,从而引起产 ESBLs 细菌的流行。抗菌药物控制策略必须强制执行以减少细菌的耐药。具体措施包括严格抗菌药物的使用指征,尽量少用第三代头孢菌素类及青霉素类抗菌药物。

3. 隔离、消毒和手卫生等参见"防控原则"。

八、CRE

(一)定义

CRE(carbapenem-resistant Enterobacteriaceae)即耐碳青霉烯类肠杆菌科细菌,指对多利培南、美罗培南或亚胺培南等碳青霉烯类药物之一不敏感,而且对包括头孢曲松、头孢噻肟和头孢他啶在内所测试的第三代头孢菌素类均耐药的肠杆菌科细菌。

(二)流行病学

1. 近年来 CRE 呈迅速上升趋势,具有从单一菌株扩散至其他不同种属的细菌,从单一流行区域扩散至多区域流行的传播特点。

2. 我国 CRE 发生率较低(<5%),但呈逐年上升趋势,最常见的是产 KPC 酶,且已有全耐药产 KPC 酶菌株报道。目前产 KPC 酶的细菌逐渐形成全球播散的趋势,现已报道过产 KPC 酶细菌的国家横跨美洲、欧洲和亚洲等十几个国家和地区。

3. 主要感染类型包括泌尿道感染、伤口感染、医院内肺炎、呼吸机相关肺炎、血流感染、导管相关感染等。

4. CRE 与其他多重耐药菌感染相似,易感人群为疾病危重、入住 ICU、长期使用抗菌药物、插管、机械通气的患者。

5. CRE 感染患者病死率高,有研究报道高达 40%～50%。

(三) 对临床药物的敏感性

由于碳青霉烯酶的基因多为质粒所介导,这些质粒同时又携带其他多种耐药基因,CRE 往往表现为泛耐药(XDR)甚至是全耐药(PDR)表型,此类菌株一旦暴发流行将对患者生命构成极大威胁。

(四) 防控措施

1. 加强监测

(1) 医疗机构应明确入院 48 小时内的住院患者是否已有 CRE(至少是大肠埃希菌属和克雷伯菌属)检出。

(2) 若已有 CRE 检出,医疗机构应明确:① 是否有院内传播。② 哪些科室最严重,若不知晓这些信息,则应量化评估 CRE 的临床发病率,如回顾 CRE 检出前一段时间(如 6～12 个月)微生物实验室的检验结果中 CRE 的数量和(或)构成

比。此外,还应收集 CRE 感染或定植患者的基本流行病学信息,以了解其共有特征,如人口学特征、入院时间、疾病转归、用药史和既往史(例如科室、手术、操作)等。

2. 最大限度地减少侵入性器械的使用,确有必要时,应定期评估侵入性器械是否有必要继续使用,若无必要应尽快拔除。

3. 微生物实验室应建立预警机制,当检出 CRE 时应尽快告知临床和医院感染管理人员。

4. 加强抗菌药物临床合理使用管理,碳青霉烯类抗菌药物应严格按照特殊类抗菌药物进行管理,使用抗菌药物时应尽可能确保使用指征和使用疗程合理;针对临床具体情况选用最窄谱的抗菌药物。

5. CRE 主动筛查:对于具有 CRE 定植或感染高风险的患者,采用主动筛检有助于发现 CRE 定植患者,主动筛查培养通常包括粪便、直肠或肛周培养,还可包括伤口分泌物或尿培养(有导尿管的患者)。

6. 氯己定沐浴:当常规措施不能有效降低 CRE 感染或定植时,可考虑采取氯己定沐浴措施。一般采用 2% 氯己定稀释液或湿巾进行擦浴,通常不可用于下颌以上部位或开放性伤口。使用该项措施时,一般用于所有患者而不仅限于 CRE 感染或定植患者。沐浴的频率可根据日常沐浴方案进行调整。

7. 手卫生、接触隔离和员工教育培训等参见"防控原则"。

第二节　其他重要病原体感染预防与控制

一、艰难梭菌

(一) 流行病学

1. 艰难梭菌(*Clostridium difficile*, *C. difficile*)为专性厌氧革兰阳性杆菌,产生 A、B 两种毒素,为条件致病菌,可导致艰难梭菌相关性腹泻(*Clostridium difficile* associated diarrhea, CDAD)。

2. 由于抗菌药物不合理使用,CDAD 发病日趋增多,是医疗机构感染性腹泻最为常见的原因。在美国,医院内 CDAD 从 1996 年的 8.2 万例上升到 2003 年的 17.8 万例,同时,病死率明显升高,每年 1.4 万例患者死于 CDAD。

3. 艰难梭菌能形成芽胞,对热力、干燥、消毒剂等理化因素均有强大的耐受性,在干燥、消毒剂环境中可存活数月,在衣服、家具和环境中广泛存在。

(二) 传播途径

在医院内主要通过粪-口途径传播。

(三) 临床特征

1. 患者感染艰难梭菌产毒株,轻者导致腹泻,重者诱发突发性结肠炎或中毒性巨结肠,导致败血症,甚至死亡。

2. CDAD 可见黏液便或隐血便(24 小时或更短时间内排泄≥3 次未成形粪便),黑便和血便罕见,约半数还可出现发热、痉挛、腹部不适和外周血白细胞增多。

3. 症状可出现于抗生素使用期间或停药后近期内,多数患者于使用抗生素的第 1～2 周发病。

4. 严重基础疾病者、免疫功能低下者、腹盆腔部手术史者、老年人为 CDAD 的高危人群。

(四) 预防与控制

1. 严格掌握抗菌药物的使用指征,避免滥用抗菌药物是预防 CDAD 最有效的策略。有使用指征时也应在病情许可时尽早停用。

2. 严格执行手卫生,首选肥皂和水洗手。因为速干手消毒剂为中、低效消毒剂,不能杀灭艰难梭菌芽胞。

3. 接触确诊或疑似患者时,在标准预防的基础上采取接触隔离,包括戴手套、穿隔离衣、患者单间或分组安置。具体内容见"标准预防"和"接触隔离"。

4. 加强环境清洁与消毒。一般情况下,污染的医疗设备及环境表面,常规使用 1 000 mg/L 的含氯消毒剂进行消毒;疑有流行暴发时,根据暴发病原,参考《疫源地消毒剂卫生要求》(GB 27953)选择合适的消毒剂、消毒方式进行消毒。

(五) 实验室诊断

1. 毒素检测:组织细胞毒素检测被

认为是诊断的金标准,需时 48 小时,敏感性高,且能检测毒素。

2. 细菌培养:用环丝氨酸头孢西丁果糖琼脂培养基进行厌氧培养,需时 72 小时,灵敏度高且可获得菌株,不能检测毒素。

3. 谷氨酸脱氢酶检测:谷氨酸脱氢酶是艰难梭菌与梭菌属其他细菌共同的非毒素蛋白质,采用乳胶凝集试验,操作简单快速(15~45 分钟),敏感性略低,且与其他厌氧菌存在交叉反应。

4. 基因诊断:采用聚合酶链技术可检测 A 毒素、B 毒素、二元毒素以及高毒力的菌株,敏感性高。

二、结核分枝杆菌

(一)流行病学

1. 结核分枝杆菌(*Mycobacterium tuberculosis*,MTB)简称结核杆菌,属于分枝杆菌属,1882 年由德国学者 Koch 发现并证实是引起结核病的病原体。

2. 20 世纪 80 年代中后期,由于各国对结核病控制工作的忽视、流动人口的增加、耐药结核病(尤其耐多药结核病)的流行以及结核病和艾滋病的合并感染等原因,结核病疫情出现迅猛回升。

3. 据 WHO 估计,目前全球约 1/3 的人感染 MTB,我国的结核病负担位居全球第二。我国结核病疫情具有感染率高、发病率高、病死率高、耐药率高及农村疫情比城市严重等特点。

4. 感染 MTB 的患者或医务人员未及时诊断和隔离是导致医院感染的主要原因。

(二)传播途径

主要通过空气传播。传染源主要是肺结核患者,尤其是痰涂片检查结核菌阳性患者。

(三)临床特征

1. MTB 可通过呼吸道、消化道或皮肤损伤侵入易感机体,引起多种组织器官的结核病,其中以通过呼吸道引起肺结核为最多。

2. 肺结核最明显的特征是发热、咳嗽、盗汗,部分伴胸痛,开始为干咳,逐渐咳嗽的频率和程度加重,变为咳出脓痰或咳血。

(四)预防与控制

1. 早期发现患者,及时隔离及治疗。对于具有肺结核临床特征的患者应进行胸部影像学及痰结核菌检查;对免疫功能低下的患者,如 AIDS、糖尿病、晚期肾病、严重肝病等高危人群应重点检查;当医疗机构不断出现新近结核菌素阳性患者时,应对患者及职工进行筛查,以便尽早发现活动性肺结核病患者。

2. 对确诊或疑有肺结核的患者应尽快转诊至传染病专科医院,对合并有其他疾病不能转诊的患者,应在标准预防的基础上,采取空气隔离。具体内容见"空气隔离"。

3. 医疗机构应重视环境控制,利用排气通风装置,使空气从未被污染区域流动到轻度污染区,再到重度污染区,降低感染性气溶胶的浓度及传播。

4. 医务人员应重视空气传播疾病的预防,进行高危操作时,如引发气溶胶的操作应戴呼吸防护器。

5. 疫苗接种：接种卡介苗（BCG）是预防结核病最有效的措施。主要接种对象是新生婴幼儿。

（五）实验室诊断

1. 传统的检测方法：痰涂片抗酸染色；结核分枝杆菌培养；噬菌体生物扩增法（PhaB）。

2. 分子诊断方法：结核特异性的核酸扩增检测（NAAT）。

3. 免疫检测：血清学检测；结核菌素皮肤试验（TST）；γ 干扰素释放试验（IGRA）。

4. 其他新的检测方法：蛋白质组学。

三、非结核分枝杆菌

（一）流行病学

1. 非结核分枝杆菌（non-tuberculos Mycobacterium，NTM）是指结核分枝杆菌、牛分枝杆菌、非洲分枝杆菌、田鼠分枝杆菌及麻风分枝杆菌以外的分枝杆菌。

2. NTM 广泛存在于水、土壤和灰尘等自然环境中，某些 NTM，如鸟复合型分枝杆菌（MAC）、蟾蜍分枝杆菌、偶发分枝杆菌和龟分枝杆菌对消毒剂及重金属耐受，使其生存于饮水系统中，其中大部分为腐物寄生菌。

3. 从现有资料分析，NTM 的发病率和患病率在一些国家和地区呈增加趋势，甚至可能超过结核病的发病率和患病率。目前尚未见我国大样本量的 NTM 病流行病学调查资料，但我国历次结核病流行病学调查资料显示，NTM 分离率从 1990 年的 4.9% 升至 2000 年的 11.1%，2010 年为 22.9%，反映我国 NTM 病呈明显上升趋势。

4. 近年来，我国部分医疗机构因手术器械灭菌不合格，注射器具使用不规范等原因，造成多起 NTM 医院感染暴发事件。

（二）传播途径

人与人之间传播极为罕见，主要从环境中获得 NTM，医疗机构主要是水源性传播，自来水、自来水制成的冰块、透析用水、制作溶剂用的蒸馏水是 NTM 的主要来源。

（三）临床特征

94% 的非结核分枝杆菌感染有肺部临床表现，也可涉及皮肤、骨骼和淋巴结。感染有时呈播散性，如不及时治疗，可以致命。

（四）预防与控制

1. 一次性使用的医疗器械和用品严禁重复使用。

2. 对耐高温、耐高湿的医疗器械、器具和用品应当首选压力蒸汽灭菌，尽量避免使用液体化学消毒剂进行浸泡灭菌。

3. 不耐高温、不耐湿的医疗器械选用高水平消毒方法，消毒后宜用灭菌水冲洗，以防二次污染。

4. 避免用自来水冲洗伤口，或手术过程中使用自来水制作的冰块。

5. 侵入性操作及无菌医疗器械等，应避免自来水污染。

（五）实验室诊断

1. 细菌培养，是传统的方法，但耗时长。

2. 高效液相色谱法（HPLC），是鉴别缓慢生长 NTM 的快速、实用和可靠的方法,但不能鉴别新的 NTM 菌种。

3. 分子生物学方法:吖啶酯标记的 DNA 探针测定法;PCR 或多重 PCR 法;PCR - 限制性片段长度多态性分析法(PCR - RFLP);DNA 测序技术;反向杂交 DNA 扩增技术。

四、炭疽杆菌

(一) 流行病学

1. 炭疽杆菌(*Bacillus anthracis*)为革兰阳性需氧或兼性厌氧杆菌,可引起羊、牛、马等动物及人类共患急性传染病,由于可引起皮肤等组织发生黑炭状坏死,故称为炭疽(anthrax)。

2. 炭疽多发生于农牧业地区,全球每年约发生 2 000 例,主要流行于亚洲、非洲、中东地区。我国西北部地区是主要疫源地之一,2011 年我国共报道炭疽病例 309 例,死亡 3 例。

3. 炭疽杆菌芽胞可以在土壤中存活多年,易于制备和散布,成为理想的生物恐怖原材料。2001 年,美国炭疽邮件事件表明炭疽恐怖威胁的存在,22 例感染者中 11 例被确诊为肺炭疽。

(二) 传播途径及临床表现

根据感染部位,炭疽可分为以下 3 种临床类型:皮肤炭疽、肺炭疽和肠炭疽。

1. 皮肤炭疽:占 95% 以上,通过接触感染的动物及尸体、皮毛、骨头等被感染,包括接触人体受损的皮肤,但很少见。潜伏期 2~6 日,开始表现为小丘疹,而后 24 小时内发展为环状小水疱,随之破溃并形成黑色结痂,黑色结痂逐渐增厚,周围形成水肿。一般局部无发热、脓性分泌物和疼痛症状。

2. 肺炭疽:因吸入炭疽孢子被感染,多为生物恐怖事件所致,我国按照甲类传染病进行管理。潜伏期 4~6 日,表现为发热、乏力、咳嗽、胸痛;影像学显示胸膜渗出、浸润或纵隔增宽。尚未见人与人之间传播。

3. 肠炭疽:因食用感染的畜肉被感染,主要表现为消化道溃疡,主要在回肠末端和盲肠。口咽的症状包括喉咙痛、吞咽困难和局部淋巴结肿大,伴严重的颈、胸部水肿。肠炭疽可引起恶心、呕吐、食欲减退、腹痛、腹泻、发热等症状。尚未见人与人之间传播。

当机体抵抗力降低时,致病菌即迅速沿淋巴管及血管向全身扩散,形成败血症并继发炭疽脑膜炎。

(三) 预防与控制

1. 对于皮肤炭疽患者,应在标准预防的基础上进行接触隔离;对于肺炭疽和肠炭疽患者采取标准预防。具体内容见"标准预防"和"接触隔离"。

2. 疫苗接种:发生炭疽疫情时,对重点人群进行炭疽疫苗应急接种。

(四) 实验室诊断

1. 肺炭疽:采集血液(有胸腔积液患者可采集胸腔积液,有脑膜炎症状患者可采集脑脊液)进行革兰染色、培养和 PCR 检测;急性期和恢复期可进行血清学检测;胸膜及支气管活检。

2. 皮肤炭疽:采集破损皮肤组织进行革兰染色、培养和 PCR 检测;组织活检;急性期和恢复期可进行血清学检测;有全身感染症状患者可进行血培养。

3. 肠炭疽：采集呕吐物或(和)排泄物进行革兰染色、培养和 PCR 检测；急性期和恢复期可进行血清学检测；有全身感染症状患者可进行血培养。

通过培养分离出炭疽杆菌是诊断的"金标准"，PCR、免疫组化活检和血清学检测仅作为辅助手段，若 3 种方法均为阳性，可确诊；3 种方法 2 种阳性，或 1 种阳性且有暴露史，作为疑似病例。

五、军团菌
(一) 流行病学

1. 军团菌(*Legionella*)属需氧革兰阴性杆菌，嗜热怕冷，在 31～36 ℃潮湿环境中长期存活，以嗜肺军团菌最易致病。1976 年在美国费城退伍军人协会大会期间暴发的急性呼吸道传染病病例中首次分离出该菌，故命名为军团菌。

2. 在土壤、灰尘、河水、淋浴喷头(水龙头)、冷却水、空调冷凝水、超声加湿器、医院用水及呼吸机产生的气溶胶中均可检测到该菌，可以形成生物膜以抵抗饮用水中高浓度氯的消毒作用。

3. 军团菌引起的感染以肺炎为主，又称军团菌病。军团菌病呈世界性分布，以夏秋季为发病高峰，人群普遍易感，主要发生于老年、肺部基础疾病、恶性肿瘤、器官移植、肝肾功能衰竭、HIV 等免疫功能低下患者。

4. 我国从 1982 年在南京首次发现军团菌病以来，各省市均有散发病例报道，并在北京、唐山和上海等地陆续有军团菌病暴发的报道。

(二) 传播途径

尚未发现人与人之间传播。最常见的传播途径是吸入含军团菌的气溶胶，污染的冷却水、空调冷凝水、淋浴水、加湿器水等污染水源是军团菌的主要来源。

(三) 临床特征

潜伏期 2～10 日，临床表现难于和肺炎球菌等引起的肺炎鉴别，故临床诊断困难。确诊有赖于病原学和免疫学检查。

(四) 预防与控制
见相关章节。

(五) 实验室诊断

1. 常规检查：血常规检查提示白细胞正常或升高，血沉增快，C 反应蛋白升高，血清铁蛋白异常升高。50％的患者尿蛋白阳性。

2. 细菌培养：分离出军团菌菌株是诊断的金标准，培养难度较大，需要 3～7 日。

3. 血清抗体检测：感染 1 周左右可检测出 IgM 抗体，较早反映军团菌的感染；IgG 抗体产生较晚，2 周左右可检测出，1 个月达高峰。

4. 尿抗原检测：操作简单、快捷，灵敏度高，已被广泛应用于军团菌的快速诊断。

六、布鲁菌属
(一) 流行病学

1. 布鲁菌属(*Brucella*)为需氧、革兰阴性短小杆菌，分为 6 个种 19 个生物型，是布鲁菌病(又称波浪热)的病原体。60 多种家畜、家禽、野生动物是其宿主，与人类有关的主要是羊、牛、猪，其次是犬。各国的主要传染源不同,中国大陆以羊(绵羊、山羊)为主,其次为牛,猪仅在个别地区有意义。

2. 在自然环境中生存力较强,在病畜的分泌物、排泄物及死畜的脏器中能生存 4 个月,在食品中约生存 2 个月。

3. 布鲁菌病流行于世界各地,全球有 123 个国家有感染病例。我国多见于内蒙古、东北、西北等牧区。流行区春末夏初为高发期,与职业密切相关(如兽医、畜牧者、屠宰工人等),以青壮年为主。

(二) 传播途径

1. 食用未彻底灭菌的含菌奶类、食物等通过消化道传播。

2. 受损的皮肤(外伤、擦伤等)或黏膜接触感染的动物或动物分泌物而传播,如被感染动物抓伤,含菌液体溅入眼结膜等。

3. 呼吸道吸入含菌的气溶胶等而发生感染,主要见于接触该菌的实验室人员,此外还有屠宰及肉类包装人员等。

4. 人与人之间传播非常罕见,但可通过母乳、血液或器官移植传播。

(三) 临床特点

布鲁菌病临床表现复杂多变、症状各异,呈多器官病变或局限于某一器官,病程长、易复发,并易发展成慢性病。主要临床表现为波浪热(体温逐日增高,达高峰后缓慢下降,热程 2~3 周)、多汗、关节痛、神经痛、睾丸炎及肝脾肿大等。

(四) 预防与控制

1. 不要进食未煮熟的肉类,以及没有巴氏消毒的牛奶、奶酪及冰淇淋等。

2. 接触肉类时应穿戴个人防护用品,如橡胶手套、隔离衣或防水围裙、眼罩等。

3. 流行期间可对疫区从业人员及高危人群接种疫苗。

(五) 实验室诊断

1. 常规检查:白细胞减少或正常,淋巴细胞增多,血沉加快。

2. 细菌培养:患者血液、骨髓、乳汁、子宫分泌物均可做布鲁杆菌培养。

3. 血清凝集实验(Wright 试验):患者多在第 2 周出现阳性反应,1∶160 以上有诊断价值。

4. 酶联免疫吸附试验(ELISA):比凝集法敏感性高 100 倍,特异性也好。

七、曲霉

(一) 流行病学

1. 曲霉(*Aspergillus*)为多细胞真菌,有菌丝和孢子,能形成各种形态的菌落如羊毛状、绒毛状、粉状、蜡状等。包括 3 个亚属、15 个组、600 多个种,最常见的是烟曲霉和黄曲霉,其次是土曲霉、构巢曲霉和黑曲霉。对消毒因子有一定的耐受性,使用中水平消毒剂尚可将其杀灭。

2. 为条件致病菌,在医院内主要发生侵袭性曲霉病。多见于免疫功能低下的患者,如骨髓移植、实体器官移植、大剂量使用类固醇皮质激素以及抗肿瘤化疗等患者。极少数情况还可见于 HIV 晚期感染患者。

3. 曲霉病发病率很低,但病死率很高。近年来由于易感人群的增多,发病率呈持续增多趋势。美国旧金山的资料显示 1980~1982 年与 1992~1993 年相比,曲霉病由 8.4/106 上升至 12.4/106。北京协和医院的研究报道,在感染科病房深部真菌感染的发病例数从 1981~1986 年的每年 18 例次增加至 1996~2001 年的每年 75 例次。我国一项大规模多中心研究结果显示,前 7 位肺真菌病种类中肺曲霉病排在第一位,占 39%。

4. 曲霉在自然环境中广泛存在,如土壤、植物和腐烂的有机物、灰尘和建筑材料等。医院建筑工程导致邻近病房内空气污染,或医院的通风设备吸入了邻近工地或其他来源的污染空气,能导致医院内曲霉感染的暴发流行。

(二) 传播途径

曲霉孢子直径 2~5 μm,易在空气中悬浮,通过吸入含有孢子的空气而致病。

(三) 临床特征

1. 侵袭性肺曲霉病:临床表现类似肺结核,有发热、胸部疼痛、咳嗽、呼吸困难等。X 线显示多发性浸润病变,累及肺中叶者居多。

2. 过敏性支气管肺曲霉病:吸入曲霉孢子后数小时内可发生哮喘、咳嗽、发热(在极少数情况下)等症状,3~4 日后缓解。X 线显示游走性肺部浸润或曲霉阻塞小支气管引起的短暂性肺段不张。

(四) 预防与控制

见"空气源性病原体"。

(五) 临床诊断

侵袭性感染诊断常较困难,需综合考虑宿主危险因素、临床表现、影像学改变和实验室检查 4 个方面的因素。

1. 临床诊断分级:除外其他病原体

所致的感染和类似临床表现的疾病,将诊断分为拟诊(possible)、临床诊断(probable)和确诊(proven)3 个级别,见表 7-7。

表 7-7 侵袭性真菌病的分级诊断依据

诊断级别	宿主因素	临床特征	微生物学	组织病理学
拟诊	+	+	−	−
临床诊断	+	+	+	−
确诊	+	+	+	+

2. 微生物学检查

(1) 气道内标本:合格痰标本、气管内吸引物、BALF 或刷检标本镜检发现菌丝,痰标本培养连续 2 次分离到同种曲霉及 BALF 的单次培养阳性,可作为诊断肺曲霉病的微生物学依据。

(2) 血培养:阳性少见,即使全身性感染血培养阳性率仍较低,阳性须排除外源性污染。

(3) 胸腔积液培养:阳性结果可作为确诊依据,但临床并不多见。

3. 组织病理学:穿刺或活检标本的组织病理学、细胞病理学或直接显微镜检查可见菌丝及组织损害的相关证据。

八、诺如病毒

(一) 流行病学

1. 诺如病毒(Norovirus,NV)是一组杯状病毒属病毒的总称,由美国学者 Kapikian 于 1972 年在俄亥俄州诺瓦克镇腹泻暴发疫情的患者粪便中首先发现,因此被命名为诺瓦克病毒(Norwalk virus),2002 年被国际病毒命名委员会命名为诺如病毒。

2. 诺如病毒是美国导致急性肠胃炎的首要原因,每年大约有 2 100 万人发病,造成大约 7 万例医院感染及 800 例患者死亡。诺如病毒也是美国经食物传播感染暴发最常见的病因。

3. 自 1995 年我国报道首例诺如病毒腹泻病例以来,屡有诺如病毒因食物或水源污染导致暴发的报道。在我国的流行主要呈现以下特点:① 主要在学校、村落、医院、养老院等人群集中、半封闭的场所;医院内感染老年病区高发。② 南方高于北方。③ 冬春季(1～3 月份、11～12 月份)高发。④ 疫情持续时间中位数为 10 日。

(二) 传播途径

1. 病毒感染的潜伏期、症状期和恢复期的前 3 日均具有传染性,人群普遍易感,且不同的病毒型可发生交叉感染。

2. 第一代病例由于接触污染的食物或水被感染,但第二代和第三代病例多是由于接触污染的物品或悬浮的感染性颗粒被感染,尤其是患者的呕吐物,可形成气溶胶被别人吸入或吞咽而感染。

(三) 临床特征

潜伏期为 12～48 小时,临床症状持续 12～60 小时。主要表现为恶心、呕吐、腹部绞痛伴随或不伴随腹泻的急性症状。粪便为稀水便或水样便,无黏液脓血。该病多为自限性,也有极少数因严重脱水导致死亡的病例,尤其是年老体弱的患者。

(四) 预防与控制

1. 大多数患者采取标准预防即可,但对于大小便失禁的患者应在标准预防的基础上增加接触隔离。具体内容见"接触隔离"。

2. 严格执行手卫生,优先选择肥皂和水洗手,避免乙醇类速干手消毒剂,其不能有效杀灭病毒。

3. 做好饮食、饮水卫生,蔬菜、水果要洗净,海产品要彻底熟加工。

4. 做好环境表面的清洁、消毒,尤其是卫生间。消毒应选用中水平以上效果的消毒方法。

5. 被患者呕吐物、粪便污染的衣物立即更换、处理。

6. 处理被呕吐物或粪便严重污染的区域时,应戴面罩,避免吸入感染性气溶胶。

(五) 实验室诊断

诺如病毒感染患者粪便和血常规检查多为正常,病例确诊需在粪便或呕吐物中检出诺如病毒。

1. RT - qPCR 试验:RT - qPCR 试验是美国检测诺如病毒的首选方法,可检测出粪便、呕吐物、水、食物和环境标本中的诺如病毒。该方法敏感性高,也可定量测定病毒载量,但Ⅰ型和Ⅱ型需要不同的扩增引物。

2. 传统基因分型 RT - PCR 试验:传统的 RT - PCR 方法通过基因测序对诺如病毒进行基因分型。如美国 CDC 通过监测诺如病毒壳基因 D 区作为国家实验室监测网的一项内容。

3. 酶联免疫法:在美国目前已有诺如病毒酶联免疫(EIAs)快速检测试剂盒进入市场,但由于灵敏度(50%)低,不推荐用于诺如病毒散发病例的诊断。可用于诺如病毒暴发样品检测的 RIDASCREEN 第三代 EIA 试剂盒已通过美国食品和药品管理局(FDA)的初步审核。但是,该试剂盒检测阴性的样品仍需要 RT - qPCR 方法再次确认,在疫情调查中不能取代分子生物学方法。

九、流感病毒

(一) 流行病学

1. 流感病毒属于正黏病毒科,根据流感病毒核蛋白和基质蛋白的抗原性不同,可将流感病毒分为 A、B、C 三个型(或称为甲、乙、丙三个型)。① 甲型流感病毒常以流行形式出现,最显著的特点为突然暴发、迅速扩散,从而造成不同程度的流行。② 乙型流感病毒常引起局部暴发,不引起世界性流感大流行。③ 丙型流感病毒主要以散在形式出现,一般不引起流行。

2. 20 世纪以来全球共发生 3 次流感大流行,总死亡人数超过 4 300 万,最近 20 年来甲型流感出现不同程度的暴发。2009 年 3 月墨西哥和美国等国先后发生甲型 H1N1 流感;1997 年香港的禽流感事件均为甲型流感病毒引起。

3. 在我国北方地区流行高峰一般发生在冬春季,而南方地区全年流行,高峰多发生在夏季和冬季,一般流行 3～4 周后会自然停止。

4. 医疗机构是流感暴发高危场所。

(二) 传播途径

主要通过飞沫传播,即含有病毒的飞沫通过接触眼结膜、鼻、口、喉咙或咽喉黏膜发生传染。

(三) 临床特征

潜伏期一般为 1～7 日,多数为 2～4 日。主要表现为以下部分或全部症状:发热、畏寒、咳嗽、喉咙痛、流鼻涕或鼻塞、肌肉或全身酸痛、头痛、疲劳、呕吐、腹泻等。

(四) 预防控制

1. 每年接种流感疫苗,是防止流感病毒的第一步和最重要的一步。

2. 对确诊或疑似患者,在标准预防的基础上采取飞沫隔离。具体内容见"标准预防"和"飞沫隔离"。

(五) 实验室诊断

1. 流感病毒核酸检测阳性(可采用 real-time RT - PCR 和 RT - PCR 方法)。

2. 流感病毒快速抗原检测阳性(可采用免疫荧光法和胶体金法),需结合流行病学史作综合判断。

3. 流感病毒分离培养阳性。

4. 急性期和恢复期双份血清的流感病毒特异性 IgG 抗体水平呈 4 倍或 4 倍以上升高。

十、SARS - CoV 及新型冠状病毒

(一) 流行病学

1. SARS - CoV 为一种正链 RNA 病毒,是引起严重急性呼吸综合征(severe acute respiratory syndromes, SARS),又称传染性非典型肺炎的病原体。为 2003 年"非典"暴发中首次被检出的感染人类的新型冠状病毒,与果子狸、蝙蝠中检测到的 SARS - CoV 基因序列最为接近。WHO 报道,2003 年 SARS 暴发期间全球

共有 8 098 人感染,774 人死亡。我国为主要受灾地区,以多起医院感染暴发为核心向全国播散。

2. 2012 年 6 月以来(截至 2013 年 2 月 20 日),全球报道 10 例急性下呼吸道感染病例,临床症状类似 SARS,其中 5 例(3 例死亡)来自沙特,2 例来自卡塔尔,2 例(均死亡)来自约旦,1 例来自英国。英国的研究结果显示,此次感染的病原体为同一种新型冠状病毒感染,与 SARS - CoV 同源性为 70% ~ 80%,与 Bat - CoV - HKU4 和 HKU5 最为接近。该新型冠状病毒的出现引起了 WHO 和多个国家的重视。

(二) 传播途径

SARS - CoV 的主要传播途径为飞沫传播。2012 年 6 月出现的新型冠状病毒的传播途径尚不清楚。

(三) 临床特征

1. SARS

(1)早期:一般为病初的 1~7 日。起病急,以发热为首发症状,体温一般>38 ℃,半数以上的患者伴头痛、关节肌肉酸痛、乏力等症状,部分患者可有干咳、胸痛、腹泻等症状;但少有上呼吸道卡他症状。X 线检查第 2~4 日可出现肺部阴影。

(2)进展期:一般为病程的 8~14 日。发热及感染中毒症状持续存在,肺部病变加重,表现为胸闷、气促、呼吸困难。X 线检查肺部阴影发展迅速,且常为多叶病变。10%~15%病例出现 ARDS 而危及生命。

(3)恢复期:进展期过后,体温逐渐下降,临床症状缓解,肺部病变开始吸收,多数患者经 2 周左右可恢复。

2. 新型冠状病毒感染:据 WHO 报道,2012 年新出现的新型冠状病毒感染的潜伏期为 10 日左右,突然起病,高热,体温可达 39~40 ℃,初期为流感样全身症状,很快发展为呼吸衰竭、急性呼吸窘迫综合征(ARDS)或多器官衰竭(MODS),特别是肾功能衰竭,甚至危及生命。

(四) 预防与控制

1. 对于确诊或疑似 SARS 患者,应在标准预防的基础上采取飞沫隔离。但更重要的是在出现疫情之前,医务人员要严格执行标准预防。具体内容见"标准预防"和"飞沫隔离"。

2. 疑似患者应单间隔离,避免交叉感染。

3. 参与诊疗的医务人员宜选择没有基础疾病的人员,适当轮换,避免过度劳累,并及时监测其健康情况。

(五) 实验室诊断

新型冠状病毒病例较少,主要参考 SARS 的检查方法。

1. 常规检查:白细胞正常或降低,淋巴细胞计数$<1 \times 10^9$/L,C 反应蛋白不高。

2. 病原学检查:① 病毒分离培养:诊断的"金标准",只能在生物安全三级及以上实验室进行。② 病毒核酸检测:以 RT - PCR 方法检测呼吸道标本中的病毒核酸,一般 4~6 小时内获得结果。③ 血清学检测:检测 IgM 和 IgG 抗体水平。恢复性 IgG 水平比急性期高 4 倍以上,对回顾性诊断有意义。

十一、柯萨奇病毒和 EV71

(一) 流行病学

1. 柯萨奇病毒(Coxsackie viruses)和 EV71 均为小 RNA 病毒科、肠道病毒属，前者于 1948 年在美国纽约 Coxsackie 镇，从临床诊断为脊髓灰质炎的患儿粪便中分离出来；后者于 1974 年首次报道从美国加利福尼亚州暴发表现为神经系统症状疾病的患者中分离出来。是引起手足口病的 2 种常见肠道病毒。

2. 1957 年新西兰首次报道手足口病；美国、澳大利亚、意大利、法国、荷兰、西班牙、加拿大和德国等国常发生由柯萨奇病毒、EV71 引起的手足口病。

3. 我国是手足口病多发国家，自 1981 年上海首次报道后，已波及全国 31 个省市自治区。2008 年 3 月，安徽省阜阳市发生由 EV71 所致的手足口病疫情，共报道 7 470 例，死亡 23 人。

4. 该病流行无明显的地区性，全年均可发生，一般 5～7 月为发病高峰。不同年龄组均可感染发病，但婴幼儿及 5 岁以下儿童最常见。

5. 两种病毒适合在湿、热环境下生存与传播；为亲水病毒，使用中效消毒剂方可将其杀灭。

(二) 传播途径

通过直接接触和间接接触传播，即直接接触病毒或接触病毒污染的物体表面均可导致传播。病程第一周传染性最强，症状消失以后还可带病毒长达数周，从而成为非常重要的传染源。

(三) 临床特征

潜伏期为 2～10 日，平均 3～5 日，病程一般为 7～10 日。急性起病，主要症状为发热，口腔黏膜出现散在疱疹，手、足和臀部出现斑丘疹、疱疹，疱疹周围可有炎性红晕，疱内液体较少。可伴有咳嗽、流涕、食欲不振等症状。

(四) 预防与控制

1. 至今尚无疫苗可以预防，也无特效的抗病毒药物治疗。

2. 对确诊或疑似患者均采取标准预防，婴幼儿及儿童应采取接触隔离。具体内容见"标准预防"和"接触隔离"。

(五) 实验室诊断

1. 病原学检查：肠道病毒(CoxA16、EV71 等)特异性核酸阳性或分离到肠道病毒。咽、气道分泌物、疱疹液、粪便阳性率较高。应及时、规范留取标本，并尽快送检。

2. 血清学检查：急性期与恢复期血清 EV71、CoxA16 或其他肠道病毒中和抗体有 4 倍以上的升高。

十二、汉坦病毒

(一) 流行特点

1. 汉坦病毒(Hantavirus, HV)属于布尼亚病毒科、汉坦病毒属，主要通过啮齿类动物传播，可导致肾综合征出血热(HFRS)和汉坦病毒心肺综合征(HPS)。

2. 我国流行的 HV 主要是 HTN 型(即 I 型)、SEO 型(即 II 型)和 PUU 型汉坦病毒，引起人类的肾综合征出血热，我国又称流行性出血热。

3. HV 在我国最主要的传染源是黑线姬鼠（野栖）和褐家鼠（家栖），林区的大林姬鼠和实验用大白鼠在特定条件下也可成为传染源。

4. HV 在全球分布广泛，中国是受 HV 危害最严重的国家，历年报道的 HFRS 病例数约占世界病例总数的 90% 左右。

（二）传播途径

尚未发现人与人之间传播，主要传播途径为动物源性、螨媒传播和垂直传播三类。

1. 动物源性传播：直接接触携带病毒的鼠类及其排泄物，吸入含病毒的鼠类排泄物气溶胶而感染。

2. 螨媒传播：国内研究表明，革螨和恙螨均可自然携带 HV，经叮刺传播。

3. 垂直传播：国内从患 HFRS 的孕妇流产的死婴肝、肾和肺中分离出 HV。

（三）临床特点

具有三大主要症状：急性发热、出血、肾衰。严重的典型 HFRS 病例病程依次出现五期过程：即发热、低血压休克期、少尿期、多尿期及恢复期。

（四）预防与控制

对所有确诊或疑似患者采取标准预防即可。

（五）实验室诊断

1. ELISA 法检测患者发病初期血清中 HV 特异性 IgM 和 IgG，可用于疾病的早期诊断。

2. RT - PCR 法检测感染细胞、人及动物的活检组织和血清样本的汉坦病毒 RNA，可用于病毒分型。

十三、麻疹病毒

（一）流行病学

1. 麻疹病毒（measles virus）属于副黏病毒科、麻疹病毒属、单股负链 RNA 病毒，在空气中或受感染物体表面 2 小时内可保持活性和传染性。

2. 麻疹病毒仅感染人类，尚未见动物患麻疹。任何未获得免疫的人（即未接种疫苗或未产生免疫力的人）均可受到感染。急性患者是唯一的传染源，从潜伏期最后 1～2 日至出疹后 5 日内都具有传染性，恢复期不具有传染性。

3. 尽管已有安全的和具有成本效益的麻疹疫苗，但麻疹仍是造成幼儿死亡的主要原因之一。2011 年，全球有 15.8 万人死于麻疹，相当于每天约 430 人死亡或每小时 18 人死亡，其中多数是 5 岁以下儿童。95% 以上的麻疹死亡病例发生在卫生设施薄弱的低收入国家。

4. 2000～2011 年期间，麻疹疫苗接种工作致使全球麻疹病死率下降了 71%，从 2000 年的 54.2 万例降到 2011 年的 15.8 万例。我国从 2010 年的 3.8 万例降到 2011 年的 9 943 例，下降 74.1%。2011 年，全球约有 84% 的儿童在 1 周岁前通过常规卫生服务获得一剂麻疹疫苗，比 2000 年时的 72% 有所上升。

（二）传播途径

患者是唯一的传染源，出疹后 4 日和免疫功能低下患者整个病程均具有传染性。具有高度传染性的麻疹患者通过咳嗽、喷嚏、大声说话等产生带有病毒的飞沫核，直径＜5 μm，能长时间悬浮在空气中并保持活性。易感者直接吸入这些感染性飞沫核，引起感染。

（三）临床特征

90％易感者接触麻疹患者后都会发病，潜伏期为 7～14 日。典型的麻疹患者始于轻度至中度发热、咳嗽、流鼻涕、眼睛结膜充血和咽喉疼痛，2～5 日皮肤呈红色或红褐色皮疹，口腔内出现有红晕的灰白小点（Koplik 斑）。

（四）预防与控制

1. 疫苗接种：为儿童常规接种麻疹疫苗，并在高发病率和高死亡率的国家中开展大规模免疫活动，是减少全球麻疹死亡数的主要公共卫生战略。已使用逾 40 年的麻疹疫苗既安全、有效，又便宜。具体内容见"麻疹疫苗"。

2. 采取标准预防和空气隔离。具体内容见"标准预防"和"空气隔离"。

3. 没有确切免疫力的医护人员应减少与患者的接触，并且应从第一次接触患者后的第 5 日到最后一次接触患者后的第 21 日以及出疹后 4 日，无论是否接种疫苗或应用过免疫球蛋白均应进行隔离。

（五）实验室诊断

麻疹的实验室诊断是由一个或多个测试方法按照以下优先次序：① 通过逆向转录聚合酶连锁反应（RT - PCR）：麻疹病毒优先顺序为喉拭子、尿液标本和鼻或鼻咽拭子，最好是 3 个标本都采集。② 麻疹病毒培养阳性。③ 特异麻疹 IgM 病毒抗体阳性。④ 在急性和康复的患者血清之间显著升高的 IgG 抗体（不常做）。

十四、水痘-带状疱疹病毒

（一）流行病学

1. 水痘-带状疱疹病毒（varicella-zoster virus，VZV）属于疱疹病毒科，α疱疹病毒亚科，水痘病毒属，为双链 DNA 病毒，是一种以皮肤黏膜疱疹为特征的急性传染病的病原体。原发感染后的症状为水痘，然后病毒在体内潜伏终身。复发感染时病毒从潜伏地——脊髓背根神经节复出，疱疹病变沿神经呈带状分布，故称为带状疱疹。VZV 在体外抵抗力弱，为亲脂病毒，是对消毒因子最敏感的微生物之一。

2. 在美国，应用疫苗之前每年大约有 400 万人感染水痘，1 万多人住院，100 多人死亡。随着疫苗的应用，疫情的数量已经下降。流行特点：① 呈全球分布，全年散发，冬春季较多。② 人类对 VZV 普遍易感，传染性极强，多发生于儿童，20 岁以后发病者不到 2％。③ 儿童初次感染时引起水痘，成人时表现为带状疱疹，90％病例为 50 岁以上老年人或有慢性疾病及免疫缺陷者。④ 水痘痊愈后，将获得终身免疫。

（二）传播途径

患者是唯一的传染源，自发病前 1～2 日直至皮疹干燥结痂期均有传染性。医院内主要经过空气和接触传播。

（三）临床特征

水痘潜伏期 10～21 日，一般为 14 日左右。成人于皮疹出现前 1～2 日可先有发热、头痛、咽痛、四肢酸痛、恶心、呕吐、腹痛等前驱症状，小儿则无前驱期症状，皮疹和全身症状多同时出现。发热 1～2

日后即进入发疹期。皮疹先见于躯干、头部,逐渐延及面部,最后达四肢。皮疹分布以躯干为多,面部及四肢较少,呈向心性分布。

(四) 预防与控制

1. 疫苗接种。具体内容见"麻疹疫苗"。

2. 针对所有具有播散性病变以及免疫功能低下的患者,应在标准预防的基础上采取空气隔离＋接触隔离。具体内容见"空气隔离"和"接触隔离"。

3. 对于病变局限且可覆盖的免疫功能正常的患者,采取标准预防即可。具体内容见"标准预防"。

(五) 实验室诊断

1. 最敏感的方法:在皮肤损伤(水疱、结痂、斑丘疹)处取样,采用 PCR 检测水痘病毒。聚酯拭子法最适合从水疱病变取样;载玻片法适合从斑丘疹的病变取样。

2. IgM 检测敏感性差于 PCR 检测。

十五、疥螨

(一) 流行病学

1. 疥螨(sarcoptes scabiei)即疥虫,属真螨目,疥螨科,寄生于皮肤中挖掘"隧道"产生机械刺激,其分泌物和排泄物导致过敏反应,引起一种有剧烈瘙痒(夜间尤甚)的顽固性皮肤病,即疥疮。

2. 疥螨呈世界性分布,在儿童和青少年集体中感染率较高,其他年龄组亦可感染,流行情况与个人卫生状况有密切关系。疥疮会在拥挤条件下迅速蔓延,如疗养院、保健机构及监狱等通常是疥疮暴发

的场所。流行似有一定周期性,大约 30 年为 1 个周期,每次流行持续 15 年,两次流行期间有 15 年间隙。

3. 在室温下,疥虫离开人体皮肤尚可存活 2～4 日,在矿物油中可存活 7 日之久,在 50 ℃的环境中 10 分钟即死亡,蚧虫卵在室温下约可存活 10 日。湿度高及低温的环境,有助于疥虫的存活。

(二) 传播途径

1. 直接接触传播:通过与患者直接的皮肤接触而传播,如握手、拥抱、同睡一床等。

2. 间接接触传播:通过被服、手套、鞋袜等间接传播,公共浴室的更衣间亦是重要的传播场所。

(三) 临床特征

最常见的症状是强烈的瘙痒和脓疱样皮疹。

(四) 预防与控制

1. 隔离感染者,家庭内成员或集体生活者应同时治疗。

2. 外用药疗程结束后要换已经消毒的衣被,患者的衣服、寝具应煮沸消毒。

3. 感染者之间避免接触,避免出现交叉感染。

(五) 实验室诊断

诊断疥疮应该确认螨、螨卵或螨粪物质,可以用针尖从窦道内或通过皮肤刮片获得标本,在显微镜下检查螨虫、螨卵或螨粪物质(scybala)。

十六、朊毒体

(一) 流行病学

1. 朊毒体(prion)是一种普遍存在于

人和动物细胞内并由其自身基因编码的蛋白质,其特殊异构体 PrPsc 引起人和动物的传染性海绵状脑病(transmissible spongiform encephalopathies,TSE),在人类称为克雅病(Creutzfeldt-Jakob disease,CJD),在牛中称为疯牛病。

2. CJD 每年的发病率约为百万分之一,分为散发型(sCJD)(85%)、遗传型(gCJD)(10%)、医源型(iCJD)(1%)和变异型(vCJD)(4%~5%)。

3. 1996 年,英国发现首例牛海绵状脑病感染人而导致的 vCJD 病例。大多数 vCJD 病例来自英国,也有少数病例来自欧洲、日本、加拿大和美国。

(二)传播途径

1. 散发型 CJD:该型发病原因不明。

2. 遗传型 CJD:与 PRNP 基因突变相关。

3. 医源型 CJD:因使用被污染的手术器械或通过硬脑膜移植、输血等途径而感染。

4. 变异型 CJD:与食用过被污染的牛肉及相关食品有关。

由于前两种类型的传播途径难以控制,因此,医源型和变异型 CJD 的感染控制尤为重要。

(三)临床特征

克雅病呈现出潜伏期长(从 2 年到几十年不等)、临床病程短、病死率 100% 的特点。典型病例会在症状出现后 1 年内死亡。临床上表现出震颤、共济失调、姿势不稳、痴呆、行为反常等,并随病情加重认知和运动能力逐渐衰退,直至大脑功能衰竭而死亡。

(四)预防与控制

1. 对疑似或确诊 CJD 或 vCJD 患者进行诊疗时,可采取标准预防措施。

2. 在组织实验室进行组织处理、尸体解剖、尸体防腐和接触解剖过的尸体时,推荐使用额外预防。具体内容见"额外预防"。

3. 疑似或确诊感染患者宜选用一次性诊疗器械、器具和物品。复用诊疗器械、器具和物品的处理参见"特殊病原体清洁消毒程序"。

(五)实验室诊断

脑电图检查和核磁检查对该疾病的诊断有一定帮助,但不能作为确诊的手段。常见的实验室检查包括:患者(或尸检)组织的 PrPsc 检测,包括经典的 Western-blot 和免疫组化方法。神经病理学检测包括组织切片和 HE 染色,另外还有脑脊液的 14-3-3 检测和血液的 PRNP 序列测定。

参考文献

[1] Stuart H. Cohen, Dale N. Gerding, Stuart Johnson, et al. Clinical practice guidelines for *Clostridium Difficile* infection in adults:2010 update by the Society for Healthcare Epidemiology of America(SHEA)and the Infectious Diseases Society of America(IDSA)[J]. Infection control and hospital epidemiology,2010,31(5):431-454.

[2] Onyebujoh. P,Rook. GA. *Tuberculosis*[J]. Nat Rev Microbiol,2004,2:930.

〔3〕James Versalovic. Manual of clinical microbiology〔M〕// Nialla Logan, Alex R. Hoffmaster, Sean V. Shadomy, et al. Bacillus and Other Aerobic Endospore-Forming Bacteria. 10th ed. DC: ASM Press, 2011.

〔4〕CDC. Anthrax〔EB/OL〕. (2011 - 03 - 21)〔2013 - 03 - 01〕http://emergency. cdc. gov/agent/anthrax/.

〔5〕CDC. Aspergillosis〔EB/OL〕. (2012 - 01 - 20)〔2013 - 03 - 10〕http://www. cdc. gov/fungal/aspergillosis/risk-prevention. html.

〔6〕CDC. Norovirus〔EB/OL〕. (2012 - 04 - 12)〔2013 - 03 - 10〕http://www. cdc. gov/norovirus/about/overview. html.

〔7〕MacCannell T, Umscheid CA, Agarwal RK, et al. Guideline for the prevention and control of norovirus gastroenteritis outbreaks in healthcare settings〔J〕. Infect Control Hosp Epidemiol, 2011, 32(10): 939 - 69. PMID: 21931246.

〔8〕CDC. Norovirus〔EB/OL〕. (2012 - 04 - 12)〔2013 - 03 - 10〕http://www. cdc. gov/norovirus/lab-testing/diagnostic. html.

〔9〕World Health Organization. Seasonal Influenza (EB/OL). (2009 - 04 - 30)〔2013 - 03 - 07〕http://www. Who int /mediacentre / factsheets / fs211 /en / index. html.

〔10〕CDC. Severe Acute Respiratory Syndrome (SARS)〔EB/OL〕. (2013 - 02 - 20)〔2013 - 03 - 10〕http://www. cdc. gov/sars/index. html.

〔11〕James Versalovic. Manual of clinical microbiology〔M〕// Kanti Pabbaraju, Julie D. Fox. Coronaviruses. 10th ed. DC: ASM Press, 2011.

〔12〕WHO. Coronavirus Infections〔EB/OL〕. (2012 - 12 - 21)〔2013 - 03 - 10〕http://www. who. int/csr/disease/coronavirus_infections/en/index. html.

〔13〕Jane D. Siegel, Emily Rhinehart, Marguerite Jackson, et al. Guideline for Isolation Precautions: Preventing Transmission of Infectious Agents in Healthcare Settings〔S〕. 2007.

〔14〕CDC. Vaccines Immunization〔EB/OL〕. (2013 - 02 - 20)〔2013 - 03 - 10〕http://www. cdc. gov/vaccines/pubs/pinkbook/index. html # chapters.

〔15〕CDC. Minnesota Department of Health. Lab Testing for Measles at the MDH Public Health Laboratory〔EB/OL〕. (2012 - 04 - 17)〔2013 - 03 - 10〕http://www. health. state. mn. us/divs/idepc/diseases/measles/hcp/labtesting. pdf.

〔16〕CDC. Manual for the Surveillance of Vaccine-Preventable Diseases〔EB/OL〕. (2012 - 04 - 17)〔2013 - 03 - 10〕http://www. cdc. gov/vaccines/pubs/surv-manual/chpt07-measles. html.

〔17〕CDC. Chickenpox Varicella〔EB/OL〕. (2011 - 11 - 16)〔2013 - 03 - 10〕http://www. cdc. gov/chickenpox/about/overview. html.

〔18〕CDC. Parasites-Scabies〔EB/OL〕. (2010 - 11 - 02)〔2013 - 03 - 10〕http://www. cdc. gov/parasites/scabies/disease. html.

〔19〕James Versalovic. Manual of clinical microbiology〔M〕// Adriano Aguzzi, Markus Glatzel. Transmissible Spongiform Encephalopathies. 10th ed. DC: ASM Press, 2011.

〔20〕CDC. CJD (Creutzfeldt-JakoDisease, Classic)〔EB/OL〕. (2012 - 11 - 15)〔2013 - 03 - 10〕http://www. cdc. gov/ncidod/dvrd/cjd/.

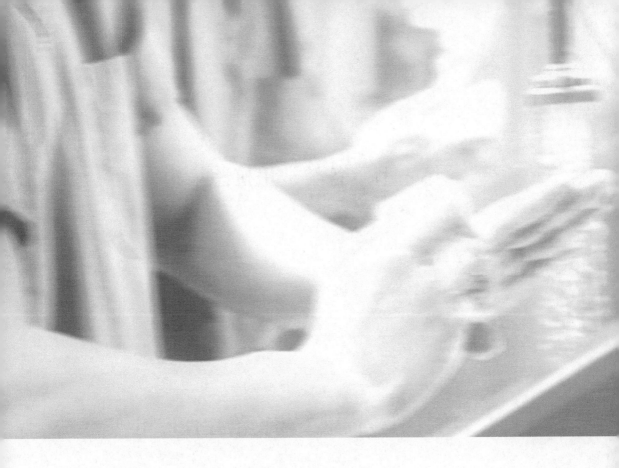

第八章

抗感染药物临床应用与管理

第一节　各类常用抗感染药物

一、抗菌药物

详细内容见附录。

二、抗真菌药物

详细内容见附录。

三、抗结核药物

详细内容见附录。

四、抗病毒药物

详细内容见附录。

第二节　抗感染药物治疗性应用*

一、抗感染药物的初始选择：根据感染部位

（一）中枢神经系统感染

1. 脑膜炎

（1）经验性用药

1）免疫正常，年龄<50 岁。

● 常见病原菌：肺炎链球菌、脑膜炎奈瑟菌、流感嗜血杆菌。

● 推荐用药：万古霉素＋头孢曲松。

● 对 β-内酰胺类药物过敏者，可选用氯霉素＋万古霉素。

2）免疫正常，年龄>50 岁。

● 常见病原菌：肺炎链球菌、李斯特菌、流感嗜血杆菌、脑膜炎奈瑟菌、B 族链球菌。

● 推荐用药：万古霉素＋头孢曲松＋氨苄西林。

● 对 β-内酰胺类药物过敏者，可选用氯霉素＋万古霉素＋TMP/SMZ。

3）免疫抑制患者（HIV 感染、移植患者、接受免疫抑制治疗患者）

● 常见病原菌：肺炎链球菌、脑膜炎奈瑟菌、李斯特菌、流感嗜血杆菌、革兰阴性杆菌，若为 HIV 患者需考虑非细菌性感染，尤其应注意隐球菌脑膜炎的可能。

● 推荐用药：万古霉素＋头孢吡肟＋氨苄西林。

● 对 β-内酰胺类药物过敏者，可选

---

* 注：本节所提供的治疗方案是综合相关指南、建议、共识而来，供临床使用参考。具体使用应结合实际情况和当地的微生物学情况考虑。

用环丙沙星＋万古霉素＋TMP/SMZ。

（2）神经外科术后或颅脑外伤后

1）常见病原菌：肺炎链球菌（若有脑脊液漏）、流感嗜血杆菌、葡萄球菌、革兰阴性杆菌。

2）推荐用药：万古霉素＋头孢吡肟。

3）对β-内酰胺类药物过敏者，可选用环丙沙星＋万古霉素。

（3）引流术后感染（infected shunt）

1）常见病原菌：金黄色葡萄球菌、凝固酶阴性葡萄球菌、革兰阴性杆菌（少见）。

2）推荐用药：万古霉素＋头孢吡肟。

3）对β-内酰胺类药物过敏者，可选用环丙沙星＋万古霉素。

4）疗程：① 肺炎链球菌：10～14日。② 脑膜炎奈瑟菌：7日。③ 李斯特菌：21日。④ 流感嗜血杆菌：7日。⑤ 革兰阴性杆菌：21日。

地塞米松的使用：所有怀疑肺炎球菌感染的成人脑膜炎患者建议从首次使用抗菌药物前10～20分钟给予地塞米松0.15 mg/kg静脉注射，为6小时一次，持续2～4日，若脑脊液涂片显示革兰阳性双球菌或血（脑脊）液培养提示肺炎链球菌阳性时建议继续使用地塞米松。

2. 脑炎

（1）常见病原菌：疱疹病毒。

（2）推荐用药：阿昔洛韦。

（3）疗程：14～21日。

3. 脑脓肿

（1）病因不明

1）常见病原菌：金黄色葡萄球菌、链球菌、革兰阴性杆菌、厌氧菌。

2）推荐用药：万古霉素＋头孢曲松＋甲硝唑。

3）对β-内酰胺类药物过敏者，可选用万古霉素＋环丙沙星＋甲硝唑。

（2）窦炎

1）常见病原菌：链球菌、厌氧菌。

2）推荐用药：青霉素或头孢曲松＋甲硝唑。

3）对β-内酰胺类药物过敏者，可选用万古霉素＋甲硝唑。

（3）慢性中耳炎

1）常见病原菌：革兰阴性杆菌、链球菌、厌氧菌。

2）推荐用药：头孢吡肟＋甲硝唑。

3）对β-内酰胺类药物过敏者，可选用万古霉素＋甲硝唑＋氨曲南。

（4）神经外科术后

1）常见病原菌：葡萄球菌、革兰阴性杆菌。

2）推荐用药：万古霉素＋头孢吡肟。

3）对β-内酰胺类药物过敏者，可选用万古霉素＋环丙沙星。

4. 脑脊液分流术后感染

（1）推荐用药：万古霉素＋头孢吡肟。

（2）对β-内酰胺类药物过敏者，可选用万古霉素＋环丙沙星。

（二）循环系统感染

感染性心内膜炎

（1）天然瓣膜患者。常见病原菌：草绿色链球菌、其他链球菌、肠球菌、葡萄球菌。

1）经验性用药：（青霉素或氨苄西林）＋苯唑西林＋庆大霉素或万古霉素＋

庆大霉素。

2) 草绿色链球菌、牛链球菌,青霉素 MIC≤0.1 μg/ml。

● 推荐用药:(青霉素或头孢曲松)+庆大霉素。

● 对 β-内酰胺类药物过敏者,可选用万古霉素。

● 疗程:4 周。

3) 草绿色链球菌、牛链球菌,青霉素 MIC 0.1～0.5 μg/ml。

● 推荐用药:青霉素+庆大霉素。

● 对 β-内酰胺类药物过敏者,可选用万古霉素。

● 疗程:4 周。

4) 草绿色链球菌、牛链球菌,青霉素 MIC>0.5 μg/ml。

● 推荐用药:(青霉素或氨苄西林)+庆大霉素。

● 对 β-内酰胺类药物过敏者,可选用万古霉素+庆大霉素。

● 疗程:4～6 周。

● 其他注意事项:牛链球菌感染的患者建议行消化道内镜排除肿瘤的可能。

5) 金黄色葡萄球菌——甲氧西林敏感(MSSA),天然瓣膜,病变仅累及右心。

● 推荐用药:(苯唑西林或头孢唑啉)+庆大霉素。

● 对 β-内酰胺类药物过敏者,可选用万古霉素。

● 疗程:2 周。

6) 金黄色葡萄球菌——甲氧西林敏感,天然瓣膜,病变累及左心。

● 推荐用药:(苯唑西林或头孢唑啉)+庆大霉素。

● 对 β-内酰胺类药物过敏者,可选用万古霉素。

● 疗程:4 周。

7) 金黄色葡萄球菌——MRSA,天然瓣膜。

● 推荐用药:万古霉素。

● 疗程:无合并症 4 周;有其他合并症(包括脓肿形成、坏死、糖尿病血糖控制不佳等)6 周。

8) 肺炎链球菌

● 推荐用药:青霉素或头孢曲松。

● 对 β-内酰胺类药物过敏者,可选用万古霉素。

● 疗程:4 周。

9) 肠球菌,青霉素 MIC≤16 μg/ml且庆大霉素 MIC≤500 μg/ml。

● 推荐用药:(氨苄西林或青霉素)+庆大霉素。

● 对 β-内酰胺类药物过敏者,可选用万古霉素+庆大霉素。

● 疗程:4～6 周。

10) 肠球菌,链霉素 MIC>2 000 μg/ml,庆大霉素 MIC>500 μg/ml,对青霉素敏感。

● 推荐用药:青霉素或氨苄西林。

● 疗程:4～6 周。

11) 肠球菌,青霉素 MIC>16 μg/ml,对庆大霉素敏感。

● 推荐用药:万古霉素+庆大霉素。

● 疗程:4～6 周。

12) 苛养菌(HACEK 菌组——副流感嗜血杆菌、嗜泡沫嗜血杆菌、放线杆菌、心杆菌、艾肯杆菌、金氏杆菌)。

● 推荐用药:头孢曲松或氨苄西林/

舒巴坦。

● 疗程：4 周。

（2）人工瓣膜

1）经验性用药：万古霉素＋庆大霉素＋利福平。

2）草绿色链球菌、肠球菌：见天然瓣膜。

3）表皮葡萄球菌：万古霉素＋利福平＋庆大霉素。

4）金黄色葡萄球菌

● MSSA：苯唑西林＋利福平＋庆大霉素，疗程：苯唑西林 6 周，庆大霉素前 2 周，利福平血培养阴性后 6 周。

● MRSA：万古霉素＋利福平＋庆大霉素，疗程：万古霉素 6 周，庆大霉素前 2 周，利福平血培养阴性后 6 周。

5）肠杆菌科或铜绿假单胞菌：氨基糖苷类＋（抗铜绿假单胞菌青霉素或第三、第四代头孢菌素针剂）。

（三）肺部感染

1. 社区获得性肺炎（需住院）

（1）经验治疗

1）非 ICU 患者

● 推荐用药：（头孢曲松＋阿奇霉素）或莫西沙星。

● 疗程：至少 5 日，或退热后 48～72 小时，能经口进食，血压稳定，不吸氧情况下动脉血氧饱和度＞90%。

2）ICU 患者

● 不考虑铜绿假单胞菌感染：① 推荐用药：（头孢曲松＋阿奇霉素）或莫西沙星。② 疗程：至少 5 日，或退热后 48～72 小时，能经口进食，血压稳定，不吸氧情况下动脉血氧饱和度＞90%。

● 考虑铜绿假单胞菌感染：① 推荐用药：（哌拉西林/他唑巴坦＋阿奇霉素）或头孢吡肟＋阿奇霉素。② 对 β-内酰胺类药物过敏者，可选用莫西沙星＋氨曲南。③ 疗程：14 日。

● 铜绿假单胞菌感染的危险因素：① 住院时间≥5 日。② 肺部基础疾病（如囊性肺纤维化、囊性支气管扩张）。③ 激素治疗（泼尼松＞10 mg/d）。④ 1 个月内曾使用广谱抗菌药物＞7 日。⑤ AIDS（CD4＜50）。⑥ 粒细胞减少症。

（2）病原特异性治疗

1）肺炎链球菌推荐用药

● 静脉制剂：青霉素、头孢呋辛或头孢曲松。

● 口服制剂：阿莫西林、头孢泊肟或阿奇霉素。

● 疗程：5～10 日。

2）卡他莫拉菌推荐用药

● 阿莫西林/克拉维酸或第二、第三代头孢菌素、大环内酯类、喹诺酮类。

● 疗程：5～10 日。

3）嗜肺军团菌推荐用药

● 阿奇霉素或莫西沙星。

● 疗程：10～21 日。

4）流感嗜血杆菌

● 推荐用药：多西环素、阿莫西林/克拉维酸、头孢呋辛、头孢曲松、头孢泊肟或莫西沙星。

● 疗程：5～10 日。

2. 医院获得性肺炎

（1）非 VAP

1）常见病原菌：革兰阴性杆菌或肠杆菌科细菌、厌氧菌、金黄色葡萄球菌、军团菌、铜绿假单胞菌、肠球菌及念珠菌，一般认为定植菌不需抗感染治疗。

2）经验性治疗

● 不考虑铜绿假单胞菌感染：头孢曲松或莫西沙星。

● 考虑铜绿假单胞菌感染：哌拉西林/他唑巴坦或头孢吡肟。

● 对 β-内酰胺类药物过敏者，可选用环丙沙星＋克林霉素。

3）备注：为正在使用免疫抑制剂或粒细胞减少的患者加用阿奇霉素覆盖军团菌。

（2）VAP 患者

1）常见病原菌：肺炎链球菌、金黄色葡萄球菌、军团菌、肠道杆菌、铜绿假单胞菌、窄食单胞菌、不动杆菌、厌氧菌等。

2）经验性治疗

● 不考虑铜绿假单胞菌感染：亚胺培南或美罗培南。

● 考虑铜绿假单胞菌感染：（亚胺培南、美罗培南、头孢吡肟或哌拉西林/他唑巴坦）＋（环丙沙星或妥布霉素）。

● 疗程：明显改善抗感染疗程 8 日。若无明显改善，建议气管镜吸出物培养。

3）备注

● 以上方案对 MRSA 无效，若为 MRSA 感染，见下述特定病原体治疗。

● 为正在使用免疫抑制剂或粒细胞减少的患者加用阿奇霉素覆盖军团菌。

（3）吸入性肺炎

● 推荐用药：哌拉西林/他唑巴坦。

● 对青霉素类药物过敏者，可选用头孢曲松＋甲硝唑。

（4）病原特异性治疗

● 鲍曼不动杆菌：推荐用药：敏感细菌可用亚胺培南，若耐药可用多黏菌素 E。

● 铜绿假单胞菌：见上述。

● 金黄色葡萄球菌：① MSSA：苯唑西林或奈夫西林。② MRSA：万古霉素或利奈唑胺。③ 疗程：仅为肺炎 2～3 周；同时有心内膜炎和（或）骨髓炎 4～6 周。

● 放线菌：① 推荐用药：氨苄西林或青霉素。② 对青霉素类药物过敏者，可选用多西环素头孢曲松或克林霉素。③ 疗程：3～6 周。

3. 肺囊性纤维化

（1）常见病原菌：早期为金黄色葡萄球菌或流感嗜血杆菌，后期为铜绿假单胞菌。

（2）推荐用药

1）铜绿假单胞菌

● 哌拉西林、头孢他啶或头孢吡肟＋妥布霉素。

● 对青霉素类药物过敏者，可选用环丙沙星或左氧氟沙星。

2）金黄色葡萄球菌

● MSSA：苯唑西林或奈夫西林。

● MRSA：万古霉素。

3）备注：① 铜绿假单胞菌感染应联合治疗。② 氨基糖苷类每日给药一次。③ 持续输注 β-内酰胺类抗生素尚需进一步研究。④ 不推荐常规应用糖皮质激素。

4. 季节性流感

（1）起病 48 小时内用抗病毒药物治疗效果佳。

（2）推荐用药：奥司他韦或扎那米韦或金刚烷胺。

（四）腹部

1. 胆囊炎及胆管炎

（1）常见病原菌：革兰阴性杆菌、厌氧菌、肠球菌，念珠菌少见。

（2）社区获得性且先前无胆道操作非严重病例

1）推荐用药：头孢替坦或厄他培南。

2）对β-内酰胺类药物过敏者，可选用环丙沙星＋甲硝唑。

3）口服推荐阿莫西林/克拉维酸。

（3）医院获得性或先前有胆道操作或病情较重者

1）推荐用药：哌拉西林/他唑巴坦或头孢哌酮。

2）对β-内酰胺类药物过敏者，可选择环丙沙星＋甲硝唑。

（4）疗程

1）非复杂性胆囊炎：治疗至引流通畅。一旦引流通畅，可即刻停用抗菌药物治疗。

2）复杂性胆囊炎：5～10日，根据临床具体情况，尽量减少抗菌药物的疗程。

3）胆道感染所致的败血症：5～14日，平均7日。

4）备注：对严重病例抗生素仅是胆管充分引流的补充。

2. 肝硬化静脉曲张出血

（1）常见病原菌：食管菌丛。

（2）推荐用药：环丙沙星或头孢曲松。

（3）疗程：最多7日。

3. 肝脓肿

（1）常见病原菌：肠杆菌科（特别是克雷伯菌属），拟杆菌，肠球菌，溶组织阿米巴，肠炎耶尔森菌（较少见），坏死梭杆菌。

（2）推荐用药：（头孢曲松或哌拉西林/他唑巴坦）＋甲硝唑。

（3）对β-内酰胺类药物过敏者，可选择（环丙沙星或左氧氟沙星）＋甲硝唑。

4. 憩室炎

（1）常见病原菌：多为混合感染，最常分离到的细菌为大肠杆菌、肺炎克雷伯杆菌、其他肠杆菌科细菌、肠球菌，厌氧菌也常见。

（2）轻（中）度感染

1）推荐用药：阿莫西林/克拉维酸或头孢替坦或厄他培南。

2）对β-内酰胺类药物过敏者，可选用环丙沙星＋甲硝唑。

（3）重症感染

1）推荐用药：氨苄西林＋庆大霉素＋甲硝唑或哌拉西林/他唑巴坦。

2）对β-内酰胺类药物过敏者，可选用环丙沙星＋甲硝唑。

（4）疗程：7～10日。

5. 胰腺炎

（1）常见病原菌。

（2）轻（中）度感染不需抗感染治疗。

（3）严重的感染性胰腺坏死。

1）推荐用药：美罗培南。

2）对β-内酰胺类药物过敏者，可选用环丙沙星＋甲硝唑。

（4）疗程：14日。

6. 腹膜炎

（1）自发性腹膜炎

1）常见病原菌：肠杆菌科细菌、肺炎

链球菌、肠球菌、其他链球菌。

2）推荐用药：① 头孢曲松。② 对 β-内酰胺类药物过敏者，可选用莫西沙星。③ 口服推荐阿莫西林/克拉维酸。

3）疗程：5 日。

（2）继发性腹膜炎

1）消化道穿孔

● 常见病原菌：多为混合感染，常见病原菌包括肠杆菌科细菌、厌氧菌。

● 轻（中）度感染：推荐用药头孢替坦或氨苄西林＋庆大霉素＋甲硝唑或厄他培南；对 β-内酰胺类药物过敏者，可选用环丙沙星＋甲硝唑。

● 重度感染及免疫抑制患者：推荐用药哌拉西林/他唑巴坦。对 β-内酰胺类药物过敏者，可选用环丙沙星＋甲硝唑。疗程：及时手术的患者 24～48 小时。未及时手术的患者 5～7 日。

2）腹膜透析相关腹膜炎

● 常见病原菌：金黄色葡萄球菌、凝固酶阴性葡萄球菌、肠球菌、革兰阴性杆菌。

● 轻（中）度感染（腹透液中加入抗菌药物）：无尿患者推荐头孢唑啉＋庆大霉素×1 次后庆大霉素，若尿量＞100 ml/d 推荐头孢他啶。

● 重度感染（全身用药）：万古霉素＋（庆大霉素、头孢他啶或环丙沙星）。

● 疗程：10～14 日。

7. 艰难梭菌感染

（1）推荐措施：尽可能停用所有抗菌药物，若必须使用抗菌药物，避免使用克林霉素、头孢菌素、喹诺酮类。

（2）轻（中）度感染：甲硝唑。

（3）重度感染：万古霉素（口服），甲硝唑治疗效果不佳或不能耐受药物不良反应，如孕妇及年龄＞80 岁者。

（4）疗程：10～14 日。

8. 感染性腹泻

（1）弯曲杆菌

1）推荐用药：阿奇霉素。

2）疗程：1～3 日。

（2）大肠杆菌

1）推荐用药：环丙沙星。

2）疗程：1～3 日。

3）大肠杆菌 O157：H7：不推荐使用抗微生物治疗或止泻药。

（3）非伤寒沙门菌

1）推荐用药：环丙沙星或 TMP/SMZ 或头孢曲松。

2）疗程：5～7 日，免疫抑制宿主建议 14 日。

3）用药指征：① 严重需住院的腹泻患者。② 年龄＜1 岁或＞50 岁。③ 菌血症。④ 有植入物。⑤ 心脏瓣膜病变。⑥ 恶性肿瘤及其他免疫低下情况。

（4）志贺菌

1）推荐用药：环丙沙星、阿奇霉素或 TMP/SMZ。

2）疗程：3 日，免疫抑制宿主建议 7 日。

（5）副溶血性弧菌

1）推荐用药：仅对严重病例推荐使用环丙沙星。

2）疗程：3 日。

（6）小肠结肠炎耶尔森菌

1）推荐用药：（TMP/SMZ、环丙沙星或多西环素）＋（妥布霉素或庆大霉素)。

2) 用药指征: ① 免疫抑制宿主。② 菌血症。③ 重症感染。

3) 疗程: 3 日。

(7) 溶组织内阿米巴痢疾: 推荐用药及疗程为甲硝唑 7～10 日或替硝唑 3 日后改用巴隆霉素 7 日。

(8) 贾第鞭毛虫: 推荐用药及疗程为甲硝唑 7～10 日或替硝唑 1 次。

9. 幽门螺杆菌感染

(1) 推荐用药: 阿莫西林＋克拉霉素＋泮托拉唑。

(2) 对β-内酰胺类药物过敏者,可选用环丙沙星＋甲硝唑＋泮托拉唑。

(3) 疗程: 10～14 日。

(4) 复发患者

1) 推荐用药: 四环素＋甲硝唑＋水杨酸铋剂＋泮托拉唑。

2) 疗程: 14 日。

(五) 生殖系统感染

1. 盆腔感染

(1) 常见病原菌: 淋病奈瑟菌、解脲支原体、沙眼衣原体、厌氧菌。

(2) 非重症患者

1) 推荐用药: 头孢替坦＋多西环素。

2) 对β-内酰胺类药物过敏者,可选用(克林霉素＋庆大霉素)或莫西沙星。

(3) 重症患者

1) 推荐用药: 哌拉西林/他唑巴坦＋多西环素。

2) 对β-内酰胺类药物过敏者,可选用(克林霉素＋庆大霉素)或莫西沙星。

(4) 疗程: 14 日。

(5) 备注: ① 降阶梯治疗。② 指征:

患者体温正常。③ 推荐用药: 口服多西环素、甲硝唑或莫西沙星。

2. 子宫肌内膜炎

(1) 推荐用药: 同盆腔感染,不需要加用多西环素。

(2) 疗程: 体温正常后 24～48 小时。

3. 淋球菌性尿道炎、子宫颈炎、直肠炎

(1) 推荐用药: 头孢曲松＋多西环素或阿奇霉素。

(2) 对β-内酰胺类药物过敏者,可选用环丙沙星。

(3) 疗程: 多西环素 7 日,阿奇霉素 1 次。

(六) 泌尿系统感染

1. 非复杂性女性急性膀胱炎-尿道炎(无尿路畸形、无结石、无留置导尿)

(1) 常见病原菌: 肠杆菌科(大肠杆菌),腐生葡萄球菌,肠球菌。

(2) 推荐用药: TMP/SMZ 或头孢氨苄或呋喃妥因。

(3) 疗程: 3～7 日。

2. 急性肾盂肾炎

(1) 常见病原菌: 肠杆菌科(最常见大肠杆菌),肠球菌。

(2) 推荐用药: 头孢曲松、厄他培南或哌拉西林/他唑巴坦。

(3) 对β-内酰胺类药物过敏者,可选用氨曲南。

(4) 疗程: 14 日,热退后 24～48 小时可改为口服用药。

3. 复杂性尿路感染、留置导尿患者

(1) 常见病原菌: 肠杆菌科,铜绿假单胞菌,肠球菌,金黄色葡萄球菌少见。

（2）推荐用药：氨苄西林＋庆大霉素或哌拉西林/他唑巴坦、亚胺培南、美罗培南。

（3）对 β-内酰胺类药物过敏者,可选用环丙沙星或左氧氟沙星。

（4）疗程：2～3 周。

4. 前列腺炎

（1）急性

1）非复杂性(有 STD 风险：年龄＜35 岁)

● 常见病原菌：淋球菌,沙眼衣原体。

● 初始用药：头孢曲松 250 mg 肌内注射 1 次或头孢克肟 400 mg 口服 1 次,后多西环素 100 mg 每日 2 次口服,共10 日。

2）非复杂性,低 STD 风险。

● 常见病原菌：肠杆菌科(大肠杆菌)。

● 初始用药：喹诺酮或 TMP/SMZ(双剂量：160 mg TMP)1 片口服每日 2 次,持续 10～14 日(至少),有些推荐至4 周。

（2）慢性细菌性

1）常见病原菌：肠杆菌科 80%、肠球菌 15%、铜绿假单胞菌。

2）初始用药：氟喹诺酮 4 周或TMP/SMZ(双剂量：160 mg TMP)1 片每日 2 次口服,持续 1～3 个月。

5. 脊髓损伤患者的尿路感染

（1）常见病原菌：大肠杆菌、克雷伯菌属、肠球菌。

（2）推荐用药：环丙沙星。

（七）导管相关血流感染(CLABSI)

1. 常见病原菌：表皮葡萄球菌、金黄色葡萄球菌。

2. 推荐方案：万古霉素。

3. 免疫抑制宿主

（1）常见病原菌：上述病原菌＋假单胞菌＋肠杆菌科细菌、真菌等。

（2）推荐用药：万古霉素＋头孢吡肟或哌拉西林/他唑巴坦。

（3）对 β-内酰胺类药物过敏者,可选用万古霉素＋环丙沙星。

4. 胃肠外营养

（1）常见病原菌：除上述病原菌外,念珠菌较常见。

（2）推荐用药：如为念珠菌感染,建议伏立康唑或棘白菌素类。

（3）疗程

1）表皮葡萄球菌：导管拔除 5～7 日,导管保留 10～14 日。

2）金黄色葡萄球菌：建议拔除导管,同时行心超检查评价有无心脏受累,若有心脏受累,疗程 4 周,若无心脏受累,建议疗程 2 周。

5. 其他注意事项：① 金黄色葡萄球菌感染患者,建议常规行心超检查,必要时行经食管心脏超声检查。② 金黄色葡萄球菌、念珠菌、假单胞菌感染的患者应即刻拔除静脉留置导管。

（八）皮肤软组织感染

1. 蜂窝织炎

（1）常见病原菌：金黄色葡萄球菌、链球菌。

（2）推荐用药

1）口服：克林霉素、TMP/SMZ、(多西环素或米诺环素)＋阿莫西林。

2）静脉：克林霉素或万古霉素。

3）疗程：7～10 日。

2. 疖、皮下脓肿、痈-融合的多发疖肿

(1) 常见病原菌：金黄色葡萄球菌应关注社区获得性 MRSA(CA-MRSA)。

(2) 推荐用药

1) 若无发热，脓肿直径<5 cm：切开引流，培养，热敷，不需用药。

2) 脓肿直径≥5 cm，TMP/SMZ、克林霉素、多西环素或米诺环素。

3) 发热、脓肿较大或多发脓肿：切开引流，培养，热敷，TMP/SMZ±利福平。

(3) 备注：切开引流是关键。

3. 糖尿病足

(1) 溃疡：表浅炎症范围<2 cm。

1) 常见病原菌：金黄色葡萄球菌（包括 MRSA）、无乳链球菌和化脓性链球菌。

2) 推荐用药：(TMP/SMZ 或米诺环素)+(第二、第三代头孢菌素或喹诺酮)。

(2) 溃疡：炎症范围≥2 cm 且累及筋膜。

1) 常见病原菌：金黄色葡萄球菌（包括 MRSA）、无乳链球菌，化脓性链球菌，大肠菌群。

2) 推荐用药：(氨苄西林/舒巴坦、替卡西林/克拉维酸、哌拉西林/他唑巴坦、厄他培南及其他碳氢酶稀类)+万古霉素。

(3) 局部广泛炎症并有全身毒性症状

1) 常见病原菌：金黄色葡萄球菌（包括 MRSA）、无乳链球菌、化脓性链球菌、大肠菌群、厌氧菌。

2) 推荐用药：(万古霉素+β-内酰胺/β-内酰胺酶抑制剂)或(万古霉素+碳氢霉烯类抗菌药物)。

(九) 手术部位感染（治疗用药）

1. Ⅰ类切口术后感染（包括关节置换术、闭合性骨折切开复位术、血管外科操作、颅骨切开术、乳腺手术、疝手术等）

(1) 常见病原菌：金黄色葡萄球菌、凝固酶阴性葡萄球菌、链球菌。

(2) 推荐用药：头孢唑啉或苯唑西林。

(3) 对β-内酰胺类药物过敏者，可选用克林霉素。

(4) 若有植入物，可考虑使用万古霉素。

2. Ⅱ、Ⅲ类切口（胃肠道、口咽部、妇产科手术）

(1) 常见病原菌：金黄色葡萄球菌、凝固酶阴性葡萄球菌、链球菌、革兰阴性杆菌、厌氧菌。

(2) 推荐用药

1) 轻症患者，未使用广谱抗菌药物：头孢替坦或厄他培南；对β-内酰胺类药物过敏者，可选用环丙沙星+克林霉素。

2) 重症患者，使用广谱抗菌药物：哌拉西林/他唑巴坦。

3) 若有植入物或怀疑 MRSA 感染的，使用万古霉素；对β-内酰胺类药物过敏者，可选用万古霉素+环丙沙星+甲硝唑。

3. 严重的深部组织感染（坏死性筋膜炎）

(1) 外科清创是关键，抗菌药物治疗

是清创的一种辅助治疗手段。

(2) 常见病原菌:链球菌、混合感染(需氧＋厌氧)、梭菌属(如产气荚膜杆菌)、社区获得性 MRSA。

(3) 推荐用药

1)(万古霉素＋哌拉西林/他唑巴坦)或(头孢吡肟＋克林霉素)。

2) 对 β-内酰胺类药物过敏者,可选用万古霉素＋环丙沙星＋克林霉素。

(十) 中性粒细胞缺乏发热

1. 定义:需同时满足以下 2 个条件:中性粒细胞绝对计数 $<0.5\times10^9/L$;体温 $>38\,℃$ 有 2 次或以上,间隔至少 2 小时,或体温 $>38.3\,℃$。

2. 低危患者:无局灶症状或体征,无低血压,无 COPD,无真菌感染,无脱水,年龄 16～60 岁。

(1) 常见病原菌:需氧革兰阴性杆菌,草绿色链球菌。

(2) 推荐用药:环丙沙星＋阿莫西林/克拉维酸。

(3) 疗程:至中性粒细胞计数 $>1.0\times10^9/L$。

3. 高危患者

(1) 常见病原菌:革兰阴性需氧杆菌包括铜绿假单胞菌、耐头孢霉素草绿色链球菌、耐甲氧西林金黄色葡萄球菌(MRSA)。

(2) 推荐用药:头孢他啶、亚胺培南、美罗培南或哌拉西林/他唑巴坦。

(3) 联合用药:(庆大霉素或妥布霉素)＋(替卡西林/克拉维酸或哌拉西林/他唑巴坦)。

(4) 以下情形加用万古霉素:① 疑有静脉导管感染。② MRSA 或耐药肺炎球菌定植。③ 血培养革兰阳性球菌。④ 低血压患者。

4. 经验性治疗 5 日后仍持续发热和中性粒细胞缺乏

(1) 常见病原菌:念珠菌属,曲霉属。

(2) 推荐用药:加用卡泊芬净、米卡芬净或伏立康唑。

二、抗感染药物的初始选择:根据病原

(一) 细菌感染

见表 8-1。

表 8-1　细菌感染药物的选择

细菌名称	首选抗菌药物	次选抗菌药物	备　注
乙酸钙不动杆菌-鲍氏不动杆菌复合群 *Acinetobacter calcoaceticus-baumannii complex*,简称鲍曼不动杆菌	非多重耐药鲍曼不动杆菌感染:可根据药敏结果选用 β-内酰胺类等抗菌药物 MDR-AB 感染:根据药敏选用头孢哌酮/舒巴坦、氨苄西林/舒巴坦或碳青霉烯类抗生素,可联合应用氨基糖苷类抗生素或喹诺酮类抗菌药物等		中国鲍曼不动杆菌感染诊治与防控专家共识　作者:陈佰义　何礼贤　胡必杰　倪语星　邱海波　石岩　施毅　王辉　王明贵　杨毅　张菁　俞云松

（续表）

细菌名称	首选抗菌药物	次选抗菌药物	备 注
乙酸钙不动杆菌-鲍氏不动杆菌复合群 *Acinetobacter calcoaceticus-baumannii complex*，简称鲍曼不动杆菌	XDR-AB感染：常采用两药联合方案，甚至三药联合方案。 两药联合用药方案有：① 以舒巴坦或含舒巴坦的复合制剂为基础的联合，联合以下一种：米诺环素（或多西环素）、多黏菌素E、氨基糖苷类抗生素、碳青霉烯类抗生素等；② 以多黏菌素E为基础的联合，联合以下一种：含舒巴坦的复合制剂（或舒巴坦）、碳青霉烯类抗生素；③ 以替加环素为基础的联合，联合以下一种：含舒巴坦的复合制剂（或舒巴坦）、碳青霉烯类抗生素、多黏菌素E、喹诺酮类抗菌药物、氨基糖苷类抗生素 PDR-AB感染：常需通过联合药敏试验筛选有效的抗菌药物联合治疗方案。也可结合抗菌药物PK/PD参数要求，尝试通过增加给药剂量、增加给药次数、延长给药时间等方法设计给药方案	三药联合方案有：① 含舒巴坦的复合制剂（或舒巴坦）＋多西环素＋碳青霉烯类抗生素；② 亚胺培南＋利福平＋多黏菌素或妥布霉素等	中国鲍曼不动杆菌感染诊治与防控专家共识 作者：陈佰义 何礼贤 胡必杰 倪语星 邱海波 石岩 施毅 王辉 王明贵 杨毅 张菁 俞云松
洋葱伯克霍尔德（假单胞）菌 *Burkholdria Pseudomonas cepacia*	TMP/SMX，美罗培南或环丙沙星	米诺环素或氯霉素	
空肠弯曲菌 *Campylobacter jejuni*	红霉素	喹诺酮类	
肺炎衣原体 *Chlamydophila pneumoniae*	大环内酯类（红霉素、阿奇霉素和克拉霉素等）或喹诺酮类（如左氧氟沙星、莫西沙星等）		社区获得性肺炎诊断和治疗指南.中华结核和呼吸杂志，2006,29(10):5
艰难梭菌 *Clostridum difficile*	甲硝唑（po）	万古霉素（po）	
产气荚膜梭菌 *Clostridum perfringens*	青霉素±克林霉素	多西环素	
破伤风梭菌 *Clostridum tetani*	甲硝唑或青霉素	多西环素	
白喉棒状杆菌 *C. diphtheria*	红霉素	克林霉素	
肺炎支原体 *Mycoplasma pneumoniae*	大环内酯类（红霉素、阿奇霉素和克拉霉素等）或喹诺酮类（如左氧氟沙星、莫西沙星等）		社区获得性肺炎诊断和治疗指南.中华结核和呼吸杂志，2006,29(10):5
军团菌 *Legionella* sp.	喹诺酮类（如左氧氟沙星、莫西沙星等）或阿奇霉素	克拉霉素	

(续表)

细菌名称	首选抗菌药物	次选抗菌药物	备　注
大肠埃希菌 E. coli (产 CTX - M,ESBLs)	磷霉素、呋喃妥英、厄他培南		
粪肠球菌 Enterococus faecalis	对万古霉素、链霉素和庆大霉素耐药：青霉素或氨苄西林钠(全身感染)，呋喃妥因,磷霉素(仅用于泌尿系感染) 对青霉素耐药：万古霉素,氨苄西林-舒巴坦		
屎肠球菌 Enterococus faecium	对万古霉素、链霉素和庆大霉素高度耐药：青霉素或氨苄西林钠(全身感染)，呋喃妥因,磷霉素(仅用于泌尿系感染) 对青霉素、氨苄西林钠和万古霉素耐药，对链霉素及庆大霉素高度耐药：利奈唑胺 600 mg,间隔 12 小时,奎奴普丁/达福普丁治疗有效,可联用多西环素,单用氯霉素对有些菌血症有效,呋喃妥因和磷霉素用于治疗泌尿系感染		耐万古霉素肠球菌感染防治专家共识.耐万古霉素肠球菌感染防治专家委员会.2010
流感嗜血杆菌 Hemophilus influenza	脑膜炎、会厌炎和其他危及生命的疾病：头孢噻肟、头孢曲松	TMP/SMX、抗铜绿假单胞菌青霉素、喹诺酮类	
	非危及生命：氨苄西林/克拉维酸、氨苄西林/舒巴坦,口服第二、第三代头孢菌素	TMP - SMX、抗铜绿假单胞菌青霉素、喹诺酮类	
乳酸杆菌 Lactobacillus species	青霉素或氨苄西林±庆大霉素	克林霉素、红霉素	
淋病奈瑟菌 Neisseria gonorrhoeae	头孢曲松、头孢克肟	大观霉素、阿奇霉素	
脑膜炎奈瑟菌 Neisseria meningitides	青霉素	头孢曲松、头孢呋辛、头孢噻肟	
铜绿假单胞菌 Pseudomonas aeruginosa	具有假单胞菌活性的 β-内酰胺类抗生素(如头孢他啶,头孢吡肟,哌拉西林/他唑巴坦,头孢哌酮/舒巴坦、亚胺培南、美罗培南等)	严重感染加用妥布霉素或环丙沙星。对泌尿道感染,通常单一药物有效	社区获得性肺炎诊断和治疗指南.中华结核和呼吸杂志.2006, 29(10)；5
立克次体 Rickettsiae species	多西环素	氯霉素	
伤寒沙门菌 Salmonella typhimurium	喹诺酮类、头孢曲松	氯霉素、阿莫西林、阿奇霉素	
志贺菌 Shigella sp.	喹诺酮类、阿奇霉素	TMP/SMX、氨苄西林	

（续表）

细菌名称	首选抗菌药物	次选抗菌药物	备　　注
金黄色葡萄球菌 *Staphyococus aureus* 甲氧西林敏感(MASS)	苯唑西林/萘夫西林	注射用第一代头孢菌素、万古霉素、替考拉宁、克林霉素	Clinical practice guidelines by the infectious diseases society of america for the treatment of methicillin-resistant Staphylococcus aureus infections in adults and children. CLIN INFECT DIS. 2011
金黄色葡萄球菌 *Staphyococus aureus* 甲氧西林耐药（与医疗机构有关，HA-MRSA）	万古霉素	替考拉宁、利奈唑胺、达托霉素	
金黄色葡萄球菌 *Staphyococus aureus* 甲氧西林耐药（社区获得性，CA-MRSA）	中度感染：TMP/SMX、多西环素或米诺环素联合利福平 重度感染：万古霉素或替考拉宁	克林霉素（D-试验阴性） 利奈唑胺、达托霉素	
表皮葡萄球菌 *Staphylococcus epidermidis*	万古霉素联合利福平	利福平联合 TMP/SMX 或喹诺酮类、达托霉素	
嗜麦芽窄食单胞菌 *Stenotrophomonas maltophilia*	TMP/SMX	替卡西林/克拉维酸	
肺炎球菌 *Streptococcus pneumonia*	青霉素敏感首选：青霉素 青霉素耐药：万古霉素或左氧氟沙星、莫西沙星	阿莫西林等	
结核分枝杆菌 *Mycobacterium tuberculosis*	初治肺结核：2HRZE/4HR 或 2H3R3Z3E3/4H3R3 复治肺结核：2HRZES/6HRE、2H3R3Z3E3S3/6H3R3E3 或 3HRZE/6HRE。有药敏试验结果患者可根据药敏试验结果以及既往用药史制订治疗方案 耐多药肺结核：6 Z Am(Km,Cm) Lfx (Mfx)PAS(Cs,E)Pto /18 Z Lfx(Mfx) PAS(Cs,E)Pto(括号内为替代药物)		H：异烟肼，R：利福平，Z：吡嗪酰胺，E：乙胺丁醇，Lfx：左氧氟沙星，Mfx：莫西沙星，Am：阿米卡星，Km：卡那霉素，Pto：丙硫异烟胺，PAS：对氨水杨酸，Cm：卷曲霉素，Cs：环丝氨酸。中国结核病防治规划实施工作指南（2008 年版）；临床诊疗指南/结核病分册；中华人民共和国卫生行业标准肺结核诊断标准(WS288-2008)
霍乱弧菌 *Vibrio cholerae*	多西环素或喹诺酮类	TMP/SMX	
小肠结肠炎耶尔森菌 *Yersinia enterocolitica*	TMP/SMX 或喹诺酮类	注射用第三代头孢菌素	

(二) 真菌感染

1. 血液系统恶性肿瘤患者

(1) 曲霉

1) 初始治疗：伏立康唑或两性霉素 B 脂质体。

2) 治疗失败：治疗 96 小时后仍持续发热；治疗后临床症状恶化，如出现低血压、呼吸功能恶化、新发生的栓塞等；影像学恶化。

3) 推荐用药：米卡芬净＋(伏立康唑或两性霉素 B 脂质体)。

(2) 镰刀菌：推荐用药伏立康唑。

(3) 尖端赛多孢子菌：推荐用药伏立康唑。

(4) 接合菌(毛霉属、根霉属)：推荐用药两性霉素 B 脂质体。

(5) 念珠菌：推荐用药米卡芬净或两性霉素 B 脂质体。

1) 白念珠菌：① 推荐用药米卡芬净或两性霉素 B 脂质体。② 若患者临床稳定，无粒缺，药敏提示对氟康唑敏感，可考虑换用氟康唑治疗。

2) 光滑念珠菌：推荐用药米卡芬净或两性霉素 B 脂质体。

3) 克柔念珠菌：① 推荐用药米卡芬净或两性霉素 B 脂质体。② 克柔念珠菌对氟康唑天然耐药，若患者稳定或要改为口服用药时可考虑使用伏立康唑。

4) 近平滑念珠菌：① 推荐用药：两性霉素 B 脂质体。② 近平滑念珠菌也对氟康唑敏感，可用于稳定及无粒细胞缺乏症的患者。

5) 热带念珠菌：推荐用药米卡芬净或两性霉素 B 脂质体。

2. 血流感染

(1) 非中性粒细胞缺乏念珠菌感染患者。

1) 首选推荐：氟康唑或卡泊芬净或米卡芬净。

2) 次选推荐：两性霉素 B、脂质体两性霉素 B 或伏立康唑。

3) 疗程：末次血培养阳性后 14 日。

4) 备注：① 若分离的病原菌为克柔念珠菌，则不推荐使用氟康唑；② 近平滑念珠菌推荐使用氟康唑，因其对棘白菌素的敏感性下降；③ 氟康唑推荐治疗轻中度的、血流动力学稳定、近期无唑类暴露史的患者；④ 白念珠菌或其他唑类敏感的菌株感染的患者，病情稳定后将棘白菌素换成氟康唑；⑤ 建议行眼底镜检查除外眼部受累；⑥ 如果可能拔除所有血管内导管；在新的部位重新安置导管(不要通过导丝更换)。

(2) 中性粒细胞缺乏念珠菌感染患者

1) 首选推荐：卡泊芬净或米卡芬净或两性霉素 B 脂质体。

2) 次选推荐：氟康唑或伏立康唑。

3) 疗程：末次阳性血培养、体征和粒细胞缺乏缓解后 14 日。

4) 备注：近期无唑类暴露史低危患者可以考虑使用氟康唑治疗。

3. 骨关节感染

(1) 骨髓炎

1) 首选推荐：氟康唑或两性霉素 B 脂质体数周后改口服氟康唑。

2）次选推荐：米卡芬净、卡泊芬净或两性霉素 B,数周后改口服氟康唑。

3）疗程：6～12 个月。

4）备注：通常需要外科清创;尽量取出内固定器械。

（2）化脓性关节炎

1）首选推荐：氟康唑或两性霉素 B 脂质体数周后改口服氟康唑。

2）次选推荐：米卡芬净或卡泊芬净或两性霉素 B,数周后改口服氟康唑。

3）疗程：若保留内固定,至少治疗6 周。

4）备注：均需要外科清创;尽量取出植入物。

4.心血管感染

（1）心内膜炎

1）首选推荐：卡泊芬净或米卡芬净或（两性霉素 B 脂质体＋氟胞嘧啶）。

2）次选推荐：两性霉素 B＋氟胞嘧啶。

3）疗程：瓣膜置换术后无并发症者至少 6 周;未手术的天然瓣膜患者氟康唑长期抑制治疗。

4）备注：① 病情稳定,唑类敏感,血培养阴性后可口服氟康唑序贯治疗。② 强烈建议行瓣膜置换术。

（2）心肌炎

1）推荐用药：两性霉素 B 脂质体、氟康唑、米卡芬净或卡泊芬净。

2）疗程：数月。

（3）心包炎

1）推荐用药：两性霉素 B 脂质体、氟康唑、卡泊芬净或米卡芬净。

2）疗程：数月。

3）备注：① 建议行心包开窗术或心包切除术。② 病情稳定的唑类敏感菌株感染的患者,血培养阴性后,可口服氟康唑序贯治疗。

5.黏膜、口腔、食管和口咽部

（1）食管炎

1）首选推荐：氟康唑、卡泊芬净、米卡芬净或两性霉素 B。

2）次选推荐：伊曲康唑或伏立康唑。

3）疗程：14～21 日。

4）备注：① 氟康唑难治的患者可使用伊曲康唑、伏立康唑、棘白菌素或两性霉素 B。② 同氟康唑相比较,棘白菌素的复发率高。

（2）口咽部

1）非 AIDS 患者

●首选推荐：克霉唑或制霉菌素或氟康唑。

●次选推荐：伊曲康唑、伏立康唑、卡泊芬净、米卡芬净或两性霉素 B。

●疗程：7～14 日。

●备注：轻症建议克霉唑或制霉菌素;中重度患者建议最好使用氟康唑,难治患者推荐使用次选推荐方案。

2）AIDS 患者

●首选推荐：氟康唑。

●次选推荐：伊曲康唑、伏立康唑、卡泊芬净、米卡芬净或两性霉素 B。

●疗程：7～14 日。

●备注：难治患者推荐使用次选推荐中的方案。

6.外阴阴道炎

（1）非 AIDS 患者

1）首选推荐：局部用唑类：布康唑

霜剂、克霉唑阴道片、咪康唑阴道栓剂、特康唑阴道片；口服氟康唑或伊曲康唑。

2）疗程：局部用药 3～7 日，口服用药氟康唑单次，伊曲康唑 1 日。

（2）AIDS 患者

1）首选推荐：局部用唑类：克霉唑、布康唑、咪康唑、噻康唑、特康唑或制霉菌素；口服氟康唑。

2）疗程：局部用药除制霉菌素 14 日外其他 3～7 日；口服用药单次。

7. 中枢神经系统感染

（1）首选推荐：两性霉素 B 脂质体，或联合氟胞嘧啶。

（2）次选推荐：氟康唑。

（3）疗程：数周，直到脑脊液、影像学和临床表现好转。

（4）备注：建议去除脑室内装置。

8. 播散性念珠菌病

（1）首选推荐：氟康唑、两性霉素 B 脂质体、卡泊芬净或米卡芬净。

（2）次选推荐：两性霉素 B。

（3）疗程：数月，直至病灶消失。

（4）备注：不稳定的患者建议使用两性霉素 B，稳定患者使用氟康唑。一旦稳定后降阶梯至口服氟康唑。

9. 眼内炎

（1）首选推荐：两性霉素 B＋氟胞嘧啶或氟康唑。

（2）次选推荐：两性霉素 B 脂质体、伏立康唑、卡泊芬净或米卡芬净。

（3）疗程：4～6 周或更长，取决于反复检查所发现的恢复情况。

10. 新生儿念珠菌病

（1）首选推荐：两性霉素 B 或氟康唑。

（2）次选推荐：两性霉素 B 脂质体。

（3）疗程：至少 3 周。

（4）备注：① 强烈建议行腰椎穿刺除外中枢神经系统感染。② 强烈建议散瞳后视网膜检查。③ 强烈建议拔除血管内导管。④ 两性霉素 B 脂质体仅在无肾脏累及时使用。⑤ 棘白菌素（卡泊芬净或米卡芬净）作为三线治疗。

11. 腹膜炎（腹透患者）

（1）首选推荐：氟康唑或卡泊芬净或米卡芬净。

（2）次选推荐：两性霉素 B 腹腔内给药。

（3）疗程：氟康唑：2～3 周；卡泊芬净或米卡芬净：2 周；两性霉素 B：4～6 周。

（4）备注：立即拔除透析导管或 4～7 日临床无改善，再拔除透析导管。

12. 尿路感染

（1）膀胱炎

1）无症状患者：除高危及进行泌尿外科操作的患者外无治疗指征。

● 高危患者包括新生儿和粒细胞缺乏患者：按血流感染治疗。

● 泌尿外科操作患者：氟康唑或两性霉素 B 治疗。

● 疗程：操作前后数天。

● 备注：尽可能拔除导尿管或支架。

2）有症状患者：首选氟康唑，次选两性霉素 B。

● 疗程：1～2 周。

● 备注：棘白菌素类在尿液中浓度很低。

（2）肾盂肾炎

1）首选推荐：氟康唑。

2）次选推荐：两性霉素 B，或联合氟胞嘧啶。

3）疗程：2 周。

4）备注：疑似播散感染者需按血流感染治疗。

13. 血液系统恶性肿瘤患者：见上述。

14. 曲霉感染

（1）侵袭性肺曲霉病或肺外曲霉病

1）首选推荐：伏立康唑。

2）次选推荐：两性霉素 B 脂质体、卡泊芬净、米卡芬净或伊曲康唑。

3）备注：联合治疗不常规推荐作为首选治疗，但在难治病例可以考虑。经典的联合方案为棘白菌素（卡泊芬净或米卡芬净）联合唑类或两性霉素 B 脂质体。

（2）变态反应性支气管肺曲霉病（ABPA）

1）推荐用药：伊曲康唑。

2）疗程：16 周或更长。

3）备注：ABPA 相关的急性哮喘发作使用糖皮质激素，伊曲康唑能减少需要激素治疗的急性发作，改善免疫标记、肺功能和运动耐量。

（3）变态反应性真菌性鼻窦炎

1）治疗目前有争议：全身糖皮质激素加外科清创（易复发），治疗无效可试用伊曲康唑或氟康唑鼻喷雾剂。

2）疗程：12 个月。

3）曲霉瘤（真菌球）：不治疗或外科切除，抗菌药物疗效尚未证实。

15. 隐球菌病

（1）隐球菌脑膜炎

1）HIV 感染患者

● 诱导和巩固治疗：① 首选推荐：两性霉素 B＋氟胞嘧啶至少 2 周，后氟康唑口服至少 8 周；肾功能受损的患者可使用两性霉素 B 脂质体代替两性霉素 B 至少 2 周。② 次选推荐：两性霉素 B、两性霉素 B 脂质体 4～6 周；两性霉素 B＋氟康唑 2 周后氟康唑至少 8 周；氟康唑＋氟胞嘧啶 6 周；氟康唑 10～12 周；伊曲康唑 10～12 周（不被推荐）。③ 维持治疗：氟康唑；伊曲康唑；两性霉素 B：疗效不如唑类，且易引起导管相关感染，仅推荐用于唑类不能耐受的患者。④ 抗真菌治疗 2～10 周后进行 HAART 治疗（抗 HIV 高效抗反转录病毒治疗）。⑤ 抗真菌治疗至少 12 个月，进行 HAART 期间，若 CD4 细胞计数＞100/μl 并且连续 3 个月 HIV-RNA 低于检测下限或非常低，可以停止维持治疗。若 CD4 细胞计数＜100/μl 重新开始维持治疗。⑥ 对于无症状隐球菌抗原检测阳性的患者，应进行腰椎穿刺检查脑脊液和血培养。⑦ 若为阳性，治疗同有症状患者。⑧ 若无脑膜炎，氟康唑维持治疗，停药指征见⑤。

2）器官移植受者

● 诱导治疗：① 首选推荐：两性霉素 B 脂质体＋氟胞嘧啶至少 2 周。② 次选推荐：两性霉素 B 脂质体至少 4～6 周。

● 巩固及维持治疗：氟康唑巩固治疗 8 周，维持治疗 6～12 个月。

3）非 HIV、非移植患者

● 诱导治疗：① 首选推荐：两性霉素

B+氟胞嘧啶至少 4 周。② 次选推荐：两性霉素 B 至少 6 周；两性霉素 B 脂质体＋氟胞嘧啶；巩固及维持治疗：氟康唑巩固治疗 8 周，维持治疗 6～12 个月。

（2）隐球菌肺部感染

1）轻、中度肺部感染：氟康唑治疗 6～12 个月。

2）严重肺部感染：治疗同隐球菌脑膜炎。

3）非肺部非中枢神经系统隐球菌感染。

4）隐球菌血症或弥漫性病变（2 个或以上不连续系统隐球菌感染）或隐球菌抗原滴度≥1∶512 者：治疗同隐球菌脑膜炎。

5）排除中枢神经系统隐球菌感染，无真菌血症，感染仅限于一个部位，无免疫抑制的危险因素者：氟康唑治疗 6～12 个月。

6）其他特殊人群隐球菌感染的治疗。

（3）孕妇

1）对于播散性感染和中枢神经系统感染采用两性霉素 B 或两性霉素 B 脂质体或联合氟胞嘧啶。

2）备注氟胞嘧啶为妊娠期 C 类药物，因此使用前必须仔细权衡利弊。

3）分娩后给予氟康唑（C 级）。

4）备注：在孕期前 3 个月避免使用氟康唑，孕期最后 2 个月，需考虑是否有必要在妊娠期使用氟康唑；对于局限和稳定的肺部隐球菌病，密切随访，分娩后给予氟康唑治疗。

（4）儿童

1）中枢神经系统和播散性感染

● 诱导治疗：① 首选推荐：两性霉素

B+氟胞嘧啶 2 周。② 次选推荐：两性霉素 B 脂质体＋氟胞嘧啶 2 周。

● 巩固治疗：氟康唑 8 周。

● 维持治疗：氟康唑，疗程个体化。

2）肺部感染：氟康唑治疗 6～12 个月。

（三）病毒感染

1. 慢性乙型肝炎的治疗

（1）一般适应证：慢性乙型肝炎的治疗主要包括抗病毒、免疫调节、抗炎和抗氧化、抗纤维化和对症治疗。其中抗病毒治疗是关键，只要有适应证且条件允许，就应该进行规范的抗病毒治疗。一般适应证包括：

1）HBeAg 阳性者，HBV－DNA≥10^5 拷贝/ml；HBeAg 阴性者，HBV－DNA≥10^4 拷贝/ml。

2）ALT≥2 倍正常值上限；如用干扰素治疗，ALT 应≤10 倍正常值上限，血清总胆红素应<2 倍正常值上限。

3）ALT<2 倍正常值上限，但肝组织学显示 Knodell HAI≥4，或炎性坏死≥G2，或纤维化≥S2。

（2）目前在我国应用的主要抗病毒药物

1）干扰素

● 用法及疗效预测因素：我国目前已经批准普通干扰素 α(2a,2b 和 1b)和聚乙二醇干扰素 α(2a 和 2b)用于治疗慢性乙型肝炎。有下列因素者应用干扰素常可以取得较好的疗效：① 治疗前 ALT 水平较高；② HBV－DNA<10^8 拷贝/ml；③ 女性；④ 病程短；⑤ 非母婴传播；⑥ 肝组织炎性坏死较重，纤维化程度轻；⑦ 对治疗的依从性好；⑧ 无 HCV、HDV

或 HIV 合并感染;⑨ HBV 基因型 A 型;⑩ 治疗 12 周或 24 周时,血清 HBV-DNA 不能检出。

其中治疗前 ALT、HBV-DNA 水平和 HBV 基因型,是预测疗效的重要因素。

● 疗程及随访:① e 抗原阳性慢性乙型肝炎患者:干扰素参考剂量为 3～5 MU,皮下注射,隔日 1 次或每周 3 次。一般疗程为 6 个月;聚乙二醇干扰素 α-2a 推荐的剂量是 180 μg,每周 1 次,皮下注射,疗程 1 年;聚乙二醇干扰素 α-2b,1.0～1.5 μg/kg,每周 1 次,皮下注射,疗程 1 年。具体剂量和疗程可以根据患者的应答以及耐受性等因素进行调整。② e 抗原阴性慢性乙型肝炎患者:剂量和用法同 e 抗原阳性慢性乙型肝炎患者,但疗程至少 1 年。③ 干扰素治疗过程中应该密切检测和随访,包括肝功能、肾功能、血常规、尿常规、血糖、甲状腺功能、乙肝标志物以及 HBV-DNA,一般至少 3 个月复查一次。尤其需要定期评估患者的精神状态,对出现明显抑郁症和有自杀倾向的患者,应立即停药并密切监护。

2) 核苷(酸)类药物:目前应用于临床的抗 HBV 核苷(酸)类药物有 5 种,我国目前上市有 4 种。

● 用法及安全性:① 拉米夫定 100 mg,每日一次口服。② 阿德福韦酯 10 mg,每日一次口服。③ 替比夫定 600 mg,每日一次口服。④ 恩替卡韦 0.5 mg,每日一次口服。

核苷(酸)类药物总体安全性和耐受性良好,但对治疗过程中出现血肌酐、磷酸激酶(CK)或弱酸脱氢酶明显增高,并伴有明显肌痛、肌无力等症状,应警惕肾功能损害、肌炎、横纹肌溶解或乳酸酸中毒等少见、罕见不良反应发生,及时停药并给予积极的相应治疗干预。

● 停药标准及疗程:① e 抗原阳性慢性乙型肝炎患者,在达到 HBV-DNA 低于检测下限、ALT 复常、HBeAg 血清学转换后,再巩固至少 1 年(经过至少 2 次复查,每次间隔 6 个月)仍保持不变,且总疗程至少已达 2 年者,可考虑停药,但延长疗程可减少复发。② e 抗原阴性慢性乙型肝炎患者,剂量和用法同 e 抗原阳性慢性乙型肝炎患者,但疗程应更长。在达到 HBV-DNA 低于检测下限、ALT 正常后,再巩固至少 1 年半(经过至少 3 次复查,每次间隔 6 个月)仍保持不变,且总疗程至少已达 2 年半者,可考虑停药。由于停药复发率较高,可以延长疗程。

● 随访及优化治疗:① 治疗开始后,肝功能检查应该每个月一次,连续 3 次;② 以后可随病情改为每 3 个月一次;③ 乙肝标志物及 HBV-DNA 应该每 3 个月监测一次。④ 另外根据病情需要,定期检测血常规、肾功能以及 CK 等指标。

为提高抗病毒疗效,目前提倡根据治疗早期的病毒学应答情况进行优化治疗,一般替比夫定和拉米夫定的最佳检测时间点为治疗 24 周,当治疗 24 周时,患者的 HBV-DNA 水平仍然>10^3拷贝/ml,建议加用另外一种无交叉耐药的药物;若患者的 HBV-DNA 在 300～10^3拷贝/ml

之间,建议换用或加用另一种药物;若患者的 HBV - DNA<300 拷贝/ml,可以继续原治疗方案。目前对于阿德福韦和恩替卡韦的优化治疗尚未确定。

3) 免疫调节治疗:免疫调节治疗有望成为治疗慢性乙型肝炎的重要手段,但目前尚缺乏疗效确切的乙型肝炎特异性免疫疗法,对于有抗病毒适应证,但不能耐受或不愿接受干扰素或核苷(酸)类似物治疗的患者,如有条件,可以用胸腺肽 α1 1.6 mg,每周两次,皮下注射,疗程 6 个月。至于胸腺肽与其他抗 HBV 药物联用尚需要大规模临床实验验证。

4) 抗炎、抗氧化和保肝治疗:HBV 所致的肝脏炎性坏死及肝纤维化是疾病进展的主要病理学基础。目前临床应用的甘草酸制剂、水飞蓟宾制剂、多不饱和卵磷脂制剂以及双环醇等,有不同程度的抗炎、抗氧化、保护肝细胞膜以及细胞器等作用,临床应用可以改善肝脏生物化学指标。常用代表性制剂包括以下几种:① 甘草酸二铵肠溶胶囊:150 mg 口服,一日 3 次。治疗过程中应定期检测血压和血清钾、钠浓度,如出现高血压、血钠潴留、低血钾等情况应停药或适当减量。② 多烯磷脂酰胆碱胶囊:456 mg 口服,一日 3 次,可根据病情酌情减量。本药相对安全,可应用于妊娠期间肝功损害。大剂量应用时偶尔会出现胃肠道紊乱(腹泻)。③ 水飞蓟素片:主要成分为水飞蓟素。严重患者,140 mg 饭后口服,一日 3 次,维持剂量;中等程度患者,每日 3 次,每次 70 mg。少数患者服用出现轻微腹泻。④ 双环醇:成人常用剂量一次

25 mg,必要时可以增加至 50 mg,一日 3 次,服用过程中应逐渐减量。本药耐受性好,极个别患者有皮疹发生,明显者应停药观察,必要时服用抗过敏药。

5) 抗纤维化治疗:大量临床研究已经证实,经干扰素或核苷(酸)类药物抗病毒治疗后,肝组织病理学可见纤维化甚至肝硬化有所减轻。因此,抗病毒治疗是抗纤维化治疗的基础。

多个抗肝纤维化中药方剂在实验及临床研究中显示出抗纤维化一定疗效。目前通过 SFDA 审批应用于临床的抗肝纤维化中药复方制剂有以下几种:

● 复方鳖甲软肝片:主要成分为鳖甲、冬虫夏草、黄芪及党参等,具有软坚散结、化瘀解毒、益气养血等功效。可应用治疗肝纤维化及早期肝硬化。用法为一次 4 片,一日 3 次,6 个月为一个疗程。

● 扶正化瘀胶囊:主要成分为丹参、桃仁、松花粉、绞股蓝及五味子等。具有活血祛瘀,益精养肝等功效。用法为一次 5 粒,一日 3 次,6 个月为一个疗程。

● 安络化纤丸:主要成分为地黄、水蛭、僵虫、地龙等,具有健脾养肝、活血凉血、软坚散结等功效。口服一次 6 g,一日 2~3 次,3 个月为一个疗程。

虽然目前这些中药复方制剂应用于临床抗纤维化治疗,但是对于其确切疗效仍然需要进一步进行大样本、随机、双盲临床试验,并重视肝组织学检查结果,以进一步验证其疗效。

2. 慢性丙型肝炎治疗:血清 HCV - RNA 阳性的慢性丙型肝炎患者需要抗病毒治疗。对于慢性丙型肝炎患者,若

ALT 正常或仅轻度升高也需要抗病毒治疗。治疗前需要进行 HCV-RNA 基因分型,以决定抗病毒疗程。

对于基因 1、4、6 型患者需要治疗 48 周,基因 2、3 型患者需要治疗 24 周。同时还需要结合 12 周病毒学应答情况预测治疗结束后的持续应答率。因此目前提倡对于抗 HCV 治疗应根据治疗过程中患者的病毒学应答,对治疗方案做出系统化的评价和管理,选择个体化的治疗策略。

(1) 治疗药物及方案

1) 基因 1、4、6 型患者:① 基线时给予普通干扰素,参考剂量为 3~5 MU,皮下注射,隔日一次或每周 3 次。② 或聚乙二醇干扰素 α-2a,剂量 180 μg,每周 1 次,皮下注射。③ 聚乙二醇干扰素 α-2b,1.5 μg/kg,每周 1 次,皮下注射。

无论是普通干扰素还是聚乙二醇干扰素,均需要联合口服利巴韦林 1 000~1 200 mg/d。治疗 12 周时 HCV-RNA 在检测水平下限以下,继续治疗至 48 周;若 HCV-RNA 下降>2 Log,但是仍在检测水平下限以上,需要延长疗程至 72 周;若治疗 12 周时 HCV-RNA 下降<2 Log,则需要联合新的化合物治疗。

2) 对于基因 2、3 型的患者,治疗药物同基因 1、4、6 型患者,只是利巴韦林的剂量减少至每日 800 mg。同样,治疗 12 周时需检测 HCV-RNA。若 HCV-RNA 在检测水平下限以下,继续治疗至 24 周;若 HCV-RNA 仍在检测水平下限以上,需要延长疗程至 48 周。

(2) 随访及不良反应处理:治疗过程中应该密切肝功能、HCV-RNA、血常规、甲状腺功能、血糖及尿常规等,一般治疗开始的第 1 个月应每周检查 1 次血常规,以后每个月检查 1 次直至 6 个月,然后每 3 个月检查 1 次。

1) 干扰素主要不良反应:干扰素主要不良反应为流感样症候群、骨髓抑制、精神异常、甲状腺疾病、食欲减退、体重减轻、腹泻、皮疹、脱发和注射部位无菌性炎症等。对于流感样症状,可以服用非甾体类抗炎镇痛药,以减轻流感样症状;一过性骨髓抑制主要表现为外周血白细胞和血小板减少,如中性粒细胞绝对数≤0.75×10^9/L,血小板<50×10^9/L,干扰素应减量使用,如恢复,可以逐渐增加至原剂量,当中性粒细胞总数≤0.5×10^9/L,血小板<30×10^9/L,应停止使用干扰素,可以使用粒细胞集落刺激因子或粒细胞巨噬细胞集落刺激因子治疗;治疗中应评估患者的精神状态,及时发现抑郁等精神异常的不良反应,必要时服用抗抑郁药物。

2) 利巴韦林的主要不良反应:利巴韦林的主要不良反应为溶血和致畸作用。需要定期检测血常规,肾功能不全者可以严重溶血,应禁用利巴韦林。当血红蛋白降至≤100 g/L 时应减量,血红蛋白≤100 g/L 时应停药。患者在治疗期间及停药后 6 个月内应采取避孕措施。

3. 艾滋病抗逆转录病毒治疗

(1) 治疗目标:艾滋病抗病毒治疗目标是降低 HIV 相关的发病率和病死率、降低非艾滋病相关疾病的发病率和病死率,使患者获得正常的预期寿命,改善生活质量;抑制病毒复制使病毒载量降低至检测下限;重建或者维持免疫功能;减少免疫重建炎性反应综合征;减少 HIV 的传播,预防母婴传播。

(2)治疗指征和时机

1)成人和青少年开始抗逆转录病毒治疗的时机:在开始抗逆转录病毒治疗(HAART)前,如果患者存在严重的机会性感染和既往慢性疾病急性发作期,应该控制病情稳定后再开始治疗。

● 急性期建议治疗,有症状建议治疗。

● 无症状期 CD4+ T 淋巴细胞<350 个/μL,建议治疗。

● 无症状期 CD4+ T 淋巴细胞≥350 个/μL 但<500 个/μL,考虑治疗。

● 有以下情况建议治疗:① 高病毒载量(>10^5 拷贝/ml)。② CD4+ T 淋巴细胞数下降较快(每年降低>100 个/μl)。③ 心血管疾病高风险。④ 合并活动性 HBV/HCV 感染。⑤ HIV 相关肾脏疾病和妊娠。

2)婴幼儿和儿童开始抗逆转录病毒治疗的标准

● <12 个月的婴儿建议治疗。

● 12~35 个月婴儿,CD4+ T 淋巴细胞数百分比<20%或总数<750 个/μl 建议治疗。

● 36~59 个月儿童,CD4+ T 淋巴细胞百分比<15%或总数<350 个/μl 建议治疗。

● >5 岁儿童 CD4+ T 淋巴细胞百分比<15%或总数<350 个/μl 建议治疗。

(3)治疗药物及方案:目前国际上共有六大类 30 多种药物(包括复合制剂),分为核苷类逆转录酶抑制剂(NRTIs)、非核苷类逆转录酶抑制剂(NNRTIs)、蛋白酶抑制剂(PIs)、整合酶抑制剂(raltegravir)、融合抑制剂(FIs)及 CCR5 抑制剂(maraviroc)。我国有 NRTIs、NNRTIs、Pis 和整合酶抑制剂四大类,共 12 种。

1)核苷类逆转录酶抑制剂

● 齐多夫定:成人 300 mg/次,2 次/日;新生儿(婴幼儿)2 mg/kg,4 次/日;儿童 160 mg/m²,3 次/日。主要不良反应为骨髓移植,胃肠道不适,乳酸酸中毒和肝脂肪变性。该药不能与司他夫定联用。

● 拉米夫定:成人 150 mg/次,2 次/日或 300 mg/次,1 次/日;新生儿 2 mg/kg,2 次/日;儿童 4 mg/kg,2 次/日。不良反应少,主要为头痛、恶心、腹泻不适等。

● 去羟肌苷散:成人体重≥60 kg,200 mg/次,2 次/日;体重<60 kg,125 mg/次,2 次/日。主要不良反应为胰腺炎,外周神经炎,消化道不适以及乳酸酸中毒和肝脂肪变性等。与司他夫定合用会使二者的毒副作用增加。

● 司他夫定:成人 30 mg/次,2 次/日,儿童 1 mg/kg,2 次/日(体重超过 30 kg 按 30 kg 算)。主要不良反应为同去羟肌苷散,与去羟肌苷散联用会使二者的毒副作用增加。

● 阿巴卡韦:成人 300 mg/次,2 次/日,儿童 8 mg/kg,2 次/日,最大剂量 300 mg,2 次/日,婴幼儿及新生儿不建议使用本药。主要不良反应为过敏及胃肠道反应。

● 替诺福韦:成人 300 mg/次,1 次/日,与食物同服用。主要不良反应为肾脏毒性,消化道不适、乳酸酸中毒或肝脂肪变性。

● 恩曲他滨：成人 200 mg/次，1 次/日，可与食物同服。主要不良反应为头痛、腹泻、皮疹以及皮肤色素沉着。

2）核苷类逆转录酶抑制剂

● 奈韦拉平：成人 200 mg/次，每日 2 次；新生儿（婴幼儿）5 mg/kg，每日 2 次；儿童＜8 岁，4 mg/kg，每日 2 次；若＞8 岁，7 mg/kg，每日 2 次。本药在开始治疗的最初 14 日，每日 1 次，无严重不良反应发生后改为每日 2 次。主要不良反应为皮疹及肝损害，严重者可致命，应及时停药。

● 依非韦伦：成人 600 mg/次，每日 1 次；儿童体重 15～25 kg，200～300 mg/次，每日 1 次，若 25～40 kg，300～400 mg/次，若体重＞40 mg，600 mg/次，每日 1 次。

● 依曲韦林：成人 200 mg/次，每日 2 次，饭后服用。主要不良反应为皮疹、恶心、呕吐及周围神经炎等。不建议与奈韦拉平和依非韦伦合用。

3）蛋白酶抑制剂

● 茚地那韦：成人 800 mg/次，每日 1 次；儿童 500 mg/m²，每日 3 次，空腹服用。主要不良反应为肾结石、胃肠道不适、高胆红素血症、高脂血症、脂肪分布异常，血友病患者可能加重出血倾向。与奈韦拉平、依非韦伦合用时，剂量增加至 1 000 mg/次，每日 3 次。服用本药期间，每日饮水 1.5～2 L。

● 利托那韦：成人在服药初至少用 2 周的时间将用量逐渐增加至 600 mg/次，每日 2 次，通常为第 1～2 日；口服 300 mg/次，每日 2 次，第 3～5 日；口服 400 mg/次，每日 2 次，第 6～13 日；口服

500 mg/次，每日 2 次。主要不良反应同茚地那韦。由于本药引起较严重的胃肠道不适，大多数患者难以耐受，故本药多作为其他蛋白酶抑制剂的激动剂，尽在极少数的情况下单用。

● 替拉那韦：成人 500 mg/次，每日 2 次，同时服用利托那韦 200 mg/次，每日 2 次，与食物同服可以提高血药浓度。不良反应同茚地那韦。本药与去羟肌苷散合用时要间隔 2 小时。

● 地瑞拉韦：成人 600 mg/次，每日 2 次，同时服用利托那韦 100 mg/次，每日 2 次，与食物同服可以提高血药浓度。不良反应同茚地那韦。本药在妊娠安全分类中被列为 B 类药物。

4）整合酶抑制剂

● 拉替拉韦：成人 400 mg/次，每日 2 次。常见不良反应为腹泻、恶心以及头痛发热等。

5）抗逆转录病毒方案：初治患者推荐方案为 2 种核苷类逆转录酶抑制剂联合 1 种非核苷类逆转录酶抑制剂，或 2 种核苷类逆转录酶抑制剂联合 1 种加强型蛋白酶抑制剂（含利托那韦）。基于我国可以获得的药物，目前一线治疗方案为替诺福韦加拉米夫定联合 1 种非核苷类逆转录酶抑制剂或蛋白酶抑制剂。在抗病毒治疗过程中要定期进行临床评估和实验室检测，已评价治疗效果。疗效的有效性主要通过病毒学指标、免疫学指标和临床症状进行评估。若治疗有效，患者血浆病毒载量 4 周内应该下降 1 个 Log 以上，治疗后的 3～6 个月应达到检测不到的水平；同时治疗 3 个月后，CD4＋T 淋巴细胞

数与治疗前相比增加了 30％或治疗后 1
年 CD4＋T 淋巴细胞数增长 100 个/μl;患
者的体重增加,机会性感染的发病率和病
死率大大降低。

4. 呼吸道病毒的治疗:呼吸道病毒
常引起病毒性呼吸道感染,常见的有鼻病
毒、流感病毒、副流感病毒、呼吸道合胞病
毒、冠状病毒、腺病毒等。现将几种主要的
抗病毒药物分述如下。

(1) 抗 RNA 病毒药物

1) M2 离子通道阻滞剂:这一类药物
包括金刚烷胺和金刚乙胺。这类药物只对
甲型流感病毒有抑制作用,用于甲型流感病
毒的早期治疗和流行高峰期预防用药。

● 金刚烷胺:口服吸收完全,但需要
在发病 24～48 小时内开始用药,否则效
果不佳,剂量为每日 100～200 mg,分两
次服用,疗程 5～7 日。

● 主要不良反应为失眠、头痛、食欲
减退以及恶心和呕吐等。

● 金刚乙胺是金刚烷胺的衍生物,用法
同金刚烷胺,但抗病毒谱较金刚烷胺广,对
乙型流感病毒和风疹病毒也有抑制作用。

2) 神经氨酸酶抑制剂:主要包括奥
司他韦和扎那米韦。

● 奥司他韦:儿童 3 mg/(kg・d),疗
程 5 日;成人 75 mg,每日 2 次。对于重症
患者剂量可以加倍。目前奥司他韦已经
成为流感尤其是新甲型 H1N1 流感的一
线用药。

● 扎那米韦:为吸入剂型,10 mg,每
日 2 次,疗程 5 日。由于该剂型含有乳果
糖,黏稠度高,故不宜用于机械通气患者
的雾化治疗。

3) 阿比多尔:阿比多尔是一种广谱
抗病毒药物,对无包膜及有包膜的病毒均
有作用。本药可以用于治疗流感病毒、呼
吸道合胞病毒、鼻病毒、柯萨奇病毒及腺
病毒,其抗 RNA 病毒的作用较抗 DNA 病
毒的作用更明显。剂量为每日 200 mg,疗
程 5～10 日。不良反应较少,主要表现为
恶心、腹泻、头晕和血清转氨酶升高等。

4) 帕利珠单抗:帕利珠单抗是一种
RSV 的特异性单克隆抗体,可用于呼吸
道合胞病毒感染,特别是高危易感儿童,
对于高危儿童,可以在呼吸道合胞病毒流
行期间每月注射一次。

(2) 抗 DNA 病毒药物

1) 阿昔洛韦:又称为无环鸟苷,属于
核苷类抗病毒药物。主要用于治疗单纯
疱疹病毒 1、2 型及水痘-带状疱疹病毒感
染,也可以用于治疗 EB 病毒及巨细胞病
毒感染,可以口服或静脉给药。

● 生殖器疱疹初治和免疫缺陷者皮
肤黏膜单纯疱疹患者,成人常用量一次
0.2 g(2 片),每日 5 次,共 10 日;或一次
0.4 g(4 片),每日 3 次,共 5 日;复发性感
染一次 0.2 g(2 片),每日 5 次,共 5 日。

● 复发性感染的慢性抑制疗法,一次
0.2 g(2 片),每日 3 次,共 6 个月,必要时
剂量可加至每日 5 次,一次 0.2 g(2 片),
共 6～12 个月。主要不良反应为一过性
转氨酶升高和血肌酐升高、皮疹、恶心、头
痛及呕吐。

2) 更昔洛韦:又称丙氧鸟苷。对巨
细胞病毒具有高度特异性抑制作用,需静
脉给药。

● 巨细胞病毒感染的治疗,预防和诱

导期：每次 5 mg/kg，每日 2 次静脉注射，每次注射时间应超过 1 小时，维持 14～21 日；维持期：6 mg/(kg·d)，每周 5 日或 5 mg/(kg·d)，每周 7 日，静脉注射。当患者的视网膜炎有进一步发展时，需要再次使用诱导剂量进行治疗。不良反应为骨髓抑制。

（3）广谱抗病毒药物

1）利巴韦林：可用于抗甲型、乙型流感病毒以及水痘-疱疹病毒、单纯疱疹病毒等，尤其对呼吸道合胞病毒有选择性的抑制作用。成人 150 mg/次，每日 3 次，连用 7 日。儿童剂量 10～15 mg/(kg·d)，分 3 次服用，连用 3 日。利巴韦林不良反应包括眩晕、头痛、胃部不适等。其中最主要的副作用是溶血性贫血，因此治疗过程中应密切监测血常规。

2）膦甲酸钠：由于口服生物利用度低，一般选择静脉途径给药。主要用于免疫功能抑制患者并发巨细胞病毒、水痘-疱疹病毒，尤其对单纯疱疹病毒耐阿昔洛韦者常可作为首选。不良反应为恶心、呕吐及头痛。

• 用法为静脉滴注。① 中心静脉输注：（注射液 24 mg/ml）可不需要稀释直接使用。② 周围静脉输注：必须用 5% 葡萄糖或生理盐水稀释至 12 mg/ml 后方可使用。

• 对于艾滋病（AIDS）患者巨细胞病毒性视网膜炎（肾功能正常）。① 诱导治疗：推动初始量为 60 mg/kg，每 8 小时一次，静滴时间不得少于 1 小时，根据疗效连用 2～3 周。② 维持治疗：维持剂量为 90～120 mg/(kg·d)（按肾功能调整剂量），静滴时间不得少于 2 小时。维持治疗期间，若病情加重，可重复诱导治疗及维持治疗过程。

• 对于免疫功能损害患者耐阿昔洛韦单纯疱疹病毒（HSV）性皮肤黏膜感染。推荐剂量为 40 mg/kg，每 8 小时或 12 小时一次，静滴时间不得小于 1 小时，连用 2～3 周。

第三节　抗菌药物预防性应用[*]

一、外科预防性应用抗菌药物的选择及给药方法

（一）基本原则

1. 安全及价格相对低廉的抗菌药物。

2. 根据患者情况选择：包括既往药物过敏史、肝肾功能情况、是否妊娠等。

3. 根据药物抗菌谱选择：应包括在

___
[*] 注：本节所提供的方案是综合相关指南、建议和共识而来，供临床使用参考。具体使用应结合实际情况、国家规范和当地的微生物学情况考虑。

特定手术部位大部分可能的术中污染细菌,同时尽可能选择抗菌谱较窄的药物以避免自身菌群紊乱及诱导耐药菌产生等副作用。

4. 应选择在手术部位能达到有效治疗浓度的药物。

5. 计算首次药物给药时间,使得皮肤切开时血浆和组织中的药物浓度最高。

6. 在整个手术过程及术后 4 小时内保持血浆和组织中的抗菌药物达到有效浓度。

7. 小儿剂量参照药品说明书。

(二)品种选择

1. 心血管、头颈、胸腹壁、四肢软组织手术和骨科手术,主要感染病原菌是葡萄球菌,一般首选第一代头孢菌素如头孢唑啉、头孢拉定。

2. 进入腹腔、盆腔空腔脏器的手术,主要感染病原菌是革兰阴性杆菌,则多使用第二代头孢菌素如头孢呋辛,复杂、易引起感染的大手术可用第三代头孢菌素如头孢曲松、头孢噻肟。

3. 下消化道手术、涉及阴道的妇产科手术及经口咽部黏膜的头颈部手术多有厌氧菌污染,须同时覆盖厌氧菌。一般是在第二、第三代头孢菌素基础上加用针对厌氧菌的甲硝唑。

4. 肝、胆系统手术,可选用能在肝、胆组织和胆汁中形成较高浓度的头孢曲松、头孢哌酮或头孢哌酮/舒巴坦、哌拉西林。

5. 对 β-内酰胺类药物过敏者,可选用克林霉素预防葡萄球菌感染,氨曲南预防革兰阴性杆菌感染。在耐甲氧西林金黄色葡萄球菌(MRSA)检出率高的医疗机构,如果进行人工材料植入手术,可选用万古霉素或去甲万古霉素预防感染。推荐对于可能存在 MRSA 定植的高危患者在术前行主动筛查,对于术前确定有 MRSA 定植的患者可选用万古霉素或去甲万古霉素预防感染。

(三)用药时机

除剖宫产外建议大多数药物应在术前 30～60 分钟内给药,万古霉素和喹诺酮类术前 2 小时内给药。

(四)用药途径

大部分为静脉滴注,仅有少部分涉及局部给药包括眼科手术玻璃体内注射、口服抗菌药物进行肠道准备等。

(五)剂量与疗程

手术时间较短(<2 小时)的清洁手术,术前用药一次即可。接受清洁-污染手术者围术期预防用药应在术后 24 小时内停药,心脏外科手术可持续至术后 48 小时停药。用药剂量应根据患者的体重、肝肾功能、药代动力学、手术时间等多方面综合考虑。若手术时间大于该药物的 2 个半衰期或术中失血量>1 500 ml,应在手术中给予第 2 剂。

二、各种手术部位预防性应用抗菌药物推荐

(一)头颈部(不含甲状腺)手术

1. 一线推荐用药:第一代头孢菌素(如头孢唑啉等),对于厌氧菌感染可能性大的手术如口腔及口咽部手术可首选阿莫西林/克拉维酸。

2. β-内酰胺类过敏者推荐用药:克

林霉素。

(二) 眼科手术

1. 不推荐口服或静脉使用抗菌药物。

2. 局部喹诺酮类抗菌药物的使用减少细菌定植但对术后眼内炎的发生率无明显保护作用。

3. 局部使用头孢呋辛能降低术后眼内炎的发生率。

(三) 牙科手术(高危人群* 需预防感染性心内膜炎)

1. 一线推荐用药：口服的有阿莫西林；不能口服的有氨苄西林、头孢唑啉或头孢曲松。

2. β内酰胺类过敏者推荐用药：克林霉素。

* 高危人群：进行任何损伤牙龈组织、牙周区域或口腔黏膜操作伴有以下心脏基础疾病的患者：

1) 人工瓣膜。

2) 既往有感染性心内膜炎病史。

3) 心脏移植术后发生的瓣膜病变。

4) 先天性心脏疾病合并以下情况：① 未纠正的发绀型先天性心脏病(包括姑息分流术)。② 通过导管或手术途径植入异物或装置的先天性心脏病手术后的前 6 个月。③ 先天性心脏病缺损修补术植入补片后仍有残留缺损及分流。

(四) 心脏手术

1. 一线推荐用药：第一、第二代头孢菌素(如头孢唑啉、头孢呋辛等)。

2. β内酰胺类过敏者推荐用药：克林霉素或万古霉素。

(五) 食管、肺手术

1. 一线推荐用药：第一、第二代头孢菌素(如头孢唑啉、头孢呋辛等)或头孢曲松。

2. β内酰胺类过敏者推荐用药：克林霉素。

(六) 胃、十二指肠手术

1. 一线推荐用药：第二代头孢菌素(如头孢呋辛等)或头霉素类(如头孢西丁等)。

2. β内酰胺类过敏者推荐用药：以下 2 种中选择 1 种：① 克林霉素＋氨基糖苷类或氨曲南。② 甲硝唑＋氨基糖苷类。

(七) 肝、胆道(腹腔镜胆囊切除仅高危患者*)手术

1. 一线推荐用药：第二代头孢菌素(如头孢呋辛等)、头孢曲松、头孢哌酮或头孢哌酮/舒巴坦。

2. β-内酰胺类过敏者推荐用药：以下 2 种中选择 1 种：① 克林霉素＋氨基糖苷类或氨曲南。② 甲硝唑＋氨基糖苷类。

* 高危患者：年龄＞60 岁；急性胆囊炎；萎缩性胆囊炎；梗阻性黄疸或胆总管结石患者。

(八) 结、直肠手术

1. 一线推荐用药：以下 2 种中选择 1 种：① 第一代头孢菌素＋甲硝唑。② 头霉素类(如头孢西丁等)。

2. β内酰胺类过敏者推荐以下 2 种中选择 1 种：① 克林霉素＋氨基糖苷类或氨曲南。② 甲硝唑＋氨基糖苷类。

(九) 阑尾切除术

1. 一线推荐用药：第二、第三代头孢菌素(如头孢呋辛、头孢噻肟等)＋甲硝唑。

2. β 内酰胺类过敏者推荐以下 2 种中选择 1 种用药：① 克林霉素＋氨基糖苷类或氨曲南。② 甲硝唑＋氨基糖苷类。

（十）疝修补术（包括开腹、腹腔镜、内镜，包括修补术、放置补片）

均不推荐。

（十一）经阴道的泌尿外科手术

1. 一线推荐用药：以下 3 种中选择 1 种：① 第一、第二代头孢菌素。② 氨基糖苷类＋甲硝唑。③ 克林霉素。

2. β 内酰胺类过敏者推荐用药：喹诺酮类。

（十二）未进入泌尿系腔道的泌尿系统手术

1. 一线推荐用药：对于高龄、免疫缺陷状态、存在解剖异常等高危患者使用第一代头孢菌素（如头孢唑啉）。

2. β 内酰胺类过敏者推荐用药：克林霉素。

（十三）进入泌尿系统腔道的泌尿外科手术

1. 一线推荐用药：以下 3 种中选择 1 种：① 第一、第二代头孢菌素（如头孢唑啉、头孢呋辛等）。② 氨基糖苷类＋甲硝唑。③ 克林霉素。

2. β 内酰胺类过敏者推荐用药：喹诺酮类。

（十四）涉及肠道的泌尿外科手术

1. 一线推荐用药：以下 3 种中选择 1 种：① 第二、第三代头孢菌素（如头孢呋辛、头孢噻肟等）。② 氨基糖苷类＋甲硝唑。③ 克林霉素。

2. β 内酰胺类过敏者推荐用药：以下 3 种中选择 1 种：① 替卡西林/克拉维酸。② 哌拉西林/他唑巴坦。③ 喹诺酮类。

（十五）有假体植入的泌尿系统手术

1. 一线推荐用药：以下 2 种中选择 1 种：① 第一、第二代头孢菌素（如头孢唑啉、头孢呋辛等）＋氨基糖苷类。② 万古霉素。

2. β 内酰胺类过敏者推荐用药：以下 2 种中选择 1 种：① 替卡西林/克拉维酸。② 哌拉西林/他唑巴坦。

（十六）妇产科：经阴道或经腹子宫切除术

1. 一线推荐用药：第一、第二代头孢菌素（如头孢唑啉、头孢呋辛等）或头霉素类（如头孢西丁等）。

2. β 内酰胺类过敏者推荐用药：以下 2 种中选择 1 种：① 克林霉素＋氨基糖苷类、氨曲南或喹诺酮类。② 甲硝唑＋氨基糖苷类或喹诺酮类。

（十七）剖宫产术

1. 一线推荐用药：第一代头孢菌素（如头孢唑啉等）。

2. β 内酰胺类过敏者推荐用药：克林霉素。

（十八）人工流产

一线推荐用药：甲硝唑直肠给药＋阿奇霉素或多西环素口服。

（十九）血管外科

1. 一线推荐用药：第一、第二代头孢菌素（如头孢唑啉、头孢呋辛等）。

2. β 内酰胺类过敏者推荐用药：克林霉素或万古霉素。

（二十）矫形外科（包括螺钉、钢板、金属关节置换）

1. 一线推荐用药：第一、第二代头孢菌素（如头孢唑啉、头孢呋辛等）。

2. β内酰胺类过敏者推荐用药：克林霉素或万古霉素。

（二十一）神经外科

1. 一线推荐用药：第一代头孢菌素（如头孢唑啉等）或头孢曲松。

2. β-内酰胺类过敏者推荐用药：克林霉素或万古霉素。

（二十二）血管及消化系统介入诊疗

1. 冠脉支架植入术

（1）常规不推荐预防用药，但对于 7 日内再次行血管介入手术者、留置动脉鞘＞24 小时者需要预防用药。

（2）一线推荐用药：头孢菌素（如头孢唑啉等）。

（3）β内酰胺类过敏者推荐用药：克林霉素或万古霉素。

2. 主动脉内支架植入术

（1）一线推荐用药：头孢菌素（如头孢唑啉等）。

（2）β内酰胺类过敏者推荐用药：克林霉素或万古霉素。

3. 消化道出血行内镜治疗

（1）一线推荐用药：头孢曲松。

（2）β内酰胺类过敏者推荐用药：克林霉素或万古霉素。

4. ERCP 术：一线推荐用药为喹诺酮类或氨基糖苷类。

5. EUS-FNA 术：一线推荐用药为喹诺酮类。

6. 经皮内镜胃造瘘置管术

（1）一线推荐用药：第一、第二代头孢菌素（如头孢唑啉、头孢呋辛等）。

（2）β内酰胺类过敏者推荐用药：万古霉素。

7. ESD 术

（1）常规不推荐预防用药，但对于 7 日内再次行血管介入手术者、留置动脉鞘＞24 小时者需要预防用药。

（2）一线推荐用药：头孢菌素（如头孢唑啉等）。

（3）β内酰胺类过敏者推荐用药：克林霉素或万古霉素。

8. Tips 术

（1）一线推荐用药：头孢曲松或氨苄西林/舒巴坦。

（2）β内酰胺类过敏者推荐用药：万古霉素或克林霉素＋氨基糖苷类。

9. TACE 术

（1）一线推荐用药：以下 3 种中选 1 种：① 第一代头孢菌素（如头孢唑啉等）＋甲硝唑。② 氨苄西林＋氨基糖苷类。③ 头孢曲松或哌拉西林/他唑巴坦（Oddi 括约肌功能不全的患者）。

（2）β内酰胺类过敏者推荐以下 2 种用药中选择 1 种：① 克林霉素＋氨基糖苷类。② 万古霉素＋氨基糖苷类。

（二十三）膀胱镜、尿动力学检查

若术前尿液检查无菌，欧洲指南推荐不需预防使用，但美国泌尿外科协会推荐对高龄、免疫缺陷状态、存在解剖异常等高危因素的患者预防用药，一线推荐用药选择以下 2 种中的 1 种：① 喹诺酮类。② TMP/SMX。

1. 膀胱尿道镜操作：一线推荐用药

选择以下 2 种中的 1 种：① 喹诺酮类。② TMP/SMX。

2. 前列腺短程放疗和冷冻疗法：目前尚有争论，但推荐可使用头孢唑啉。

3. 经直肠前列腺穿刺术：一线推荐用药为喹诺酮类。

4. 经皮震波碎石术：一线推荐用药选择以下 2 种中的 1 种：① 喹诺酮类。② TMP/SMX。

5. 经皮肾镜取石术(PCNL)

(1) 一线推荐用药：以下 3 种中选择 1 种：① 第一、第二代头孢菌素。② 氨基糖苷类＋甲硝唑。③ 克林霉素。

(2) β-内酰胺类过敏者推荐用药：喹诺酮类。

6. 输尿管镜：一线推荐以下 2 种中选择 1 种：① 喹诺酮类。② TMP/SMX。

三、围术期预防性应用抗菌药物

(一)目的

减少术中可能出现的细菌污染给患者带来的感染危险，但围术期的其他感染控制措施对于降低手术部位感染的发生同样重要。

(二)具体适应证

1. Ⅱ类切口及部分Ⅲ类切口手术，主要是进入胃肠道(从口咽部开始)、呼吸道、女性生殖道的手术。

2. 使用人工材料或人工装置的手术，如心脏人工瓣膜置换术、人工血管移植术、人工关节置换术等。

3. 清洁大手术，手术时间长，创伤较大，或涉及重要器官，一旦感染后果严重者，如开颅手术、心脏和大血管手术、门体静脉分流术或断流术、脾切除术、眼内手术等。

4. 患者有感染高危因素如高龄($>$70 岁)、糖尿病、免疫功能低下(尤其是接受器官移植者)、营养不良等。

四、内科与儿科预防性应用抗菌药物

(一)用药指征

抗感染药物用于无感染征象但处于或估计将暴露于致病微生物，处于极大感染风险的患者。

(二)基本原则

1. 将发生感染的危险性或严重程度远大于抗感染药物不良反应的危险。

2. 抗感染药物应尽可能针对特定目标微生物短期使用。

3. 抗感染药物应在危险事件发生之前或接触感染之后立即给予。

(三)对某些细菌和病毒感染预防用药推荐

1. 风湿热复发推荐方案

(1) 苄星青霉素 60 万～120 万 U 肌内注射，每月 1 次。

(2) 青霉素 V 每次 0.25 g，每日 2 次口服。

(3) 备注：风湿热伴心脏炎症和瓣膜病变者预防用药自末次风湿热发作起至少 10 年和至少至 40 岁；风湿热伴心脏炎症，无瓣膜病变者用药 10 年或至成年；风湿热无心脏炎者用药 5 年，或至 21 岁。

2. 流行性脑脊髓膜炎推荐方案

(1) SMZ/TMP 每次成人 0.5～1 g，

儿童 0.25～0.5 g，每日 2 次，共 3 日。

（2）利福平成人每次 400～600 mg，每 12 小时 1 次，1 个月龄以上小儿每次 10 mg/kg 口服 4 次。

（3）环丙沙星成人单剂口服750 mg。

（4）头孢曲松成人单剂肌内注射 250 mg，儿童单剂肌内注射125 mg。

（5）备注：预防用药对象主要为集体机构（部队，托儿所，学校）和家庭中与患者密切接触者。流行期间和流行地区应在确定菌群的基础上紧急接种相应 A、C 等群流脑疫苗。

3. 肿瘤合并粒细胞缺乏

（1）预防普通细菌感染

1）推荐方案：喹诺酮类药物（左氧氟沙星或环丙沙星），疗程 7 日。

2）备注：仅用于粒细胞缺乏（中性粒细胞计数<100 个/ml）且时间预计超过 7 日的高危患者。不推荐再加用抗革兰阳性菌药物。

（2）预防真菌感染

1）念珠菌感染

● 推荐方案：氟康唑、伊曲康唑、伏立康唑、泊沙康唑、卡泊芬净、米卡芬净。

● 备注：侵袭性念珠菌感染的高危人群如：HSCT 干细胞移植，接受强化诱导缓解的急性白血病患者。

2）侵袭性曲霉感染

● 推荐方案：卡泊芬净。

● 备注：>13 岁，正进行强化化疗的急性髓系白血病（AML）或骨髓增生异常综合征（MDS）患者。

4. 感染性心内膜炎推荐方案

（1）阿莫西林或氨苄西林，成人 2 g，口服或静脉给药；儿童 50 mg/kg，口服或静脉给药。

（2）对青霉素或氨苄西林过敏的患者可用克林霉素，成人 600 mg，口服或静脉滴注；儿童 20 mg/kg，口服或静脉滴注。

（3）备注：对于接受牙科操作等可引起一过性菌血症时。

5. 结核病推荐方案

（1）异烟肼（H）：成人每日 300 mg，儿童每日 5～10 mg/kg，疗程 6 个月（6H）。

（2）利福平（R）：体重<50 kg，每日 450 mg；体重>50 kg，每日 600 mg，疗程 4～6 个月（4～6R）。

（3）备注：预防性治疗就是通过化学药物尽可能杀死体内感染的结核菌，减少菌量，以防止和减少新近感染者发生临床原发结核病及严重并发症的危险性，也可减少潜伏结核菌以后"复燃"而导致的继发性结核病。

6. 流感嗜血杆菌脑膜炎

（1）推荐方案：利福平每日 1 次口服 20 mg/kg（不超过每日 600 mg），共 4 日。

（2）备注：预防用药主要对象为患者家中幼儿，或与患者有密切接触者，婴幼儿应接种疫苗。

7. 耶尔森肺孢子菌（*P. jirovecii*）感染推荐方案

（1）成人口服 SMZ/TMP（400/50 mg），每日 2 次，每次 SMZ/TMP 2 片，每周连续 3 日。

（2）成人每日 SMZ/TMP 2 片；或 1 片。

（3）备注：主要用于艾滋病患者 CD4<200/ml，以及骨髓移植及某些器官

移植患者。

8. 百日咳密切接触者

（1）推荐方案：红霉素每日 50 mg/kg，分 4 次口服，共 2 周。

（2）备注：预防用药主要用于与患儿密切接触的幼儿和年老体弱者，并可接种无细胞百日咳疫苗。

9. 新生儿可能感染 B 组溶血性链球菌(GBS)者推荐方案

（1）分娩时青霉素首剂 500 万 U，继以 250 万 U，每 4 小时一次静脉注射。

（2）氨苄西林 2 g 静脉注射，继以 1 g 每小时静脉注射。

（3）青霉素过敏，非高度危险发生：头孢唑啉首剂 2 g 静脉注射，过敏性休克患者继以 1 g 每 8 小时一次静脉注射。

（4）青霉素过敏，有高度危险发生：克林霉素 600～900 mg，过敏性休克患者：每 8 小时一次静脉滴注或红霉素

500 mg每 6 小时一次静滴。

（5）以上均应用至分娩结束。

（6）备注：主要用于

1）妊娠 35～37 周阴道和肛拭培养筛查有 GBS 寄殖。

2）妊娠期 GBS 菌尿。

3）GBS 情况不明，但有以下情况之一者：① ＜37 周早产。② 羊膜早破≥18 小时。③ 分娩时体温≥38 ℃。

10. 疟疾（进入疫区者）推荐方案

（1）磺胺多辛＋乙胺嘧啶复方片剂，成人每周 1 片或每 2 周 2 片，连服疗程不宜＞3 个月。小儿：1 个月至 4 岁，每周服 1/4 片或每 2 周服 1/2 片；4～8 岁每周服 1/2 片或每 2 周服 1 片，9～14 岁每周服 3/4 片，14 岁以上同成人量。

（2）备注：主要用于艾滋病患者 CD4＜200/ml，以及骨髓移植及某些器官移植患者。

第四节　抗菌药物临床应用指导原则（指南）与常用监测指标

一、常用监测指标

详细内容见第十一章第二节。

二、我国抗菌药物临床应用指导原则

（一）建立医疗管理机构

医疗机构主要负责人是本机构抗菌药物临床应用管理的第一责任人。二级以上的医院、妇幼保健院及专科疾病防治机构（以下简称二级以上医院）应当在药事管理与药物治疗学委员会下设立抗菌药物管理工作组。抗菌药物管理工作组由医务、药学、感染性疾病、临床微生物、护理、医院感染管理等部门负责人和具有相关专业高级技术职务任职资格的人员组成，医务、药学等部门共同负责日常管

理工作。其他医疗机构设立抗菌药物管理工作小组或者指定专（兼）职人员，负责具体管理工作。

（二）确定各部门负责人

医疗机构主要负责人应将抗菌药物临床应用管理作为医疗质量和医院管理的重要内容纳入工作安排；卫生行政部门与医疗机构主要负责人、医疗机构主要负责人与临床科室负责人分别签订抗菌药物合理应用责任状，根据各临床科室不同专业特点，科学设定抗菌药物应用控制指标。

（三）开展抗菌药物临床应用基本情况调查

院、科两级抗菌药物临床应用情况开展调查：抗菌药物品种、剂型、规格、使用量、使用金额，使用量和使用金额分别排名前 10 位的抗菌药物品种，住院患者抗菌药物使用率、使用强度、I类切口手术和介入诊疗抗菌药物预防使用率，特殊使用级抗菌药物使用率、使用强度，门诊抗菌药物处方比例、急诊抗菌药物处方比例等数据。

（四）建立完善抗菌药物临床应用技术支撑体系

二级以上医院设置感染性疾病科，可根据需要设置临床微生物室，配备感染专业医师、微生物检验专业技术人员和临床药师，并在抗菌药物临床应用中发挥重要作用，为医师提供抗菌药物临床应用相关专业培训，对临床科室抗菌药物临床应用进行技术指导，参与抗菌药物临床应用管理工作。

（五）严格落实抗菌药物分级管理制度

医疗机构明确本机构抗菌药物分级管理目录，对不同管理级别的抗菌药物处方权进行严格限定，明确各级医师使用抗菌药物的处方权限；采取有效措施，保证分级管理制度的落实，杜绝医师违规越级处方的现象。

（六）建立抗菌药物遴选和定期评估制度，加强抗菌药物购用管理

医疗机构对抗菌药物供应目录进行动态管理，清退存在安全隐患、疗效不确定、耐药严重、性价比差和违规使用的抗菌药物品种或品规。清退或者更换的抗菌药物品种或品规原则上 12 个月内不得重新进入抗菌药物供应目录。

（七）严格控制抗菌药物

严格控制抗菌药物购用品种、品规数量，保障抗菌药物购用品种、品规结构合理。

（八）定期开展抗菌药物临床应用监测与评估

医疗机构定期开展抗菌药物临床应用监测，有条件的医院利用信息化手段加强抗菌药物临床应用监测；分析本机构及临床各专业科室抗菌药物使用情况，评估抗菌药物使用适宜性；对抗菌药物使用趋势进行分析，出现使用量异常增长、使用量排名半年以上居于前列且频繁超适应证超剂量使用、企业违规销售以及频繁发生药物严重不良事件等情况，及时调查并采取有效干预措施。

（九）加强临床微生物标本检测和细菌耐药监测

医疗机构要根据临床微生物标本检

测结果合理选用抗菌药物,接受限制使用级抗菌药物治疗的住院患者,抗菌药物使用前微生物检验样本送检率不低于50%;接受特殊使用级抗菌药物治疗的住院患者抗菌药物使用前微生物送检率不低于80%。开展细菌耐药监测工作,定期发布细菌耐药信息,建立细菌耐药预警机制,针对不同的细菌耐药水平采取相应应对措施;医疗机构按照要求向全国抗菌药物临床应用监测网报送抗菌药物临床应用相关数据信息,向全国细菌耐药监测网报送耐药菌分布和耐药情况等相关信息。

(十)严格医师抗菌药物处方权限和药师抗菌药物调剂资格管理

二级以上医院对医师和药师开展抗菌药物临床应用知识和规范化管理培训、考核工作,医师经培训并考核合格后,授予相应级别的抗菌药物处方权;药师经培训并考核合格后,授予抗菌药物调剂资格。

(十一)落实抗菌药物处方点评制度

医疗机构组织感染、药学等相关专业技术人员对抗菌药物处方、医嘱实施专项点评。充分运用信息化手段,每个月组织对25%的具有抗菌药物处方权医师所开具的处方、医嘱进行点评,每名医师不少于50份处方、医嘱,重点抽查感染科、外科、呼吸科、重症医学科等临床科室以及Ⅰ类切口手术和介入诊疗病例。

(十二)建立完善省级抗菌药物临床应用和细菌耐药监测网

省级卫生行政部门建立本辖区抗菌药物临床应用监测网和细菌耐药监测网,

与全国抗菌药物临床应用监测网和细菌耐药监测网互联互通;定期公布本辖区抗菌药物临床应用情况和细菌耐药监测情况,督促和指导本辖区医疗机构合理应用抗菌药物。

(十三)充分利用信息化手段加强抗菌药物临床应用管理

医疗机构要加大信息化建设力度,积极运用信息化手段促进抗菌药物临床合理应用。包括利用电子处方(医嘱)系统实现医师抗菌药物处方权限和药师抗菌药物处方调剂资格管理,控制抗菌药物使用的品种、时机和疗程等;开发利用电子处方点评系统,加大抗菌药物处方点评工作力度,扩大处方点评范围和点评数量;开发相应统计功能软件实现抗菌药物临床应用动态监测、评估和预警。

(十四)建立抗菌药物临床应用情况通报和诫勉谈话制度

医疗机构要定期对临床科室和医务人员抗菌药物临床应用情况进行汇总,并向其核发《医疗机构执业许可证》的卫生行政部门报告。对非限制使用级抗菌药物临床应用情况,每年报告一次;对限制使用级和特殊使用级抗菌药物临床应用情况,半年报告一次。

(十五)完善奖惩制度

完善抗菌药物管理奖惩制度,严肃查处抗菌药物不合理使用情况。

三、IDSA 和 SHEA 抗菌药物管理指南

1. 多学科的抗菌药物管理团队应包括感染科医生和经过感染性疾病训练的

临床药师,以及临床微生物医师、信息专家、感染控制人员和医院流行病专家。

2. 抗菌药物管理团队必须与医院感染控制部门和药学部门,以及治疗委员会或类似部门合作。

3. 抗菌药物管理工作必须得到医院行政管理部门、医务人员领导和当地卫生服务提供者的支持和合作。抗菌药物管理工作应在质量改进和患者安全管理部门的帮助下发挥作用。

4. 感染性疾病医师应与药剂部门负责人一起同医院行政部门负责人商讨以便获得授权、补偿和确定预期效果。

5. 医院行政部门对抗菌药物使用的内部监测和追踪提供支持。

6. 抗菌药物管理有两种基本核心策略,二者均为前瞻性,不能相互排除。

(1)带有干预行为的前瞻性处方审核和反馈。由感染科医生或是经过抗感染培训的临床药师直接对抗菌药物的使用进行前瞻性审核,并且直接干预抗菌药物处方,将干预结果直接反馈给处方人。这种方式可以减少抗菌药物不合理使用。

(2)处方集限制和预授权。处方集限制和预授权可以迅速而且明显地减少抗菌药物使用和费用,是应对医院感染暴发有效方法之一。

7. 以下内容是抗菌药物主动管理核心策略的支撑手段,需要利用当地的实践模式和资源。

(1)教育:被认为是任何影响处方行为活动的基础,为参与者提供基础知识,增加参与者对抗菌药物管理的接受度。

但是仅有教育而没有与主动干预结合的话,教育在改变处方行为中仅能起到边缘作用。

(2)指南和临床路径:多学科发展的循证指南结合当地的微生物学及细菌耐药模式可以改善抗菌药物的使用。医务人员的教育、抗菌药物使用反馈以及患者的结局会促进指南的落实。

(3)抗菌药物轮换:没有充分的证据证明常规抗菌药物轮换使用可以预防或减少微生物耐药。

(4)抗菌药物医嘱表:是抗菌药物管理的有效内容,便于指南的落实。

(5)联合用药:没有充分的证据建议联合用药可以预防耐药的出现。

(6)流水线式治疗或降阶梯治疗:根据微生物培养结果的抗菌药物经验性流水线治疗或降阶梯治疗,以及消除不必要的联合用药可以有效针对致病原菌,从而减少抗菌药物暴露,节省费用。

(7)最佳剂量:应根据患者的特点、致病微生物、感染部位和药物的药效学、药代学特点决定,是抗菌药物管理的重点内容。

(8)肠外到口服的转变:只要患者条件许可,有系统地计划将肠外使用抗菌药物转换为生物利用度好的口服药物,这样可以减少住院天数和降低住院费用。

8. 在医院电子病历中的信息系统、计算机医嘱输入和临床决策支持系统中,通过整理患者特异性的微生物报告、易感性、肝肾功能、药物相互作用、过敏原和费用等信息,提高抗菌药物使用决策。

9. 计算机监测系统能更有效地进行

抗菌药物干预,追踪细菌耐药模式,发现医院感染和药物不良反应。

10. 临床微生物实验室在抗菌药物管理工作中有至关重要的作用,为患者提供培养结果和易感性数据,达到最佳的个体化抗菌药物治疗;帮助感染控制人员监测耐药菌,在医院感染暴发时提供分子流行病学调查。

11. 过程的监测(干预措施是否对抗菌药物使用产生预期改变)和结果的监测(干预过程的落实是否减少或预防细菌耐药或其他抗菌药物使用的不良结果)使抗菌药物管理对抗菌药物使用和耐药模式产生冲击。

参考文献

［1］Tunkel AR, Hartman BJ, Kaplan SL, et al. Practice guidelines for the management of bacterial meningitis [J]. Clin Infect Dis, 2004, 39(9): 1267 - 1284.

［2］Baddour LM, Wilson WR, Bayer AS, et al. Infective endocarditis: diagnosis, antimicrobial therapy, and management of complications: a statement for healthcare professionals from the Committee on Rheumatic Fever, Endocarditis, and Kawasaki Disease, Council on Cardiovascular Disease in the Young, and the Councils on Clinical Cardiology, Stroke, and Cardiovascular Surgery and Anesthesia, American Heart Association: endorsed by the Infectious Diseases Society of America [J]. Circulation, 2005, 1(23): 394 - 434.

［3］Mandell LA, Wunderink RG, Anzueto A, et al. Infectious Diseases Society of America/American Thoracic Society consensus guidelines on the management of community-acquired pneumonia in adults [J]. Clin Infect Dis, 2007, 44 (Suppl 2): S27 - 72.

［4］American Thoracic Society, Infection Disease Society of American. Guidelines for the Management of Adults with Hospital-acquired, Ventilator-associated, and Healthcare-associated Pneumonia [J]. Am J Respir Crit Care Med, 2005, 171: 388 - 416

［5］Mazuski JE. Antimicrobial treatment for intra-abdominal infections [J]. Expert OpinPharmacother, 2007, 8(17): 2933 - 2945.

［6］Nathens AB, Curtis JR, Beale RJ, et al. Management of the critically ill patient with severe acute pancreatitis [J]. Crit Care Med, 2004, 32(12): 2524 - 2536.

［7］Rimola A, García-Tsao G, Navasa M, et al. Diagnosis, treatment and prophylaxis of spontaneous bacterial peritonitis: a consensus document. International Ascites Club [J]. J Hepatol, 2000, 32(1): 142 - 153.

［8］Piraino B, Bailie GR, Bernardini J, et al. Peritoneal dialysis-related infections recommendations: 2005 update [J]. Perit Dial Int, 2005, 25(2): 107 - 131.

［9］Gerding DN, Muto CA, Owens RC Jr. Treatment of *Clostridium difficile* infection [J]. Clin Infect Dis, 2008, 46 (Suppl 1): S32 - 42.

［10］Guerrant RL, Van Gilder T, Steiner TS, et al. Practice guidelines for the management of infectious diarrhea [J]. Clin Infect Dis, 2001, 32(3): 331 - 351.

［11］Chey WD, Wong BC; Practice Parameters Committee of the American College of

Gastroenterology. American College of Gastroenterology guideline on the management of Helicobacter pylori infection [J]. Am J Gastroenterol, 2007, 102(8): 1808 - 1825.

[12] Centers for Disease Control and Prevention (CDC). Update to CDC's Sexually transmitted diseases treatment guidelines, 2010: oral cephalosporins no longer a recommended treatment for gonococcal infections [J]. MMWR Morb Mortal Wkly Rep, 2012, 61(31): 590 - 594.

[13] Hooton TM, Bradley SF, Cardenas DD, et al. Diagnosis, prevention, and treatment of catheter-associated urinary tract infection in adults: 2009 International Clinical Practice Guidelines from the Infectious Diseases Society of America [J]. Clin Infect Dis, 2010, 50(5): 625 - 663.

[14] Lipsky BA, Berendt AR, Deery HG, et al. Diagnosis and treatment of diabetic foot infections [J]. Clin Infect Dis, 2004, 39(7): 885 - 910.

[15] IDSA. Guidelines for Treatment of Candidiasis [J]. Clin Infect Dis, 2009, 48: 503.

[16] Pappas PG, Kauffman CA, Andes D, et al. Clinical practice guidelines for the management of candidiasis: 2009 update by the Infectious Diseases Society of America [J]. Clin Infect Dis, 2009, 48(5): 503 - 535..

[17] Segal BH, Walsh TJ. Current approaches to diagnosis and treatment of invasive aspergillosis [J]. Am J RespirCrit Care Med, 2006, 173(7): 707 - 717.

[18] Walsh TJ, Anaissie EJ, Denning DW, et al. Treatment of aspergillosis: clinical practice guidelines of the Infectious Diseases Society of America [J]. Clin Infect Dis, 2008, 46(3): 327 - 360.

[19] Perfect JR, Dismukes WE, Dromer F, et al. Clinical practice guidelines for the management of cryptococcal disease: 2010 update by the infectious diseases society of america [J]. Clin Infect Dis, 2010, 50(3): 291 - 322.

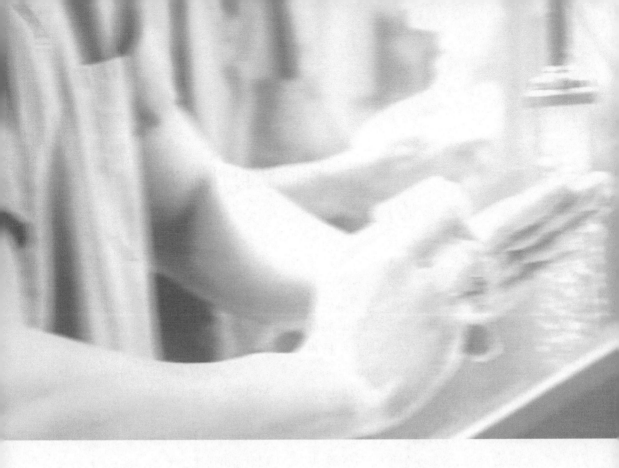

第九章

重点部位、重点人群医院感染预防与控制

第一节　医院获得性肺炎

一、概述

医院获得性肺炎（health-care associated pneumonia, HAP）是医院感染发病率和病死率增加的重要原因，是最常见的医院感染之一，尤其是呼吸机相关肺炎（ventilator associated pneumonia, VAP）。美国每年 VAP 发病人数超过 25 万人，造成的经济损失近 25 亿美元。中低收入国家 VAP 发病率大约是高收入国家的 3 倍。25％ 的 ICU 患者发生 HAP，其中 90％ 是 VAP，VAP 的归因病死率＞10％。口咽部细菌定植和污染分泌物误吸是导致 VAP 发生的两个关键环节。

二、诊断要点

HAP 是指患者入院时不存在，也不处于潜伏期，而于入院 48 小时以后在医院内发生的肺炎，包括在医院内获得感染而于出院后 48 小时内发病的肺炎，其中以 VAP 最为常见。VAP 是指患者建立人工气道（气管插管或切开）并接受机械通气时发生的肺炎，包括 48 小时内曾经使用人工气道进行机械通气患者发生的肺炎。诊断 HAP 应符合如下三项要求：

1. 至少行两次胸片检查（对无心、肺基础疾病，如呼吸窘迫综合征、支气管肺发育不良、肺水肿或慢性阻塞性肺病的患者，可行一次胸片检查），并至少符合以下一项：① 新出现或进行性发展且持续存在的肺部浸润阴影。② 实变。③ 空洞形成。

2. 至少符合以下一项：① 发热（体温＞38 ℃），且无其他明确原因。② 外周血白细胞数＞$12×10^9$/L 或＜$4×10^9$/L。③ 年龄≥70 岁的老年人，没有其他明确病因而出现神志改变。

3. 至少符合以下两项：① 新出现的脓痰，或者痰的性状发生变化，或者呼吸道分泌物增多，或者需要吸痰次数增多。② 新出现的咳嗽、呼吸困难或呼吸频率加快，或原有的咳嗽、呼吸困难或呼吸急促加重。③ 肺部啰音或支气管呼吸音。④ 气体交换情况恶化，氧需求量增加或需要机械通气支持。

备注：单次脓痰或痰性状改变是无意义的，24 小时以上的重复出现的痰（脓或性状改变）更能提示感染的发生，痰的改变指的是颜色、黏稠度、气味和量。

三、病原学特点

感染可由细菌、病毒、非典型病原体、真菌或寄生虫等引起，其中以细菌最为常见。病原体因罹患地点不同而存在差异，宿主因素、疾病的严重程度和地域因素对病原体的分布及抗菌药物的耐药率也有影响。早发性 HAP(入院时间<5 日)常见病原体为卡他莫拉菌、流感嗜血杆菌和肺炎链球菌。晚发性 HAP(入院时间≥5日)常见病原体为革兰阴性杆菌或葡萄球菌,包括 MRSA。病毒既可以引起早发性 HAP 又可引起晚发性 HAP,如 A 型和 B型流感病毒和呼吸道合胞病毒,但是酵母、真菌、军团菌和伊氏肺孢子菌常引起晚发性肺炎。HAP 常为混合感染。

四、核心预防控制措施

1. 无创通气:气管插管和机械通气使 HAP 发生风险增加 6~21 倍,任何时候均应尽量避免气管插管及机械通气。无创通气,不管是运用面罩或鼻罩,均能够降低分泌物的误吸,但其仅仅是有效的短期通气措施。

2. 尽早拔管:降低 VAP 发生风险的最简单的办法就是尽早拔管。循序渐进,逐步解除机械通气,正确把握拔管时机,对患者恢复自主呼吸、缩短住院时间和减少 VAP 发生均有积极作用。

3. 每日评估:对接受机械通气且每日接受镇静治疗的患者须执行"每日唤醒",即每日早上暂停镇静药,试行脱机和拔管。每日评估可明显缩短患者接受机械通气时间和 ICU 住院时间,并可降低 VAP 发病率,缩短住院时间,减少住院费用。

4. 床头抬高:仰卧位可导致误吸。如果将床头抬高 30°~45°可减少误吸风险。对 VAP 相关危险因素的多变量分析提示持续半卧位与对照组持续保持平卧位相比较,可以降低 67% 发生 VAP 的风险,因此如果没有禁忌证,应持续保持半卧位。以下方法可以提高半卧位的依从性:① 在床头的墙上张贴半卧位提醒海报;② 对半卧位的依从性定期进行反馈;③ 将床头抬高添加到患者的每日目标核查表中;④ 使用胶带在床头抬高 45°附近做上标记;⑤ 在 ICU 记录上标注床头抬高。

5. 口腔卫生:口腔卫生可以保持口腔清洁,去除牙菌斑,减少、清除口咽部细菌,减少口咽部致病微生物的定植,并使口腔处于湿润状态,以保持口腔正常功能。常见的口腔卫生方法包括刷牙、擦拭、冲洗、喷雾、药物涂抹等,进行口腔卫生的溶液包括生理盐水、氯己定、碳酸氢钠、过氧化氢、呋喃西林、醋酸、硼酸、甲硝唑、柠檬和甘油棒等。推荐采用0.12%~2%氯己定溶液,每 4~6 小时一次。心外科 ICU 患者可使用 0.12%氯己定,其他患者应使用 2%氯己定。

五、一般预防控制措施

1. 手卫生:所有医护人员接触患者前后都应进行手卫生。在接触患者呼吸设备和病房内物品,及接触患者呼吸道分泌物后均应该进行手卫生。如果预期会接触患者呼吸道分泌物或者污染的物品,均应该戴手套,在戴手套前后均应进行适当的手卫生。

2. 员工培训:从事呼吸机诊疗的医生、护士及呼吸治疗师等人员应了解VAP 流行病学和预防与控制计划、措施等内容,增强对 VAP 的防控意识,提高预防控制技能，认真执行 VAP 控制计划。

3. 减少设备污染：接触患者的诊疗用品应一人一用一消毒。湿化用水应使用无菌水，呼吸机管路上的集水瓶应处于管路最底位，并及时倾倒冷凝水，改变患者体位前应先清除呼吸机管路内的冷凝水，清除冷凝水的过程中应保持呼吸机管路密闭。呼吸机管路有明显污染或出现功能障碍时应及时更换，呼吸机管路应由消毒供应中心集中清洗、消毒供应。

4. 经口插管：经口气管插管优于经鼻气管插管，可以避免鼻窦炎从而降低 VAP 风险。维持气管导管的气囊压力不低于 20 cm H_2O 可降低患者发生误吸的机会。

5. 限制抑酸剂使用：胃酸的减少可以导致较多的胃部定植菌，从而增加 VAP 发生风险。应激性溃疡的预防，降低了胃酸水平。研究表明，三种预防应激性溃疡的方法（雷尼替丁、氢氧化铝或氢氧化镁、硫糖铝），接受硫糖铝的患者发生晚发型肺炎的风险低于其他两种。然而，机械通气患者常常处于空腹和应激状态，容易发生应激性消化性溃疡，预防溃疡是一个常规策略。因此，临床在选择应激性溃疡药物时，应权衡 VAP 以及应激性溃疡发生的风险，进行综合判断做出选择。

6. 避免重插管：重插管是 VAP 的重要危险因素。当患者具有拔管指征时应尽早拔管，另一方面应因人而异采取预防措施，降低重插管的发生率。

7. 目标性监测：对 VAP 实施目标性监测，能较好地描述和掌握 VAP 的发病水平，评价干预措施的有效性，从而降低 VAP 的发病率。

六、额外预防控制措施

1. 声门下分泌物吸引：使用声门下分泌物吸引气管导管可有效预防早发型 VAP，尤其是机械通气时间预期超过 48 小时的患者。

2. 避免胃膨胀：对于一般患者，选用胃内营养和小肠营养，其发生 VAP 的风险并没有明显差异。但对存在误吸高风险或不能耐受胃内营养的重症患者，选择小肠营养可避免胃膨胀，降低误吸风险。

3. 密闭式吸痰：密闭式与开放式吸痰管相比，发生 VAP 的风险没有统计学差异。建议若患者气道的分泌物对环境的污染风险较高时，如多重耐药菌感染、分泌物多等，或者有呼吸道感染性疾病，对医务人员的健康造成威胁时，可使用密闭式吸痰管。

4. 疫苗接种见第一章第十节。

七、不推荐的预防控制措施

1. 常规更换呼吸机管道：研究显示呼吸机管道每 24 小时、48 小时，甚至每 7 日更换一次，患者的 VAP 发病率并无显著差异。因此，不要常规更换呼吸机管道，但在遇到污染或功能障碍时应及时更换。

2. 全身预防性使用抗菌药物：预防性使用抗菌药物可明显降低革兰阳性球菌和流感嗜血杆菌所致 VAP 的风险，但会使多重耐药菌所致 VAP 发病的风险显著升高，从而显著增加患者的死亡风险。

对于特殊患者,临床医师应充分权衡利弊,谨慎做出选择。

3. 血糖控制:接受胰岛素强化治疗,将目标血糖控制在 6.1～8.3 mmol/L(110～150 mg/dl),可获得较好的改善危重症预后的效果,但对降低患者死亡风险没有意义,相反,患者发生低血糖的风险升高了 6 倍。因此,对机械通气患者是否应进行强化胰岛素治疗,还需进一步论证。

4. 主动加湿器(HH)与被动加湿器(HME):被动加湿器(人工鼻)与主动加湿器(湿化罐)相比较,对于减少 VAP 的发生无显著作用,同时被动加湿器在临床应用中还存在一定的局限性。

5. 选择性消化道脱污染:选择性消化道脱污染指局部使用抗菌药物以杀灭口咽部和胃肠道的条件致病性需氧微生物。目前普遍观点是不推荐采用选择性消化道脱污染来降低 VAP 的发病率,因为普遍担心采用该种方法可能会引起多重耐药菌株增加。

第二节 手术部位感染

一、概述

手术部位感染(surgical site infection,SSI)是影响患者健康、威胁患者生命、造成巨大经济损失的四种最常见的医院感染之一。美国每年发生 SSI 约 30 万,死亡约 1.3 万,直接经济损失近 74 亿美元。欧洲每年发生 SSI 45 万～600 万,直接经济损失近 20 亿欧元。发展中国家 SSI 发病率是发达国家的 2～3 倍。不同手术部位 SSI 发病率存在明显差异。美国 2006～2008 年,SSI 发病率较高的是肝脏手术(13.7%),其次是直肠手术(7.4%)、小肠手术(6.1%)和结肠手术(5.6%)。英国 2010～2011 年,SSI 发病率较高的是大肠癌手术(10.1%),其次是肝胆胰腺手术(8.1%)和小肠手术(6.8%)。

SSI 相关危险因素包括患者和手术两个方面。患者因素有年龄、基础疾病、吸烟史、肥胖等;手术因素有术前住院天数、备皮和手术方式、皮肤消毒、围术期预防用药、术中保温和输血、ASA 评分、切口分类、手术室环境、手术器械灭菌、无菌操作、手术技术和持续时间等。

二、诊断要点

SSI 一般发生在术后 5～6 日,80%～90%发生在术后 30 日以内,有植入物的手术可发生在术后 1 年以内。SSI 分三类:浅表切口感染、深部切口感染和器官、腔隙感染。

1. 表浅切口感染:手术后 30 日以内发生的仅累及切口皮肤或皮下组织的感染。

2. 深部切口感染:无植入物手术后

30 日以内、有植入物手术后 1 年以内发生的累及深层软组织(筋膜和肌肉)的感染。

3. 器官、腔隙感染:无植入物手术后 30 日以内、有植入物手术后 1 年以内发生的累及术中解剖部位(器官、组织间隙)的感染。

【说明】

1. 感染累及术中解剖部位(器官、组织间隙),但仅从切口部位引流、不进行二次手术的感染属于深部切口感染。

2. 切口缝合针眼处有轻微炎症和少许分泌物,以及局限性外伤感染不属于手术部位感染。

三、病原学特点

感染病原体可分为内源性和外源性。内源性感染病原菌主要来源于患者菌群,如皮肤、黏膜和消化道等,以及远距离感染灶病原菌播散。外源性感染病原菌主要来源于手术人员,如污染的手术衣、无菌技术操作不严、外科手消毒不合格、手术室环境和通风,以及手术部位使用的器械、设备和材料等。

美国 2006～2007 年资料显示,最常见的病原菌是金黄色葡萄球菌(占 30.0%),其次为凝固酶阴性葡萄球菌(13.7%)、肠球菌(11.2%)、大肠埃希菌(9.6%)、铜绿假单胞菌(5.6%)等。不同的切口分类,病原菌有所不同。清洁切口主要为凝固酶阴性葡萄球菌等革兰阳性细菌,非清洁切口主要为大肠埃希菌等革兰阴性细菌。随着耐药形势的日益加剧,由 MRSA 等多重耐药菌所致的 SSI 越来越多。

四、核心预防控制措施

1. 围术期合理预防性使用抗菌药物

(1) 大多数清洁手术不需要预防性使用抗菌药物,手术时间＞75 百分位、ASA 评分＞Ⅱ、清洁-污染和污染手术方考虑预防性使用抗菌药物,感染手术应使用抗菌药物进行治疗。

(2) 根据手术种类、手术部位感染最可能的病原菌以及指南推荐选用抗菌药物的种类。

(3) 大多数推荐使用的抗菌药物应切皮前 30～60 分钟,或麻醉开始时首次静脉给药,但万古霉素和喹诺酮类药物应切皮前 120 分钟给药。

(4) 手术时间＞3 小时而所用抗菌药物又为短效者,或超过所用药物半衰期的 2 倍以上,术中应每 3 小时追加一剂。

(5) 术中失血量＞1 500 ml,术中应追加一剂。

(6) 需要做肠道准备的患者,术前一日分次、足量口服肠道不吸收抗菌药物即可,不需要提前数日给药。

(7) 总的预防用药疗程通常不超过 24 小时,个别情况可延长至 48 小时。

2. 不要使用剃毛刀去毛:术前备皮应在手术当日进行,确需去除手术部位毛发时,应使用不损伤皮肤的方法,如剪毛或脱毛,不要使用剃毛刀去毛。

3. 维持术中患者的正常体温:① 核心体温＜36 ℃为低体温,术中患者低体温可导致机体防御能力降低,增加手术部位感染风险。② 应维持术中患者的核心体温在 36 ℃ 以上。③ 术中加温方式分被动加温和主动加温。通过减少患者热量散失维持患者体温的方式，如使用保暖棉被、保暖护垫等称被动加温。通过增加患者热量维持患者体温的方式，如加盖热空气压力被、电热毯、循环水毯等称主动加温。主动加温的效果优于被动加温。④ 手术部位冲洗液、输液、输血、消毒剂等应加温至 37 ℃ 使用，以减少患者的热量散失。⑤ 需要局部降温的特殊手术执行具体专业要求。

4. 避免围术期高血糖：① 术后第 1 日和第 2 日（手术当日为术后第 0 日）清晨 6 点血糖应＜11.1 mmol/L。② 没有糖尿病的患者不要常规给予胰岛素控制血糖预防手术部位感染。③ 糖尿病患者应术前 3 日改用短效胰岛素皮下注射控制血糖。

五、一般预防控制措施

1. 手术前：① 尽量缩短患者术前住院时间，但需完成必要的术前检查。② 择期手术患者应尽可能在手术部位以外感染治愈后再行手术。③ 手术当天或前一天晚上应沐浴，以减少皮肤上的微生物数量。④ 手术部位皮肤消毒前要彻底清除手术切口和周围皮肤的污染。⑤ 手术人员应严格执行外科手消毒。

2. 手术中：① 保证手术室门关闭，尽量保持手术室正压通气，最大限度减少人员数量和流动。② 严格遵循无菌技术原则，尽量轻柔地接触组织，保持有效止血，最大限度地减少组织的损伤，彻底去除坏死组织，避免形成死腔。③ 对于需要引流的手术切口，术中应当首选密闭负压引流，并尽量选择远离手术切口、位置合适的部位进行置管引流，以确保引流充分。

3. 手术后：① 一期闭合的清洁切口应使用无菌敷料覆盖 24 ~ 48 小时。② 切口有过度渗出时敷料应更换。③ 接触手术部位或更换手术切口敷料前后应进行手卫生。④ 更换切口敷料时，要严格遵守无菌技术操作原则及换药流程。⑤ 术后保持引流通畅，根据病情尽早为患者拔除引流管。

六、额外预防控制措施

当采取核心预防控制策略仍然不能有效控制 SSI 的发生时可采取如下额外预防控制措施。

1. 使用莫匹罗星消除鼻腔内金黄色葡萄球菌定植：对于择期心脏手术以及其他手术，如骨科和神经外科植入手术患者筛查鼻腔内金黄色葡萄球菌定植情况，阳性患者采用莫匹罗星局部用药。

2. 调整肥胖患者（BMI＞30）围术期抗菌药物预防性使用的剂量。

3. 定期反馈 SSI 发病率：① 对 SSI 进行目标性监测，并将适当信息反馈给外科医生被证明是降低 SSI 发生风险的重要措施之一。② 但不建议将经过编码的特定手术者的资料提供给感染控制委员会。

七、不推荐的预防控制措施

1. 手术室（间）入口处使用黏性蹭

鞋垫预防感染：放置在手术室(间)入口处的黏性蹭鞋垫不能减少鞋或推车上的微生物数量，也不能降低 SSI 的发生危险。

2. 穿鞋套预防感染：穿鞋套不能降低 SSI 的发生危险，相反还会增加手污染的风险。

3. 微生物学常规采样：不要常规进行手术室环境微生物学采样。仅在作流行病学调查或检测空气净化系统的运行状况时进行手术室环境表面或空气的微生物学采样。

4. 手术器械常规快速灭菌：快速灭菌仅在手术器械需要立即使用时才可采用(如，重新灭菌不小心丢落的器械)。不要因为图方便，或不愿额外购买器械，或节省时间而使用快速灭菌。

5. 手术室采用紫外线照射预防感染：术中紫外线照射消毒并未显示有降低 SSI 发生危险的作用。

6. 常规限制有金黄色葡萄球菌或 A 群链球菌定植的手术人员参加手术：除非有流行病学证实 SSI 与细菌定植有关，不要常规限制金黄色葡萄球菌或 A 群链球菌定植(鼻、手或身体其他部位)的手术人员参加手术。

7. 限制手术患者输注必要的血液制品预防感染：目前尚无循证医学证据显示减少对手术患者进行输血与减少切口或器官(组织)SSI 发生危险之间有任何关联。

8. 常规预防性使用万古霉素：不要常规预防性使用万古霉素，但耐甲氧西林葡萄球菌检出率高的医疗机构如进行人工材料植入手术(如人工心脏瓣膜置换、永久性心脏起搏器置入、人工关节置换等)，可选用万古霉素或去甲万古霉素预防感染。

第三节　导尿管相关尿路感染

一、概述

在美国，尿路感染是最常见的一种医院感染，约占医院感染的 40%，而几乎所有的医院获得性尿路感染均为导尿管相关尿路感染(catheter associated urinary tract infection，CA‑UTI)。CA‑UTI 可显著增加住院患者的发病率、病死率、住院费用和住院时间。另外，菌尿症还导致了非必需的抗菌药物的使用，同时导尿系统还经常定植有多重耐药菌，成为多重耐药菌的重要传染源。

尽管相比于其他医院感染来说，CA‑UTI 的发病率和病死率较低，但是泌尿道插管的高使用率可引起大量的感染负担，并可引起感染并发症及死亡。CA‑UTI 是继发性菌血症的最主要的原因，大约 17% 的菌血症具有尿路感染源，相关病死率约为 10%，17%～69% 的 CA‑UTI 可通过推荐的控制措施被预防。

二、诊断要点

1. 有症状的泌尿道感染必须符合下列标准之一。

标准一：患者至少具有以下体征或症状之一，排除其他原因：发热（>38 ℃），尿急、尿频、排尿困难或耻骨压痛，以及尿培养阳性，即菌落数≥10^5 cfu/ml，病原体不超过 2 种。

标准二：患者至少具有以下体征或症状之二，排除其他原因：发热（>38 ℃），尿急、尿频、排尿困难或耻骨上压痛并至少有下列情况之一：① 尿液白细胞酯酶和（或）硝酸盐试验阳性（用 dipstick 试纸）。② 脓尿（非离心尿白细胞数≥10个/mm^3 或≥3 个/高倍视野）。③ 非离心尿革兰染色见病原体。④ 非排泄尿（经导尿或耻骨上穿刺抽取）中至少 2 次尿培养出相同的细菌（革兰阴性菌或腐生葡萄球菌），且菌落数≥10^2 cfu/ml。⑤ 先前已使用针对泌尿道感染的有效抗菌药物治疗，尿液培养的细菌菌落数≤10^5 cfu/ml，且只有单一的致病菌（革兰阴性杆菌或腐生葡萄球菌）。⑥ 医生诊断为泌尿道感染者。⑦ 医生针对泌尿道感染采取适当的抗感染治疗。

2. 无症状的菌尿症：① 患者在留取尿培养前的 7 日内有留置导尿管。② 患者无发热（>38 ℃）、尿频、尿急、排尿困难或耻骨上压痛等症状或体征。③ 一次尿培养阳性，即菌落数≥10^5 cfu/ml。

【说明】

1. 导管尖端培养结果不能用于诊断泌尿道感染。

2. 尿培养必须用正确方法收集标本，如清洁中段尿或导尿。

3. 对于婴儿，尿培养应通过无菌技术导尿或耻骨上穿刺抽取；集尿袋中的标本培养阳性是不可靠的，应该通过无菌导尿或耻骨上穿刺抽取的标本培养来证实。

三、病原学特点

感染病原体可分内源性和外源性。内源性感染病原体主要来自直肠和阴道定植菌，外源性感染主要来源于污染的医务人员手和器械。病原菌或从插管处沿导尿管外壁，或从污染的集尿袋或导尿管接口沿导尿管内壁向上移行进入泌尿道。据美国 2006～2007 年 NHSN 监测数据显示，CA‐UTI（包括 ASB 和 SUTI）最常见的病原菌为大肠埃希菌（21.4%）和念珠菌属（21.0%），其次为肠球菌属（14.9%）、铜绿假单胞菌（10.0%）、肺炎克雷伯菌（7.7%）和肠杆菌属（4.1%），少数由其他革兰阴性杆菌和葡萄球菌属引起。尿路感染病原菌耐药是日渐突出的问题，大约 1/4 的大肠埃希菌和 1/3 的铜绿假单胞菌 CA‐UTI 感染菌株对喹诺酮类耐药。革兰阴性菌对其他抗菌药物如第三代头孢菌素和碳青霉烯类耐药率也很高。多重耐药菌（对 4 类抗菌药物不敏感）的比例为铜绿假单胞菌 4%，肺炎克雷伯菌 9%，鲍曼不动杆菌 21%。

四、核心预防控制措施

1. 避免不必要的留置导尿管：长时间使用导尿管是 CA‐UTI 最重要的危险

因素。留置导尿管引起菌尿的每日危险性为 3‰～10‰,30 日后为 100%。因此应严格掌握留置导尿管的适应证,避免不必要的留置导尿。留置导尿管不应作为尿失禁的常规处理措施,除非尿失禁的其他处理措施无效,并且患者要求留置导尿管。

2. 尽早拔除导尿管:一旦患者不再需要留置导尿管应尽早拔除,以降低 CA-菌尿症和 CA-UTI 的风险。

3. 保持导尿系统的密闭:使用预先连接的密闭导尿系统(导尿管预先连接于封闭的尿袋)以减少 CA-菌尿症。尽可能减少断开导尿管连接处的次数,始终保持尿袋和连接管低于膀胱平面。

五、一般预防控制措施

1. 插管前:根据年龄、性别、尿道情况选择合适的导尿管口径、类型。成年男性宜选 16F,女性宜选 14F。

2. 插管时:① 使用消毒棉球消毒尿道口及其周围皮肤黏膜,每一个棉球不能重复使用。程序如下:男性自尿道口、龟头向外旋转擦拭消毒,注意洗净包皮及冠状沟。女性先清洗外阴,其原则由上至下,由内向外,然后清洗尿道口、前庭、两侧大小阴唇,最后会阴、肛门。② 插管过程应严格执行无菌操作,动作要轻柔,避免尿道黏膜损伤。

3. 插管后:① 悬垂集尿袋,不应高于膀胱水平,并及时清空袋中尿液。② 保持尿液引流系统通畅和完整,不应轻易打开导尿管与集尿袋的接口。③ 若采集尿标本并非用于普通细菌和真菌学检查,可从集尿袋采集。④ 疑似导尿管阻

塞应更换导尿管,不得冲洗。⑤ 保持尿道口清洁,日常用肥皂和水保持清洁即可,但大便失禁的患者清洁以后应消毒。⑥ 患者洗澡或擦身时应注意保护导尿管,避免浸入水中。⑦ 导尿管不慎脱落或密闭性被破坏时,应更换导尿管。⑧ 出现可疑尿路感染而需要抗菌药物治疗前,应先更换导尿管。

六、额外预防控制措施

1. 留置导尿管的替换方法

(1) 如果男性患者有留置导尿管指征且膀胱残余尿量极小,安全套导尿管可以代替短期和长期导尿管,以减少无认知障碍患者的 CA-菌尿症。

(2) 间歇导尿可替换长期导尿或短期导尿以减少 CA-菌尿症和 CA-UTI 的发生。

(3) 耻骨上方导尿可作为短期导尿的替换方式,以减少 CA-菌尿症和 CA-UTI 的发生。

2. 间歇导尿技术

(1) 门诊及住院患者使用清洁而非无菌技术时,CA-菌尿症和 CA-UTI 的风险无显著差别。

(2) 门诊和住院患者可使用复用导尿管替代一次性导尿管,两者 CA-菌尿症和 CA-UTI 风险无显著差别。

3. 拔除导尿管时筛查和治疗 CA-ASB 以减少 CA-UTI 的发生:女性短期导尿管拔除后 CA-ASB 持续达 48 小时者,进行抗菌药治疗可降低发生 CA-UTI 的风险。然而,尚无足够数据推荐是否应该对所有导尿管移除的女性患者进

行筛查。也尚无足够数据推荐是否应该对男性患者进行筛查或治疗持续性CA-ASB。

4. 员工教育与培训：公布留置导尿管的指征，教育员工，并定期评估对指南的依从性。

5. 方便的评估与医嘱提醒系统：应在病历里有使用导尿管的医嘱，并定期评估。应考虑使用护士或电子提醒系统和（或）自动停止系统以减少不恰当地使用导尿管。

七、不推荐的预防控制措施

1. 常规使用含消毒剂或抗菌药物的生理盐水进行膀胱冲洗或灌注预防尿路感染。对于长期留置导尿管的患者，不要常规使用含消毒剂或抗菌药物的生理盐水进行膀胱冲洗或灌注以减少或清除CA-菌尿症或CA-UTI的发生。但对于部分外科术后和短期导尿的患者可考虑应用抗菌药物冲洗以降低CA-菌尿症的发生。

2. 常规更换导尿管预防尿路感染。对于长期留置导尿管的患者，没有充分证据表明定期更换导尿管可以预防尿路感染，因此不建议频繁更换导尿管。专家建议更换频率可为导尿管1次/2周，普通集尿袋2次/周，精密集尿袋1次/周。

3. 全身应用抗菌药预防尿路感染。对短期或长期导尿，包括进行外科手术的患者，不推荐常规全身应用抗菌药物以减少CA-菌尿症或CA-UTI的发生，相反可能导致选择性耐药。

4. 拔除或更换导尿管时常规预防使用抗菌药物：患者拔除或更换导尿管时，不应常规预防应用抗菌药（全身使用或膀胱冲洗）以降低CA-菌尿症或CA-UTI的发生。尚无足够数据推荐预防使用抗菌药物是否可以减少该类患者菌尿症的发生。

5. 不推荐集尿袋常规放置抗菌药物：对于长期留置导尿管的患者，不要在尿袋中常规加入抗菌药物或消毒剂以减少CA-菌尿症和CA-UTI的发生。

6. 常规使用乌洛托品预防尿路感染

（1）对于耻骨上方导尿、长期间歇和长期导尿的患者，不推荐常规使用乌洛托品以减少CA-菌尿症或CA-UTI的发生。尚无足够数据推荐使用乌洛托品是否可以减少安全套导尿管的CA-UTI发生。

（2）妇科术后留置导尿管不超过1周，可应用乌洛托品以减少CA-菌尿症和CA-UTI的发生。其他术后的类似患者亦可应用。尚无足够数据推荐乌洛托品是否优于其他药物。当使用乌洛托品减少CA-UTI时，尿液pH应维持在6.0以下。

7. 常规筛查和治疗CA-ASB：对于短期或长期导尿的患者、不推荐筛查和治疗CA-ASB以减少CA-菌尿症或CA-UTI的发生。神经源性膀胱间歇导尿的患者等不推荐筛查和治疗CA-ASB以减少CA-菌尿症或CA-UTI的发生。其他留置导尿管的患者不推荐筛查和治疗CA-ASB以减少CA-菌尿症和CA-UTI的发生，但孕妇（A-Ⅲ）和泌尿系统手术预期有可视黏膜出血的患者例外。

第四节　中央导管相关血流感染

一、概述

中央导管是指末端位于或接近心脏、大血管，包括主动脉、肺动脉、上腔静脉、下腔静脉、头臂静脉、颈内静脉、锁骨下静脉、髂外静脉、股静脉以及新生儿的脐动脉或脐静脉，用于输液、输血、采血、血流动力学监测的血管导管。美国每年中央导管相关血流感染（CLABSI）发病人数近 25 万人，造成的经济损失超过 90 亿美元，归因死亡人数超过 3 万人。发展中国家 CLABSI 发病率是美国的 3～4 倍。置管部位皮肤腔内移行和接头腔内污染是 CLABSI 最常见的发病原因。中央导管相关血流感染是可以预防的，近年来通过采取循证干预措施，美国 ICU 的 CLABSI 发病率明显下降。

二、诊断要点

CLABSI 是指患者留置中央导管期间或拔出中央导管 48 小时内发生的原发性，且与存在的其他部位感染无关的血流感染。

（一）暂时保留中央导管的患者

1. 标本采集：至少 2 套血培养，其中至少一套来自外周静脉，另一套从导管采集，2 个来源的标本采血时间必须接近，并各自做好标记。

2. 结果解释

（1）如果 2 套血培养阳性且为同种菌：① 如缺乏其他感染证据，提示可能为 CLABSI。② 来自导管的血培养报阳时间比来自外周静脉的早 120 分钟，提示为 CLABSI（报阳时间差异＜120 分钟，但耐药谱一致，且缺乏其他感染证据，也可能提示为 CLABSI）。③ 来自导管血培养的细菌数量至少 5 倍于外周静脉血培养，如果缺乏其他感染证据，提示可能为 CLABSI（用于手工定量血培养系统）。

（2）如果仅是来自导管的血培养为阳性，不能确定为 CLABSI，可能为定植菌或采集血标本时污染。

（3）如果仅是来自外周静脉的血培养为阳性，不能确定为 CLABSI；但如为金黄色葡萄球菌或念珠菌，在缺乏其他感染证据时，则提示可能为 CLABSI。

（4）如果 2 套血培养为阴性：不是 CLABSI。

（二）不再保留中心静脉导管的患者

1. 标本采集：从独立的外周静脉无菌采集 2 套血培养；无菌条件下取出导管并剪下 5 cm 导管末梢送实验室 Maki 半定量平板滚动培养或定量培养（Vortex 或超声降解）。

2. 结果解释：① 如果一套或多套血培养阳性，且导管末梢培养阳性，根据鉴定和药敏谱提示 2 种培养为同种菌，提示可能为 CLABSI。② 如果一套或多套血培养阳性,而导管末梢培养阴性,如培养为金黄色葡萄球菌或念珠菌,且缺乏其他感染证据,则提示可能为 CLABSI,确认可能要求额外的血培养阳性结果且是同种菌。③ 如果血培养为阴性而导管末梢培养为阳性,提示为导管定植菌,不是 CLABSI。④ 如果两套血培养和导管末梢培养均为阴性,不是 CLABSI。

三、病原学特点

感染病原菌有 4 种可能来源:插管部位皮肤、导管接头、其他感染灶的血行播散、污染的静脉输液,前两者是最为重要的感染来源。置管后 7 日内发生的导管腔内微生物定植和 CLABSI,最常见来源是插管部位皮肤,7 日以后则主要来源于导管接头。最常见的病原菌是凝固酶阴性葡萄球菌、金黄色葡萄球菌、肠球菌和念珠菌。随着多重耐药菌形势的日益严峻,耐甲氧西林金黄色葡萄球菌(MRSA)感染有增多趋势。

四、核心预防控制措施

1. 手卫生:触摸插管部位前后,以及插管、更换导管、使用导管、更换敷料前后,均应做手卫生。接触消毒后的插管部位必须遵守无菌技术。

2. 最大无菌屏障预防

(1)置管或经导丝更换导管时,应遵循最大无菌屏障预防,即戴清洁的帽子和口罩、戴无菌手套、穿无菌手术衣、铺从头到脚覆盖患者全身的大无菌巾。

(2)最大无菌屏障预防的目的在于避免对长导丝的污染,如果导丝接触了非

无菌部位,即便采取了无菌屏障预防,也应更换导丝。如果使用的不是长导丝,选用小无菌巾是可以接受的。

3. 皮肤消毒剂

(1)首选氯己定(≥2 g/L)-乙醇(70%)消毒剂,因为氯己定具有较强的持续抗菌活性,至少可持续 6 小时,而其他消毒剂的持续抗菌活性则极弱,但不可用于年龄<2 个月的婴儿。

(2)可选消毒剂:1%聚维酮碘(碘伏)、70%~80%乙醇消毒剂,但对碘过敏的患者应慎用碘类消毒剂。

(3)消毒时,以穿刺部位为中心,由内向外缓慢旋转,逐步涂擦,共 2 次,消毒范围直径≥15 cm,至少应大于敷料面积(10 cm×12 cm),待其完全自然干燥后方可操作。

4. 尽早拔管

(1)当无必要时,应及时拔管。

(2)当不能保证遵守无菌技术的情况下(如紧急插管),应在 48 小时内尽快拔管。

五、一般预防控制措施

1. 教育和培训:① 进行中央导管置管适应证、置管和维护操作流程、感染预防相关的教育。② 定期评估中央导管置管和维护人员对指南的知晓程度和依从性。③ 置管和维护人员应接受过专门培训并考核合格。④ 应按照 ICU 人员配备要求保证足够的护理人员。

2. 无菌技术:① 置管和维护必须严格遵守无菌操作技术。② 更换敷料戴检查手套或无菌手套均可。

3. 选择最佳置管部位:① 在选择置管部位前,须权衡降低感染并发症和增加机械损伤并发症(如气胸、锁骨下动脉误穿、锁骨下静脉裂伤、锁骨下静脉狭窄、血胸、血栓、空气栓塞、导管异位)的风险。② 成人应避免选择股静脉作为穿刺点。③ 成人非隧道中央导管置管,选择锁骨下静脉比选择颈静脉或股静脉发生感染的风险更低。④ 成人隧道式中央导管的最佳置管部位,目前尚无推荐意见。⑤ 对于血液透析或终末期肾病患者,中央导管置管应避免选择锁骨下静脉,以防发生锁骨下静脉狭窄。⑥ 慢性肾功能衰竭长期透析患者,选择造瘘或导管植入优于中央导管置管。

各部位置管优缺点比较见表 9-1。

表 9-1　锁骨下静脉、颈静脉和股静脉置管优缺点比较

部　位	优　点	缺　点
股静脉	解剖部位简单,定位容易,穿刺成功率高 远离肺,不会发生气胸	受大小便污染概率大,难以保持插管部位无菌 不能进行中心静脉压测定 影响患者的活动 血栓发生率高于锁骨下静脉 CLABSI 发病率较高 误伤股动脉的概率比锁骨下静脉更常见
颈静脉	容易控制出血 气胸不常见 可径直穿入锁骨下静脉	气管插管、气管切开或脖子粗的患者较难插管 敷料较难固定 较难定位肥胖患者的插管部位 误伤颈动脉的概率比锁骨下静脉更常见 血栓发生率高于锁骨下静脉
锁骨下静脉	患者最舒适 肥胖者有骨性标志可以定位穿刺部位	气胸发生风险较高 不容易控制出血 肥胖患者的穿刺路径太长 血栓发生率最低 CLABSI 发病率最低 严重肺部疾病、凝血机制障碍患者是锁骨下静脉置管的禁忌证

4. 超声引导定位

(1) 使用超声引导置管可减少试穿次数和机械并发症。

(2) 超声引导定位人员上岗前应接受全面培训。

(3) 如果全面推行超声引导定位置管技术,为了继续保持采用解剖标志定位法进行紧急置管的技能水平,在进行超声引导定位法培训的同时还应继续进行解剖标志定位法的培训。

5. 导管腔数:使用能满足患者需要的最少导管腔数的导管。

6. 导管接头

(1) 首选分隔膜无针接头,发生感染的风险低于机械阀无针接头。

(2) 尚无证据表明使用分隔膜无针接头与肝素帽发生感染的风险存在差异。

(3) 无针接头一般 72 小时更换一次,或遵循产品使用说明书,以减少感染风险。更换给药装置时,无针接头应同时更换。

7. 穿刺点的敷料

(1) 使用无菌纱布或无菌透明、半透

性敷料覆盖插管部位。

（2）如果患者出汗多或插管部位渗血或渗液时，应选用无菌纱布。

（3）如果敷料潮湿、松动或明显弄脏时，需更换。

（4）导管及插管部位不要浸入水中。在做好防护措施后（如使用防渗透敷料保护导管与连接设备）可进行淋浴。

（5）短期中央导管使用的纱布敷料，每2日更换一次。

（6）短期中央导管使用的透明敷料，应至少每7日更换一次，除非儿科患者更换敷料增加了导管脱出的风险。

（7）隧道式或植入式中央导管透明敷料的更换不应短于每周1次（除非敷料污染或松散），直至插管部位愈合。

（8）对于已愈合的长期隧道中央导管插管部位覆盖敷料的必要性，尚无推荐意见。

8. 给药装置的更换

（1）对于没有输血、血液制品或脂肪乳的患者，不必在96小时内更换持续给药装置，但至少每7日更换一次。

（2）间断给药装置的更换频率，尚无推荐意见。

（3）植入式通道给药穿刺针的更换频率，尚无推荐意见。

（4）输血、血液制品或脂肪乳的患者，应输入开始后24小时内更换输液管。

（5）输丙泊酚的患者，根据生产商的建议，应每6小时或12小时更换输液瓶时同时更换输液管。

（6）植入式通道给药穿刺针的留置时间，尚无推荐意见。

9. 导管的固定装置：使用免缝合固定装置以降低感染风险。

10. 脐导管

（1）如果有任何CLABSI迹象、下肢血管功能不全或血栓形成的情况下，拔除而不是更换脐动脉（静脉）导管。

（2）通过导管给予抗菌药物治疗试图挽救脐导管尚没有建议。

（3）没有留置必要时，或观察到下肢血管有功能不全的任何迹象时，应尽快拔除脐导管。脐动脉导管留置最好不超过5日。

（4）没有留置必要时，应尽快拔除脐静脉导管，但如严格无菌管理，可以使用14日。

（5）总留置时间脐动脉导管不超过5日或脐静脉导管不超过14日时，如果导管出现故障，而且没有其他迹象需要拔除导管，可更换脐导管。

六、额外预防控制措施

当采取核心预防控制措施仍然不能有效控制CLABSI的发生时，可考虑采用如下额外预防控制措施。

1. 抗感染导管：预期留置时间＞5日的患者，可使用氯己定（磺胺嘧啶银）或米诺环素（利福平）包裹的中央导管。

2. 抗感染敷料：年龄＞2个月的患者留置临时中央导管，可使用浸有氯己定的海绵敷料。

3. 抗微生物药液封管

（1）常用的封管抗菌药物有万古霉素、替考拉宁、达托霉素、头孢唑啉、头孢噻肟、头孢他啶、庆大霉素、阿米卡星、环丙沙星和米诺环素。

（2）常用的封管消毒剂有乙醇、甲双

二嗪和柠檬酸钠。

（3）封管抗菌药物或消毒剂通常和一些抗凝活性物质，如肝素、EDTA（乙二胺四乙酸）等联合使用。

（4）长期血液透析患者以及中性粒细胞减少患者可使用抗微生物药液封管，但需要注意的是目前美国 FDA 没有批准任何的抗微生物药液用作中央导管封管。

4. 抗菌药膏

（1）血液透析导管置管及每次透析后，在导管出口处可使用聚维酮碘软膏或者杆菌肽、短杆菌肽、多黏菌素 B 软膏。但需根据生产商的建议，确保透析导管的材料不会与软膏发生反应。

（2）除血液透析导管外，不要在插管部位使用抗菌软膏或乳膏，因为可能会增加真菌感染或细菌耐药的风险。

5. 氯己定擦浴

（1）氯己定具有广泛而持久的抗菌活性和低毒性，使用 2% 氯己定每日擦浴，可以降低皮肤表面的暂居菌并能抑制其生长，从而减少 CLABSI 的发生。

（2）氯己定是一种阳离子杀菌剂，不应与肥皂、洗衣粉等阴性离子表面活性剂混合使用或前后使用。

（3）临床使用中应高度关注可能发生的过敏反应，已有使用氯己定沐浴导致超敏反应以及出现皮肤红斑的报道。为了避免过敏反应，日本禁止使用 2% 氯己定，一般使用氯己定（0.5%）-乙醇（70%）溶液。

七、不推荐的预防控制措施

1. 常规更换导管

（1）不要常规更换导管来预防感染。

（2）仅仅出现发热不需要拔管，应根据临床表现综合评估，判断是否存在其他感染或者非感染性发热。

（3）当没有感染证据时，可通过导丝更换出现故障的非隧道式导管。

2. 常规预防性使用抗菌药物：在插管前或留置导管期间，不要常规使用全身性抗菌药物预防导管定植或 CLABSI。

3. 常规使用抗凝剂冲管和封管

（1）大部分患者使用生理盐水冲管和封管是安全有效的。

（2）常规使用抗凝剂冲管和封管会增加一些患者发生肝素相关性血小板减少症的风险，故不应常规使用肝素冲管。

（3）脐动脉导管输液加用低剂量肝素可预防导管堵塞，保持导管通畅。

第五节　抗生素相关性腹泻

一、概述

抗 生 素 相 关 性 腹 泻（antibiotic-associated diarrhea，AAD）是指应用抗菌

药物后发生的与抗菌药物有关的腹泻。

1. 发病率为 5%～25%。多发生于应用抗生素后 5～10 日，早可在用药第 1

日,迟可至停药后 6 周。

2. 多为水样便、糊样便,常伴有痉挛性腹痛,重者可出现发热、腹部绞痛、血便、假膜性肠炎。

3. 各年龄组均可发病,但老年人居多。

4. 几乎所有抗生素均可诱发 AAD,包括万古霉素、甲硝唑,以广谱青霉素最常见,其次是头孢菌素类、克林霉素、氨基糖苷类和磺胺甲噁唑/甲氧苄啶(复方新诺明)等。

二、诊断要点

1. 任何患者在接受抗生素治疗 2 个月内或住院 72 小时以后发生腹泻。

2. 粪便为水样、糊样,每日≥3 次,连续 2 日以上。

3. 应排除慢性肠炎急性发作或急性胃肠道感染及非感染性原因所致的腹泻。

三、病原学特点

常见致病菌包括:难辨梭状芽胞杆菌、产酸克雷伯菌、金黄色葡萄球菌、白念珠菌、变形杆菌属、假单胞菌属、产气荚膜梭状芽胞杆菌等。其中难辨梭菌(CD)最为常见,20%~25% AAD 和 95% 的假膜性肠炎(PMC)均能检测出该菌。

四、核心预防控制措施

1. 合理应用抗生素

(1) 严格控制广谱抗生素的使用,保护肠道正常菌群。

(2) 尽早进行病原学送检,并根据结果调整抗菌药物。

(3) 根据经验治疗与微生物检测结果尽可能转换使用窄谱抗菌药物。

(4) 每天评估抗菌药物使用的必要性。

2. 补充微生态制剂

(1) 循证证据表明益生菌能有效预防抗生素相关性腹泻,可使其危险性下降 52%。

(2) 常用的益生菌制剂包括乳酸杆菌、双歧杆菌、嗜热链球菌和保加利亚乳杆菌等。剂量可能因制剂类型不同而有差异。

五、一般预防控制措施

1. 饮食控制

(1) 增加糖类(含有果糖、山梨糖、纤维素)、牛奶(含有乳糖)的摄入。

(2) 近 4 周有抗生素使用的腹泻患者应考虑进行梭状芽胞杆菌诊断。

2. 清洁卫生

(1) 安全用水。

(2) 卫生保洁,预防病原体的传播。

(3) 落实手卫生。

3. 食物安全

(1) 安全烹饪,消除食物中的病原体。

(2) 纯母乳喂养的婴儿,断奶食品是肠道感染的传播媒介。

4. 营养支持

(1) 减少纤维素饮食的摄入。

(2) 在三餐间足量饮水,每日 6~8 杯。

六、额外预防控制措施

1. 疫苗接种

(1) 伤寒沙门菌:目前两个伤寒疫苗

应用于临床。

(2)志贺菌:适用于旅行者和军队,但是不适合发展中国家使用。

(3)霍乱弧菌:在流行时期紧急使用和旅行时使用,而旅行者只推荐给那些工作在难民或难民营,因为霍乱的风险是非常低的。

(4)大肠埃希菌:目前没有疫苗用于预防志贺产毒大肠埃希菌感染。

(5)轮状病毒:目前市场上已经有专用的儿童疫苗。

(6)麻疹:每一个婴儿在推荐的年龄应该进行麻疹免疫,可以大大降低严重腹泻疾病的发病率。

第六节　皮肤软组织感染

一、概述

皮肤软组织感染(skin and soft tissue infection, SST)是指涉及皮肤和皮下软组织的感染。美国每年每 1 000 人中大约有 23 人因为 SST 而就医。男性的发病率高于女性,发病年龄在 45～64 岁。住院患者 SST 的患病率更高,甚至可达到 10%。SST 是除胸痛、哮喘外的第三大急诊常见疾病,感染部位以下肢多见。

二、诊断要点

1. 皮肤感染:至少须符合下列标准之一。

标准一:皮肤有脓性引流液、脓疱、水疱或疖。

标准二:排除其他原因,至少有下列症状或体征之二:疼痛或压痛,局部红、肿或热,且至少有下列情况之一。

(1)病灶处引流物或者抽取物培养阳性,如分离的微生物为皮肤的正常菌群[如类白喉、棒状杆菌、丙酸杆菌属、革兰阴性葡萄球菌(包括表皮葡萄球菌)、草绿色链球菌、气球菌属、细球菌属],培养结果必须是仅有一种微生物的纯培养。

(2)血液培养阳性。

(3)感染灶的组织或血液检测到病原体的抗原物质(如单纯疱疹、水痘-带状疱疹病毒,流感嗜血杆菌、脑膜炎奈瑟菌)。

(4)病灶组织在显微镜下发现有多核型巨细胞。

(5)致病原特异性抗体(IgM)效价达诊断意义或 IgG 抗体效价上升 4 倍。

2. 软组织感染:软组织感染包括坏死性肌膜炎、感染性坏疽、坏死性蜂窝织炎、感染性肌炎、淋巴腺炎或淋巴管炎。软组织感染至少须符合下列标准之一。

标准一:病灶处的组织或引流物培养阳性。

标准二：病灶处有脓性引流物。

标准三：经手术或病理组织切片检查发现有脓疡或有其他感染证据。

标准四：排除其他原因，至少有下列症状或体征之二：局部疼痛或压痛、红、肿或热，且至少有下列情况之一。

（1）血液培养分离出微生物者。

（2）血液或尿液检测到病原体的抗原物质（流感嗜血杆菌、肺炎链球菌、脑膜炎奈瑟菌、B群链球菌、念珠菌属）。

（3）致病原特异性抗体（IgM）效价达诊断意义或 IgG 抗体效价上升 4 倍。

三、病原学特点

金黄色葡萄球菌是皮肤软组织感染最常见的病原菌（44.6%），尤其是 CA-MRSA。其次是铜绿假单胞菌（11.1%）、肠球菌（9.3%）、大肠埃希菌（7.2%）、β链球菌（4.1%）、凝固酶阴性葡萄球菌（2.8%）。

四、一般预防控制措施

1. 标准预防（见第一章第四节）。

2. 诊疗器械消毒灭菌（见第二章第一节）。

3. 环境清洁消毒（见第二章第五节）。

4. 医疗废物（见第一章第九节）。

五、额外预防控制措施

1. 积极防治易引起皮肤改变或损伤的疾病，如糖尿病、肝硬化、肾病、血液系统疾病、皮肤病、蚊虫叮咬等，保持皮肤完整性，防止损伤。

2. 指导患者注意个人卫生，保持皮肤清洁干燥，衣服清洁无皱褶，被汗液、尿液等浸湿时及时更换；大小便失禁患者及时清洁局部皮肤，肛周可涂皮肤保护剂，减少皮肤摩擦和刺激。

3. 积极治疗或纠正可引起皮肤软组织感染的疾病或危险因素。患有皮肤病者应积极治疗，避免抓破损伤；注意皮肤出现的浅表伤口，及时处理体表软组织的损伤，防止继发感染；有效控制糖尿病患者的血糖水平，提高机体抵抗力。

4. 指导患者合理膳食，增加营养，增强皮肤抵抗力，提高自身免疫力；根据天气变化及时增减衣物，天气寒冷时注意保暖，防止冻伤，使用热水袋等要防止烫伤。

5. 对昏迷、瘫痪、老年等长期卧床患者定期检查受压部位皮肤，避免局部皮肤长期受压；协助定时变换体位，2~3小时一次，必要时缩短变换体位的时间。尽量避免潮湿、摩擦及排泄物刺激；因治疗需要不允许过多翻身者，应使用特殊床垫、器具防止褥疮发生。若有局部水肿、皮肤微红或发白等情况应立即采取措施。

6. 新生儿护理应手法轻柔，更换尿布、内衣时要防止损伤皮肤。尿布应柔软，勤于更换。保持婴儿皮肤干燥，经常更换体位，以防局部长期受压。做好产房和婴儿室的消毒隔离工作，控制感染源。

第七节 造血干细胞移植患者

一、概述

造血干细胞移植(hemopoietie stem cell transplantation, HSCT)包含骨髓移植、外周血移植和脐带血移植。感染是造血干细胞移植患者最常见和严重的并发症之一,其发生率为 60%~80%。感染相关危险因素包括大量免疫抑制剂的应用、免疫功能尚未恢复、原发性疾病及其治疗、血管导管及高营养等。

二、病原学特点

造血干细胞移植后感染一般分为 3 期:HSCT 后 1 个月为早期,2~3 个月为中期,3 个月至 2 年为晚期。

移植后早期,白细胞极低,大剂量放疗及化疗造成黏膜炎。常见的病原体为细菌和真菌,特别是来源于肠道的革兰阴性菌、来源于皮肤和血管导管的革兰阳性菌和革兰阴性菌。早期感染,40% 可以找到明确的病原体,20% 有肯定的感染灶,但未找到明确的病原体,其余 40% 为不明原因发热。

移植后中期,造血干细胞已经植入,造血功能基本恢复,但 T 淋巴细胞的绝对值和 T 淋巴细胞亚群均异常,免疫功能差,容易发生畸形移植物抗宿主病(graft-versus-host disease, GVHD),故中期感染也常见。常见的病原体为病毒和寄生虫,如巨细胞病毒(CMV)、腺病毒、单纯疱疹病毒(HSV)、带状疱疹病毒(VZV)、BK 病毒、卡式肺孢子菌等,细胞和真菌较少见。

移植后晚期,感染不多见,感染的主要原因包括 T 淋巴细胞亚群比值异常,免疫球蛋白的亚群异常以及药物等造成免疫抑制。常见病原体为带状疱疹病毒、肝炎病毒以及荚膜细菌、结核分枝杆菌等。

三、核心预防控制措施

1. 保护性环境:见第一章第六节。

2. 口腔卫生

(1)应指导患者移植前、后养成良好的口腔卫生习惯。每天用软毛牙刷刷牙 2~3 次。无法刷牙时,可采用牙齿泡沫擦拭(foam tooth swab)法替代。牙膏可以自由选择。假牙只在吃饭时使用,用后软毛牙刷清洁后浸泡在抗菌浸泡液中。

(2)若有条件,所有患者在移植前应进行牙齿评估及相关治疗,尽可能消除牙齿感染的可能性,如修补中、重度龋齿、修复假牙、拔除中、重度牙周病和不可修复的牙齿以及部分阻生牙,并且手术后应观察 10~14 日,以监测和处理术后并发症。

(3)在治疗期应禁止使用固定矫正器和缺隙保持器,以避免机械损伤。

（4）清髓性移植患者可以预防性使用角质化细胞生长因子-1预防黏膜炎，减少发生率、减轻严重程度和缩短持续时间等。黏膜炎患者每日使用无菌水、生理盐水、口服灌洗剂进行口腔卫生4~6次。

3. 中央导管相关血流感染预防见第九章第四节。

4. 预防性使用抗感染药物

（1）免疫排斥期应预防性使用抗菌药物，种类应根据当地的耐药菌谱选择。

（2）对于供者血清学检查CMV或HSV抗体阳性者，受者应预防性应用更昔洛韦或阿昔洛韦。

（3）口服氟康唑预防真菌感染，直至中性粒细胞恢复。

四、一般预防控制措施

1. 环境清洁

（1）移植中心至少每天湿式保洁1次，避免扬尘。

（2）地面、家具、内部装饰等表面应采用光滑、无孔、易擦拭材料，以减少浮尘蓄积和污染，易于保洁。禁止使用地毯。移植中心使用的真空吸尘器应装高效过滤器。使用湿式吸尘器时每天应采取适当的消毒措施对其进行消毒。

（3）出现滴水漏水时，应在72小时内尽快维修，以防止真菌繁殖；超过72小时应把涉及的材料都当做含有真菌并进行处理（如丢弃或者彻底清洁）。可采用湿度计进行监测，如墙面漏水后湿度≥20%超过72小时，受累墙面应被去除。

2. 隔离和屏障预防

（1）有条件时，应安置在单人病房，优先考虑严重免疫抑制患者。尽可能采取保护性隔离（如保护性环境），包括高效过滤器和（或）层流，以减少环境真菌暴露。

（2）所有患者均应采取标准预防，包括手卫生，并在进行可能导致血液、体液、分泌物等物质喷溅的操作时使用适当的个人防护用品[如手套、外科口罩、防护眼罩（面罩）、隔离衣等]。必要时，在标准预防的基础上，采取空气、飞沫或接触隔离。

（3）患者离开病区时，特别是在建筑或装修期间，可戴口罩或者呼吸防护器，减少暴露。

（4）患者尽可能避免出入人群聚集的场所，以避免CRV感染暴露。

3. 医院新建和改建

（1）医院在新建和改建过程中会增加很多侵入性病原体，尤其是曲霉，应加强环境控制。在建设前风险评估小组，包括工程师、建筑设计、后勤保洁人员、医院感染管理专职人员、移植中心主任、行政管理人员、环保人员等，应进行足够的风险评估。

（2）新建和改建时应采取密封防尘屏障、入口处放置防尘胶贴等一切措施减少真菌孢子等播散进入移植患者病房，并在病区进行环境监测。

（3）新病区使用前，应进行彻底的清洁与消毒，并对通风系统、空气流向、空气压力差进行检测与调节，符合要求后方可使用。

4. 手卫生：医务人员应遵循手卫生基本原则、洗手方法、卫生手消毒方法以及在手卫生的五个重要时刻落实手卫生（见第一章第一节）。

5. 用物管理：进入室内的物品都要进行消毒灭菌处理，尽量采用传递窗，减少工作人员出入。

6. 入室医务人员管理

（1）应接种传染病预防疫苗（见第一章第十节），且优先选择灭活疫苗，而非活疫苗。

（2）患有或疑有需要额外预防措施控制传播疾病的人员，应避免直接接触患者。

（3）具有皮肤引流、软组织感染或其他皮肤或黏膜病变（如口唇单纯疱疹），又不能完全覆盖感染部位的人员，应避免直接接触患者。

（4）患有血源性疾病的人员不必限制其接触患者。

（5）应鼓励医务人员主动上报感染性疾病患病情况。

7. 探视管理

（1）严格控制探视人员数量。

（2）护理人员应对探视人员进行传染性疾病初步筛查，患有或疑有感染性疾病的人员禁止探视，如上呼吸道感染、流感样疾病、最近暴露于传染性疾病、带状疱疹、水痘-带状疱疹样疹子和接种水痘-带状疱疹减毒活疫苗未超过 6 周、口服脊髓灰质炎疫苗未超过 36 周等。

（3）入室前应做手卫生，必要时戴手套、口罩及穿隔离衣等。

8. 皮肤护理

（1）患者在移植时每天采用中性肥皂进行沐浴或淋浴。对于 GVHD，干燥皮肤可采取适当的保湿，防止瘙痒，保持皮肤的完整性。

（2）嗜中性粒细胞减少期患者每天对可能的感染门户，如会阴、血管穿刺部位进行常规检查。加强会阴的保洁。

（3）禁止使用直肠温度计、直肠灌肠或栓塞、直肠检查及性生活（包括经肛门）等，避免皮肤或黏膜的破损，成为病原入侵门户。

五、额外预防控制措施

1. 疫苗接种：见第一章第十节。

2. 感染监测：对流行病学有意义的医院感染病原体进行监测（如 MRSA、VRE、MDR - GNB、艰难梭菌、侵袭性真菌）及了解其感染模式。

对侵袭性真菌感染进行常规监测，对于入院后≥7 日开始出现症状的真菌感染很可能是医院获得的，当感染数量增加时，应对环境进行评估。并对通风系统进行评估，以保证充分的过滤、空气流动和压力差。

六、不推荐的预防控制措施

1. 常规肠道去污染

（1）对于无发热、无症状中性粒细胞减少患者，没有证据证明常规消化道去污染能够减少感染。

（2）不能常规预防性使用万古霉素预防感染。

（3）对于无症状、无发热的中性粒细胞减少的患者，预防性使用抗菌药物时，应评估移植中心及医院的细菌耐药情况，尤其是喹诺酮耐药金黄色葡萄球菌、肠球菌、VRA、VRE 等耐药的增加应进一步关注。

2. 常规使用静脉免疫球蛋白预防感染：尽管免疫系统调节推荐静脉使用免疫球蛋白预防感染，但 HSCT 不推荐常规使用。但在骨髓移植中严重的低丙种球蛋白血症患者(如 IgG＜400 mg/dl)，在移植 100 日内常规使用，甚至可以更加频繁、加大剂量使用，因为低丙种球蛋白血症患者免疫球蛋白的半衰期(一般 1～10 日)低于正常人群(18～23 日)。另外,感染加速免疫球蛋白分解,因此低丙种球蛋白血症患者应个性化使用免疫球蛋白,并使血清中含量＞400～500 mg/dl,每 2 周监测并调节剂量。

3. HCT 常规监测：如果没有聚集感染的流行病学特征,不需要对 HCT 环境、设备设施等进行常规细菌培养,也没必要常规对环境进行真菌培养。

第八节 实体器官移植患者

一、概述

实体器官移植(solid organ transplant)术后 1 年内 70％的患者至少发生 1 次感染,其中 75％发生多次感染。术后 1 个月内发生的感染为早期感染,1 个月后为后期感染。感染会直接影响受体的近期和远期存活率,以及移植器官的存活率,是仅次于排斥反应造成受体死亡的主要原因。早期感染病死率达 40％～78％。国外报道,实体器官移植术后败血症发生率分别为：肝移植 10.4％～34％,肾移植 5％～11％,心脏移植 8％～10％。

常见感染部位为呼吸道感染和血流感染,还有泌尿道、脑组织、移植物、心内膜、皮肤软组织等感染。其中术后败血症达 56％～94％,而呼吸道感染在各种移植中均常见,其中肾移植发病率 8％～16％,肝移植 13％～34％,心脏移植24％～69％,心肺(肺)移植 67％～84％。

二、病原学特点

1. 不同时期常见病原体

(1) 1 个月内感染主要来源于供体或受体原有感染以及医院感染,如肺炎、尿路感染、伤口感染、导管相关感染等。病原体包括 HBV、HCV、HIV、肺(鼻窦)的细菌或真菌、医院内多重耐药菌。

(2) 2～6 个月感染主要为机会感染,包括耶氏肺孢子菌、曲霉、李斯特菌、诺卡菌、弓形体、结核分枝杆菌、地方性真菌;另外激活潜伏的病毒：巨细胞病毒、EB病毒、单纯疱疹病毒、水痘-带状疱疹病毒、乙型肝炎或丙型肝炎病毒。

(3) 6 个月后感染 80％为社区感染,10％为慢性或进行性免疫调节的病毒感染(HBV、HCV、巨细胞病毒、EB病毒、乳头瘤病毒、多瘤病毒、HIV);另外停用高剂量的免疫抑制,增加机会感染(如隐孢子虫、耶氏肺孢子菌、诺卡菌、曲霉、李斯特菌)。

2. 不同器官移植常见病原体：见表 9－2。

表 9－2　不同器官移植常见病原体感染率

感染类型	移植受体感染率(%)				
	肝	肾	心	肺、心肺	胰腺、肾
细菌	33～68	47	21～30	35～66	35
巨细胞病毒	22～29	8～32	9～35	53～75	50
单纯疱疹病毒	3～14	53	1～42	10～18	6
水痘-带状疱疹病毒	5～10	4～12	1～12	8～15	9
念珠菌属	1～26	2	1～5	10～16	32
菌丝体真菌	2～4	1～2	3～6	3～19	3
耶氏肺孢子菌	4～11	5～10	1～8	15	

三、核心预防控制措施

1. 移植供体和受体感染性疾病筛查

(1) 包括流行病学史、疫苗接种史、血清学检测、结核菌素皮肤试验、血液和尿液的微生物检测、胸部 X 线检查、可能的感染(如脑炎、败血症)等。

(2) 血清学检测包括梅毒、HIV、巨细胞病毒、EB 病毒、单纯疱疹病毒、水痘-带状疱疹病毒、HBV(HBsAg、抗－HBs)和 HCV 等。

(3) 特殊的血清学检测包括核酸检测、抗原检测,根据流行病学因素及近期风险(例如,粪小杆线虫、组织胞浆菌、球孢子菌属、HBV 或 HCV 病毒载量)。

2. 感染风险评估：感染风险包括淋巴细胞减少诱导治疗期、激素治疗期、血浆置换、高风险的排斥反应、早期移植物排斥反应、移植物功能障碍、供体及受体的活动或隐性感染以及吻合口漏、大出血、伤口感染或愈合不良、长期置管等。

3. 预防性抗感染治疗

(1) 根据移植的器官及当地流行病学特点常规预防手术部位感染。肝移植应覆盖皮肤菌群、胆道肠球菌、厌氧菌以及肠杆菌科细菌,肺移植应覆盖革兰阴性细菌、霉菌和地区性真菌。也可以根据已知的定植进行调整,如假单胞菌、耐甲氧西林金黄色葡萄球菌(MRSA)、VRE 和真菌。

(2) 预防性抗真菌治疗则基于感染风险和流行病学因素。大多数侵袭性真菌感染由念珠菌和曲霉属引起。早期真菌感染最常见的是肺移植后气管吻合曲霉感染,胰腺或肝脏移植后念珠菌感染。侵袭性真菌感染常常发生于重症监护病房肝移植、重新手术探查或再次移植、输注大量血液制品和代谢功能障碍肝移植、呼吸衰竭、巨细胞病毒感染或 HIV 感染等患者,增加广谱抗菌药物治疗的概率,是考虑预防性真菌治疗的主要人群。

(3) 大多数移植中心 3 个月甚至终其一生使用磺胺甲噁唑/甲氧苄啶(复方新诺明)预防耶氏肺孢子菌肺炎、弓形虫感染、孢子球虫、环孢子虫、诺卡菌,以及常见的泌尿道、呼吸道和胃肠道病原体感染。低剂量的磺胺甲噁唑/甲氧苄啶具有良好的耐受性,应推荐使用,除非明确的过敏反应或间质性肾炎。其他药物包括氨苯砜、阿托伐醌、喷他脒,但效果差于磺胺甲噁唑/甲氧苄啶。口服抗病毒药物可用于预防移植后巨细胞病毒和其他疱疹病毒感染。

4. 经验性抗感染治疗:主要用于临床流行病学或实验室检查提示可能增加严重感染风险的无症状患者。检测到生物标记物、血清抗原和聚合酶链反应检测到 CMV、呼吸道发现曲霉定植等情况下,可以经验性用药干预以减少广谱抗菌药物的使用。

四、一般预防控制措施

1. 无菌技术

(1) 移植受者应避免使用静脉用药、身体穿刺和文身,如果需要穿刺,应严格无菌技术。

(2) 及时更换有渗液的敷料。

(3) 尽量减少各种留置管道接头反复打开的次数。

(4) 在病情允许的情况下尽早拔除管道,避免医源性感染。

2. 重点部位感染的预防:包括手术部位感染、中央导管相关血流感染、导尿管相关尿路感染等(见本章第二、三、四节)。

3. 全身支持疗法

(1) 加强全身支持疗法,可少量多次输新鲜血液(全血)或血浆、白蛋白、免疫球蛋白。积极补充营养,尽量肠内营养,必要时静脉营养。当血淋巴细胞计数<$0.5×10^9$/L 者给予细胞免疫增强剂,如 α1 胸腺肽。

(2) 在出现败血症时,积极进行抗生素治疗,必要时给予小剂量糖皮质激素以抑制内皮系统促炎物质转录。

(3) 治疗糖尿病,消除潜在感染病灶。

4. 健康教育

(1) 严格执行手卫生,避免接触传播感染。

(2) 避免呼吸道感染,如可能接触呼吸道传染病患者及其环境应佩戴外科口罩。

(3) 安全饮食与用水,避免隐孢子虫、大肠埃希菌等污染风险。

(4) 避免接触动物和宠物,并避免从事相关职业。

(5) 安全性行为,以减少暴露于巨细胞病毒、HBV、HCV、艾滋病病毒、人乳头瘤病毒、单纯疱疹病毒和减少其他性传播疾病。

五、额外预防控制措施

1. 感染风险动态评估:常见感染可以通过核酸或蛋白质的定量检测确定,对于复杂感染可以用 PCR 进行诊断性检测,一些特殊感染可以采用基因序列测定检测。还可以通过移植受者的细胞免疫应答检测特定的病原体,如 EB 病毒。

2. 疫苗接种见第一章第十节。

第九节　烧伤患者

一、概述

烧伤是常见的损伤性疾病之一,美国每年约有 120 万烧伤患者,其中约 10 万需要住院治疗,约 5 000 死于与烧伤有关的并发症。烧伤感染是常见的并发症,约有 75% 的烧伤患者死亡与感染有关。

烧伤感染危险因素包括低龄、老龄、行动不便、糖尿病、肥胖、免疫抑制以及侵入性操作等,如气管插管、血管内导管、导尿管等。

常见感染部位包括血流感染、肺炎、烧伤创面感染和尿路感染。感染率受烧伤面积(TBSA)的大小影响,TBSA > 30% 感染率明显高于其他患者。

二、病原学特点

感染病原体可分为内源性和外源性,包括革兰阳性菌、革兰阴性菌和真菌,并随着时间的推移而改变。最开始,优势细菌为革兰阳性菌,但很快在 1 周内被对抗菌药物敏感的革兰阴性菌替代,如果伤口延迟愈合及使用广谱抗菌药物,又会被真菌和多重耐药菌所替代。

常见细菌包括 MRSA、肠球菌、A 群β溶血性链球菌以及铜绿假单胞菌、大肠埃希菌等革兰阴性杆菌。革兰阴性菌常引起严重感染,包括菌血症,而菌血症导致病死率增加 50%。多重耐药菌感染常

与之前使用第三代头孢菌素、覆盖厌氧菌的抗菌药物、严重基础疾病或免疫抑制、延长住院时间等因素有关。

真菌常常导致烧伤患者严重感染,尤其是念珠菌(酵母)和霉菌如曲霉、毛霉和根霉。念珠菌最初常来源于内源性,而霉菌在环境中常见,包括空气处理和通风系统、植物和土壤。

病毒如单纯疱疹病毒、水痘-带状疱疹病毒很少引起烧伤创面的复杂感染。

三、核心预防控制措施

1. 伤口护理

(1)严格执行无菌操作,使用开放性伤口敷料,根据伤口状况选择合适的更换频率。伤口有坏死组织时应严格清创换药,清洁伤口最好使用保护性包扎。

(2)在每次换药时评估伤口,观察敷料性状、引流的量和气味。

(3)出现侵袭性感染时,需要手术切除受感染的伤口和适当的全身抗菌治疗。

2. 中央导管相关血流感染预防见本章第四节。

3. 医院获得性肺炎预防见本章第一节。

4. 导尿管相关尿路感染预防,见本章第三节。

5. 合理抗感染治疗

（1）抗感染治疗应尽可能根据抗菌谱进行，同时应考虑是否覆盖多重耐药菌和真菌。只有在特定感染情况下，如肺炎、菌血症、伤口感染和尿路感染，才考虑全身抗感染治疗。

（2）烧伤伤口容易定植微生物直至伤口愈合，而全身抗感染治疗不能够消除定植，反而容易引起耐药。

（3）预防性使用抗菌药物只建议在烧伤创面切除或移植围手术期使用，并且在治疗开始之前使用，如果血流动力学恢复正常，则24小时内停止。

6. 屏障保护

（1）外用制剂：常用外用制剂为1%磺胺嘧啶银乳膏（thermazene），能够渗透到焦痂，在烧伤伤口表面缓慢释放银离子，抑杀金黄色葡萄球菌、铜绿假单胞菌、念珠菌等。其他外用制剂包括硝酸铈磺胺嘧啶银乳膏（cerium nitrate-silver sulfadiazine）、醋酸磺胺米隆（sulfamylon, bertek）、0.5%硝酸银溶液、多黏菌素B等。

（2）烧伤敷料：烧伤敷料通常有三层：一个内层或接触层，一个中间的吸湿层和外侧保持层，具有保护屏障、减少蒸发、保持温度、提高伤口舒适度等功能。

内层接触层可以使用抗感染乳膏，如深度烧伤可使用1%磺胺嘧啶银或磺胺米隆醋酸，轻度烧伤或供区通常使用细网凡士林纱布或三溴苯酚铋。

对于清洁的浅层烧伤，一般采用不同封闭性敷料作为内层，如渗透性的聚氨酯薄膜，也可使用半渗透性的可溶性胶原蛋白或明胶敷料。能够有效阻隔细菌，对葡萄球菌、铜绿假单胞菌、VRE和念珠菌等具有抗菌疗效，其作用机制不同于抗生素，不会导致耐药。但如果伤口受污染，则成为利于微生物生长的环境。

四、一般预防控制措施

1. 标准预防见第一章第四节。

2. 患者安置：对感染风险进行评估，合理安置患者。烧伤面积＞25%的患者建议采用单间隔离。同时应重点关注MRSA、VRE及多重耐药革兰阴性菌感染和定植的患者，尤其是敷料不能保持干燥、使用包扎敷料和儿童等不能完全落实手卫生及其他防控措施的患者。

3. 环境清洁：普通病区配备移动式空气净化设备，重症监护病区应维持正压，全层流无菌洁净病房。所有入住患者，无论疾病轻重，都要隔离。

4. 人员管理：限制病房内人员数量，尽可能减少病房内人员的数量。进入病房工作人员必须严格落实手卫生。与患者接触时应穿长袖工作服、戴一次性手套。当接触患者其他部位或者被患者分泌物、排泄物污染时，应更换手套并洗手。

5. 探视陪护管理：探视应限制在2小时以内，尽可能劝阻青少年儿童探视。探视时严格落实手卫生，如果与患者接触应戴手套，必要时穿隔离衣，禁止患有传染性疾病（包括感冒）人员探视。

6. 转科与转院：尽可能避免转科与转院。如果不可避免，应先通知接收部门提前做好准备，避免患者在公共区域等候。

参考文献

［1］Johnston L，Brown B，Groff L，et al．Infection Control Guideline for the Prevention of Healthcare-Associated Pneumonia．Centre for Communicable Diseases and Infection Control Public Health Agency of Canada，2010［S/OL］．［2013－03－06］http：//www. phac-aspc. gc. ca/nois-sinp/guide/pneu-gl-ld/assets/pdf/pneu-eng. pdf.

［2］Leaper D，Burman-Roy S，Palanca A，et al．Prevention and treatment of surgical site infection：summary of NICE guidance．［J］．BMJ，2008,337：1924.

［3］Carolyn V，Craig AU，Rajender KA，et al．Guideline for Prevention of Catheter-associated Urinary Tract Infections，2009［S/OL］．［2013－03－06］http：//www. cdc. gov/hicpac/cauti/001_cauti. html.

［4］Centers for Disease Control and Prevention．NHSN Paient Safety Component Key Terms ［S/OL］．（2012）［2013－03－06］http：//www. cdc. gov/nhsn/PDFs/pscManual/16pscKeyTerms_current. pdf.

［5］Perry Hookman，Barkin JS．Guidelines for Prevention，Surveillance，Diagnosis，and Treatment，in this New Era of More Virulent Strains of Antibiotic Associated Diarrhea（AAD），Clostridium Difficile-Associated Diseases/Diarrhea（CDAD）and Clostridium Difficile Colitis（CDAC）．PRACTICAL GASTROENTEROLOGY2006［S/OL］．［2013－03－06］http：//www. practicalgastro. com/pdf/June06/HookmanArticle. pdf.

［6］Gould IM，Mackenzie FM，Shepherd L. Use of the bacteriology laboratory to decrease general practitioners' antibiotic prescribing ［J］．Eur J Gen Pract，2007,13(1)：13－15.

［7］Shallcross LJ，Fragaszy E，Johnson AM，et al．The role of the Panton-Valentine leucocidin toxin in staphylococcal disease：a systematic review and meta-analysis ［J］．Lancet Infect Dis，2013,13(1)：43－54.

［8］Otter JA，French GL．Nosocomial transmission of community-associated methicillin-resistant Staphylococcus aureus：an emerging threat ［J］．Lancet Infect Dis，2006,6(12)：753－755.

［9］Stevens DL，Bisno AL，Chambers HF，et al．Practice guidelines for the diagnosis and management of skin and soft-tissue infections ［J］．Clin Infect Dis，2005，41(10)：1373－1406.

［10］Tomblyn M，Chiller T，Einsele H，et al．Guidelines for Preventing Infectious Complications among Hematopoietic Cell Transplant Recipients：A Global Perspective［J］．Biol Blood Marrow Transplant，2009，15(10)：1143－1238

［11］JA，Fishman．Infection in Solid-Organ Transplant Recipients ［J］．N Engl J Med，2007，357：2601－2614.

［12］Brychta P，O'Shaughnessy J，Magnette A，et al．European Practice Guidelines for Burn Care 2011［S/OL］．European Burns Association．［2013－03－06］http：//www. euroburn. org/userfiles/users/36/pdf/guidelines/EBAGuidelinesBurnCareVersion1. pdf.

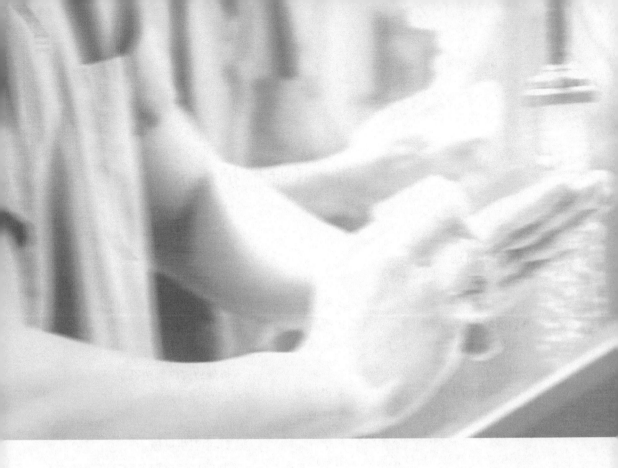

第十章

重点部门医院感染预防与控制

第一节　重症监护病房

一、概述

重症监护病房(ICU)是一个集中救治危重患者的特殊场所。由于大多数患者病情危重、免疫功能受损或频繁接受侵入性诊疗操作等原因,ICU内发生医院感染的危险性远高于其他普通病房。有资料表明,我国ICU的床位数占全院床位数不足5%,患者数不足全院患者数的10%,但ICU医院感染数却超过全院医院感染数的20%。ICU医院感染主要包括呼吸机相关肺炎、中央导管相关血流感染和导尿管相关尿路感染等。

二、布局与流程

(一) 建筑布局

1. 位于方便患者转运、检查和治疗的区域,宜接近手术室、医学影像学科、检验科和输血科等。

2. 遵循洁污分开的原则,医疗区域、医疗辅助区域、污物处理区域和医务人员生活区域等相对独立。

3. 通风良好,首选自然通风,必要时安装通风设备,还可选用有人情况下使用的空气消毒器,不建议采用空气洁净技术、紫外线照射、消毒剂喷洒消毒等空气净化方式。

4. 采光良好,首选天然采光。

5. 医疗区域内的温度应维持在24±1.5℃,相对湿度应维持在50%～60%。

6. 装饰应遵循不产尘、不积尘、耐腐蚀、防潮防霉、防静电、容易清洁和消毒。

7. 不应在室内摆放干花、鲜花或盆栽植物,不宜在室内及走廊铺设地毯,不宜在入口处放置踏脚垫甚至喷洒消毒剂,不宜在门把手上缠绕织物甚至喷洒消毒剂。

(二) 手卫生设施

1. 医疗区域应配备便捷有效的洗手设施(见第一章第一节),每2张病床不少于1套,单间病房应每床1套。

2. 每张病床应配备便捷有效的卫生手消毒设施(见第一章第一节),每张病床不少于1套。

(三) 病床设置

1. 病床数量应符合医院功能任务和实际收治重症患者的需要。三级综合医院ICU床位数为医院病床总数的2%～8%,床位使用率以75%为宜,全年床位使用率平均超过85%时,应适度扩大规模。ICU每天至少应保留1张空床以备应急使用。

2. 床单位使用面积应≥15 m²,床间距应>1 m。

3. 至少配备1个单间病房,使用面积≥18 m²。

三、人员管理

（一）人员配备

1. ICU 必须配备足够数量、受过专门训练、掌握重症医学的基本理念、基础知识和基本操作技术，以及具备独立工作能力的医护人员。

2. 至少应配备 1 名具有副高以上专业技术职务任职资格的医师担任主任，全面负责医疗护理工作和质量管理。

3. 护士长应当具有中级以上专业技术职务任职资格，在重症监护领域工作 3 年以上，具备一定管理能力。

4. 医师人数与床位数之比应为 0.8∶1 以上。

5. 护士人数与床位数之比应不低于 (2.5～3)∶1。

6. 根据需要配备适当数量的医疗辅助人员，有条件的医院还可配备相关的设备技术与维修人员。

（二）医务人员

1. 针对所有患者均应遵循标准预防的原则（见第一章第四节）。

2. 针对特定患者，如确诊或疑似感染或定植有高传播性或具有流行性重要意义病原体的患者，应采取标准预防＋额外预防。基于传播途径的额外预防有三类：接触隔离、飞沫隔离和空气隔离。如多重耐药菌感染或定植患者应接触隔离，流感、SARS 等患者应飞沫隔离，肺结核、水痘、麻疹等患者应空气隔离。

3. 进入 ICU 并不建议常规换鞋、穿隔离衣，应视诊疗操作与患者情况，以及遵循医疗机构的具体规定。

4. 患有可能发生传播的感染性疾病，如腹泻、感冒、皮肤软组织感染等时，应避免接触患者。

5. 疫苗接种见第一章第十节。

（三）患者

1. 对于患有需要采取额外预防疾病的患者，应根据病原体的传播途径，遵循接触隔离、飞沫隔离和空气隔离原则安置患者，其他患者安置应遵循标准预防的原则。

2. 同种异体造血干细胞移植患者应安置在保护性环境中（见第一章第六节）。

（四）探视者

1. 应谢绝患有或疑有传播性疾病或者与传播性疾病患者有接触史的人员探视。

2. 应谢绝儿童探视，除非患者为其兄弟姐妹。

3. 探视需要采取额外预防的患者时，应根据病原体的传播途径，穿戴相应的个人防护用品（见第一章第二节）。

4. 进入病室前后应洗手或卫生手消毒（见第一章第一节）。

四、清洁与消毒

（一）环境管理

1. 空气

（1）普通 ICU，每日至少通风 2～3 次，每次 20～30 分钟，或者按照使用说明，定时启用空气消毒器。

（2）负压隔离病室气体交换每小时至少 6 次（已建）或 12 次（新建）。

2. 墙面和门窗、地面的清洁消毒（见第三章第五节）。

3. 医疗废物（见第一章第九节）。

（二）用物及仪器设备的清洁消毒

见第二章第三节。

（三）床单元终末消毒

见第二章第五节。

五、医院感染预防控制措施

（一）呼吸机相关肺炎

见第九章第一节。

（二）中央导管相关血流感染

见第九章第四节。

（三）导尿管相关尿路感染

见第九章第三节。

六、监测

（一）医院感染病例监测（见第十一章第三节）

1. 中央导管相关血流感染。

2. 呼吸机相关肺炎。

3. 导尿管相关尿路感染。

（二）手卫生依从性监测

参考 WHO 监测表进行。

（三）环境卫生学监测

见第三章第二节。

（四）消毒效果监测

见第三章第二节。

第二节　新生儿病房

一、常见医院感染

（一）新生儿败血症

1. 最常见的医院感染之一，尤其是体重＜1 500 g 的早产儿。

2. 常见病原菌有金黄色葡萄球菌、表皮葡萄球菌、肠杆菌属、大肠埃希菌和肺炎克雷伯菌等。

（二）新生儿呼吸道感染

1. 包括宫内感染、分娩过程以及出生后的感染性肺炎，后二者属于医院内肺炎。

2. 呼吸机相关肺炎（VAP）是常见医院感染。

3. 2010 年 NHSN 资料显示 VAP 发病密度为 0.7～1.2/千插管日。

（三）新生儿脓疱病（脓疱疮）

1. 足月新生儿常见的皮肤软组织感染。

2. 主要病原菌为革兰阳性菌，如金黄色葡萄球菌。

3. 该病起病急，容易通过带菌的医护人员或产妇手接触传播。

（四）新生儿感染性腹泻

1. 主要由细菌、病毒、真菌或寄生虫感染引起。

2. 一般经孕妇产道、被污染的奶品、奶具或经工作人员手传播。

3. 病毒还可经呼吸道感染。

4. 细菌以肠杆菌属为主，病毒以轮状病毒最多见，真菌以白念珠菌多见。

（五）新生儿医院感染暴发

1. 新生儿病房（含 NICU）是医院感染暴发的高发区域。

2. 暴发病原体以克雷伯菌属、沙雷菌属、肠杆菌属及病毒居多。

3. 感染部位以败血症、胃肠道感染、中央导管相关感染及肺炎居多。

4. 环境因素和药物因素引起的暴发也是区别于非 NICU 医院感染暴发的一个特征。

二、布局与流程

(一) 建筑布局

1. 设置医疗区、高危新生儿抢救区、配奶间、沐浴间、辅助区、隔离区,分区明确、标识清晰。

2. 通风应充分利用自然通风,必要时安装通风设备及动态空气消毒器。

3. 采光应充分利用天然采光。

(二) 手卫生设施

1. 每个房间至少配备 1 套便捷有效的洗手设施(见第一章第一节)。

2. 每个病床至少配备 1 套速干手消毒剂。

(三) 病床设置

1. 无陪护病房每床净使用面积≥3 m²,床间距≥1 m。

2. 有陪护病室应当一患一房,净使用面积≥12 m²。

三、人员管理

(一) 人员配备

1. 医师人数与床位数之比,综合医院≥0.3∶1,专科医院≥0.2∶1。

2. 护士人数与床位数之比,综合医院≥0.6∶1,专科医院≥0.6∶1。

3. 轮转、进修等非固定人员不得超过同类人员(医生、护士)总数的 1/3。

4. 有条件可以根据需要配备适当数量的呼吸治疗师、咨询师、临床药师、临床营养师和辅助诊断、设备维修技术人员等。

5. 科室负责人应具有其等级标准要求的专业技术职称和 3 年以上新生儿专业工作经历。二级医院和妇幼保健院新生儿病房应当具有正高级专业技术职务任职资格,在国内或区域内有较高学术权威。

6. 护士长应具有中级以上专业技术职务,在新生儿监护领域工作 5 年以上,并具备一定管理能力。

(二) 医务人员(医生、护士、工勤人员等)管理

1. 上岗前应接受相应教育及培训(见第十四章第一节),经考核合格以后方可上岗。

2. 在诊疗活动中应遵循标准预防。

3. 在诊疗过程中应严格执行无菌技术操作。

4. 患有皮疹、腹泻、呼吸道感染症状或体征等有传播风险的感染性疾病时,应针对传播途径采取相应隔离措施,避免感染性疾病的传播。严重者应暂时离岗,待传染期结束时再返岗。

5. 在诊疗护理操作时应当按照先早产儿后足月儿、先非感染性患儿后感染性患儿的原则进行。

6. 必要时,如多重耐药菌暴发时,开展医务人员相关病原体携带的筛查工作。

(三) 患者管理

1. 对患有需要采取额外预防疾病的患儿,除了遵循标准预防以外,还应根据

病原体的传播途径采取相应的额外预防（见第一章第五节）。

2. 采用淋浴方式对新生儿进行沐浴,沐浴物品专人专用,拆褓台与打褓台应分开。

(四) 探视人员

1. 无陪病房若非必要谢绝探视。

2. 禁止患有皮疹、腹泻、有呼吸道感染症状或体征的人员探视。

3. 若必须探视,探视人员入室前应进行手卫生,穿隔离衣或清洁探视服。

4. 社区某种疾病流行或高发时,对探视人员进行筛查,限制探视或提升防护级别。

5. 接触患者前应做手卫生,必要时,如皮肤有感染等情况,则应戴手套。

6. 做好探视人员登记工作。

四、清洁消毒

(一) 环境管理

1. 新生儿病房环境整洁,通风良好。

2. 新生儿沐浴间应保持清洁,定期消毒,适时开窗通风,保持空气清新。沐浴物品专人专用。

3. 足月新生儿的适宜温度为 22～26℃,早产新生儿适宜的温度为 24～28℃,相对湿度保持在 60%～65%。

4. 病房应当配备必要的清洁和消毒设施,如拖布、抹布、消毒剂等。

5. 物体表面、地面、洁具等使用管理同 ICU(见本章第一节)。

(二) 新生儿使用的器械、器具及物品管理

1. 氧气湿化瓶、吸痰瓶应当每日更换,并清洗消毒,呼吸机管路由 CSSD 集中回收、清洗、消毒。

2. 蓝光箱和暖箱应当一人一箱,每日清洁并更换湿化液,用后终末消毒。同一患儿长期连续使用的暖箱,应当每日进行清洁,每 7 日更换一次暖箱。

3. 婴儿床内或暖箱内有婴儿(室)时,不得使用酚类制剂擦拭其表面。

4. 接触患儿皮肤、黏膜的器械、器具及物品应当一人一用一消毒。如雾化吸入器、面罩、氧气管、体温表、吸痰管、浴巾、浴垫等。

5. 患儿使用后的奶瓶、奶嘴一用一洗一消毒;盛放奶瓶、奶嘴的容器、保存奶制品的冰箱应当每日清洁与消毒。

6. 新生儿使用的被服、衣物等应当保持清洁,潮湿、污染后应当及时更换。患儿出院后应当对床单位进行终末消毒。

(三) 特殊清洁与消毒

1. 出现传染病、多重耐药菌感染或医院感染暴发等特殊感染时,应增加清洁消毒频次。

2. 针对特殊病原体及污染情况选择适宜的消毒剂和浓度。

3. 患儿出院后严格进行终末消毒。

4. 医疗废物(见第一章第九节)。

五、监测

(一) 医院感染监测

1. 中央导管相关血流感染(见第十一章第三节)。

2. 呼吸机相关肺炎(见第十一章第三节)。

3. 导尿管相关尿路感染(见第十一章第三节)。

4. 手术部位感染(见第十一章第三节)。

5. 多重耐药菌感染(见第七章第一节)。

(二) 高危新生儿监测

1. 早产儿。

2. 低体重新生儿。

3. 先天性心脏病。

4. 新生儿肺透明膜病。

(三) 手卫生依从性监测

参考 WHO 监测表进行。

(四) 环境卫生学监测

见第三章第二节。

(五) 消毒效果监测

见第三章第二节。

第三节　手术部(室)

一、布局与流程

(一) 布局

1. 普通手术部(室)

(1) 应独立成区,与临床手术科室相邻,与放射科、病理科、消毒供应中心、血库等部门间路径便捷。

(2) 根据环境卫生清洁等级应分为限制区、半限制区和非限制区。

(3) 各区划分明确,入口标志明显。

(4) 应设工作人员出入通道、患者出入通道,物流做到洁污分开,流向合理。

(5) 应设无菌手术间、一般手术间、隔离手术间。

(6) 隔离手术间宜相对独立,自成区域并设缓冲间。

(7) 外科手消毒设施应便捷有效,洗手区域不应设门。

2. 洁净手术部(室)

(1) 符合普通手术部(室)要求。

(2) 分为洁净区与非洁净区,两区之间应设缓冲间或传递窗。

(3) 洁净区内按空气洁净级别的不同要求分区,不同区之间设置分区隔断门。

(4) 洁净级别要求较高的手术部(室)宜设置在手术部(室)内干扰较小的区域。

(5) 负压手术间应设置在靠近手术部(室)入口处,位于手术部(室)的一端,自成区域并设缓冲间。

(6) 缓冲间面积不应小于 3 m^2。

(7) 外科手消毒设施应便捷有效,洗手池应设于洁净走廊内,不应设门。

(8) 有专用的污物暂存地点。

(二) 流程

1. 患者进出

(1) 由手术推车送至手术部(室)患者通道。

(2) 麻醉成功后推至手术间内。

(3) 手术结束后用手术推车送至麻醉复苏室。

(4) 麻醉复苏成功后推至手术部(室)患者通道,送至 ICU 或病房。

2. 工作人员进出

(1) 换手术部(室)专用鞋,由工作人员通道进入更衣室。

（2）换手术部（室）专用洗手衣，戴口罩、帽子。

（3）进行手卫生或外科手消毒后进入手术间内。

（4）手术结束后在手术间脱卸手术衣及手套等，若进行连台手术，则重新进行外科手消毒后进入手术间；若不进行连台手术，则在更衣室脱卸专用洗手衣，进行卫生处理后由工作人员通道离开。

（5）若手术部（室）人员护送患者至ICU或病房，需加穿外出服、换外出鞋。

3. 无菌器械敷料运送

（1）手术部（室）与消毒供应中心宜采用一体化管理。

（2）手术部（室）、消毒供应的污染区、无菌区宜设置专用通道或直通电梯相连。

（3）进入手术部（室）洁净区域的无菌器械、敷料从消毒供应中心无菌物品存放区通过专用通道或直通电梯送至手术部（室）。

（4）通过洁净通道（普通手术部为清洁通道）送至无菌物品存放间。

（5）手术所需无菌器械或敷料包由手术部（室）人员用推车转运至手术部（室）内。

（6）使用后的器械或敷料应直接置于封闭的容器内，经污染通道（普通手术部为清洁通道，有条件的为污染通道），通过专用通道或直通电梯送至消毒供应中心去污区。

4. 其他医疗物品、仪器设备及药品运送

（1）进入手术部洁净区域的医疗物品、药品应在手术部（室）外拆除外层包装。

（2）进入手术部的新设备或者因手术需要外带的仪器、设备，应当对其进行表面清洁处理。

（3）通过洁净通道（普通手术部为清洁通道）将上述物品送至各自存放间。

（4）手术所需医疗物品或药品由手术部（室）人员用推车转运至手术部（室）内。

（5）需维护或维修的仪器设备经表面清洁消毒后送至设备部门。

5. 医疗废物运送

（1）医疗废物在产生地点就地分类、打包。

（2）由污染通道[普通手术部（室）为清洁通道，有条件的为污染通道]密闭送至手术部（室）污物暂存地点。

（3）进行交接登记后由医疗废物回收人员经专用通道密闭运出手术部（室）。

（三）分区

1. 分为非限制区、半限制区及限制区，环境控制及手术着装由非限制区向限制区逐渐加强，以减少潜在的交叉污染。

（1）非限制区：如患者准备区、办公区、休息区、更衣区、污物处理区等。人员无特殊规定，通行不受限制。

（2）半限制区：如麻醉准备区、清洁用品存放区、消毒供应区和通向限制区的走廊等。人员应着手术部（室）专用服装，戴帽子，穿专用鞋，仅限于以下被授权人员和患者通行：手术部（室）护士及外科技师、麻醉科医生和麻醉技术人员、外科医生、实习生和医学生。

（3）限制区：如无菌物品存放区、刷手区和手术间等。人员应着专用洗手衣，戴帽子、口罩，穿专用鞋。所有的门必须保持关闭状态，室内人员数量应保持最低限度，不允许随意走动。

2. 管理要求

（1）临时进入限制区或半限制区（如工程师或家属）的人员，应按手术部（室）人员着装进行。

（2）由非限制区运送到手术部（室）的物品设备应进行清洁消毒、拆除外包装。

（3）污染的用品、仪器和设备不允许再进入洁净区。应封闭运输至去污区。

（4）污物通道应与人员、患者及清洁物品通道分开，从空间、时间和流程上减少感染的风险。

二、人员管理

（一）手术人员

1. 管理要求

（1）应限制与手术无关人员入室，在满足手术基本需要的情况下严格控制人数。

（2）进入手术部（室）前，应按手术部（室）规定着装。

（3）进入限制区的非手术人员应按照人员流动路线要求，在限制范围内活动。

（4）实际参与手术者，包括医生、洗手护士，必须按照标准流程执行外科手消毒。

（5）手术中避免人员频繁走动、高声喧哗。

（6）手术中不应随意出入手术间。

2. 手术要求

（1）所有工作人员进入手术间前后、接触患者或其周围环境后必须进行手卫生（见第一章第一节）。

（2）所有参与手术人员均需严格执行标准预防（见第一章第四节）。

（3）手术过程中应严格执行无菌技术原则。

（4）手术时工作人员应避免不必要的走动或进出，手术用物及设备应于手术前准备妥当，手术部（室）的门应保持关闭。

3. 人员要求

（1）应关注手术部（室）员工的健康，将感染或传播疾病的可能性降到最低。

（2）在手术部（室）工作的人员应无活动性感染。

（3）进行疫苗接种（见第一章第十节）。

（4）教育员工及时报告任何可疑的传染性疾病或感染的症状体征。

（5）患有感染性疾病可能引发 SSI 或双手和前臂皮肤破损的医务人员，应暂停手术工作。

（6）不推荐对皮肤或鼻腔携带金黄色葡萄球菌、A 组链球菌等病原微生物的手术医务人员进行工作限制，除非这些人员与 SSI 暴发有流行病学相关性。

（二）麻醉人员

1. 麻醉人员操作前后均应进行手卫生。

2. 进行侵入性置管操作时，应戴无菌手套，穿刺部位铺置无菌单，执行无菌操作原则。

3. 气管插管、喉镜、管芯等经过口鼻的麻醉器材应高水平消毒后使用。

4. 经鼻插管前应进行鼻腔消毒。

5. 禁止在手术间内更换钠石灰。

6. 麻醉机螺纹管及呼吸囊、面罩应一人一用一更换,用后清洁消毒。

(三) 参观人员

1. 参观人数应严格限制,一般每手术间不应超过 3 人。

2. 应获得手术部(室)管理者批准。

3. 应由接待人员引导进入手术部(室),不应任意互串手术间。

4. 与术者距离应在 30 cm 以上,参观手术脚蹬高度不应超过 50 cm。

(四) 患者

1. 一般患者

(1) 择期手术患者术前应沐浴,清洁手术部位,更换清洁患服。

(2) 只有当毛发影响手术部位操作时才需要去除毛发。

(3) 备皮宜在当日临近手术开始前,选择安全的备皮器,在病房或手术部(室)限制区外患者准备间进行。

(4) 急诊或有开放伤口的患者,应先简单清洁污渍、血迹、渗出物,遮盖伤口后再进入手术部(室)限制区。

(5) 抗菌药物围手术期预防用药宜带入手术部(室)术前使用,必要时术中追加用药。

(6) 除手术部位及麻醉区域外,其他部位需以无菌单覆盖。

(7) 应采取保温措施,使手术患者体温维持在正常范围。

(8) 宜维持血氧饱和度在正常范围,手术中给予患者充足的氧气。

(9) 应维持充足的血容量,保持血压稳定。

2. 特殊感染患者

(1) 术前应对患者的多重耐药菌定植状态和其感染性疾病传播的危险性进行评估(见第七章第一节)。

(2) 若手术患者确认或怀疑有传染性疾病,除标准预防外还应采取额外预防(基于传播途径的预防)措施(见第一章第五节)。

(3) 需要额外预防的患者手术应安置于隔离手术间或负压手术间,条件不具备的应安排在每日的最后一台。

(4) 如果情况危急不能拖延的,应确保在两台手术间隙彻底清洁和消毒手术区域环境。

(5) 感染诊断已经明确的患者术前申请单上应标明感染种类,手术期间禁止参观。

(6) 手术物品应选择一次性或适用于压力蒸汽灭菌的物品。

(7) 手术间内外应分别设置护理人员,以便术中协助传递所需物品。

(8) 每台感染手术之后,应进行终末消毒处理。

三、着装要求

1. 进入手术部(室)的工作人员应穿手术部(室)专用服装。参与手术人员更衣前应摘除耳环、戒指、手镯等饰物。

2. 进行手术时,手术人员应穿无菌手术衣。进行手术时应穿遮盖足面的专用鞋,不建议穿鞋套。

3. 穿无菌手术衣后,应使用无接触法戴无菌手套。

4. 当有任何可能接触血液或体液风险时必须戴手套,有手套破损高风险以及污染会造成严重后果时,考虑戴双层手套。

5. 如果手套破损或受到针刺或其他伤害时,应及时去除手套并重新洗手,在安全允许的情况下,应及时穿戴新的手套。

6. 头部和面部毛发应用帽子或头套完全覆盖住。

7. 必要时戴护目镜和防护面罩,以避免液体飞溅到皮肤或黏膜。

8. 应佩戴防渗透的外科口罩,紧密覆盖鼻子和嘴,并按要求更换。

9. 手术衣、口罩、帽子如被血液或体液污染时,应立即更换。

10. 参与手术的医护人员在手术衣、手套、口罩和防护面罩脱除前,不应离开手术部(室)。手术部(室)服装不应该穿出手术部(室)外。

四、无菌技术原则

1. 无菌巾铺好后的器械台及手术台上方视为无菌区。

2. 术者手术衣前面(腰以上、肩以下、腋前线前),以及手至肘上约 10 cm(3寸)以下视为无菌区,手术中如怀疑无菌区域有污染应加盖无菌单。

3. 无菌器械台宜使用单层阻菌隔水无菌单;若使用普通无菌单则应铺置 4 层以上。铺置时应确保无菌单四周下垂

30 cm 以上,距地面 20 cm 以上,无菌单潮湿后应视为污染。

4. 铺设无菌器械台应尽量接近手术开始时间,超过 4 小时未用应视为污染,需重新更换。无菌物品应在最接近手术使用的时间打开。

5. 最后一层无菌单的铺设,应由穿好手术衣和戴好无菌手套的医护人员完成。

6. 手术器械、器具与用品应一人一用一灭菌,无菌持物钳及容器超过 4 小时应视为污染,需重新更换。

7. 麻醉及术中用药应盛放于专用治疗盘内,治疗盘一人一用一灭菌。

8. 穿无菌手术衣、戴无菌手套后,手臂应保持在胸前,高不过肩、低不过腰,双手不可交叉放于腋下。

9. 手术区皮肤消毒以手术切口为中心向外 15 cm 以上,由内向外、由上到下。

10. 铺巾应能保证覆盖患者身体全部,长与宽都应超过手术床 30 cm 以上,距地面 20 cm 以上。

11. 铺巾顺序应以手术切口为中心,遵循先下后上、先相对污染后相对清洁、先操作者远端后近端的原则。无菌单一旦铺好不可移动,必须移动时只能由内向外。

12. 器械护士传递无菌单时,应手持单角向内翻转遮住手背。

13. 术者各项操作应面向无菌区域,需调换位置时应采取背对背方式进行。当患者体位变动时,应重新消毒、铺设无菌单。

14. 手术过程中需更换手术衣时,应

先脱手术衣再脱手套。更换手套前,应先进行手消毒。

15. 一次性无菌物品使用前应检查外包装质量、灭菌日期,以无菌方式打开后用无菌持物钳夹取放入无菌区内,不应将物品倾倒或翻扣在无菌台上。

16. 手术中对无菌物品的安全性有疑问时,应及时进行更换。

17. 取无菌溶液时,严格无菌操作,打开后应一次用完。

18. 传递无菌器械时应避开手术野,在无菌区内传递,禁止术者自行拿取或从背后传递。

19. 术中应及时擦净器械上的血迹及黏染物,保持器械台干燥。

20. 接触过与外界相通的空腔脏器或其他污染部位的器械、物品视为污染,应单独放置。

五、感染风险评估

1. 在预约手术时,应确定患者是否有以下情况:

(1) 无感染性疾病传播风险——标准预防。

(2) 患有肺结核、水痘或麻疹——空气隔离。

(3) 发热或咳嗽——飞沫隔离。

(4) 皮肤感染,开放性伤口疖子或脓肿——接触隔离。

(5) 过去 2 日有腹泻——接触隔离。

(6) 如果是接触隔离,应确定患者是否有艰难梭菌或耐万古霉素肠球菌感染。

2. 对于已知有多重耐药菌定植但不认为可增加感染性疾病传播风险的病例可预约在任何时间,术后环境常规清洁处理便可。

3. 如果为不明原因的感染性疾病或确定感染为空气传播(肺结核、水痘或麻疹)的手术患者,应预约在负压手术部(室)进行手术。

4. 如果确定感染为经接触或飞沫传播的手术患者,如有可能尽量应安排在最后一台手术。

5. 在条件允许的情况下,推荐所有的手术患者在手术前一晚或手术当日早晨,用抗菌皂进行沐浴,对于择期手术的患者必须执行,但不强求急诊手术患者实施。抗菌剂推荐使用含有 4% 的氯己定(洗必泰)制剂。

六、清洁消毒
(一) 物体表面

1. 应采取湿式清洁消毒方法。

2. 清洁消毒用品应选择不易掉纤维的织物,不同区域宜有明确标识、分开使用,用后清洗消毒并干燥存放。

3. 每日清晨应对所有手术间环境进行清洁。

4. 手术间所有物体表面,如无影灯、麻醉机、输液架、器械车、地面等宜用清水擦拭,并在手术开始前至少 30 分钟完成。

5. 两台手术之间,环境或设备表面若无可见污染,宜用清水擦拭。若有可见污染或疑似污染时,应使用消毒剂消毒。

6. 全天手术结束后应对手术部(室)

暴露的地面和物体表面进行清洁消毒。

7. 每周应对手术部(室)所有的地面和物体表面进行彻底清洁消毒。

8. 朊毒体、气性坏疽及突发原因不明的传染性疾病患者手术结束后,应进行终末消毒。

(二) 空气

1. 温度应保持在 20~25 ℃,相对湿度为 40％~60％。

2. 空调应保持正压,以防止走廊和邻近区域的空气进入。

3. 保持每小时至少 15 次的空气交换,其中至少 3 次应为新鲜空气。

4. 无论是再循环或新鲜的空气,必须选择适当的过滤网加以过滤。

5. 送风口应位于天花板,而出风口接近地面。

6. 保持手术间的门处于关闭状态,除非有设备、工作人员和患者进出。

7. 洁净手术部(室)间各功能区域的空气净化系统应独立设置。

8. 骨科植入物手术应考虑在室内空气经过严格净化的手术间进行。

9. 洁净手术部(室)连台手术应满足各等级用房自净时间的要求。

(三) 手术器械

见第二章第一节。

(四) 医疗废物

见第一章第九节。

七、监测

(一) 日常监测

1. 普通手术部(室)

(1) 每日晨由专人监测手术部(室)温度、相对湿度并记录。

(2) 术前(包括接台手术)由专人检查(目测)限制区内(手术室、辅助间、内走廊)环境,包括地面、台面、墙壁是否清洁有序。

(3) 每周由专人监测手术部(室)空调装置的进风口、回风口的清洁状态并记录。

2. 洁净手术部(室)

(1) 每日晨由专人监测手术部(室)温度、相对湿度、静压差,并记录。

(2) 每日术前(包括接台手术)由专人监测(目测)限制区内[手术部(室)、辅助间、洁净走廊]环境,包括地面、台面和墙壁是否清洁,物品设备是否有序。

(3) 每周由专人监测手术部(室)空气净化装置的回风口栅栏、网面、管道内壁的清洁度并记录。

(4) 每月对非洁净区局部空气净化装置送、回风口设备进行清洁状况的检查。

(5) 每年由有资质的工程质检部门对洁净手术部(室)的空气净化系统进行综合性能检测。

(二) 环境及消毒效果监测

1. 每季度或怀疑术后患者感染与手术室环境相关时对手术部(室)空气消毒效果、物体表面消毒效果及医务人员手卫生效果进行监测。

2. 如果怀疑术后患者感染与手术室环境相关,宜使用浮游菌撞击法进行手术部(室)空气细菌菌落总数监测,并进行相应致病微生物的检测。

3. 空气消毒设备与净化空调设备检

修或更换后,应进行手术部(室)静态空气细菌菌落总数监测。

(三) 清洗效果的监测

见第三章第二节。

(四) 消毒效果的监测

见第三章第二节。

(五) 灭菌效果的监测

见第三章第二节。

第四节　介入手术室

一、布局与流程

1. 介入手术室应独立成区,可设在建筑物底层的一端或单独设置,并要靠近各临床科室。

2. 介入手术室的整体布局除了要符合手术室的无菌要求外,还要有适合 X 线机工作的环境。

3. 介入手术室建筑布局同医院综合手术部,应按外科手术室的要求严格划分为限制区、半限制区和非限制区。限制区包括机房、无菌物品放置间;半限制区包括控制室、洗手间、导管冲洗间、敷料器械准备间;非限制区包括更衣室、办公室、候诊室、污物处理间。卫生间设在更衣室内,远离机房、控制室、计算机室,有利于保持机房的湿度在正常范围内。

4. 造影机房应宽敞,有足够的使用面积,有利于操作和患者进出,还可以减低室内 X 线散射量。

5. 造影机房不可设窗,依靠空调、空气净化装置进行室内空气交换及温度调节。

6. 控制室与机房仅一墙之隔,墙中间装有铅玻璃,便于控制室人员与手术者的配合。

二、人员管理

1. 凡进入介入手术室的工作人员必须换鞋、更衣、戴帽子,进入无菌区或施行无菌操作时必须戴口罩。连台手术时,医护人员应重新洗手、戴手套、更换手术衣。

2. 注意做好 X 线防护,工作人员在不影响手术操作的前提下,尽量缩短 X 线的照射时间。

3. 患者入室应在清洁区换鞋由患者通道进入手术间。

4. 计算机机房必须保持低温干燥,除维修人员外,其他人员不得入内。

5. 介入手术人员应进行严格的外科无菌技术操作训练,掌握医院感染相关知识,提高控制医院感染观念及意识。

三、清洁与消毒

(一) 环境

1. 环境要求同手术部。

2. 介入手术室应配备和体积匹配的循环风动态空气消毒机,每日 2 次消毒。每日开始手术前和手术结束后对手术间地面和各种设施、仪器设备的表面进行湿式清洁、消毒；每周对室内所有物品、墙面、门窗、空调、动态消毒机风口等进行彻底清洁；每月清洗动态消毒机与空调滤网。

3. 肿瘤患者手术与心脏介入等其他手术分室进行，特殊情况不能分室时，也要分时段进行，急诊介入手术时间相对固定。

4. 要求特殊感染患者需手术时，介入手术通知单上应注明感染情况，术中医务人员认真落实消毒隔离制度，术后器械及物品单独包装、收集，注明感染类型，送消毒供应中心统一回收处置。

（二）一次性物品管理

1. 规范一次性用品的存放：物品存放在阴凉干燥、通风良好的货架上，距地面≥20 cm，距墙壁≥5 cm，距屋顶≥50 cm。

2. 导管分类放于专用无菌导管柜内，专人保管，做好登记。使用后，各种一次性导管立即剪断并销毁，最后集中处理，并按手术类型做好登记。

四、监测
同手术部监测。

第五节　口　腔　科

一、概述
口腔科是医院感染高危科室。

1. 血液与唾液是最容易传播疾病的物质，而血液与唾液正是口腔科医务人员直接接触最多的物质。

2. 口腔科器械种类多、周转快、使用频率高、污染机会多，尤其是手机直接接触污染源，容易引起交叉感染。

3. 口腔治疗过程中尖锐器械使用频繁，容易导致锐器伤。

4. 高低速手机和超声波洁牙机的频繁使用，会产生大量含有病原菌的气溶胶，容易污染空气和物体表面。

5. 治疗过程中医患之间是近距离面对面，医患之间容易传播传染性疾病。

二、布局与流程
一般包括候诊室、诊疗区、摄片室、技工室等，器械未实行集中供应的还应有清洗消毒间。各区域应分开，布局合理。

（一）诊疗区

1. 由多个诊位组成，每个诊位应相对独立，之间有物理屏障，高度不低于1.2 m。

2. 每个诊位应仅设置一台牙科综合治疗椅，面积不少于3 m×3 m。

3. 每个诊位至少应配备一套便捷有效的洗手设施和卫生手消毒设施。

4. 每个诊位均应配备必要的储存柜及办公桌，用于存放各种材料和物品，以及书写病历等。

5. 每个诊位应分清洁区和污染区。清洁区主要包括储存柜、办公桌及洗手设施等,应避免污染的手、气雾和飞溅物污染。污染区主要指牙科综合治疗椅周围区域、污染器械存放区和医疗废物存放区等。

（二）清洗消毒间

1. 分去污区、检查包装区和灭菌区、无菌物品储存区,去污区与检查包装区应分开设置、相对独立,检查包装区与灭菌区可合用。基本要求如下:

（1）器械单向流动——由污到洁。

（2）良好的照明,以尽量减少发生锐器伤的风险,并利于检查清洗后的器械。

（3）有效通风,首选自然通风,必要时安装通风设备。

（4）地板易清洁、防滑、防水。

（5）洗涤槽应足够深,水龙头装有防飞溅设施。洗涤槽数量宜为 3～4 个,以满足最基本的清洗消毒流程的需要。

（6）有冷、热水供应,且水龙头为非手接触式。

（7）工作台面光滑无裂缝,首选不锈钢台面,不应存在湿气或污物蓄积的死角。

（8）有足够的抽屉、储柜和架子,以保持工作台整洁,便于储存必要的物品。储柜和架子的高度应尽量减少弯腰或踮脚。

2. 去污区应配备必要的清洗消毒设备及耗材

（1）超声清洗机、计时器、高压水枪、气枪或干燥设备、净水机或常水过滤器等。

（2）各种清洗刷、纱布、棉棒等清洗用品。

（3）含酶清洗剂、消毒剂、润滑剂及防锈剂等耗材。

（4）一套便捷有效的洗手设施及必要的个人防护用品,如口罩、帽子、手套、防水罩袍、专用鞋、护目镜等。

（5）有条件的,还应配备手机自动清洗消毒机。

3. 检查包装区应配备器械检查包装台、器械柜、带光源放大镜、注油机。如使用纸塑包装袋,还需配备包装材料切割机、医用热封机等。

4. 灭菌区:对于牙科器械来说,小巧的、便携式或台式压力蒸汽灭菌器是最可靠、最有效的灭菌方法。有如下几种灭菌循环模式可供选择:

（1）N 级循环:用于未包装的、固体物品。蒸汽利用重力,将空气推向底部并将其通过灭菌器腔室底部的小孔强排出去。

（2）S 级循环:由制造商规定的,使用多脉冲真空蒸汽灭菌器以适用于某些特定的种类和配置。

（3）B 级循环:适用于中空长度与其直径比超过 1∶5 的中空器械。在该级循环中,排出空气是巨大的挑战。在将蒸汽引入灭菌腔之前,需使用机械泵将空气排出,建立一个真空的环境。牙科手机灭菌须选用 B 级循环。

5. 无菌物品储存区

（1）应专用,无尘、无昆虫、无害虫。

（2）在敞开的柜子里,所有物品的储存应离地至少 25 cm,离顶（天花板）至少

50 cm,避免被太阳直晒。

（3）储存架应便于清洁及空气自由流动,避免包装材料受热和降解。

（4）无菌器械包宜储存在抽屉或密闭容器内,因为抽屉或容器的高度适中,方便查看物品,最新灭菌的物品放在抽屉最里面。

（5）储存区域不宜太小、太高、太挤或使用不便,从而导致取用困难,反过来又会增加包装损坏的可能性。

（三）摄片室

1. 至少应配备一台牙片机,有条件的可配备全景机。

2. 一间机房只能安放一台机器。

3. 放射设备应安排在建筑物的一端、人流较少区域,减少射线对更多的人造成伤害。

（四）技工室

1. 位置机动,可待其他功能用房安排以后再做安排;应相对独立,面积不用太大,足够安装必要的设备即可,通风良好,方便疏散粉尘。

2. 应配备 2 个大的洗手池,一个专用于清洗托盘和模型修整,另一个专用于医务人员洗手。

三、人员管理

（一）针对所有患者均应遵循标准预防

见第一章第四节。

（二）特殊预防措施

1. 橡皮障:在治疗牙位,使用橡皮障防护技术,可隔绝唾液,保护术野的干燥,减少飞沫的产生,降低诊室表面污染

程度。

2. 避污膜:治疗台、综合治疗椅及其附属设施可采用避污膜,避免或减少喷溅物的污染。每位患者治疗结束后,下一个患者治疗前,一次性避污膜应及时更换,没有避污膜覆盖的表面应及时擦拭清洁、消毒。

3. 抗菌漱口水:治疗前使用抗菌漱口水,可降低口内菌群数量。

4. 弱吸引器:放置于患者口腔内,可及时吸走口内唾液和手机喷出的水,减少患者起落吐口水的次数,提高就诊满意度,减少飞沫的产生。

5. 强力吸引器:放置于患者口周,可吸走飞溅的飞沫,有效降低空气中飞沫量。

6. 三用枪:治疗结束后,使用三用枪冲洗患者口腔,吸唾器吸走水分,丢弃使用的胸巾,避免患者把污染物带出诊室。

四、清洁、消毒灭菌

（一）摄片室

1. 应遵循标准预防,预计有血液和其他体液飞溅时应使用个人防护用品,如口罩、护目镜等。

2. 取牙片和处理污染的片袋或传感器时应戴手套。有条件的,推荐使用耐热或者一次性口内摄片装置(除非使用数字光摄片技术)。

3. 在接诊下一位患者前,应清洁这些中度危险性物品,如牙片夹、定位装置,也可用热力灭菌或屏障防护。

4. 已曝光的牙片在转运和处理时应谨慎,避免污染显影设备。可用纸巾擦干

曝光后的牙片，去除血液和过多的唾液，然后置于容器内（如一次性杯子）转运到显影区。尽可能对显影设备进行屏障防护，当表面被污染的时候应立即清洁。

5. 被污染的放射设备（射线管头部、控制面板）应在每个患者使用后清洁。如果采取的是屏障防护技术，每个患者使用后应更换。

6. 数字化 X 线摄影的感应器会接触到黏膜，属中度危险性物品，在接诊下一位患者前应清洁或用屏障覆盖。

（二）口内高科技的设备和装置

主要包括光固化灯的手柄和枪头、计算机辅助设备和复制制造设备、CAD/CAM 的电脑相关部件及其他电子设备、空气喷磨、口内摄像和图像采集设备、激光器、根尖定位仪、电子牙周探针、咬合分析仪、电外科设备等。应咨询生产商有关这些设备和装置所需的恰当屏障和清洁（灭菌）程序。如果不耐高温，当暴露于黏膜或体液时，应首先作清洁处理，然后在患者使用前使用一次性的屏障进行隔离。使用屏障时应注意如下事项：

1. 脱手套前应去除污染的屏障或覆盖物。

2. 脱去手套，洗手或卫生手消毒。

3. 如果设备被唾液或血液污染，在放下一个屏障前应使用中性清洁剂擦拭清洁。

4. 推荐在更换屏障之间清洁这些设备和装置。

5. 屏障保护的部位应每天清洁。

（三）光固化灯

光固化灯的末端属中度危险性物品，应高温消毒或每位患者之间使用屏障包裹。光固化灯的末端可高温消毒，但使用恰当的屏障包裹既符合要求，还可保护光导棒免受意外损坏或材料的污染。手柄和末端在放置屏障之前应清洁干净，每个患者均使用新的屏障。

（四）电外科设备、激光器、空气喷砂机

使用时可产生生物气溶胶危害，应使用强力吸引器以及佩戴外科或激光口罩。

（五）种植体

放置种植体时，手术器械和植入物应灭菌，并严格遵守无菌操作规程。种植体不应再处理和重复使用。

（六）牙科技工室和修复义齿

1. 应严格遵循标准预防和安全工作措施。

2. 材料（印模）接触口腔黏膜组织后应彻底清洁，先用冷流动水彻底清洗，再用清洁剂洗涤，最后再进行漂洗，直到彻底去除明显污染物。

3. 对假牙相关部件和材料清洗消毒时，应严格按照消毒剂的使用说明使用。

4. 所有材料、印模、牙科修补物、口腔内外的矫治器在嵌入和调整前应彻底清洁。

（七）镍钛根管锉

使用后应遵循如下处理流程：

1. 马上移开闭锁装置，将锉插入蘸满氯己定（洗必泰）溶液的清洁棉中。

2. 清洗锉可在海绵内来回有力插10 次。

3. 把锉放置在金属篮筐里，使用适

当比例的多酶清洗剂浸泡 30 分钟。

4. 加酶超声清洗 15 分钟。

5. 排干水分，使用流动水冲洗 20 秒。

6. 采用压力蒸汽灭菌器进行灭菌。

（八）牙科综合治疗椅

1. 每日开诊前，综合治疗椅水路系统要冲洗 3 分钟，另一位患者治疗前安装手机后，空踩 30 秒冲洗水路系统，应将控制开关、灯柄、治疗台拉手、三用枪手柄等医生手触摸的地方覆盖一次性护套或薄膜，一人一用一更换，有条件的医疗机构宜四手操作。

2. 医务人员每次进行口腔诊疗操作前、后均应严格洗手或卫生手消毒，手部有污染或戴手套时应避免接触治疗台物表。

3. 治疗中，使用强力吸引器和吸唾器，控制带菌飞沫的传播。保持痰盂的清洁。用过的物品应放在指定容器内，不应随意放置在治疗台面。

4. 治疗后，空踩 30 秒，排出手机内可能残存的污染物。有条件的医院应使用放回吸的手机或配备防回吸装置（逆止阀）。

5. 治疗椅的表面应一人一用一消毒，遇有血液污染时立即消毒。

6. 每日诊疗结束后，每张综合治疗床应使用消毒剂抽吸消毒手机导管系统。应清洗吸唾过滤和沉渣过滤装置。可拆卸的蒸馏水瓶应卸下，保持干燥，排完水路系统内的水分，保持管路干燥过夜，每周应消毒一次。

7. 痰盂随时保持清洁，上、下午诊疗结束后使用消毒剂消毒痰盂 30 分钟。

（九）牙科手机

牙科手机是牙科综合治疗椅的最重要部件之一，正确的手机清洁消毒是感染控制的一个最重要环节。

1. 回收：每次治疗结束后及时踩脚闸冲洗管腔 30 秒，及时卸下污染手机，用湿棉球及时擦除手机表面肉眼可见的污物，暂存，回收到消毒中心。

2. 清洗：手机的清洗不推荐使用超声波清洗机，若手动清洗，管腔内应使用高压水枪和气枪冲洗内部管路。推荐使用全自动手机清洗机。

3. 消毒：全自动清洗机有热力消毒的作用。手动清洗用 75% 乙醇消毒手机内外表面。

4. 干燥：使用高压气枪或注射器吹干管道、风轮轴承表面水分，也可注入 75% 乙醇干燥。不应使用自然干燥方法进行干燥。

5. 检查保养：用目测或带光源放大镜检查干燥后的手机、器械的洁净度和性能。使用全自动注油设备或手动向手机内部注入专用的手机清洁润滑油。

6. 包装：宜使用纸塑袋包装，用医用热封机封口。其他包装以及包装流程按照复用手术器械包装操作规程执行。

7. 灭菌：首选预真空压力蒸汽灭菌器进行灭菌，装载时不能堆放，手机之间留一定间隙，纸面向上，有利于蒸汽穿透及干燥。严格控制灭菌温度、压力和时间。温度＞135 ℃或灭菌时间超过规定时间均可损坏手机密封胶圈及轴承的护珠套等部件。若采用快速卡式压力蒸汽灭菌器灭菌，可不封装裸露灭菌。也可选择过氧化氢低温等离子、环氧乙烷等灭菌方式。不推荐戊二醛浸泡,消毒液会腐蚀手机内部零件。

8. 储存:裸露灭菌的应存放于灭菌盒内或无菌容器中备用,一经打开使用,有效期不超过 4 小时。使用一次性纸塑袋包装的无菌物品,有效期宜为 6 个月。

(十) 口腔用水

1. 一般建议

(1) 使用符合饮用水标准(即细菌菌落总数<100 cfu/ml)的水进行牙科治疗。

(2) 根据制造商的推荐,选择适当的方法和设备,以保持牙科综合治疗台牙科水的质量。

(3) 由制造商提供建议,对治疗单位或水线的水进行水质监测。

(4) 进入每个患者口腔的任何设备[例如机头、超声波定标器、空气(水)注射器]应先排出水和空气至少 20～30 秒。离开口腔后,这些设备再停止运转。

(5) 定期冲洗。每日上班前,打开所有医疗用水龙头约 5 分钟,排尽管路内的死水,然后再开始诊疗活动。冲洗时应注意避免人暴露于冲洗过程中产生的气溶胶。

(6) 每个牙科治疗椅上安装防回吸装置。咨询牙科综合治疗台制造商,对防回吸部件定期维护。

2. 注意事项

(1) 如果使用的水源水不符合自来水标准,需要煮沸后使用。

(2) 不要将公共供水系统的水用于牙科设备,对患者进行超声波洁牙和牙科手术。

(3) 不要使用公共供水系统的水进行牙科治疗、患者口腔冲洗或洗手。

(4) 使用含抗菌剂的产品进行洗手,而不单独使用水洗手。如果手明显污染时必须洗手。

(5) 建议取消自来水煮沸,在使用前冲洗牙科水管路和水龙头 1～5 分钟,并按照制造商提供说明进行消毒。

第六节　门诊手术室

一、布局与流程

1. 应环境清洁、远离污染源,独立成区,不宜设在首层和高层建筑的顶层。

2. 建筑布局同医院综合手术部,符合功能流程合理和洁污区域分开的原则。

3. 建筑材料应满足易清洁、耐腐蚀的要求;层高应在 2.8～3.2 m,门净宽≥

1.4 m。

4. 手术间可设窗,但必须是双层密闭窗。手术室排风必须通过管道排到室外,不应设余压阀排向走廊或夹层。

5. 洁净手术间参照《医院洁净手术部建筑规范》管理,非洁净手术间不得采用窗式空调。

二、人员管理

（一）手术患者

手术患者进手术室时均应更换手术室专用鞋。

（二）医护人员

1. 医护人员需更换手术室专用鞋、专用手术衣裤，帽子需罩住全部头发，口罩遮盖住口鼻，修剪指甲，手臂皮肤无破损及感染。

2. 手术人员执行手卫生规范，严格无菌技术操作。

3. 操作时动作轻柔，避免大幅度的动作，保持手术室内清洁无灰尘，避免在手术床边频繁活动，以免形成涡流而影响手术室的洁净状态。

4. 保持手术区的安静，手术者尽量避免咳嗽、打喷嚏，不得已时须将头转离无菌区，防止细菌排到空气中或通过带菌飞沫从口罩下缘落入手术野。

三、环境清洁和消毒

1. 清洁工具需有明显标志，不同区域的不能混用。

2. 手术室用物必须保持整齐、清洁，物体表面无尘，地面无碎屑、无污迹。

3. 在无明显污染情况下，物体表面用清水擦拭，内外走廊、辅助间地面每天湿式拖抹两次。

4. 室内外环境卫生彻底清洁，包括天花板、窗户、墙壁、空调机滤网等每周清洁擦拭一次。

5. 术中被手术患者血液或体液污染的物面和地面，应及时用醇类或含氯消毒液进行擦拭。

6. 接台手术结束后迅速清理手术床、使用的物品，更换或清洁手术床、床单、手术台、麻醉车、无影灯手柄、吸引器、工作台表面等，对可疑被患者血液或体液污染的环境及物品进行有效消毒。

四、手术器械及物品的管理

参见第二章第一节。

五、环境空气质量监测

参见第三章第二节。

第七节 产 房

一、布局与流程

1. 区域相对独立，邻近母婴室和新生儿室，环境安静、清洁。

2. 医疗区包括分娩室、待产室、治疗室，辅助区包括无菌物品存放间、外科手消毒设施、办公室、产妇接收区、污物间和卫生间。

3. 应设置隔离待产室和隔离分娩室，条件受限时二者可兼用。

二、人员管理

（一）产妇

1. 产妇进入产房时应更换清洁的病

员服装。

2. 产妇进入产程应入住待产室。对于需要采取额外预防(见第一章第五节)的产妇应安置在隔离待产室待产。

(二) 助产人员

1. 进入产房的所有人员应遵守手卫生规范。

2. 接生或手术前进行外科手消毒,穿无菌手术衣后戴无菌手套。

3. 接台助产人员在两台之间应重新进行外科手消毒,更换手套和无菌手术衣。

4. 患有需要采取额外预防疾病的工作人员不得进行助产及手术操作。

5. 非产房工作人员未经许可不得入内。

(三) 一体化产房

1. 一体化产房应限制家属及陪护人数。

2. 患有需要采取额外预防疾病的家属及陪护不得进入一体化产房。

3. 护理待产或分娩的产妇前后应进行手卫生。

4. 非参与接生者未经医护人员同意,禁止进入一体化产房。

(四) 隔离患者

1. 手术(分娩)通知单上应注明隔离种类和感染诊断。

2. 运送患者时避免不必要的停留,手术后应尽快送回病房或恢复室的隔离区。

3. 照顾患者应根据患者状况采取标准预防或额外预防(见第一章第四、五节)。

4. 患者接触过的产房台面及医疗设备,应以消毒液擦拭。

三、产程管理

1. 产前检查、处理待产及分娩产妇时,应严格执行标准预防(见第一章第四节)。

2. 所有的阴道流出液及分泌物都应当作可能的感染源来处理。

3. 接生或手术时严格遵守无菌技术,避免弄湿手术衣或无菌布单。

4. 使用无菌包前,流动护士须核对包装完整性、有效期和灭菌指示胶带。

5. 只有穿戴无菌手术衣及无菌手套的工作人员才能接触手术台面的无菌区域,未穿无菌手术衣的工作人员须保持 30 cm 以上的距离。

6. 在产房时应避免不必要的人员走动或进出。

7. 脐带的处理

(1) 在剪断脐带时,需要两把钳子,分别钳住脐带的近端和远端。一旦钳子到位,吸收材料应当放置在剪断处,以防止血液在剪的过程中喷出。

(2) 如果可能,脐带应该在脉动已经停止后剪断。

8. 胎盘的处理

(1) 产妇分娩后胎盘应当归产妇所有。

(2) 产妇放弃或者捐献胎盘的,由医疗机构按照医疗废物进行处置。

(3) 如果胎盘可能造成传染病传播的,医疗机构应告知产妇,胎盘由医疗机构按照医疗废物进行处置。

(4) 胎盘的流向应做记录。

四、清洁消毒

参见本章第三节。

五、监测

参见第三章第二节。

第八节　血液净化室

一、布局流程与设施设备

(一)布局流程

1. 血液净化室分为辅助区域和工作区域。辅助区域包括工作人员更衣室、办公室等。工作区域包括透析治疗区(分普通透析治疗区和隔离透析治疗区)、治疗室、水处理间、候诊区、接诊区、储存室、污物处理区。开展透析器复用的,还应当设置复用间。

2. 各区域应分区明确、标识清楚、洁污分开、流程合理。

(二)设施设备

1. 每个血液透析单元由一台血液透析机和一张透析床(椅)组成,使用面积≥3.2 m²,单元间距≥0.8 m。

2. 水处理间的使用面积不少于水处理机占地面积1.5倍。

3. 复用间有通风排气设施,排水能力充足;有紧急眼部冲洗水龙头或冲眼器;已处理的血液透析器存放在指定区域,与待处理的分开放置。

4. 治疗室和透析治疗区应通风良好,必要时配备空气净化消毒设备。

5. 三级医院至少配备10台血液透析机,其他医疗机构至少配备5台血液透析机。

6. 每个透析单元配备快速消毒剂。每4~6个透析单元应配备1套便捷有效的洗手设施。

二、人员管理

(一)医务人员

1. 人员配备

(1)至少有2名执业医师。20台血液透析机以上的医院,每增加10台血液透析机至少增加1名执业医师。

(2)每台血液透析机至少配备0.4名护士。

(3)至少有1名技师,该技师应当具备机械和电子学知识以及一定的医疗知识,熟悉血液透析机和水处理设备的性能结构、工作原理和维修技术。

2. 医师、护士和技师应具有3个月以上三级医院血液透析工作经历或培训经历。

3. 职业防护及职业暴露见第六章第一节。

(二)患者管理

1. 乙型肝炎病毒、丙型肝炎病毒、梅毒螺旋体及艾滋病病毒感染的患者在各自隔离透析治疗间或区进行专机透析,相互不能混用。

2. 当血源性传播病原体感染标志物初次检测阴性,再次检测呈阳性时,应立即报告医院感染管理部门。

3. 急诊患者专机透析,待血源性传播病原体感染标志物检测结果明确后再做相应安排。

4. 对有或疑有呼吸道传播疾病的患者应提供口罩,条件许可时单间隔离透析。

5. 对 HBV 易感患者应建议其接种乙型肝炎疫苗。

6. 应建立患者档案,在排班表、病历及相关文件中明确标识具有血源性传播疾病的患者。

三、清洁消毒管理

(一) 环境

1. 空气:治疗室、透析治疗区每日上、下午通风 1~2 次,每次不少于 30 分钟,必要时开启空气动态净化消毒设备。

2. 地面:每日用清水湿式擦拭,有血液、体液等污染时,应立即消毒,不同区域的清洁工具分开清洗、消毒、晾干。

3. 墙面、门窗:保持清洁干燥,定期清水擦洗,有血液、体液污染时应立即消毒,抹布分区使用。

(二) 物品

1. 透析单元:每位患者透析结束后,对其透析单元内所有物品表面进行擦拭消毒,床单、被套、枕套等物品一人一用一更换。

2. 护理站:桌面、电话、电脑键盘、鼠标等保持清洁,必要时使用消毒剂擦拭。

(三) 透析机

1. 透析机外部:每次透析结束后擦拭消毒,透析中有污染时随时擦拭消毒。

2. 透析机内部:透析中发生透析器破膜、传感器渗漏等情况时应消毒后继续使用;每次透析结束后应对机器内部管路进行消毒。

(四) 水处理系统

1. 每天对水处理系统进行维护和保养。

2. 水处理设备的滤砂、活性炭、树脂、反渗膜等需按照生产厂家要求或根据水质检测结果进行更换。

3. 做好维护保养及设备更换记录。

(五) 透析液

1. 配制室:相对独立,保持环境清洁,无污染源。

2. 浓缩液配制桶:每日用透析用水清洗 1 次;每周消毒 1 次,并用测试纸确认无残留消毒液,消毒时,在桶外悬挂"消毒中"警示牌。

3. 浓缩液配制桶滤芯:每周至少更换 1 次。

4. 容器:用透析用水冲洗干净,并标明更换日期,每周至少更换 1 次或消毒 1 次。

5. 透析液的保存时间:A 液配制后使用时间不超过 7 日,B 液应在配制后 24 小时内使用。

(六) 复用透析器

1. 复用设备功能:使血液透析器处于反超状态,能反复冲洗血室和透析液室;能完成性能及膜的完整性试验;确保血液透析器内的消毒液达到有效浓度。

2. 复用原则：必须有国家食品药品监督管理局颁发的注册证、生产许可证等，并明确标明为可复用的血液透析器；下机后必须及时处理；是否复用由主管医生决定，医疗单位对规范复用透析器行为负责；患者签署《透析器复用知情同意书》；通过血液传播传染病的患者其血液透析器不能复用，血液透析器复用只能用于同一患者。

3. 用水的要求：使用透析用水，且水质细菌学、内毒素检测达到国家规定要求。

4. 外观检查：① 外部无血迹和其他污物；② 外壳、血液和透析液端口无裂隙；③ 中空纤维表面未见发黑、凝血的纤维；④ 血液透析器纤维两端无血凝块；⑤ 血液和透析液的出入口加盖，无渗漏；⑥ 标签正确，字迹清晰。

5. 性能检测：① 血液透析器整体纤维容积（total cell volume，TCV）检测：复用后TCV应≥原有TCV的80%。② 透析膜完整性试验：每次复用前进行破膜试验[维持透析器血室33.25 kPa（250 mmHg）正压30秒，压力下降应<0.11 kPa/秒，对高通量膜，压力下降应<0.17 kPa/秒]。

6. 消毒：至少有3个血室容量的消毒剂经过血液透析器，并能维持原有浓度的90%以上，出入口和盖均应消毒。外壳使用低浓度消毒剂浸泡或清洗。常用的消毒剂：福尔马林、过氧乙酸、renalin。

7. 复用次数：根据TCV、膜的完整性试验和外观检查决定血液透析器可否复用，三项中有任一项不符合要求，则不能复用；采用半自动复用程序时，低通量

血液透析器不超过5次，高通量血液透析器不超过10次；采用自动复用程序，低通量血液透析器不超过10次，高通量血液透析器不超过20次。

8. 下次使用前检测：核对患者资料，包括姓名、性别、病案号、血液透析器型号、复用的日期和时间、复用次数、复用工作人员的签名或编号以及血液透析器功能和安全性测试结果；无结构损坏和堵塞，器端口封闭良好、充满消毒剂、无泄漏；存储时间在规定期限内；血液透析器外观正常。

四、监测

（一）透析用水

1. 反渗水和透析液细菌计数每月监测，不得超过100 cfu/ml，超过50 cfu/ml应干预。

2. 反渗水和透析液内毒素每季度监测，不得超过2 EU/ml，超过1 EU/ml应干预。

3. 反渗水电导度每天监测，不得超过10 μs/cm，超过5 μs/cm应干预。

4. 反渗水pH维持在5~7。

5. 反渗水每年至少检测1次化学污染物浓度。

6. 每周至少测一次软水硬度及游离氯浓度，钙和镁的浓度应分别<2 mg/L和4 mg/L，游离氯浓度<1×10^{-6}。

（二）残留消毒剂

1. 透析机消毒剂的残留量：甲醛<10×10^{-6}；过氧乙酸<1×10^{-6}；游离氯<0.5×10^{-6}。

2. 透析液配制容器：游离氯浓度<

1×10^{-6}。

3. 复用透析器残余消毒剂：福尔马林 $<5 \times 10^{-6}$（5 μg/L）、过氧乙酸 $<1 \times 10^{-6}$（1 μg/L）、renalin $<3 \times 10^{-6}$（3 μg/L）。

（三）血源性疾病

1. 初次透析或由其他透析中心转入的患者进行乙型肝炎病毒、丙型肝炎病毒、梅毒、艾滋病病毒感染的相关检查，每半年复查 1 次。已知 HBsAg（＋）、抗 HCV（＋）、抗-HIV（＋）患者无需定期检查。

2. 长期透析患者每月查 ALT（谷丙转氨酶），当存在不能解释的 ALT 异常升高时应进行 HBV-DNA 和 HCV-RNA 定量检测。

3. 透析过程中患者出现 HBV、HCV 感染标志物阳性时，应立即对密切接触者进行 HBV、HCV 感染标志物检测。

4. 对怀疑感染 HBV 或 HCV 但病毒感染标志物检测阴性者，应 1～3 个月后重复检测。

（四）环境卫生学

每季度对透析治疗区和治疗室进行环境卫生学监测，空气平均菌落数 $\leqslant 4.0$ cfu/皿（5 分钟），物表平均菌落数 $\leqslant 10.0$ cfu/cm^2。

（五）医院感染病例

中央导管相关血流感染监测参见第十一章第三节。

（六）热原反应监测

1. 常见原因：致热原主要是水处理系统中存在的革兰阴性杆菌内毒素及其碎片、肽聚糖和外毒素，内毒素不能通过透析膜，但是它的碎片可以通过透析膜引起患者发热、寒战等。

2. 使用复用透析器后出现的不明原因发热或寒战，应检测透析用水内毒素含量和复用透析器消毒剂残余量。

第九节　内　镜　室

一、布局流程与设施设备

（一）布局流程

分设单独的患者候诊室（区）、诊疗室、清洗消毒室、内镜贮藏室等。

1. 诊疗室

（1）诊疗室的每个诊疗单位应包括诊疗床 1 张、主机（含显示器）、吸引器、治疗车等。

（2）每个诊疗单位应至少配备一套便捷有效的洗手设施。

（3）每个诊疗单位的净使用面积不得少于 20 m^2。

（4）不同部位内镜的诊疗工作应分室进行，不能分室进行的，应分时间段进行。

2. 清洗消毒室：应通风良好，可安装排气罩、带有吸附剂的无管排气罩和每小时能换气 7～15 次的空气系统。

3. 内镜贮藏室：不同部位内镜的储镜柜应分开。

（二）设施设备

1. 基本清洗消毒设备：专用流动水消毒灭菌槽、负压吸引器、超声清洗器、高压水枪、干燥台及设备、计时器。

2. 不同部位内镜的清洗消毒工作的设备应分开。

3. 耗材：多酶清洗剂、润滑剂、内镜消毒剂、50 ml 注射器、各种刷子、纱布、棉棒等。

二、人员管理

（一）医务人员

1. 岗位培训：诊疗和清洗消毒人员均应具备内镜清洗消毒方面的知识，接受相关的医院感染管理知识培训，严格遵守有关规章制度。

2. 职业防护：清洗消毒内镜时，应穿戴必要的防护用品，包括工作服、防渗透隔离衣或围裙、口罩、护目镜或防护面罩、帽子、手套等。

（二）患者

检查前筛查血源性传播疾病不是必需的。

三、软式内镜清洗消毒

（一）预处理

1. 使用后立即用湿纱布擦去外表面污物，并反复送水送气 10 秒。

2. 取下内镜装好防水盖，送清洗消毒室。

（二）测漏

清洗消毒前应进行测漏试验。一般

情况下选用湿测；紧急情况下采用干测。

（三）水洗

1. 将内镜放入水洗槽在流动水下彻底冲洗，用纱布擦洗镜身及操作部。纱布一用一换。

2. 取下活检入口阀门、吸引器按钮和送气送水按钮，用清洁毛刷彻底刷洗活检孔道和导光软管的吸引器管道至少 3 次，刷洗时应两头见刷毛，并清洗刷头上的污物。清洗刷一用一消毒。取下的各类阀门、按钮用清水冲洗干净并擦干。

3. 安装全管道灌流器、管道插塞、防水帽和吸引器，用吸引器反复抽吸活检孔道。

4. 全管道灌流器接 50 ml 注射器，吸清水注入送气送水管道。

5. 用吸引器吸干活检孔道的水分并擦干镜身。

6. 内镜附件如活检钳、细胞刷、切开刀、导丝、碎石器、网篮、造影导管、异物钳等使用后，先放入清水中，用小刷刷洗钳瓣内面和关节处，清洗后并擦干。

（四）酶洗

1. 将擦干后的内镜置于酶洗槽中，用注射器抽吸含酶洗液 100 ml，冲洗送气送水管道，用吸引器将含酶洗液吸入活检孔道，浸泡 2～5 分钟，操作部用含酶洗液擦拭。含酶洗液一镜一换。

2. 擦干后的附件、各类按钮和阀门用含酶洗液浸泡，附件应在超声清洗器内清洗 5～10 分钟。

（五）清洗

含酶洗液浸泡后的内镜，用高压水枪

冲洗各管道,同时冲洗内镜的外表面,再用气枪向各管道冲气干燥,用干净布类擦干内镜的外表面。

(六) 消毒或灭菌

1. 采用消毒剂浸泡消毒或者灭菌时,应将清洗擦干后的内镜置于消毒槽并全部浸没消毒液中,各孔道用注射器灌满消毒液。

2. 非全浸式内镜的操作部,应用清水擦拭后再用 75% 乙醇擦拭消毒。

3. 需要消毒的内镜采用 2% 碱性戊二醛灭菌时,浸泡时间为:

(1) 胃镜、肠镜、十二指肠镜浸泡不少于 10 分钟。

(2) 支气管镜浸泡不少于 20 分钟。

(3) 结核杆菌、其他分枝杆菌等特殊感染患者使用后的内镜浸泡不少于 45 分钟。

4. 内镜附件应一用一灭菌。首选压力蒸汽灭菌方法,也可用环氧乙烷、过氧化氢等离子或过氧乙酸灭菌器。

5. 相关物品清洗后,弯盘、敷料缸等压力蒸汽灭菌;复用的口圈、注水瓶及连接管使用消毒剂浸泡消毒后,复用的口圈用流动水冲净;注水瓶及连接管用无菌水冲净,干燥备用。使用时注水瓶内应注入无菌水,每天更换。

6. 使用消毒机进行清洗消毒之前,应先按照(一)至(五)的要求对内镜进行清洗。

(七) 冲洗

1. 清洗消毒人员更换手套将消毒好的内镜取出,并用气枪或注射器吹出各管腔内的消毒液。

2. 将内镜置入冲洗槽,流动水下用纱布清洗内镜的外表面,反复抽吸清水冲洗各孔道。

3. 用化学消毒剂浸泡灭菌的内镜,使用前应用无菌水彻底冲洗。

(八) 干燥

擦干内镜外表面,吹干各孔道水分,支气管镜还需要用 75% 的乙醇或洁净压缩空气等方法进行干燥。

(九) 储存

1. 灭菌后的内镜及附件应按无菌物品储存。

2. 消毒后的内镜悬挂于镜柜或镜房内,弯角固定钮应置于自由位。

3. 储柜内表面光滑、无缝隙、便于清洁,每周擦拭清洁消毒 1~2 次。

(十) 其他

1. 吸引瓶、吸引管清洗后用消毒剂浸泡消毒,刷洗干净,干燥备用。

2. 清洗槽、酶洗槽、冲洗槽刷洗后用消毒剂擦拭。

3. 消毒槽在更换消毒剂时应彻底刷洗。

(十一) 清洗消毒记录

1. 记录项目:日期、患者姓名、使用内镜的编号、清洗时间(包括水洗、酶洗、清洗时间)、消毒时间(包括消毒和冲洗时间)以及操作人员姓名等。

2. 保存时间:不少于 3 年。

四、硬式内镜清洗消毒

(一) 预处理

1. 使用后立即用湿纱布擦去外表面污物,置于封闭、防渗漏的容器中由

CSSD 集中回收或送内镜清洗消毒室处理。

2. 特殊感染性疾病患者使用后的内镜应双层包装并注明感染性疾病名称,由 CSSD 单独回收或单独送内镜清洗消毒室特殊处理。

(二) 清洗

1. 用流动水彻底清洗并擦干。

2. 将擦干后的内镜置于多酶洗液中浸泡。

3. 内镜管腔应用高压水枪冲洗,可拆卸部分必须拆开清洗,并用超声清洗器清洗 5~10 分钟。

4. 器械的轴节部、弯曲部、管腔内用软毛刷彻底轻柔刷洗。

(三) 消毒或灭菌

1. 消毒的内镜可用煮沸消毒方法,水沸腾后计时 20 分钟。

2. 灭菌的内镜可用压力蒸汽、环氧乙烷和消毒剂浸泡等灭菌方法。连台手术应具有快速灭菌条件,否则一套内镜一天限做一台手术。

3. 用消毒剂进行消毒或灭菌时,器械的轴节应充分打开,管腔内应充分注入消毒液。常用消毒剂及作用时间见链接。

(四) 冲洗

1. 浸泡消毒的内镜应用流动水彻底冲洗。

2. 浸泡灭菌的内镜应用无菌水彻底冲洗。

(五) 干燥

消毒的内镜可用气枪等设备干燥,灭菌的内镜应用无菌巾擦干。

(六) 储存

1. 带包装的内镜及附件应按无菌物品储存。

2. 裸露灭菌的内镜及附件应储存于密闭无菌容器中,有效期不超过 4 小时。

3. 裸露消毒的内镜应储存于密闭消毒容器中,有效期不超过 1 周。

(七) 清洗消毒记录

1. 记录项目:日期、患者姓名、使用内镜的编号、清洗时间(包括水洗、酶洗、清洗时间)、消毒时间(包括消毒和冲洗时间)以及操作人员姓名等。

2. 保存时间:不少于 3 年。

五、清洗消毒灭菌效果监测

(一) 清洗效果监测

参见第二章第一节。

(二) 消毒效果监测

1. 消毒内镜应每季度进行生物学监测。

2. 监测数量:内镜数量≤5 条的,每次全部监测;>5 条的,每次监测数量不低于 5 条。

3. 监测方法:用无菌注射器抽取 50 ml 含相应中和剂的洗脱液,从活检口注入,冲洗内镜管路,并全量收集送检。菌落总数应≤20 cfu/件,不得检出致病菌。

(三) 消毒剂浓度记录

每日使用前监测消毒剂的浓度并记录。

第十节　静脉配制中心

一、布局与流程

(一)建筑设计

1. 地点：禁止设置于地下室或半地下室。

2. 洁净区室内设计要求。

(1) 顶棚、墙面、地面交界处呈弧形，便于清洁和消毒，不设地漏。

(2) 设有防尘、防鼠、防昆虫设施。

3. 洁净区采风口：周围 30 m 内无污染环境，离地面高度不低于 3 m。

(二)功能布局

1. 分区：洁净区和辅助区，不同区域之间的人流和物流出入不能交叉。

(1) 洁净区：一次更衣、二次更衣及调配操作间。

(2) 辅助区：药品与物料储存、审方打印、摆药准备、成品核查、包装和普通更衣等。

2. 各区空气洁净要求

(1) 一次更衣室、洗衣洁具间为十万级。

(2) 二次更衣室、加药混合调配操作间为万级。

(3) 生物安全柜为百级。

(4) 营养药品调配间，配备百级水平层流洁净台。

(5) 静脉用药调配的洁净区和二次更衣室之间应当呈 5~10 Pa 负压差。

(6) 排风口处于采风口下风方向，距离不得小于 3 m。

二、人员管理

1. 每年一次体检，建立健康档案。

2. 患有传染病或精神病人员，调离工作岗位。

3. 入洁净区

(1) 一更：换下普通工作服和工作鞋，清洁手，穿指定服装，戴帽子、口罩。

(2) 二更：换洁净区专用鞋、洁净隔离服，手消毒，戴一次性手套。

4. 出洁净区

(1) 临时外出：在"二更"脱下洁净隔离服及帽子、口罩整齐放置，一次性手套丢入污物桶内；在"一更"更换工作服和工作鞋。

(2) 当日调配结束时，洁净区专用鞋、洁净隔离服进行常规消毒；一次性口罩、手套丢入污物桶。

5. 严格控制进入洁净区的人员数量。

三、清洁与消毒

(一)非洁净区

物体表面、地面应每天工作结束后清水擦拭，每周消毒 1 次。

(二)万级洁净区

1. 物体表面：每天调配结束后，先用

清水擦拭,待干后再用 75% 乙醇擦拭消毒。

2. 地面:每天调配工作结束后,地面应当清洁、消毒(500 mg/L 含氯消毒剂)。

3. 墙壁、顶棚:每月进行一次清洁、消毒。

(三) 生物安全柜

1. 每天提前半小时启动生物柜循环风机和紫外线灯,30 分钟后关闭紫外线灯,用 75% 的乙醇擦拭工作区域的顶部、两侧及台面,顺序从上到下,从里向外。

2. 在调配过程中,每完成一分成品输液调配后,清理操作台上废弃物,并用清水擦拭。

3. 每天操作结束后,先用清水擦拭,再用 75% 乙醇擦拭消毒。

4. 每天操作结束后打开回风槽道外盖,先用蒸馏水清洁回风槽道,再用 75% 乙醇擦拭消毒。

(四) 水平层流洁净台

1. 每天操作开始前,启动水平层流台循环风机和紫外线灯,30 分钟后关闭紫外线灯,用 75% 乙醇擦拭顶部、两侧及台面,顺序为从上到下,从里向外。

2. 调配过程中,每完成一分成品输液调配后,清理操作台上废弃物,并用清水擦拭。

3. 每天调配结束后,彻底清场,先用清水擦拭,再用 75% 乙醇擦拭消毒。

四、监测

1. 空气监测参见第三章第二节。

2. 紫外线灯管强度采用试纸法或者仪器法进行监测。

3. 洁净操作台、生物安全柜台面细菌监测参见第三章第二节。

第十一节　消毒供应中心

一、布局与流程

(一) 建筑要求

1. 接近手术室、产房和临床科室,不宜建在地下室或半地下室。

2. 周围环境应清洁、无污染源,区域相对独立;内部通风、采光良好。

(二) 建筑布局

分为辅助区和工作区。

1. 辅助区:更衣室、值班室、办公室、休息室、卫生间等。

2. 工作区:去污区、检查包装灭菌区、无菌物品存放区。

3. 各区建筑比例参考:去污区占 CSSD 总面积的 30%～35%;检查包装灭菌区占 35%～40%;无菌物品存放区占 20%～22%;生活辅助区占 15%～20%。

(三) 流程

1. 物品由污到洁,不交叉,不逆流。

2. 气流由洁到污;去污区保持相对负压,检查包装及灭菌区保持相对正压。

(四)工作区域设计要求

1. 三区之间设实际屏障。

2. 各功能区设计

(1)去污区：污物入口、缓冲间、清洁物品传递窗、洗手设施、污车清洗存放间。

(2)检查包装及灭菌区：清洁物品入口、包装区域、敷料间、缓冲间。

(3)无菌物品存放区：储存间、发放区、一次性无菌物品库、下送车存放间。

二、设备、设施和耗材

(一)设备、设施要求

1. 去污区：污物回收器具、分类台、手工清洗池、压力水枪、压力气枪、超声清洗装置、干燥设备、清洗用品、机械清洗消毒设备。

2. 检查、包装区：带光源放大镜的器械检查台、包装台、器械柜、敷料柜、包装材料切割机、医用热封机及清洁物品装载设备等。

3. 灭菌区：灭菌器及无菌物品装、卸载设备。

4. 储存、发放设施：无菌物品存放设施及运送器具。

(二)耗材

1. 清洁剂

(1)清洁剂种类：碱性清洁剂：pH≥7.5；中性清洁剂：pH6.5～7.5；酸性清洁剂：pH≤6.5；酶清洁剂。

(2)清洁剂的选择：器械被血液、蛋白质等污染首选含酶清洁剂；器械被有机物污染较重时，可选用碱性清洁剂；器械被无机物污染时，应选用弱酸性清洁剂。

2. 润滑剂：应为水溶性，与人体组织有较好的相容性。不破坏金属材料的透气性、机械性及其他性能。

3. 包装材料

(1)种类：硬质容器、一次性医用皱纹纸、纸塑袋、纸袋、纺织品、无纺布。

(2)纺织品包装材料质量管理：为非漂白织物，无褪色，包布除四边外不应有缝线，不应缝补；初次使用前应高温洗涤，脱脂去浆、去色处理；一用一清洗、无污渍、透光检查无破损，关注使用次数，必要时记录使用次数。

(3)其他包装材料：一次性包装材料不可重复使用；开放性储槽或器械盒不应用于无菌物品的包装。

(三)水

1. 洗涤用水：应有冷热自来水、软水、纯化水或蒸馏水供应。

2. 灭菌蒸汽用水：应为软水或纯化水。

三、人员管理

(一)岗位要求

1. 具备各类诊疗器械、器具和物品的清洗、消毒、灭菌的知识与技能。

2. 掌握相关清洗、消毒、灭菌设备的操作规程。

3. 掌握职业安全防护原则和方法。

4. 掌握医院感染预防与控制知识。

(二)人员防护

1. 病房污染物回收：圆帽、口罩、手套。

2. 去污区操作：圆帽、口罩、防水围裙(或隔离衣)、专用鞋、手套、护目镜。

3. 检查、包装、灭菌区

（1）器械检查、包装：圆帽、口罩、专用鞋、手套。

（2）灭菌物品装载：圆帽、专用鞋。

（3）无菌物品装载：圆帽、专用鞋、防烫手套。

4.无菌物品存放区：圆帽、专用鞋。

四、清洁与消毒

（一）物品管理

1.污染物品的处理

（1）污染物品必须先彻底清洗，在清洗的基础上消毒或灭菌。

（2）回收物品未及时处理的应置于密闭容器中，暂存在去污区。

（3）物品达到清洁标准后，方可进入清洁区。

2.待包装清洁物品的处理

（1）所有待包装物品必须确认清洁质量达到要求。

（2）不能或不需要及时灭菌的器械，应置于清洁干燥的环境，避免微生物生长繁殖。

3.灭菌后物品的管理

（1）灭菌后的物品置于无菌物品存放间，湿度控制在60％以下。

（2）无菌物品应放在开放式货架上，标识清楚，按日期先后顺序分类放置。

（3）临床科室无菌物品的管理要求：无菌物品必须存放于专用器械柜，按失效期先后顺序排列，接触无菌物品前洗手，避免对外包装的污染。

（二）工作区域的消毒隔离

1.去污区

（1）去污区缓冲间：污染防护服和清洁物品应分开放置，污染的防护服每天清洗、消毒。

（2）接收区：是污物回收车及污染物品的物流通道，清洁物品、工作人员不得由此通过，物品不得逆行，出入关门。

（3）分类台：工作人员每次接收分类处置后，用消毒液对台面进行消毒，洗手及更换手套，每天下班前对分类台彻底清洁和消毒。

（4）清洗区：保持在水面下操作，使用超声清洗时必须加盖。

（5）清洗设施：保持机器表面清洁，清洗池、高压水枪、清洗毛刷及清洁布等每天进行消毒，干燥放置。

（6）洗车间：回收车和回收箱每天在洗车间内进行彻底清洁。

2.检查包装及灭菌区

（1）缓冲间：缓冲间的门应安装自动闭门器。

（2）包装台：每天工作前后认真清洁，保持清洁无尘，无棉絮纤维等杂质。

（3）敷料间：应独立设置，门窗保持常闭状态。

3.无菌物品存放区

（1）杜绝不合格无菌物品进入无菌物品存放区或发放到临床。

（2）无菌物品掉地上或放置不洁之处视为污染，需重新灭菌处理。

（3）无菌物品放置距地面20 cm，距天花板50 cm，距墙壁＞5 cm。

（4）室内保持干燥及恒温，温度24～26 ℃。

（5）空调通风口初效滤网每周清洗，无菌物品存放柜、地面每天擦拭，卫生工具单独使用。

五、监测

(一) 清洗质量监测

1. 器械、器具和物品

(1) 合格标准：器械表面及其关节、齿牙光洁,无血渍、污渍、水垢等残留物质和锈斑。

(2) 日常监测：在检查包装时进行,应目测和(或)借助带光源放大镜检查。

(3) 定期抽查：每月随机抽查 3～5 个待灭菌包内全部物品,记录监测结果。

2. 清洗消毒器

(1) 日常监测：每批次监测物理参数及运转情况,并记录。

(2) 定期监测：每年采用清洗效果测试指示物进行监测。

(3) 监测方法：遵循生产厂家的使用说明或指导手册。

(二) 消毒质量监测

湿热消毒

(1) 每次记录消毒的温度与时间或 A0 值。

(2) 化学消毒时,定期监测消毒剂的浓度、消毒时间并记录。

(3) 消毒效果监测：消毒后直接使用的物品每季监测,每次抽检 3～5 件有代表性的物品。

(三) 灭菌质量监测

1. 通用要求

(1) 对灭菌质量采用物理监测法、化学监测法和生物监测法。

(2) 物理监测不合格的灭菌物品不得发放。

(3) 包外化学监测不合格的灭菌物品不得发放,包内化学监测不合格的灭菌物品不得使用。

(4) 生物监测不合格时,应尽快召回上次生物监测合格以来所有尚未使用的灭菌物品,重新处理;并应分析不合格的原因,改进后,生物监测连续三次合格后方可使用。

(5) 灭菌植入型器械应每批次进行生物监测。生物监测合格后,方可发放。

(6) 按照灭菌装载物品的种类,选择具有代表性的 PCD 进行灭菌效果的监测。

2. 压力蒸汽灭菌监测

(1) 物理监测

1) 频率：每次进行。

2) 方法：连续监测并记录灭菌时的温度、压力和时间等灭菌参数。

(2) 化学监测

1) B–D 试验

● 监测目的：监测腔体真空水平,检查是否漏气。

● 监测频率：每天灭菌前空炉进行。

● 方法：将 B–D 包放置于灭菌室底层排气口上方,再启动试验程序。

● 结果判定：B–D 试验纸变色均匀一致为合格。

2) 包外化学指示监测：包括化学指示胶带、化学指示块。

● 监测目的：指示和说明物品是否经过灭菌处理。

● 监测频率：每包监测。

● 结果判定：指示区变为均匀一致的颜色为合格,反之不合格要查找原因。

3）包内化学指示物监测

• 监测目的：对应参数是否达到要求。

• 监测方法：置于最难灭菌部位，不要与金属器械直接接触。

• 结果判定：指示区显示均匀一致的颜色，与对照区域一致，视为合格。

4）第五类包内化学指示物监测

• 监测目的：对应参数是否达到要求。

• 监测方法：因其不受冷凝水影响、无受压影响，一般放置于手术包、金属包、高度危险器械、植入物灭菌等。

• 结果判定：染料块爬行进入指示区内则灭菌合格。

（3）生物监测

1）监测频率：每周一次，灭菌植入物则每炉一次。

2）监测方法：将嗜热脂肪杆菌芽胞菌片制成标准生物测试包或生物PCD，置于灭菌器排气口的上方或生产厂家建议的灭菌器内最难灭菌的部位，并设阳性对照和阴性对照。

具体监测方法：将生物指示物置于标准试验包的中心部位，经一个灭菌周期后，无菌取出标准试验包的指示菌片，投入溴甲酚紫葡萄糖蛋白胨水培养基中，经56±1℃培养7日（自含式生物指示物按产品说明书执行），观察培养结果。

结果判定：阳性对照组培养阳性，阴性对照组培养阴性，试验组培养阴性，判定为灭菌合格。阳性对照组培养阳性，阴性对照组培养阴性，试验组培养阳性，则灭菌不合格；同时应进一步

鉴定试验组阳性的细菌是否为指示菌或是污染所致。

3）紧急情况灭菌植入型器械时，可在生物PCD中加入5类化学指示物。5类化学指示物合格可作为提前放行的标志，生物监测的结果应及时通报使用部门。

4）小型压力蒸汽灭菌器生物测试包或生物PCD，置于灭菌器最难灭菌的部位，且灭菌器应处于满载状态。生物测试包或生物PCD应侧放，体积大时可平放。

5）采用快速压力蒸汽灭菌程序灭菌时，应直接将一支生物指示物置于空载的灭菌器内，经一个灭菌周期后取出，规定条件下培养，观察结果。

3. 环氧乙烷灭菌

（1）物理监测法：每次灭菌应连续监测并记录灭菌时的温度、压力和时间等灭菌参数。

（2）化学监测法：每个灭菌物品包外应使用包外化学指示物，作为灭菌过程的标志，每包内最难灭菌位置放置包内化学指示物，通过观察其颜色变化，判定其是否达到灭菌合格要求。

（3）生物监测

1）监测频率：每灭菌批次应进行生物监测。

2）监测方法：用枯草杆菌黑色变种芽胞置于常规生物测试包内，放在灭菌器最难灭菌的部位，灭菌周期完成后立即将生物指示物从被灭菌物品中取出，36±1℃培养7日（自含式生物指示物应遵循产品说明），观察培养基颜色变化。同时设阳性对照和阴性对照。

3)结果判定:阳性对照组培养阳性,阴性对照组培养阴性,试验组培养阴性,判定为灭菌合格。阳性对照组培养阳性,阴性对照组培养阴性,试验组培养阳性,则灭菌不合格;同时应进一步鉴定试验组阳性的细菌是否为指示菌或是污染所致。

4. 过氧化氢等离子灭菌

(1)物理监测法:每次灭菌应连续监测并记录每个灭菌周期的临界参数如舱内压、温度、过氧化氢的浓度、电源输入和灭菌时间等灭菌参数。

(2)化学监测法:每个灭菌物品包外应使用包外化学指示物,作为灭菌过程的标志;每包内最难灭菌位置放置包内化学指示物,通过观察其颜色变化,判定其是否达到灭菌合格要求。

(3)生物监测法:应每天至少进行一次灭菌循环的生物监测,推荐使用嗜热脂肪杆菌芽胞。

5. 低温甲醛蒸汽灭菌的监测

(1)物理监测法:每灭菌批次应进行物理监测。详细记录灭菌过程的参数,包括灭菌温度、湿度、压力与时间。灭菌参数符合灭菌器的使用说明或操作手册的要求。

(2)化学监测法:每个灭菌物品包外应使用包外化学指示物作为灭菌过程的标志;每包内最难灭菌位置放置包内化学指示物,通过观察其颜色变化,判定其是否达到灭菌合格要求。

(3)生物监测法:取决于灭菌物品的放行方式,如果采用参数放行,不需要生物监测,但需要增加监测 EN14180:2003 中 6.2 要求的残留量物理参数。当使用非参数放行时,每一灭菌周期做生物监测,并且需要等所有生物监测结果合格后才能放行。

第十二节　膳　食　部

一、人员管理

1. 工作人员应每年一次体检,办理健康证。

2. 建立工作人员健康档案。

3. 患有消化道传染病、活动性肺结核及其他有碍食品卫生疾病的,不得从事接触直接入口食品的工作,应暂时或永久调离。

4. 有发热、腹泻、皮肤伤口或感染、咽部炎症等有碍食品卫生病症的,应立即脱离工作岗位,待查明原因、排除有碍食品卫生的病症或治愈后,方可重新上岗。

5. 参加从业人员卫生知识培训,合格后方能上岗。

6. 保持良好个人卫生,工作时应穿戴清洁的工作服、工作帽,戴口罩,头发不得外露。

7. 工作中保持手部清洁,不得留长

指甲、涂指甲油、佩戴饰物。

8. 个人衣物及私人物品不得带入食品处理区。

9. 配餐员不得用手直接接触患者的订餐单。

二、食品卫生要求

1. 采购时应索取购货凭据，并记录，便于溯源；批量采购食品时，还应索取食品卫生许可证、检验（检疫）合格证明等。

2. 入库前应进行验收，出入库时应登记，作好记录。

3. 食品运输工具保持清洁。

4. 食品储存卫生要求

（1）储存食品的场所、设备保持清洁，无霉斑、鼠迹、苍蝇、蟑螂，不得存放有毒、有害物品（如：杀鼠剂、杀虫剂、洗涤剂、消毒剂等）及个人生活用品。

（2）食品应当分类、分架存放，距离墙壁、地面均在 10 cm 以上，并定期检查，使用应遵循先进先出的原则，变质和过期食品应及时清除。

（3）食品冷藏、冷冻贮藏的温度应分别符合冷藏和冷冻的温度范围要求。

5. 加工及切配卫生要求

（1）有腐败变质迹象或者其他感官性状异常的食品原料，不得加工使用。

（2）各种食品原料在使用前应洗净，动物性食品、植物性食品应分池清洗，水产品宜在专用水池清洗，禽蛋在使用前应对外壳进行清洗。

（3）易腐食品应尽量缩短在常温下的存放时间，加工后应及时使用或冷藏。

（4）切配好的半成品应避免污染，与原料分开存放，并应根据性质分类存放。

（5）切配好的食品应按照加工操作规程，在规定时间内使用。

（6）已盛装食品的容器不得直接置于地上，以防止食品污染。

（7）生熟食品的加工工具及容器选用不同款式以区分使用。

6. 烹调加工卫生要求

（1）腐败变质或者其他感官性状异常的，不得进行烹调加工。

（2）不得将回收后的食品（包括辅料）经烹调加工后再次供应。

（3）需要熟制加工的食品应当烧熟煮透，其加工时食品中心温度应不低于 70 ℃。

（4）加工后的成品应与半成品、原料分开存放。

（5）需要冷藏的熟制品，应尽快冷却后再冷藏。

7. 备餐及供餐卫生要求

（1）操作前应洗手。

（2）操作人员应认真检查待供应食品，发现有感官性状异常的，不得供应。

（3）操作时要避免食品受到污染。

（4）菜肴分配、造型、整理的用具应经过消毒。

（5）用于菜肴装饰的原料使用前应清洗干净，不得反复使用。

（6）在烹饪后至食用前需要较长时间（超过 2 小时）存放的食品，应当在高于 60 ℃ 或低于 10 ℃ 的条件下存放。

三、环境卫生管理要求

1. 生产加工经营场所内环境（包括

地面、排水沟、墙壁、天花板、门窗,防蝇、防鼠、洗涤设施等)应保持清洁和良好状况。

2. 餐厅内桌、椅、台等应保持清洁。

3. 废弃物至少应每日清除 1~2 次,清除后的容器应及时清洗,必要时进行消毒。

4. 废弃物放置场所不得有不良气味或有害气体溢出,应防止有害昆虫的孳生,防止污染食品、食品接触面、水源及地面。

5. 应定期进行除虫灭害工作,防止害虫孳生。除虫灭害工作不能在食品加工操作时进行,实施时对各种食品应有保护措施。

6. 使用杀虫剂进行除虫灭害,应由专人按照规定的使用方法进行;使用时不得污染食品、食品接触面及包装材料,使用后应将所有设备、工具及容器彻底清洗。

7. 如发现有害动物存在,应追查和杜绝其来源。处理方法应以不污染食品、食品接触面及包装材料为原则。

四、清洗消毒卫生管理

1. 应制定食品加工设备及工具清洗和消毒制度。

2. 使用的洗涤剂、消毒剂外观无杂质、无异味,液体产品不分层,无悬浮或沉淀,颗粒及粉状产品不结块。

3. 餐具、炊具的清洁、消毒

(1) 餐具选用原则:疑似和确诊传染病患者选用一次性餐具;普通患者或家属使用可循环消毒的餐具,用后统一收集、处理。

(2) 餐具消毒方法:餐具彻底清洗再消毒;消毒方式:红外线消毒碗柜、蒸汽、煮沸及含氯消毒剂浸泡消毒。

(3) 消毒餐具的卫生标准:清洁、干爽、无油腻、无油垢、无水渍、无异味、无洗消剂的味道、无不溶性附着物。

(4) 刀架、食品机械设备、砧板使用热水(至少 90 ℃)冲洗 1 分钟;不锈钢容器使用含氯消毒剂 250 mg/L 擦拭,作用时间 30 分钟后,清水冲洗干净,或采用开水浸泡的方法;其他用具如刀、铲、勺等炊具使用煮沸消毒。

(5) 配餐用具使用后应及时洗净,定位存放,保持清洁。

(6) 不得重复使用一次性餐具。

(7) 用于食品加工操作的设备及工具不得用作与食品加工无关的用途。

4. 排水沟、地面、台面、水池消毒方法参见第二章第五节。

5. 监测方法:纸片法采样与检验。

(1) 用物:食(饮)具消毒采用专用的大肠菌群快速检验纸片。采样方法:随机抽取消毒后准备使用的各类食具(碗、盘、杯等),每次采样 6~10 件,每件贴纸片两张,每张纸片面积 25 cm²(5 cm×5 cm),用无菌生理盐水湿润大肠菌群检测用纸片后,立即贴于食具内侧表面 30 秒后取下,置于无菌塑料袋内。筷子以 5 只为一件样品,用毛细吸管吸取无菌生理盐水湿润纸片后,立即将筷子进口端(约 5 cm)抹试纸片,每件样品抹拭两张,放入无菌塑料袋内。

(2) 结果判定:将已采样的纸片置

37 ℃培养 16～18 小时,若纸片保持紫蓝色不变为大肠菌群阴性,纸片变黄并在黄色背景上呈现红色斑点或片状红晕为阳性。

参考文献

［1］中华人民共和国卫生部. 重症医学科建设与管理指南(试行)［S/OL］.(2009 - 02 - 25)［2013 - 03 - 06］http://www. gov. cn/gzdt/2009 - 02/25/content_1242789. htm.

［2］Mussi-Pinhata MM，Nascimento SD. Neonatal nosocomial infections［J］. J Pediatr（Rio J），2001，77（S1）：S81 - S96.

［3］Salamati P，Rahbarimanesh AA，Yunesian M，et al. Neonatal Nosocomial Infections In Bahrami Children Hospital［J］. Indian Journal of Pediatrics，2006，73：25 - 28.

［4］Dudeck MA，Horan TC，Peterson KD，et al. National Healthcare Safety Network (NHSN) Report，data summary for 2010，device-associated module［J］. Am J Infect Control，2011，39(10)：798 - 816.

［5］Gastmeier P，Loui A，Stamm-Balderjahn S，et al. Outbreaks in neonatal intensive care units—They are not like others［J］，Am J Infect Control，2007，35(3)：172 - 176.

［6］中华人民共和国卫生部. 新生儿病室建设与管理指南［S/OL］.(2009 - 12 - 25)［2013 - 03 - 06］http：//www. gov. cn/gzdt/2010 - 01/13/content_1509150. htm.

［7］Lynne Sehulster，Raymond YW. Guidelines for Environmental Infection Control in Health-Care Facilities. Recommendations of CDC and the Healthcare Infection Control Practices Advisory Committee（HICPAC）［S/OL］.［2013 - 03 - 06］http://www. cdc. gov/mmwr/preview/mmwrhtml/rr5210a1. htm.

［8］中华人民共和国建设部. GB50333 - 2002 医院洁净手术部建筑技术规范［S/OL］.(2002 - 11 - 26)［2013 - 03 - 06］http://www. med66. com/html/2005/1/ma365171356171150023162. html.

［9］中华人民共和国卫生部. 医院手术部(室)管理规范(试行)［S/OL］.(2009 - 9 - 18)［2013 - 03 - 06］http://www. cnki. com. cn/Article/CJFDTotal-WSGB200911012. htm.

［10］Allo MD，Tedesco M. Operating room management：operative suite considerations，infection control［J］. SurgClin North Am，2005，85(6)：1291 - 1297.

［11］Mangram AJ，Horan TC，Pearson ML，et al. Guideline for prevention of surgical site infection［J］. A m J Infect Control，1999，27(2)：97 - 132.

［12］Leaper D，Burman-Roy S，Palanca A，et al. Prevention and treatment of surgical site infection：summary of NICE guidance.［J］. BMJ，2008. 337：1924.

［13］Infection Control Guidelines Steering Committee. Infection control guidelines for the prevention of transmission of infectious diseases in the health care setting［S/OL］.［2013 - 03 - 06］http://www. health. gov. au/internet/main/publishing. nsf/Content/icg-guidelines-index. htm-historical.

［14］Vancouver island health authority（VIHA）. Infection Prevention and Control Manual［S/OL］.(2012 - 12)［2013 - 03 - 06］http://www. freeownersmanualpdf. net/ebook/ 2012 infection prevention and control manual. pdf.

［15］Braswell ML, Spruce L. Implementing AORN recommended practices for surgical attire ［J］. AORN J, 2012, 95(1)：122 - 37.

［16］CDC and the Healthcare Infection Control Practices Advisory Committee (HICPAC). Guidelines for environmental infection control in health-care facilities［J］. MMWR Recomm Rep, 2003, 52(RR - 10)：1 - 42.

［17］Association of Perioperative Registered Nurses. Recommended practices for environmental cleaning in the surgical practice setting ［J］. AORN J, 2002, 76(6)：1071 - 1076.

［18］北京市质量技术监督局. DB11/408 - 2007 医院洁净手术部污染控制规范［S/OL］. (2007 - 01 - 11)［2013 - 03 - 06］http：//www. docin. com/p - 210595720. html.

［19］中华人民共和国卫生部. WS/T 368 - 2012 医院空气净化管理规范［S/OL］. (2012 - 04 - 05)［2013 - 03 - 06］http：//www. moh. gov. cn/zwgkzt/s9495/201204/54511. shtml.

［20］Pederson ED, Stone ME, Ragain JC, et al. Waterline biofillm and the dental treatment facility：a review ［J］. Gen Dent, 2002, 50(2)：190 - 195, 196 - 197.

［21］Roberts HW, KarpayRI, Mills SE. Dental unit waterline antimicrobial agents' effect on dentin bond strength ［J］. J Am Dent Assoc, 2000, 131(2)：179 - 183.

［22］Kumar S, AtrayD, Paiwal D, et al. Dental unit waterlines：source of contamination and cross-infection ［J］. J Hosp Infect, 2010, 74(2)：99 - 111.

［23］Mehta R. Infection control in delivery care units, Gujarat state, India：a needs assessment ［J］. BMC Pregnancy Childbirth, 2011, 11：37.

［24］The members of the Infection Control Guidelines Steering Committee. Infection control guidelines for the prevention of transmission of infectious diseases in the health care setting.

［25］中华人民共和国卫生部. 医疗机构血液净化室管理规范［S/OL］. (2010 - 03 - 23)［2013 - 03 - 06］http：//www. gov. cn/gzdt/2010 - 03/24/content_1563500. htm.

［26］中华人民共和国卫生部. 血液净化标准操作规程［S/OL］. (2010 - 01 - 25)［2013 - 03 - 06］http：//www. gov. cn/gzdt/2010 - 02/02/content_1526491. htm

［27］中华人民共和国卫生部. 临床输血技术规范［S/OL］. (2000 - 06 - 01)［2013 - 03 - 06］http：//baike. baidu. com/view/1484789. htm.

［28］陈秀强. 血液透析用水及透析液质量监测现状分析［J］. 中国血液净化, 2011, 10(7)：403 - 406.

［29］中华人民共和国医药行业标准. YY0572—2005. 血液透析和相关治疗用水［S/OL］. (2005 - 07 - 18)［2013 - 03 - 06］http：//www. docin. com/p - 56371567. html.

［30］中华人民共和国行业卫生标准. WS/T368—2012 医院空气净化管理规范［S/OL］. (2012 - 04 - 05)［2013 - 03 - 06］http：//www. moh. gov. cn/zwgkzt/s9495/201204/54511. shtml.

［31］任南, 冯丽, 文细毛, 等. 实用医院感染监测方法学［M］. 第 2 版. 湖南：科学技术出版社, 2012：245 - 247.

［32］中华人民共和国卫生部. 内镜清洗消毒技术规范［S/OL］. (2004 - 04 - 01)［2013 - 03 - 06］http：//wenku. baidu. com/view/a63055573c1ec5da50e2703e. html.

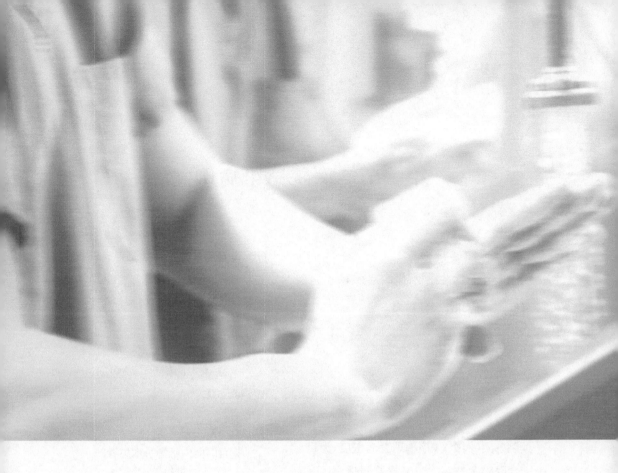

第十一章

医院感染监测

第一节　医院感染病例监测

一、综合性监测

(一) 日医院感染(例次)发病率

日医院感染(例次)发病率＝

$$\frac{观察期间内医院感染新发病例(例次)数}{同期住院患者住院日总数}$$

$\times 100\%$

点评：前瞻性研究对危险因素研究关联强度效率要高于病例对照研究。日医院感染(例次)发病率即发病密度,为目前全院综合性监测中常用监测指标。常用于前瞻性研究,旨在对不同危险因素的发病率进行调查,以了解危险因素的相对危险度(RR),为医院感染预防与控制寻找靶点。我国卫生部 2009 年颁布的《医院感染监测规范》中要求:"新建或未开展过医院感染监测的医院,应先开展全院综合性监测,监测时间应不少于 2 年。"

(二) 医院感染调查

医院感染现患率调查＝

$$\frac{同期存在的新旧医院感染例(次)人数}{观察期间实际调查的住院患者人数}$$

$\times 100\%$

点评：据报道,我国 2001 和 2003 年医院感染现患率调查现患率分别为 4.77%和 5.22%;欧洲为 7.10%～8.90%。现患率调查可用于大规模的医院感染监控调查,也可用于医院感染的长期流行趋势分析。还可用来校正日常感染病例报告率。卫生部在 2009 年在《医院感染监测规范》里要求：医院感染患病率调查应每年至少开展一次。

二、目标性监测

(一) 手术部位感染发病率(incidence rate of SSI)

手术部位感染发病率＝

$$\frac{\begin{array}{c}指定时间内某种手术患者的\\手术部位感染数\end{array}}{指定时间内某种手术患者数}\times 100\%$$

点评：根据美国 CDC/NHSN 2006～2008 年的监测数据,SSI 总体发病率为 1.97%,而 2010～2011 年英国 NHS 监测报道的 SSI 总体发病率为 1.44%,欧洲 HELICS 2004 年报道的 SSI 发病率为 2.94%。而在中低收入国家,感染率相对较高,如越南、坦桑尼亚、塞尔维亚的贝尔格莱德等地报道 SSI 发病率分别为 13%、22%和 23%。

(二) 不同危险指数手术部位感染发病率

某危险指数手术感染发病率＝

$$\frac{\begin{array}{c}指定手术该危险指数患者的\\手术部位感染数\end{array}}{指定手术某危险数患者的手术数}\times 100\%$$

点评：SSI 发病率(incidence rate)或

者发病密度(incidence density)也常根据不同危险因素,如手术类型、感染部位、ASA评分等进行分层分析。

(三) 外科医师感染发病专率

1. 外科医师感染发病专率:

某外科医师感染发病专率=

$$\frac{该医师在该时期的手术部位感染病例数}{某医师在某时期进行的手术病例数}$$

$$\times 100\%$$

2. 不同危险指数等级的外科医师感染发病专率:

某医师不同危险指数感染发病专率=

$$\frac{\begin{array}{c}该医师不同危险指数等级患者的\\手术部位感染例数\end{array}}{某医师不同危险指数等级患者手术例数}$$

$$\times 100\%$$

3. 平均危险指数:

平均危险指数 =

$$\frac{\sum(危险指数等级 \times 手术例数)}{手术例数总和}$$

4. 医师校正感染发病专率:

医师校正感染发病专率=

$$\frac{某医师的感染专率}{某医师的平均危险指数等级}$$

(四) ICU 医院感染监测

1. 病例感染发病率和患者日感发病率:

病例(例次)感染发病率=

$$\frac{感染患者(例次)数}{处在危险中的患者数} \times 100\%$$

患者(例次)日感染发病率=

$$\frac{感染患者(例次)数}{患者总住院日数} \times 100\%$$

2. 器械相关感染发病率(device associated infections,DIs)

(1) 泌尿道插管相关感染发病率(catheter associated urinary tract infection,CAUTI):

泌尿道插管相关泌尿道感染发病率=

$$\frac{尿道插管患者中泌尿道感染人数}{患者尿道插管总日数}$$

$$\times 1\ 000‰$$

点评:2010 年美国 CDC/NHSN 监测数据显示,ICU 中 CA-UTI 的发病率合并均数在 0~4.7‰之间。WHO 报道成人 ICU 患者累计 CR-UTI 发病密度:NHSN (2006 ~ 2008) 3.46‰,KISS (2004~2008)2.04‰,系统评价/高收入国家(1995~2010)4.15‰,INICC/25 个发展中国家(2003~2008)6.13‰,系统评价/包括中国在内的中、低收入国家(1995~2010)8.85‰。

(2) 导管相关血流感染(central line-associated bloodstream infections,CLABSI)发病率:

血管导管相关血流感染发病率=

$$\frac{中心静脉插管患者中血流感染人数}{患者中心静脉插管总日数}$$

$$\times 1\ 000‰$$

点评:WHO 报道成人 ICU 患者累计导管相关血流感染发病密度:NHSN (2006~2008)2.1‰,KISS(2004~2008)1.3‰,系统评价/高收入国家(1995~2010)3.5‰,INICC/25 个发展中国家(2003~2008)7.4‰,系统评价/包括中国在内的中、低收入国家(1995~2010)

12.2‰。中低收入国家的数据尚不足且由于监测定义缺乏标准、缺乏完善的监测系统、血培养送检率低等不足,使监测数据的可信度受到较大影响。

(3)呼吸机相关肺炎感染发病率(ventilator associated pneumonia,VAP):

呼吸机相关肺炎感染发病率=
$$\frac{使用呼吸机患者人中肺炎人数}{患者使用呼吸机总日数}$$
$$\times 1\,000‰$$

点评:2010 年美国 CDC/NHSN 监测数据显示,ICU 中 VAP 的发病密度为 0~6.0‰,2005~2007 年 KISS 监测结果显示,ICU 中 VAP 的发病密度为 1.7‰~8.6‰,发展中国家 VAP 发病率在 10.0‰~41.7‰之间。

(4)不同体重新生儿血管导管相关血流感染发病率:

不同体重新生儿血管导管相关血流感染发病率=
$$\frac{不同体重组脐或中心静脉插管血流感染新生儿数}{不同体重组脐或中心静脉插管日数}$$
$$\times 1\,000‰$$

点评:2010 年美国 CDC/NHSN 监测数据显示,Ⅲ级 NICU 按出生体重(g)由高到低分组,导管相关血流感染的发病率合并均数为 0.8‰~2.6‰,Ⅱ/Ⅲ级 NICU 为 0.7‰~2.9‰。

(5)不同体重新生儿呼吸机相关肺炎发病率:

不同体重呼吸机相关肺炎发病率=
$$\frac{不同体重组使用呼吸机新生儿肺炎人数}{不同体重组新生儿使用呼吸机日数}$$
$$\times 1\,000‰$$

点评:2010 年美国 CDC/NHSN 监测数据显示,Ⅲ级 NICU 按出生体重(g)由高到低分组,VAP 的发病密度为 0.4‰~1.3‰,Ⅱ/Ⅲ级 NICU 为 0.3‰~2.1‰。

第二节　抗菌药物使用监测

一、住院患者抗菌药物使用率

住院患者抗菌药物使用率=
$$\frac{使用抗菌药物患者}{调查患者}\times 100\%$$

点评:根据卫生部 2012 年抗菌药物合理应用专项整治活动的要求:综合医院住院患者抗菌药物使用率不超过 60%,口腔医院住院患者抗菌药物使用率不超过 70%,肿瘤医院住院患者抗菌药物使用率不超过 40%,儿童医院住院患者抗菌药物使用率不超过 60%,精神病医院住院患者抗菌药物使用率不超过 5%,妇产医院(含妇幼保健院)住院患者抗菌药物使用率不超过 60%。

二、住院患者人均使用抗菌药物品种数

住院患者人均使用抗菌药物品种数＝

$$\frac{出院患者使用抗菌药物总品种数}{同期使用抗菌药物的出院总人数}$$

点评：此指标用于评估医院抗菌药物联合用药使用程度，评价联合用药依据。

三、住院患者抗菌药物使用强度

抗菌药物使用强度＝

$$\frac{抗菌药物消耗量（累计DDD数）×100}{同期收治患者床日数}$$

＊抗菌药物使用强度是指每100人天中消耗抗菌药物的DDD数。

抗菌药物消耗量（累计DDD数）＝所有抗菌药物DDD数的和。

同期收治患者床日数＝同期出院患者人数×同期住院患者平均住院天数。

点评：根据卫生部抗菌药物临床合理应用的要求，综合医院的DDD为40。

四、治疗使用抗菌药物构成比

治疗使用抗菌药物构成比＝

$$\frac{治疗使用抗菌药物患者数}{同期使用抗菌药物患者数}×100\%$$

点评：此项指标用于评价抗菌药物合理使用程度，治疗使用抗菌药物构成比越高提示抗菌药物合理使用。

五、预防使用抗菌药物构成比

预防使用抗菌药物构成比＝

$$\frac{预防使用抗菌药物患者数}{同期使用抗菌药物患者数}×100\%$$

点评：此项指标用于评价抗菌药物合理使用程度，预防使用抗菌药物构成比越高提示抗菌药物滥用。

六、门诊处方抗菌药物使用率

门诊处方抗菌药物使用率＝

$$\frac{使用抗菌药物处方数}{调查处方数}×100\%$$

点评：根据卫生部2012年抗菌药物合理应用专项整治活动的要求：综合医院、口腔医院、妇产医院（含妇幼保健院）门诊患者抗菌药物处方比例不超过20％，肿瘤医院门诊患者抗菌药物处方比例不超过10％，儿童医院门诊患者抗菌药物处方比例不超过25％，门诊患者抗菌药物处方比例不超过5％。

七、特殊级抗菌药物使用率

特殊级抗菌药物使用率＝

$$\frac{特殊级抗菌药物使用患者数}{同期使用抗菌药物患者数}×100\%$$

点评：此项指标用于评价抗菌药物三级管理落实程度。

八、限制级抗菌药物使用率

限制级抗菌药物使用率＝

$$\frac{限制级抗菌药物使用患者数}{同期使用抗菌药物患者数}×100\%$$

点评：此项指标用于评价抗菌药物三级管理落实程度。

九、清洁手术预防用抗菌药物百分率

清洁手术预防用抗菌药物百分率＝

$$\frac{清洁手术预防用抗菌药物例数}{同期清洁手术总例数} \times 100\%$$

点评：根据卫生部 2012 年抗菌药物合理应用专项整治活动的要求：根据清洁手术预防用抗菌药物百分比应＜30％。

十、清洁手术预防用抗菌药物人均用药天数

清洁手术预防用抗菌药物人均用药天数＝

$$\frac{清洁手术预防用抗菌药物总天数}{同期清洁手术预防用抗菌药物总例数}$$

点评：清洁手术预防用抗菌药物人均用药天数应＜24 小时。

十一、接受清洁手术者，术前 0.5～2 小时内给药百分率

清洁手术前 0.5～2 小时内给药百分率＝

$$\frac{清洁手术前 0.5～2 小时内给药例数}{同期进行清洁手术使用抗菌药物总例数} \times 100\%$$

点评：术前 0.5～2 小时内给药百分率提示医院预防手术部位感染控制措施落实依从性，百分率越高提示感控措施落实越到位。

第三节　医院感染预防与控制依从性监测

依从性监测体现在对感控组合措施（BUNDLE）的执行上。在 2011 年，美国 HHS 就提出了九大目标，见表 11－1。

表 11－1　预防医疗保健感染（HAI）国家九大目标进展概况（2011 年）

分　类	来　源	国家 5 年预防目标	2013 年有望实现的目标
血流感染	NHSN	降低 50％	是
遵守中央静脉插管指南	NHSN	100％ 遵守	是
住院患者的艰难梭菌感染	HCUP	降低 30％	不
艰难梭菌感染	NHSN	降低 30％	数据不足
尿路感染	NHSN	降低 25％	是
MRSA 侵入感染（人群）	EIP	降低 50％	是
MRSA 菌血症（医院）	NHSN	降低 25％	数据不足
手术切口感染	NHSN	降低 25％	是
手术护理改进项目措施	SCIP	95％ 遵守	是

我国卫生部《预防与控制医院感染行动计划（2013～2015 年）》在医院感染重点环节的危险因素得到有效控制，医院感染风险有所降低。

一、SSI Bundle 依从性

SSI Bundle 依从性监测项目见表 11-2。

表 11-2 SSI Bundle 依从性监测项目

监测项目名称	JC	CMS	SCIP	NQF	CDC
手术切开前 1 小时内预防性使用抗生素手术患者人数百分比——总率	$\sqrt{1}$	$\sqrt{2}$	$\sqrt{3}$	$\sqrt{4}$	
合理选择预防性抗生素的手术患者人数百分比——总率	$\sqrt{1}$	$\sqrt{2}$	$\sqrt{3}$	$\sqrt{4}$	
停止合理预防性使用抗生素的手术患者人数百分比——总率	$\sqrt{1}$	$\sqrt{2}$	$\sqrt{3}$	$\sqrt{4}$	
重要心脏外科手术患者术后控制血糖人数百分比	$\sqrt{1}$	$\sqrt{2}$	$\sqrt{3}$		
选择合理去毛方式的手术患者人数百分比——总率	$\sqrt{1}$	$\sqrt{2}$	$\sqrt{3}$		
麻醉后 ICU 内体温正常直结肠手术患者人数百分比	$\sqrt{1}$	$\sqrt{2}$	$\sqrt{3}$		
清洁手术患者手术部位感染的人数百分比					$\sqrt{5}$
入院前已接受过 β 阻滞治疗，在围术期也接受了 β 阻滞治疗的手术患者人数	$\sqrt{1}$	$\sqrt{2}$	$\sqrt{3}$		
已下达了所推荐预防静脉血栓医嘱的手术患者人数	$\sqrt{1}$	$\sqrt{2}$	$\sqrt{3}$		
在手术前 24 小时至手术后 24 小时接受过预防静脉血栓治疗的手术患者人数	$\sqrt{1}$	$\sqrt{2}$	$\sqrt{3}$		

注：1. 与联合会(JC)国家医院质量监测方法中 SCIP 的核心监测方法相匹配。
2. 与 CMS 的 SCIP 监测方法相匹配。
3. 与 SCIP 的监测方法相匹配。
4. 这个监测方法由 NQF 审核批准。
5. 此监测方法中的"清洁手术患者"和"手术部位感染"的定义与 CDC 国家医疗安全网络(NHSN)的"手术部位感染事件"定义相同。

点评如下。

1. 细化目标

（1）2010 年评估：减少 8% 或 0.92 SIR(标准化感染率比)*。

（2）2011 年评估：减少 17% 或0.83 SIR。

（3）2013 年国家预防目标：入院和再入院患者降低 25%SSI 或 0.75 SIR。

2. 手术改进计划方法(SCIP)：2013 国家预防目标：95% 遵从 BUNDLE，这些方法包括：

SCIP 方法 1：切口前 1 小时或 2 小时内，如果使用万古霉素或喹诺酮类抗生素；

SCIP 方法 2：根据推荐选择预防性药物；

SCIP 方法 3：手术结束时间 24 小时内停止使用预防性抗生素或心脏手术后 48 小时内；

SCIP 方法 4：心脏手术患者术后早晨 6 点血糖；

SCIP 方法 5：选择合适的备皮方式。

3. 手术改进计划方法往年基线依从性调查数据，见表 11-3。

表 11 - 3　SCIP 基线依从性调查数据

方　法	2006年	2007年	2008年	2010年	2011年
SCIP 方法 1	83%	87%	91%	97%	98%
SCIP 方法 2	n/a	92%	95%	97%	98%
SCIP 方法 3	74%	80%	87%	95%	97%
SCIP 方法 4	n/a	n/a	89%	94%	95%
SCIP 方法 5	n/a	n/a	97%	100%	100%

注：n/a：无法获得。

＊最初发布的数据,2011 年 10 月略有修正的数据来自疾病预防控制中心医疗安全网(NHSN)。

二、VAP Bundle 依从性

(一) 监测对象

所有的使用呼吸机的诊疗场所,一般包括如下三种情况：

1. 在开展 VAP 监测的场所同时进行。

2. 在未开展 VAP 监测的场所单独进行。

3. 在不能开展 VAP 监测的场所单独进行,如手术室、急诊科。

(二) 监测时间

可以是 1 个月、1 个季度、半年、1 年,以及其他时间段。主要依据监测目的、呼吸机使用人数等决定。

(三) 监测方法

根据监测项目,由 HIA 管理专职人员或者经过培训的医务人员在患者使用呼吸机期间观察和记录"VAP 预防实践依从性监测表",见表 11 - 4。

表 11 - 4　VAP 预防实践依从性监测表(引自美国 IHI)

日期	床号/姓名	床头抬高	每日停用镇静剂	每日评估	每日自主呼吸试验	预防消化性溃疡	预防深静脉血栓

通过查看病程记录填写"VAP 预防实践依从性监测表",仅限于在日常安全核查表中常规记录 VAP 预防实践项目的监测场所。

(四) 监测内容

1. 收集分母数据：在开展监测的场所收集使用呼吸机的患者人数。

2. 收集分子数据：记录所有基于循证证据的实践项目的依从情况；或者干预组合如连续评估床头抬高、每日口腔护理、每日拔管和镇静程度评估的依从情况。

(五) 监测分析

1. 单个实践项目依从性百分率：

单个实践项目依从性百分率＝

$$\frac{使用呼吸机的患者中某种项目依从人数}{使用呼吸机的患者人数} \times 100\%$$

2. 干预组合依从性百分率：

干预组合依从性百分率＝

$$\frac{使用呼吸机的患者中干预组合依从人数}{使用呼吸机的患者人数} \times 100\%$$

(六) 监测反馈

评价监测科室单个实践项目和干预组合的依从性,必要时结合 VAP 发病率进行综合分析,及时向监测科室反馈并采取针对性措施。

点评：Rosenthal 通过 INICC 发起的大规模 DAI 调查显示，通过监测结果实施教育和手卫生等干预措施，VAP 的发病率从 22.5‰ 降至 18.6‰（RR＝0.83，$P<0.01$）。另一个报道显示，两家阿根廷医院的 ICU 在实施主动监测后，VAP 的发病率从 51.28‰ 降至 35.50‰（RR＝0.69，$P<0.003$）。

三、CLABSI Bundle 依从性

(一) 监测对象

进行中央导管插管的诊疗场所，一般包括如下三种情况：

1. 在开展中央导管相关血流感染监测的场所同时进行。

2. 在未开展中央导管相关血流感染监测的场所单独进行。

3. 在不能开展中央导管相关血流感染监测的场所单独进行，如手术室、急诊科不能单独收集分母数据。

(二) 监测时间

可以是 1 个月、1 个季度、半年、1 年，以及其他时间段。主要依据监测目的、插管人数等决定。

(三) 监测方法

1. 由经过培训的插管者或在场的观察者（如协助插管的护士），在插管时或插管后不久填写"中央导管实践依从性监测表"。

2. 通过查看病程记录填写"中央导管实践依从性监测表"，仅限于日常安全核查表中常规记录中央导管插管实践项目的监测场所。

(四) 监测内容

1. 收集分母数据：在开展监测的场所收集进行中央导管插管的患者人数。

2. 收集分子数据：记录所有基于循证证据的实践项目的依从情况，如最大无菌屏障预防、插管理由、皮肤消毒、插管前手卫生、导管类型、插管部位以及导丝的使用等；或者干预组合的依从情况，如手卫生、插管时最大无菌屏障预防、最佳插管部位、每日拔管评估。

(五) 监测分析

1. 单个实践项目依从性百分率：

$$单个实践项目依从性百分率＝\frac{中央导管插管的患者中单个实践项目依从人数}{中央插管的患者人数}×100\%$$

2. 干预组合依从性百分率：

$$干预组合依从性百分率＝\frac{中央导管插管的患者中干预组合项目依从人数}{中央插管的患者人数}×100\%$$

点评如下。

(1) 美国 HHS 也制定了阶段性的目标（如下）：

1) 2010 年评估报告（非新生儿 ICU 和病房）：导管相关血流感染发病率减少 33% 或 0.67 SIR*。

2) 2010 年评估报告（所有急性护理医院的患者，但不包括长期的护理和康复机构）：导管相关血流感染发病率减少 32% 或 0.68 SIR。

3) 2011 年评估(所有急性护理医院的患者,但不包括长期的护理和康复机构):导管相关血流感染发病率减少 41% 或 0.59 SIR。

4) 2013 年国家预防目标:在 ICU 病房的患者导管相关血流感染发病率减少 50% 或 0.50 SIR。

*此数据最初发布于 2011 年 10 月。

(2) BUNDLE 依从性要求和目标 (CLIP)

1) 基线数据(2009 年所得):92.2% 坚持。

2) 2010 年评估报告:94.5%,在基线基础上增加 2.5%。

3) 2011 年评估报告:95.7%,在基线基础上增加 3.8%*。

4) 2013 年国家预防目标:100% 遵守。

*2011 年的数据,来源于疾病预防控制中心的全国医疗安全网(NHSN)。

四、CA‐UTI Bundle 依从性

测量以循证为基础的 CA‐UTI 护理要素的依从性,可采用过程监测的方法,具体如下。

(一) 不必要的导尿管置留(即没有符合合适的插管指征)率

不必要的导尿管留置率=

$$\frac{\text{在置导尿管时没有记录合适}}{\text{所有新置导尿管人数}} \times 100\%$$

监测频率:至少每月,在持续改进时每周报告监测结果更有效果。

(二) 置导尿管时采用无菌技术率

置导尿管时采用无菌技术率=

$$\frac{\text{在置导尿管时有记录采取}}{\text{所有新置导尿管人数}} \times 100\%$$

监测频率:至少每月,在持续改进时每周报告监测结果更有效果。

(三) 根据推荐的指南导尿管维护率

根据推荐的指南导尿管维护率=

$$\frac{\text{每日记录采取推荐措施维护导尿管的人数}}{\text{所有留置导尿管人数}}$$
$$\times 100\%$$

监测频率:至少每月,在持续改进时每周报告监测结果更有效果。

(四) 每日审视是否有留置导尿管必要性的执行率

每日审视是否有留置导尿管必要性的执行率=

$$\frac{\text{每日记录继续留置导尿管必要性的人数}}{\text{所有留置导尿管人数}}$$
$$\times 100\%$$

监测频率:至少每月,在持续改进时每周报告监测结果更有效果。

(五) 不必要的留置导尿管日数

不必要的留置导尿管日数=

$$\frac{\text{没有记录继续留置指征或记录的}}{\text{记录在案的留置导尿管日数}} \times 1\,000‰$$

监测频率:至少每月,在持续改进时每周报告监测结果更有效果。

点评如下。

1. 2010 年评估（急性护理机构非 NICU 及其病房）：减少 7.0% 或 0.93 SIR*。

2. 2010 年评估（所有住院患者，但不包括 NICU，长期护理或康复机构）：减少 6.0%CA‐UTI 或 0.94 SIR。

3. 2011 年评估（在急性护理医院的所有入院患者，但不包括 NICU，长期护理或康复机构）：减少 7.0%CA‐UTI 或 0.93 SIR。

4. 2013 年国家预防目标：ICU 患者的 CA‐UTI 减少 25% 或 0.75 SIR。

* 此数据最初发布于 2011 年 10 月并于 2012 年 4 月进行了修正。

资料来源：疾病预防控制中心的全国医疗安全网。

第四节　医务人员医院感染监测

一、锐器伤患病率

锐器伤患病率＝

$$\frac{\text{同期存在的锐器伤暴露病例数}}{\text{观察期间处于危险的医务人员人数}} \times 100\%$$

点评：锐器伤是医护人员最易发生的职业暴露，中国台湾某医院 3 年统计数据表明 80% 血液或体液暴露源于锐器损伤，其中血液或体液暴露人群中护士比例高达 60.6%，位居首位。同样，来自法国的网络监测系统数据报道，护士及护理学生占血液或体液暴露人群的 60%。

不同人群锐器伤比例＝

$$\frac{\text{不同人群的锐器伤暴露病例数}}{\text{观察期间不同人群医务人员人数}} \times 100\%$$

锐器伤部位比例＝

$$\frac{\text{不同部位的锐器伤暴露病例数}}{\text{观察期间锐器伤暴露总病例数}} \times 100\%$$

锐器伤原因构成比＝

$$\frac{\text{不同原因的锐器伤暴露病例数}}{\text{观察期间锐器伤暴露总病例数}} \times 100\%$$

点评：有调查显示，锐器刺伤占据医务人员职业暴露的 90.36%，且手术缝合和拔针为职业暴露发生的主要环节，分析原因与医务人员操作不规范或不遵守操作流程、熟练程度不够、注意力不集中等因素有关。所以，必须加强医护人员职业安全防护培训教育，特别是医院感染预防与控制教育，提高医务人员职业安全意识。只有不断提高消毒隔离意识，规范无菌操作技术，特别是严格掌握侵入性操作，才能有效减少和降低医院感染的发生率。

二、经血液传播疾病发病率

医务人员 HIV/HBV/HCV/梅毒发病率＝

$$\frac{\text{同期新发 HIV/HBV/HCV/梅毒病例数}}{\text{观察期间处于危险的医务人员人数}} \times 100\%$$

点评：一项中国医务人员横断面调查显示 66.3% 的医务人员发生过血液或体液暴露，职业暴露引起不仅仅是皮肤及黏膜的损伤，更大的危险是感染血源性疾病，例如 HIV、HBV、HCV 及梅毒等。2000 年全球数据显示医务人员 HIV、HBV 及 HCV 暴露人数达到 327 000 人、2 100 000 人、926 000 人，其中感染人数为 1 000 人、66 000 人及 16 000 人。

三、其他类型感染

众所周知，医务人员感染也属于医院感染的范畴。但是其内涵不仅局限于医务人员锐器伤所造成的经血液传播疾病的感染，还包括其他的职业暴露类型，比如呼吸道疾病的发生，高危科室（如输液室、发热门诊）的工作人员可通过每日自测体温、观察卡他样症状来监测医务人员呼吸道疾病的发生情况。再比如手术室、血液净化中心的工作人员可定期或不定期进行相关血液指标的检测，从而监测经血液传播疾病的发生等。虽然国家目前尚未强制要求对上述类型的医务人员职业暴露进行监测，但从医务人员自身安全出发，应积极采用与锐器伤患病率监测相仿的方法加以关注。

参考文献

［1］Darouiche RO，Wall MJ，Itani KM，et al. Chlorhexidine-Alcohol versus Povidone-Iodine for Surgical-Site Antisepsis［J］. N Engl J Med，2010，362(1)：18 - 26.

［2］WHO. Report on the Burden of Endemic Health Care-Associated Infection Worldwide［R］. Geneva，2011.

［3］Institute for Healthcare Improvement. How-to guide：prevent surgical site infections［S/OL］.（2012 - 04 - 04）［2013 - 03 - 07］http：//www. ihi. org/knowledge/Pages/Tools/HowtoGuidePreventSurgicalSiteInfection. aspx.

［4］Department of Health and Human Services. National action plan to prevent healthcare-associated infections：roadmap to elimination［EB/OL］.（2009）［2013 - 03 - 07］http：//www. hhs. gov/ash/initiatives/hai/actionplan/.

［5］Rosenthal VD. Device-associated nosocomial infections in limited resources countries：findings of the International Nosocomial Infection Control Consortium（INICC）［J］. Am J Infect Control，2008，36(10)：e7 - e12.

［6］Department of Health and Human Services. National targets and metrics monitoring progress toward action plan goals：a mid-term assessment［EB/OL］.（2009）［2013 - 03 - 07］http：//www. hhs. gov/ash/initiatives/hai/nationaltargets/index. html.

［7］Prüss-Ustün A，Rapiti E，Hutin Y. Estimation of the global burden of disease attributable to contaminated sharps injuries among health-care workers［J］. Am J Ind Med，2005，48(6)：482 - 490.

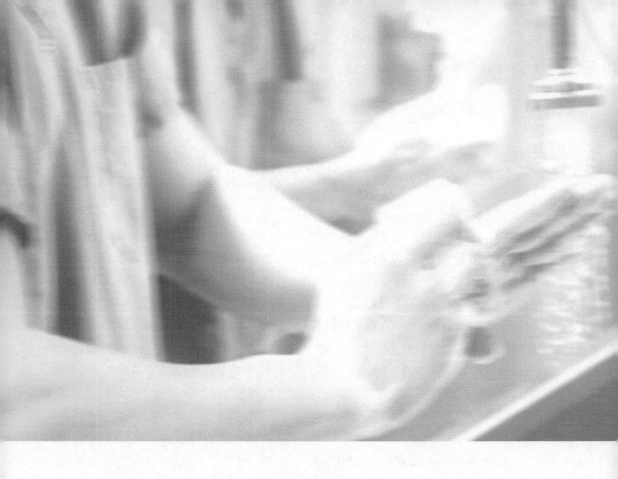

第十二章

医院感染暴发管理与处理

第一节　医院感染暴发管理

一、医院感染暴发相关定义及报告程序

(一)医院感染暴发相关定义

1. 医院感染:指患者在医院内获得的感染,包括在住院期间发生的感染和在医院内获得、出院后发生的感染,但不包括入院前已开始或者入院时已处于潜伏期的感染。医院工作人员在医院内获得的感染也属于医院感染。

2. 医源性感染:指在医学服务中,因病原体传播引起的感染。

3. 特殊病原体的医院感染:指发生甲类传染病或依照甲类传染病管理的乙类传染病的医院感染。

4. 疑似医院感染暴发:指在医疗机构或其科室的患者中,短时间内出现 3 例以上临床症候群相似、怀疑有共同感染源的感染病例;或者 3 例以上怀疑有共同感染源或感染途径的感染病例现象。

5. 医院感染暴发:指在医疗机构或其科室的患者中,短时间内发生 3 例以上同种同源感染病例的现象。

(二)医院感染暴发报告程序

1. 院内监测

(1) 微生物室发现以下情形时,应立即报告医院感染管理部门:① 检出异常耐药模式;② 甲类传染病或依照甲类传染病管理的乙类传染病病原体;③ 短期内(视疾病潜伏期而定)某部门出现 2 例及以上患者分离出药敏结果相似的同一种病原体;④ 新的或少见病原体;⑤ 某类标本检出病原体的数量异常增多。

(2) 临床科室发现医院感染散发病例时,应 24 小时报告医院感染管理部门;发现以下情形时,应立即电话报告医院感染管理部门:① 特殊病原体或者新发病原体的医院感染;② 聚集性、难治性手术部位或注射部位感染时;③ 由于医院感染直接导致患者死亡;④ 由于医院感染导致患者出现人身损害后果;⑤ 短期内发生临床症状相似并怀疑有共同感染源,或怀疑有共同感染源或感染途径的 2 例及以上医院感染;⑥ 发生传染病的医院感染;⑦ 临床使用的消毒药械和一次性使用医疗器械、器具出现异常;⑧ 收治甲类传染病或依照甲类传染病管理的乙类传染病患者;⑨ 发生不明原因肺炎病例;⑩ 发生可能造成重大公共影响或者严重后果的医院感染事件。

(3) 手术室短期内发现 2 例及以上手术患者发生与使用的消毒或灭菌器械相关的医院感染,以及手术患者手术部位感染异常增多时,应立即报告医院感染管理部门。

2. 院内确认

(1) 医院感染管理部门接到报告后

应尽快赶赴现场进行确认。对怀疑患有同种感染的病例进行初步调查,若短时间内发生3例以上同种同源感染病例的现象,则初步确认存在暴发。

(2) 医院感染管理部门初步证实以后,应立即向分管院领导或值班院领导汇报,根据暴发事件的级别提出是否启动应急处理措施的建议。

(3) 分管院领导或值班院领导接医院感染管理部门汇报后,应迅速组织医院应急领导小组讨论,由医院应急领导小组根据暴发事件情况决定是否成立应急指挥部,以及组成成员名单。

(4) 应急指挥部对暴发事件进行评估,根据评估结果督促落实应急处理措施并评估应急处理的效果。

3. 院外报告:经应急领导小组批准后,由医院感染管理部门按照暴发事件的分级要求实行分类报告。

(1) 以下情形应在2小时内报告当地卫生行政部门及疾病预防控制机构:① 10例以上的医院感染暴发;② 发生特殊病原体或者新发病原体的医院感染;③ 可能造成重大公共影响或者严重后果的医院感染。

(2) 以下情形应在12小时内报告当地卫生行政部门及疾病预防控制机构:① 3例以上医院感染暴发;② 5例以上疑似医院感染暴发;③ 由于医院感染暴发直接导致患者死亡;④ 由于医院感染暴发导致3人以上人身损害后果。

二、医院感染暴发调查

暴发调查需要参考流行病学专家的意见,在形成科研假设前充分考虑传染源和传播途径,以便选择最适宜的标本收集方式开展微生物学调查。医院感染暴发的流行病学调查步骤如下。

(一) 步骤一

1. 确认暴发:是否存在病例的增加或者聚集,若有提示暴发可能性;注意信息提示(来源:前瞻性监测系统、实验室报告和记录医院职工),如某部门或特定部位如手术切口发生感染增加,或某种病原体引起数例感染,应怀疑感染暴发的可能。某些特殊病原体引起的感染如军团菌肺炎、链球菌切口感染或沙门菌肠炎,即使仅1例,也应考虑医院感染暴发的可能。

2. 预调查:必须明确病例定义,确定场所、病原及易感人群。

3. 根据事件危害程度果断采取措施:如消毒、隔离、手卫生等。

4. 确诊:所有的患者必须满足定义要求(需要考虑对象:患者、医院职工、陪客或来访者;时间段;症状、体征、微生物检验等依据)。

5. 验证暴发:计算怀疑流行阶段的感染发病率,并与流行前的发病率比较,如果升高具有显著性意义($P>0.05$),则应开展调查。

(二) 步骤二

应该通知相应的部门、人员和医院行政部门参与。

(三) 步骤三

1. 增加的病例必须通过详细检查并搜索临床和微生物学的记录。

2. 详细列表:患者详细资料,如地

点、时间及感染的详细信息。

3. 绘制流行曲线,了解传染形式:明确感染的存在,了解医院感染传播方式,了解感染暴发流行的起始时间。制定数据分析,确定如年龄、性别、各种危险因素、潜在疾病等。

4. 结合文献和初步调查结果,形成假设(并充分考虑传染源、传播方式、危险因素)。

5. 针对可疑的微生物的流行病学特点开展微生物学调查,包括:① 患者微生物培养;② 菌株流行病学分型,以确定克隆的相关性。

6. 通过分析流行病学研究方法(如病例对照研究、队列研究)及微生物学、分子流行病学证明研究假设。

(四) 步骤四

1. 采用具体的措施确定暴发(消除传染源、切断传播途径、让部门医务人员参与制定政策;如果可能,干预措施应该让医务人员自动执行)。

2. 进一步监测病例,并监测控制方法的有效性(控制措施无效的原因:采取的措施不能阻断传播途径,感染的病原体有多个来源,医务人员认识不足,没有执行措施)。

3. 向有关人员和医院感染管理委员会报告,如书面报告(写明暴发范围、调查结果、控制措施、控制效果等)、口头报告等。

三、医院感染暴发干预与效果评价

(一) 干预措施

1. 首选干预措施:不同传播类型首选干预措施见表 12-1。

表 12-1 不同传播类型首选干预措施

疑似传播的类型	建议
接触不同患者间传播	隔离患者,屏障预防措施
手接触传播	倡导正确的手卫生(如洗手方法、卫生手消毒、正确选择佩戴手套)
空气源性	隔离患者、保障通风
水源性	检查水源供应和所有的液体容器
食源性	去除可疑的食物
血源性	执行标准预防、防止针刺伤

2. 其他干预措施

(1) 控制病原体源:去除污染源,如污染的食物。

(2) 远离暴露源:如防止蚊子叮咬,以防尼罗河病毒性脑炎。

(3) 灭活或中和病原体:如消毒或过滤污染的水源。

(4) 治疗感染者。

(5) 阻断传播:① 依据感染的病原体来决定患者隔离及屏障预防措施;② 对传播的环境条件进行消毒,如牛奶、水和空气;③ 通过驱虫剂来控制蚊子或带菌者的传播,同时提高个人卫生(如手卫生)。

(6) 控制或改变机体对暴露源的反应,采用免疫易感人群、化学药物预防或利用屏障等措施。

(二) 干预效果评价

1. 病例停止再发,或发病率恢复到流行水平。

2. 病例发生率没有改变:重新进行病例的评估。

3. 利用感染暴发的机会,审查和评估其他可能导致将来感染暴发的医疗行为。

四、医院感染暴发常见病原体

医院感染暴发常见病原体及常用鉴定方法见表 12 - 2。

表 12 - 2 医院感染暴发常见病原体

微生物(常见感染暴发的类型)	常见寄生场所	暴发场所	鉴定方法	说　明
曲霉属(血、下呼吸道)	空气、尘埃、霉斑	改建或扩建工程、通风系统、产生粉尘活动	微生物培养,空气、物体表面采样	免疫功能不全者常见
金黄色葡萄球菌(手术部位、血)	皮肤、鼻前庭、上呼吸道、直肠、喉	医务人员鼻、皮肤携带,增加护患比	微生物培养、平皿培养、手采样培养	常见手术部位感染,脉冲场凝胶电泳法能鉴定同源性,具同源性则要求携带者做鼻培养
凝固酶阴性葡萄球菌(血)	皮肤	静脉注射液体、仪器、医务人员污染的手,输液泵	微生物培养,不确定是否有效	常见免疫功能不全和早产儿,常有污染
沙门菌属(胃肠道感染)	胃肠、胆道	污染的食物、奶制品、鸡蛋、家禽,污染的血制品,工作人员携带	大便、血培养,不确定是否有效;伤口、大便培养,平皿培养	非正常菌群,有交叉污染报道
链球菌(A 群)(深部伤口或腹部脓肿)	上呼吸道、肛周(直肠和阴道)	新生儿,外科患者	大便、阴道分泌物培养,不确定是否有效	非正常菌群,1 例调查
粪肠球菌和肠球菌(肠球菌或 D 群链球菌)(新生儿败血症、膀胱炎、菌血症)	阴道、肛周、结肠	皮肤、污染的溶液或皮肤消毒剂、污染的器材	微生物培养、大便培养,其他相关可疑物培养	
洋葱假单胞菌和其他假单胞菌(血)	皮肤	水、皮肤消毒剂、灭菌水	微生物培养、大便培养;其他相关可疑物培养	消毒剂污染相关(特别是碘酒)、水、溶液
假单胞菌(血)	皮肤	水、污染的抗凝剂和其他溶液	微生物培养、大便培养;其他相关可疑物培养	
嗜麦芽窄食假单胞菌(血)	皮肤	通风设备、浴缸、坐浴浴缸、漱口水、其他用水	微生物培养、大便培养;其他相关可疑物培养	交叉污染报道
铜绿假单胞菌(烧伤、创伤、尿路感染、肺炎)	胃肠道	被粪便污染的设备或液体	微生物培养、大便培养;其他相关可疑物培养	可以是正常菌群
大肠埃希菌(感染性腹泻、创伤、尿路感染、新生儿败血症和脑膜炎)	结肠	导尿管、洗手液、污染的液体、通风设备、酶	微生物培养;其他相关可疑物培养	常见正常菌群

(续表)

微生物(常见感染暴发的类型)	常见寄生场所	暴发场所	鉴定方法	说　　明
肺炎克雷伯菌(尿路感染、肺炎)	结肠、鼻、口、皮肤	污染的静脉注射液体、肠外营养液、手或皮肤炎症	微生物培养;其他相关可疑物培养	交叉污染报道
肠杆菌属(尿路感染、导管相关血流感染)	结肠	仪器、烧伤、外科手术	微生物培养;其他相关可疑物培养	ICU,重新使用校准压力传感器
不动杆菌	阴道、肛周区域、皮肤	呼吸机、手套、胃肠外营养、水	微生物培养;其他相关可疑物培养	免疫功能不全人群和有高危因素的 ICU 患者
流感嗜血杆菌(婴儿脑膜炎、结膜炎、呼吸道感染)	上呼吸道	污染的药物或仪器、滴眼液	微生物培养;对手和甲床进行培养	未分型的菌种更常见
念珠菌(血、尿路)	空气、内源性细菌	手、灰指甲、仪器	血清学监测,PCR 技术;对相关可疑人员监测(意义不明确)	免疫功能不全者增加风险
甲型肝炎病毒	胃肠道	手、食物、输血	血清学监测,PCR 技术;对相关可疑人员监测(意义不明确)	交叉感染报道
乙型肝炎病毒	血	血液及分泌物、输血、职业暴露	血清学监测,PCR 技术;对相关可疑人员监测(意义不明确)	透析患者、精神病患者,污染的设备仪器
丙型肝炎病毒	血	血液及分泌物、输血、职业暴露	血清学监测;对相关可疑人员监测(意义不明确)	透析患者、精神病患者,污染的设备仪器
结核分枝杆菌(呼吸道)	肺	空气传播、不当清洁消毒的设备	微生物培养;其他相关可疑物培养	医疗卫生机构传播表明感染控制薄弱
非典型分枝杆菌(鸟结核分枝杆菌、戈氏分枝杆菌)	肺、皮肤	污水、不当清洁消毒的器械	微生物培养;其他相关可疑物培养或疑似感染患者监测	重复使用不清洁的透析机、污染的制冰机等仪器引起的感染暴发
胎儿弯曲杆菌	胃肠	食物	微生物培养;其他相关可疑物培养或可疑人员监测	新生儿 ICU 高危患者
嗜肺性军团菌及其他	水	水、空调系统、冷却塔、建筑物	微生物培养;其他相关可疑物培养或可疑人员监测	可能与外界的密切关注有关
绿色链球菌(血、皮肤)	皮肤	卫生保健工作者、湿疹	微生物培养;其他相关可疑物培养	
氧化木糖无色杆菌(血)	水	污水	微生物培养;其他相关可疑物培养	免疫功能不全者、透析患者及重复使用压力传感器的患者

（续表）

微生物（常见感染暴发的类型）	常见寄生场所	暴发场所	鉴定方法	说　明
大肠杆菌 O157：H7 和其他出血性菌种（腹泻和出血性结肠炎）	动物胃肠道	污水、污染的食物（肉和色拉）	涂片培养和病毒培养、PCR、免疫荧光染色、血清学监测，对环境监测意义不明确	常导致溶血性尿毒症综合征和血栓性血小板减少性紫癜，老年人和新生儿有较高病死率，有交叉感染
疱疹病毒感染（皮肤，肺炎）	分泌物和损伤	患者和医务工作者	涂片培养和病毒培养、PCR、免疫荧光染色、血清学监测，对环境监测意义不明确	当患者在医护工作者中扩散或带伤时常导致感染暴发
水痘感染（传播或局部感染）	分泌物和皮肤损伤	通风差		未成年人、免疫功能不全者、换气无力或感染控制不佳的患者
腺病毒（结膜炎）	口咽分泌物	器材（眼压计）和医务工作者	病毒培养、PCR，对环境监测意义不明确	眼科患者、NICU 的患者和免疫功能不全者
诺如病毒	粪便	患者、卫生保健工作者、来访者和环境	大便培养、PCR，对环境监测意义不明确	在任何健康人群中均会引起大暴发，并可持续较长时间
黏质沙雷菌（尿路、血液）	胃肠道、泌尿	溶剂、吸入治疗器、消毒剂、血浆、EDTA集合管、空调通风口、清洁不当的设备	微生物培养；其他相关可疑物培养	交叉感染；重复使用校准压力传感器设备的患者
李斯特菌（血液和中枢神经感染）	血	污染的食物	微生物培养；其他相关可疑物培养	免疫功能不全和母婴患者风险最高
耐万古肠球菌	胃肠道	医务人员的手、污染的仪器和环境	微生物培养；其他相关可疑物培养	有交叉感染的报道，免疫功能不全人群和 ICU 患者风险最大
混合感染	取决于处理	污染的肌内注射溶剂或者药物	微生物培养；其他相关可疑物培养	技术问题，导致护士传染给患者的概率增加
结肠炎耶尔森菌	胃肠道	血细胞比容	微生物培养；其他相关可疑物培养	

第二节　常见医院感染暴发处理

一、流感样疾病

（一）概述

1. 流感易感人群：人群致病无选择性，而重症患者和死亡者多见于 65 岁以上的老年人，以及因身体状况而有流感并发症高危因素的任何年龄段人群。多数小流行中，流感病毒 A 型相关的并发症和(或)死亡，多发生于老年人、免疫缺陷者和儿童患者。

2. 流感临床表现：流感与其他呼吸道病毒感染的区别见表 12 - 3。

表 12 - 3　流感与其他呼吸道病毒感染的区别

病原体	症　状	传播途径	潜伏期	传染期	限制措施
流感病毒 A 或 B 型	突发呼吸系统症状，伴发热、咳嗽及以下症状中的一种或多种：咽痛、关节痛、肌肉痛、鼻涕、头痛、衰竭。注意：＞65 岁、儿童及免疫功能不全的 5 岁以下患儿发热症状常不突出，胃肠道症状常见	飞沫 直接接触受呼吸道分泌物污染的物体表面	1～4 日	成年人：出现症状前 24 小时至临床发病后 4 日 儿童和免疫功能不全者：出现症状前 24 小时至临床发病后 7 日	预防：飞沫 患者限制：应限制直至度过急性期，且 48 小时无发热(至少急性期开始后 5 日) 场所限制：至少最后一例病例出现后 6 日
呼吸道合胞病毒(RSV)	症状类似于普通感冒，常较轻，但可为中度或重度。老年患者可出现严重的下呼吸道感染症状	直接或密切接触受污染的分泌物病毒可存活于环境表面数小时，手部半小时或更长	2～8 日，平均 4～6 日	通常 3～8 日，儿童和免疫功能不全者更长	成年人：预防飞沫 儿童：出现症状时预防飞沫 患者限制：应限制直至度过急性期 场所限制：在儿科环境或病区内，遵照执行感染预防和控制措施
副流感病毒 1、2、3、4 型	症状类似于普通感冒；老年人可出现反复的、严重的下呼吸道感染症状(如：肺炎、气管炎和支气管炎)；是小儿病毒性支气管炎和义膜性喉炎的最常见病原体	直接接触感染者或受呼吸道分泌物污染的物体表面	2～6 日	因病毒类型而异	成年人：预防飞沫 儿童：出现症状时预防飞沫和接触隔离 患者限制：应限制直至度过急性期 场所限制：在儿科环境或病区内，遵照执行感染预防和控制措施

（续表）

病原体	症　状	传播途径	潜伏期	传染期	限制措施
腺病毒	症状类似于普通感冒,常较轻,但可为中度或重度	直接接触感染者或呼吸道分泌物受污染的物体表面	2～14 日	症状期	成年人:预防飞沫 儿童:出现症状时预防飞沫 患者限制:应限制直至度过急性期 场所限制:在儿科环境或病区内,遵照执行感染预防和控制措施
人类偏肺病毒	症状类似于普通感冒,常较轻,但可为中度或重度。注意:患者食欲常正常,此有别于流感	直接接触感染者或受污染物体表面	2～8 日	症状期	成年人:预防飞沫 儿童:出现症状时警惕飞沫和接触 患者限制:应限制直至度过急性期至少 5 日 场所限制:在儿科环境或病区内,遵照执行感染预防和控制措施

（二）流感样疾病暴发的病例及疑似病例定义

1. 流感样病例的定义

（1）新发或加重的咳嗽和发热,伴以下症状中的一种或多种:咽痛、关节痛、肌肉痛、流鼻涕、头痛、衰竭。

（2）体温>38 ℃或因人而异的发热。体温<35.6 ℃或>37.4 ℃提示与身体状况或与药物治疗相关（如抗感染治疗、皮质类固醇等的使用）;老年人体温常<38 ℃。某些病例主观发热症状突出。

2. 流感样病例暴发:指一个地区或单位 1 周内出现 2 例或 2 例以上的流感样病例。

（三）流感样疾病暴发的具体处理

1. 初步防护措施:① 标准预防见第一章第四节。② 飞沫预防。③ 接触患者前、后彻底清洁双手。④ 穿戴工作服、手套。⑤ 配有面部防护的外科等级面罩。⑥ 取下防护措施后清洁双手。

2. 病房、科室封闭:感染预防控制小组与临床科室协调以决定暂时封闭的病房或科室。

3. 患者管理:伴有呼吸系统症状的患者必须隔离,飞沫隔离从发病日起至少 5 日,或直至症状消失。

4. 医务人员管理

（1）无症状医务人员的工作限制:一旦确定暴发,应立即限制无症状工作者工作。

未经疫苗接种人员不能在暴发区工作,直至宣布暴发结束,除非未接种人员按规定接受抗病毒治疗,且抗病毒治疗持续至暴发结束;在暴发区工作的未接种人员,应时刻关注流感的症状和体征,特别是在接受抗病毒预防的最初 2 日,一旦出现症状,立即停止相关工作。经确认的流感暴发期内,未接种人员或暴发开始 2 周内接种者,如果在暴发区工作必须接受抗病毒治疗。

（2）有症状医疗工作者的工作限制:

所有有症状员工必须在发病后停止工作至少 5 日甚至更长时间,直至症状消失。

(3)医学生:在暴发区参加医疗工作的医学生,应该接受感染预防和控制的培训和教育;医学生必须和其他医疗工作者一样,接受疫苗接种和(或)抗病毒治疗,以及相同的工作限制。

5. 访客管理:规定探访时间内,每位患者每次限两名探访者。进入暴发区的探访者,必须无流感相关症状,并建议行疫苗接种;但接种的 2 周内(至少)要做到最大程度的防护;应接受正确的手卫生教育和防护用品使用;不能探访其他患者及病房,不能进入受访单位的公共区(如餐厅、主要入口处的商店及电话亭等),不能使用病房内的卫生间。

6. 鼻咽拭子标本采集及运输:样本对流感样疾病暴发管理策略具有直接影响作用。对新出现症状者(72 小时内)或遵照医嘱进行标本采集。执行采集前,确保无禁忌证(如面部手术或创伤),对新出现症状的患者,鼻咽拭子的采集时间在出现症状 24~

72 小时内。标本应尽快送往实验室。

二、消化系统医院感染
(一)流行病学

消化系统感染常为感染性胃肠道疾病或称胃肠炎。可散发或集中暴发,在工作人员和患者中的发生率相当高(>50%)。可出现以下一到数项临床表现:恶心、呕吐、腹泻和(或)腹痛,伴肌痛、头痛、低热和精神委靡。虽然大多数胃肠炎病例较轻,具有自限性,但是体弱者仍可因呕吐出现严重脱水和(或)吸入性肺炎。

传播途径主要为粪-口或呕吐物-口途径,也包括污染物(物体或环境表面)或飞沫传播。

在医院,疗养院和新生儿重症监护室暴发的腹泻种类繁多,包括难辨梭状芽胞杆菌、弧菌(霍乱)、沙门菌、志贺菌、金黄色葡萄球菌、隐孢子虫、轮状病毒和其他肠道病毒腹泻。以下对常见的细菌和病毒引起的感染性腹泻的临床特征见表 12-4。

表 12-4 常见的细菌和病毒性肠胃炎的特点

病原体名称	病情特点	感染暴发情况	潜伏期
沙门菌(沙门病)	发热、恶心、呕吐,继而出现腹泻,常有白色黏液便,血便罕见	儿童中暴发常为接触传播引起,成人中暴发则往往是由被沙门菌污染的食品、饮料或清洗和消毒不当的医疗器械(如内镜等)引起的 一旦患者或医务人员被感染,经接触传播感染的新疑似病例出现速度非常快 沙门菌是感染性腹泻常见的病原体,在养老院中明确的腹泻暴发病原体中占 50%以上 食品安全操作、对预防至关重要,特别是生的(未煮熟的)蛋或蛋制品(例如家中自制的蛋黄酱或塔塔酱)的安全处理 抗生素治疗可能会延长感染者胃肠道携带病原体的时间,但对于感染性或重症患者,抗生素治疗是必要的	食入被大量污染的食物或饮料后的 72 小时(3 日)之内

（续表）

病原体名称	病情特点	感染暴发情况	潜伏期
志贺菌（志贺菌病、细菌性痢疾）	可以迅速导致腹泻，粪便含有黏液，便中带血。感染者症状往往比其他肠道病原感染者严重	感染途径通常是急性感染的患者通过粪-口途径传播的。暴发较沙门杆菌或病毒少见。出现症状后，仅有很短的时间具有传染性	数小时到 7 日，一般 1～3 日
难辨梭状芽胞杆菌（艰难梭菌）（抗生素相关性腹泻或假膜性肠炎）	腹泻可以很轻微和自限，但有的会导致严重的假膜性肠炎，后者可能危及生命	日益成为腹泻的一个重要原因，占成人住院患者医源性腹泻原因的近一半 因其常定植于婴幼儿和学龄前儿童的大便中，而携带者无临床症状，故携带者常见；随着年龄增长，胃肠道中的艰辨梭状芽胞杆菌会减少 暴发不是通过污染食物传播，而是通过被污染物品或者经医务的手接触传播 该菌会在物体表面（如灯具，门把手，床栏等）持续生存一段时间，因此建议患者出院后应彻底清洁消毒房间	
大肠埃希菌	主要有肠致病型大肠埃希菌（黄色蛋黄样便，重者黏液便）、肠产毒型大肠埃希菌（水样便，重者似霍乱）、肠侵袭性型大肠埃希菌（似菌痢，里急后重，脓血便）、肠出血型大肠埃希菌（突发痉挛性腹痛；初为水样便，后鲜血便；少数出现急性溶血性尿毒症综合征、血栓性血小板减少性紫癜）、肠集聚型大肠埃希菌（与小儿顽固性腹泻有关，可持续 2 周以上）	引起急性医源性腹泻感染的案例未见报道 通过未煮熟的污染肉类在餐馆中传播	肠产毒型大肠埃希菌潜伏期 4～24小时
霍乱弧菌	剧烈腹泻，多数无腹痛；呕吐多为喷射状，呕吐物和腹泻物呈米泔水样，量多，少数患者洗肉水样便；脱水严重者常伴肌肉痉挛性疼痛，皮肤皱瘪，体表温度低于正常	导致急性严重的腹泻性疾病，可局部暴发，大范围流行和个案发作 霍乱通常与受污染的水源有关 生活在霍乱流行区或 5 日内到过流行区，或 5 日内有食生水或海（水）产品或其他不洁饮食，或与霍乱患者或带菌者密切接触、共同暴露，是诊断霍乱的前提	
轮状病毒	突然出现呕吐和腹泻，有一半的病例可以出现发热和上呼吸道症状；症状往往在几日内缓解	最常见于 5 岁以下的儿童 传染性很强，一旦在幼儿园暴发，几乎所有的婴儿会感染 病原体和难辨梭状芽胞杆菌一样，会较长时间存活于物体表面，并可能在医院流行 病毒可以在痰或分泌物中存活数日；大便可能携带病毒长达 2 周 冬天能极快地传播并出现季节性感染流行高发	可能在暴露病源48～72 小时（2～3 日）内

(二)医院感染病例定义及疑似暴发定义

消化系统感染医院感染病例定义及疑似暴发定义见表12-5。

表12-5 消化系统感染医院感染病例定义及疑似暴发定义

消化系统疾病医院感染病例	消化系统疾病医院感染病例疑似暴发
以诺如病毒引起的消化系统疾病为例: 1. 在缺乏功能性原因的基础上,突然出现不明原因的呕吐或腹泻 2. 排便次数比平时多2次或者以上,且未使用缓泻剂或者其他肠道刺激药物 3. 腹泻为液态,其形态随盛纳容器的形状而改变 注意:如要确诊医院感染病例,患者必须在疾病潜伏期内一直在该医疗机构;否则,应判定为社区获得性感染	在4日时间内,出现3名或3名以上患者或医务人员具有肠胃炎症状

(三)消化系统感染暴发的具体处理

1. 常规操作及预防措施

(1)所有的消化系统感染均按照诺如病毒感染对待,除非经确认为其他病原体感染。

(2)常规处理适合于所有消化道感染患者的护理。

(3)诺如病毒可经接触或者飞沫途径传播,预防飞沫的措施包括:① 接触任何患者前后彻底洗手;② 穿隔离衣、戴手套;③ 附加护目镜的外科手术级口罩或面罩;④ 脱去使用后的防护服装时可能会发生污染,应正确洗手。

注意:如果有喷溅的腹泻和呕吐需穿着防水的隔离衣。

2. 患者管理:提醒患者洗手,并限制患者活动:有胃肠道疾病症状的患者仅在诊疗需要时让其离开病房做检查(有条件时尽量限制在患者房间内完成),否则应按照飞沫隔离的要求待在病房直到症状消失以后至少2日(48小时);限制患者在自己病房用餐,如与无症状者共用一室,需要提供各自独立的便盆或卫生间。

转诊时必须事先告知接收的医疗机构所需要采取的预防措施。

注意:诺如病毒可频繁"复发",即无症状24~48小时后,胃肠炎症状再次出现,这些患者仍应进行隔离,直到症状消失48小时。

3. 医务人员管理

(1)暴发区域医务人员:一旦出现症状,应立即停止相关工作。所有有症状医务人员必须在症状消失至少2日或更长时间,才能返回工作岗位。一旦返回,必须在接触患者前后加强洗手。若达到返回工作岗位条件,可以为消化系统感染患者提供医疗服务。

(2)非直接接触患者的工作人员:处理食物或饮料的工作人员应在接触或处理前洗手,在暴发区域准备或发放食物的工作人员有症状即应离开工作岗位;暴发期间清理掉临床区域所有工作人员和患者的食具。

(3)医学生:尽量避免不必要的人员进入,如果真的必需,则需接受过关于感染预防控制措施的相关指导后才能进入暴发区域。

4. 访客管理：在规定的探视时间内，每位患者一次限两名访客探视；具体需根据患者的需要以及病情等决定；探视或进入的访客应确保没有任何传染性疾病的症状（如呼吸性疾病、腹泻、呕吐、皮疹等），必须掌握正确的洗手方法，必要时应能正确使用防护用品；探视者不能使用该患者的卫生间。

5. 房间日常清洁消毒：暴发期间，除常规清洁消毒外，必须采取强化清洁消毒强度，应特别注意彻底清洁那些被频繁接触到的区域，尤其是水平台面和洗手间；患者在胃肠道疾病症状完全消失 4 日（96 小时）后，工勤人员可进行一次彻底的清洁消毒工作。

6. 粪便标本采集：在暴发期间取相应患者的粪便标本对于明确病因是很有价值的。最好在出现症状的 24～48 小时之内，留取有胃肠道症状患者的粪便标本；持续采集新发病例的患者粪便标本，直到实验室证实感染源。

7. 收集粪便样本的方法

（1）物品准备，包括干燥的便样容器和一个干净的压舌板或塑料勺。

（2）提前为标本盒贴上正确的标签，包括患者的信息和采集日期。

（3）填写申请单。

（4）执行手卫生，并穿上适当的个人防护用具。

（5）用一次性压舌板或塑料勺舀样品放入容器中。

（6）取容器的 1/3 或约一汤匙便样。

（7）保持容器外侧的清洁，拧紧盖子。

（8）正确脱除防护用具和执行手卫生。

（9）将大便样本和申请单一同送实验室。

注意：只检测粪便标本；呕吐物不作为确诊胃肠道疾病样本。

三、艰难梭菌感染

（一）艰难梭菌感染定义

1. 当患者突然出现不明原因的腹泻时应考虑 CDAD（艰难梭菌腹泻）。

2. 艰难梭菌感染的定义：在没有其他病因的情况下出现急性腹泻（24 小时内发生 3 次或 3 次以上的稀便，稀便可能呈现为任何形状的液体），并符合以下的一项或多项指标：① 实验室确诊（毒素检测阳性）；② 乙状结肠镜检查或者结肠镜检查结果为典型的假膜性肠炎或者病理组织学诊断艰难梭菌感染；③ 诊断为中毒性巨结肠。

注意：① 要求送检的粪便是来自 24 小时内至少 3 次发作的患者的稀便；② 送检的大便应该是稀水便并且明确要求做艰难梭菌测试；如果测试结果为"抗原阳性"和"毒素阴性"并且症状持续，应重新送检；③ 只有在符合复发或再感染的标准（有过无症状期间隔）时才能送检重复标本；复发或再感染的定义是诊断为 30 日内艰难梭菌感染者再次出现同样的症状；④ 不需要送检来确认治愈与否。

（二）艰难梭菌医院感染暴发的定义

艰难梭菌感染暴发指在医院的同一科室发现符合上述艰难梭菌感染诊断标

准的 3 例及 3 例以上患者(不包括从社区转入、再入院的或不同科室转诊获得的感染患者)。

(三) 暴发干预措施

1. 医务人员和探视者进入艰难梭菌感染患者房间需穿隔离衣和戴手套。

2. 接触隔离,单间或将同种确诊患者集中一室。

3. 强调患者、医务人员和探望者洗手的重要性,鼓励使用中性肥皂和水洗手,含醇类速干手消毒剂效果欠佳。

4. 必须对感染的房间采取清洁消毒措施,尤其需要注意的是接触频繁区域以及浴室、厕所的设施,可使用含氯消毒剂或其他杀灭芽胞的消毒剂。

5. 使用一次性电子肛表,可减少艰难梭菌感染。

6. 不必对无症状者进行诊断和治疗。不推荐常规检测环境中的艰难梭菌。

四、疥疮

(一) 暴发定义

疥疮是由疥螨感染皮肤引起的皮肤病。感染者皮肤多有瘙痒,早先起病时并非都会有瘙痒,但一旦发生,夜间为重。临床表现为可见丘疹或水疱样的皮肤以及隧道。发病部位多见于皮肤褶皱处及薄嫩部位,如腋下、手腕、脚踝、乳房、生殖器和腹部的前表面;婴幼儿可能出现在头部、颈部、手掌和脚掌。

1. 临床诊断:患者有上述疥疮感染的临床特征时可作为诊断依据。

2. 病原诊断:可通过对患者行皮刮

试验发现螨虫、螨虫卵或螨虫粪便而诊断。

3. 暴发定义:在 2 周内同一医疗机构出现 2 例或更多疥疮患者;或在 2 周内同一医疗机构有 1 名患者和 1 名或多名医务人员同时诊断为疥疮。

(二) 暴发控制措施

一旦确认疥疮感染暴发,病区应该限制患者新入院和患者转出,应对医疗机构进行封锁和转移;已经出院患者应进行症状评估,并应告知其治疗和预防的建议。对有症状的患者或皮肤碎屑实验阳性的患者在开始治疗 24 小时内进行接触隔离。所有有症状的病例和接触者(包括隐性感染者、医务工作者、志愿者和探望者)必须在患者发病的 24 小时内接受治疗和预防。

1. 有症状患者的防控措施:患者应勤洗澡并保持皮肤干燥,注意个人卫生如剪指甲、清除甲垢。对患者需单间隔离或床边隔离,物品专人专用,使用后的生活废物及医疗废物应按照传染性疾病的医疗废物放入黄色垃圾袋处理;进行诊疗操作时,医务人员需穿隔离衣并戴手套,进出不同病房时应更换隔离衣及手套;治疗 8 或 12 小时后根据治疗效果决定是否停止用药。

2. 无症状患者的防控措施:同一病区无症状的患者需进行一次药物预防治疗,随后进行洗浴;床单和衣服需每日更换。

3. 有症状医务人员防控措施:必须联系和评估过去 6 周曾在本医疗机构工作的医务人员和学生;患有疥疮的医务

人员应避免直接接触患者,直到开始治疗 24 小时后;通过生活、性及其他密切接触(皮肤对皮肤的接触或共享的衣服或床单)等方式接触到患者的医务人员,也应接受上述相应的 24 小时治疗(若有症状)或预防;对宠物无需进行预防,因为该疥疮并非人畜共患疾病。所有的床单、毛巾和衣物使用的前 4 天要用热水洗(60 ℃)并加热干燥;不能用热水洗的,在清洗前应在塑料袋内密封存放至少 7 日。

五、多重耐药菌医院感染

(一)导致医院感染暴发的常见多重耐药菌

导致医院感染暴发的常见多重耐药菌包括 MRSA、VRE、MDR‐AB、MDR‐PA、XDR/PDR‐TB 等,详细内容见第七章第一节。

(二)常见预防和控制方法

预防和控制多重耐药菌医院感染暴发的措施通常包括感染控制措施、行政支持、教育和培训、严格的抗生素管理、MDRO 监测(常规临床样本的监测、MDRO 构成监测、MDRO 感染率监测,见第十一章第五节)等。

(三)感染预防措施

多重耐药菌感染预防措施包括标准预防、接触预防、环境监测、环境清洁与消毒、主动监测培养(效果尚无定论)、MDRO 定植或者感染患者的单独队列管理、脱定植(decolonization)(效果尚无定论)等,详细内容见第七章第一节。

六、非结核分枝杆菌感染

(一)非结核分枝杆菌(NTM)感染的诊断

1. 定义

(1)NTM:指结核分枝杆菌复合群(结核分枝杆菌、牛分枝杆菌、非洲分枝杆菌、田鼠分枝杆菌)和麻风分枝杆菌以外的其他分枝杆菌。

(2)NTM 感染:感染了 NTM 但未发病。

(3)NTM 病:感染 NTM 并引起相关组织、脏器的病变。

2. NTM 肺病

(1)临床标准(两条均需满足):① 有肺的症状,在胸片上有结节或空洞阴影,或高分辨 CT 扫描显示多灶的支气管扩张伴多个;② 小结节。应适当排除其他诊断。

(2)微生物学标准:① 至少有 2 次独立的咳痰标本培养结果阳性,如果来自临床标准的结果不能诊断,考虑重复痰抗酸杆菌涂片(AFB)和分枝杆菌培养;② 至少有 1 次支气管刷检或灌洗液的培养结果阳性;③ 经支气管或其他肺活检具有分枝杆菌的组织病理学特征(肉芽肿炎症或 AFB)和 NTM 培养阳性,或活检示具有分枝杆菌的组织病理学特征(肉芽肿炎症或 AFB)和 1 次或多次痰或支气管刷检 NTM 的培养阳性;④ 当发现不常见的或通常代表环境污染的 NTM 时,应请专家会诊;⑤ 应该对怀疑 NTM 肺病但没有满足诊断标准的患者进行随诊,直至确定诊断或排除;⑥ 做出 NTM 肺病的诊断后,并不一定需要治疗,治疗与否要根据患者个体潜在的危险和治疗的益处来决定。

3. 肺外 NTM 病：具有局部和（或）全身性症状，经相关检查发现有肺外组织、器官病变，已排除其他疾病，在确保标本无外源性污染的前提下，病变部位组织 NTM 培养阳性，即可做出肺外 NTM 病的诊断。

无论是 NTM 肺病还是肺外 NTM 病，均需进行 NTM 菌种鉴定。

（二）NTM 感染暴发的定义

NTM 感染暴发指医疗机构或其科室中，短时间内出现 3 例以上怀疑有共同感染源或感染途径的 NTM 感染患者。

（三）NTM 感染预防控制

1. 预防医疗保健相关的 NTM 暴发流行和假暴发流行

（1）静脉内导管：对留置中心导管的患者，特别是骨髓移植接受者，应避免接触病源、导管污染、自来水污染等危险因素。

（2）纤维内镜：自动内镜冲洗仪器以及人工清洗都应避免使用自来水。这种器械最后应用乙醇冲洗。

（3）局部注射：避免用氯化苯甲烷铵（例如烷基二甲基苄基氯化铵）作为皮肤消毒剂，因为脓肿分枝杆菌等 NTM 可继续生长。避免药物分装成小瓶使用。

（4）充分认识和避免注射未知或未证实的替代药物带来的风险。

（5）外科：① 在手术室不使用自来水或自来水来源的冰块，特别是心脏外科或扩大的乳房成形术期间；② 不用自来水冲洗开放伤口或污染开放伤口；③ 用门诊设备行整形外科手术，例如抽脂或扩大的乳房成形术，必须仔细遵守推荐的无菌指南。

（6）痰的收集：在收集痰标本前不要让患者饮用自来水或用自来水漱口。

2. 识别暴发流行：熟悉医疗保健相关暴发流行和假暴发流行的情况、最常涉及的菌群（通常是快速生长分枝杆菌），并尽快干预以阻断其传播。

七、诺如病毒感染性腹泻

（一）诺如病毒感染性腹泻的诊断

1. 流行病学史：参见第七章第二节。

2. 临床表现：潜伏期多为 12～48 小时。感染者发病突然，主要症状为恶心、呕吐、发热、腹痛和腹泻。儿童患者呕吐普遍，成人患者腹泻为多，24 小时内腹泻 4～8 次，粪便为稀水便或水样便，无黏液脓血。原发感染患者的呕吐症状明显多于续发感染者，有些感染者仅表现出呕吐症状。此外，也可见头痛、寒战和肌肉痛等症状，严重者可出现脱水症状。

3. 临床诊断标准：在一次腹泻流行中符合以下标准者，可初步诊断为诺如病毒感染：① 50％以上发生呕吐；② 平均潜伏期 12～48 小时；③ 粪便标准菌培养阴性。

4. 实验室检查：在粪便标本或呕吐物中检测出诺如病毒，参见第七章第二节。

（二）诺如病毒感染性腹泻暴发的定义

诺如病毒感染性腹泻暴发指医疗机构或其科室中，短时间内出现 3 例以上怀疑有共同感染源或感染途径的诺如病毒感染性腹泻患者。

（三）诺如病毒感染性腹泻的治疗

对诺如病毒感染性腹泻目前尚无特效的抗病毒药物，以对症或支持治疗为主，一般不需使用抗生素，预后良好。脱水是诺如病毒感染性腹泻的主要死因，对严重病例尤其是幼儿及体弱者应及时输液或口服补液，以纠正脱水、酸中毒及电解质紊乱。

（四）诺如病毒感染性腹泻预防控制

1. 隔离措施

（1）避免暴露于患者呕吐物和粪便，对有症状的患者进行单间隔离，无法做到单间隔离时，尽量将其与无症状者隔开。

（2）将患者的活动限制在单间或一个护理单元中。

（3）患者症状消失后，为防止暴露给易感者，应进一步按照接触隔离措施至少隔离48小时。

（4）与暴发相关的疑似感染病例中的康复医务人员，最适合照护有症状的患者。

2. 手卫生

（1）积极提高医务人员、患者、探视者的手卫生依从性。

（2）暴发期间，医务人员为疑似患者或确诊患者提供医疗服务时，应采用肥皂和水洗手。

3. 患者转移和病区关闭：为减弱暴发导致的影响，应考虑转移患者或者关闭病区。

4. 餐饮人员等非医疗直接提供者

（1）为避免食源性诺如病毒感染性腹泻暴发的可能，餐饮人员在准备或接触食物时应严格执行手卫生。

（2）从事与餐饮相关工作的人员，出现急性腹泻相关症状时应该调离该岗位，症状消失至少48小时后方可恢复岗位。

（3）暴发期间，医疗区内患者或医务人员的公共食物应该移除。

5. 个人防护用品

（1）疑似感染暴发时，医务人员在进入医疗区时应配备个人防护用品，如隔离衣、手套，以降低暴露于患者呕吐物、粪便的机会。

（2）为患者提供医疗服务时，尤其是患者正在呕吐时，为防止液体喷溅到医务人员的脸上，医务人员应佩戴外科口罩、眼罩或者面罩等。

6. 环境消毒

（1）隔离区的环境或设备表面应常规进行清洁和消毒，对经常接触的物表，如厕所、水龙头、门把手、计算机设备、配餐间等，暴发期间应增加清洁和消毒的频次。

（2）清洁和消毒时，应从诺如病毒污染的低度危险区（如桌面）到高度危险区（如厕所）依次进行。

（3）隔离患者出院或转移之后，应丢弃患者曾经使用的所有一次性医疗用品，窗帘等应进行清洗消毒。

7. 医务人员离岗

（1）对具有与暴发相关症状的医务人员，应采取严格的离岗制度；有症状的医务人员所有症状消失至少48小时后，方可回到岗位，并且回到岗位后，医务人员应该加强手卫生，尤其是接触患者前后。

（2）暴发期间,医务人员建立分组制度,照护不同组别患者(如有症状组、无症状暴露组和无症状无暴露组等)的医务人员不能换岗。

（3）暴发期间,医疗区应减少不必要的医务人员、学生以及志愿者的数量。

8. 探访者管理:建立探访者探访制度,限制来自暴发区(如医疗机构、社会机构)探访者的探视。

9. 教育

（1）为医务人员、患者以及探访者提供必要的教育,包括诸如病毒感染的症状、预防措施以及整个暴发期间疾病的传播模式识别。

（2）教育培训应该成为每年的常规培训项目,尤其是出现散发病例时。

10. 发现感染病例:当出现感染性腹泻群发病例时,采用病例定义和名单项目的方法,追踪有症状的医务人员和患者以及暴露的医务人员和患者;收集相关的流行病学、临床、人口特征以及患者分布、转归等资料。

八、丙型肝炎感染

(一)丙型肝炎的诊断

1. 流行病学史:有输血史、应用血液制品史或明确的 HCV 暴露史。

2. 临床表现:全身乏力、食欲减退、恶心和右季肋部疼痛等,少数伴低热,轻度肝肿大,部分可出现脾肿大,少数可出现黄疸。部分患者无明显症状,表现为隐匿性感染。

3. 实验室检查:血清谷丙转氨酶

ALT 多呈轻度和中度升高,抗- HCV 和 HCV - RNA 阳性。HCV - RNA 常在 ALT 恢复正常前转阴,但也有 ALT 恢复正常而 HCV - RNA 持续阳性者。

满足上述 1＋2＋3 或 2＋3 项者可诊断。

(二)丙型肝炎暴发的定义

丙型肝炎暴发指医疗机构或其科室中,短时间内出现 3 例以上怀疑有共同感染源或感染途径的丙型肝炎患者。

(三)丙型病毒性肝炎预防控制

1. 严格执行标准预防:详细内容见相关章节。

2. 关注安全、合理用血:HCV 在医疗机构中的传播主要为血源性传播。患者如有输血或使用血液制品,应保障血制品的安全。

3. 暴露后应急处理程序:暴露的黏膜应用大量的水冲洗,包括眼结膜。如果有刺伤的伤口,暴露发生后,捏住伤口近心端,阻断血流;然后用流动水冲洗暴露的伤口或非完整的皮肤,但不能用力擦洗,然后用消毒剂(聚维酮碘或乙醇)对伤口进行消毒。暴露者应立即报告医院感染或相关主管部门(应制定紧急联系电话),并获得进一步的检测及追踪。

4. 暴露后的预防措施:由于目前尚无 HCV 疫苗,故建议对发生职业暴露者进行密切的跟踪随访。

5. 阳性暴露物品及器械的处理:丙型病毒性肝炎患者使用后的可复用的物品及器械,应按照《中华人民共和国卫生行业标准》WS310. 2 - 2009 -医院消毒供应中心第 2 部分：清洗消毒及灭菌技术操作规范进行处理。

6. 丙型肝炎患者血液污染的废弃的物品，应遵循《医疗废物管理条例》及《医疗卫生机构医疗废物管理方法》的要求，进行分类及处理。

7. 教育培训：针对当前丙型肝炎的流行现状与严重后果，医疗机构中应对丙型病毒性肝炎感染的高危人群、医务人员进行系统的教育培训，这也是医院感染预防控制的重要手段。

（1）患者教育：对患者进行丙型肝炎防控教育的目的是规范高危人群的筛查、促进抗－HCV 阳性者进行 HCV－RNA 确诊从而提高丙型肝炎的治疗率，改善丙型肝炎感染者的预后。

公众宣教：医院应充分利用候诊室、病区宣传画廊等空间对就诊患者进行宣传，例如通过海报、宣传彩页、壁挂电视等途径在候诊室定期循环播放 HCV 感染的危害、传播途径、临床特点、科学防控等知识。

面对面宣教：医务人员向抗－HCV 阳性患者介绍丙型肝炎的危害、及时 HCV－RNA 检测的重要性及治疗的必要性等知识。医务人员应向 HCV－RNA 阳性患者介绍丙型肝炎的危害、治疗的必要性等知识。

（2）医务人员培训：在医务人员的职业伤害中，血源性暴露是主要风险之一。由于丙型肝炎的隐匿性，医务人员发生职业暴露后感染 HCV 的风险显著增加。为了避免患者及医务人员发生 HCV 的医源性感染，对医务人员进行血源性暴露的培训教育尤其重要（详细内容参见第十四章第一节）。

参考文献

［1］Taranisia MC, Craig AU, Rajender KA, et al. Guideline for the prevention and control of norovirus gastroenteritis outbreaks in healthcare settings［J］. Infect Control Hosp Epidemiol, 2011, 32(10)：939－969.

［2］VIHA. Infection Prevention and Control Manual［M/OL］. (2013－2－7)［2013－03－06］http://www. viha. ca/NR/rdonlyres/18AA28E4－E3F1－4AE7－8A3F－E4EC3A18D5E5/0/ipcp_manual. pdf.

［3］Stuart HC, Dale NG, Stuart J, et al. Clinical practice guidelines for clostridium difficile. infection in adults：2010 update by the Society for Healthcare Epidemiology of America (SHEA) and the Infectious Diseases Society of America (IDSA)［J］. Infect Control Hosp Epidemiol, 2010, 31 (5)：431－455.

［4］Sydnor ER, Perl TM. Hospital epidemiology and infection control in acute-care settings ［J］. Clin Microbiol Rev, 2011, 24(1)：141－173.

［5］中华人民共和国卫生部. 中华人民共和国传染病防治法［S/OL］. (2004－08－28)［2013－03－08］http://www. moh. gov. cn/mohjbyfkzj/s6747/200804/18961. shtml.

［6］中华人民共和国卫生部. 医院感染暴发报告及处置管理规范［S/OL］.（2009－07－20）
［2013－03－08］http：//www. moh. gov. cn/mohbgt/s9511/200907/41962. shtml.

［7］中华人民共和国卫生部. 国家突发公共卫生事件应急预案［S/OL］.（2006－02－28）
［2013－03－08］http：//www. moh. gov. cn/mohwsyjbgs/s2906/200804/31308. shtml.

［8］中华人民共和国卫生部. 群体性不明原因疾病应急处置方案(试行)［S/OL］.（2007－01－
16)［2013－03－08］http：//www. moh. gov. cn/mohwsyjbgs/s6734/200804/31439. shtml.

［9］Jane DS, Emily R, Marguerite J, et al. Management of Multidrug-Resistant Organisms In
Healthcare Settings, 2006［S/OL］.（2006)［2013－03－06］http：//www. cdc. gov/hicpac/pdf/
MDRO/MDROGuideline2006. pdf.

［10］Griffith DE, Aksamit T, Brown-Elliott BA, et al. An official ATS/IDSA statement：
diagnosis, treatment, and prevention of nontuberculous mycobacterial diseases［J］. Am J Respir Crit
Care Med, 2007, 175(4)：367－416.

［11］殷丽,姚勇,孙建初,等.快速生长型分枝杆菌性角膜炎的暴发与控制［J］.中华眼视光学与
视觉科学杂志,2011,13(2)：148－151.

［12］李洪霞,张蕾,俞森洋,等.非结核分枝杆菌病的诊断、治疗和预防(美国 ATS/IDSA 文件)
［J］.临床肺科杂志,2008,13(8)：1008－1010.

［13］肖和平,张少俊.非结核分枝杆菌感染研究进展［C/OL］.中华医学会第七届全国下呼吸道
感染学术大会暨第一届多学科抗感染治疗学术研讨会.［2011－6－15－17］［2013－03－06］http：//
kns. chkd. cnki. net/kcms/detail/detail. aspx? recid ＝ ＆FileName ＝ ZHYX201106003011＆
DbName＝CHKPLAST＆DbCode＝CHKP.

［14］MacCannell T, Umscheid CA, Agarwal RK, et al. Guideline for the prevention and
control of norovirus gastroenteritis outbreaks in healthcare settings［J］. Infect Control Hosp
Epidemiol, 2011,32(10)：939－969.

［15］中华人民共和国卫生部. 诺如病毒感染性腹泻防治方案(试行)［J］. 医药导报,2007,
26(3)：I.

［16］刘运喜,刘丽娟,索继江,等. 一起老年病区诺如病毒医院感染暴发的调查［J］.中华医院感
染学杂志,2011,21(6)：1136－1138.

［17］Omata M, Kanda T, Yu ML, et al. APASL consensus statements and management
algorithms for hepatitis C virus infection ［J/OL］. Hepatol Int, 2012, 6(2)：409－435. http：//link.
springer. com/article/10. 1007％2Fs12072－012－9342－y.

［18］中华医学会肝病学分会,中华医学会传染病与寄生虫病学分会.丙型病毒性肝炎防治指南
［J］.中华传染病杂志,2004,22(2)：131－136.

［19］中华人民共和国卫生部. 卫生部发布 2012 年 1 月及 2011 年度全国法定传染病疫情概况
［EB/OL］.（2012－02－10）［2013－03－06］http：//www. moh. gov. cn/mohjbyfkzj/s3578/201202/
54106. shtml.

［20］Deterding K, Wiegand J, Gruner N, et al. The German Hep-Net acute hepatitis C cohort：
impact of viral and host factors on the initial presentation of acute hepatitis C virus infection ［J］. Z
Gastroenterol ,2009,47：531－540.

［21］中华预防医学会医院感染控制分会,中国丙型病毒性肝炎医院感染防控指南［J］.中国肝
脏病杂志(电子版),2012,4(3)：28－33.

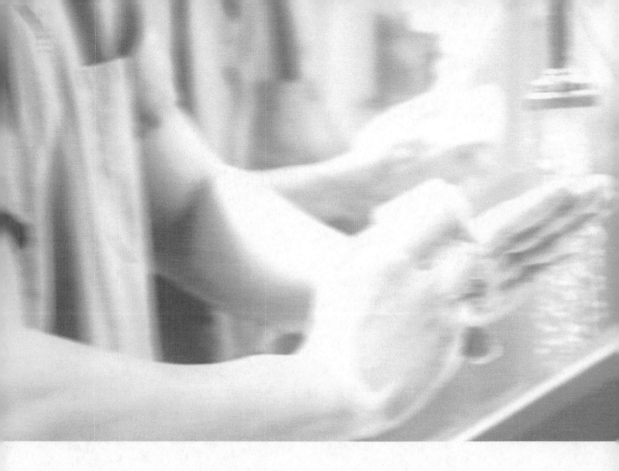

第十三章

医务人员的职业安全

第一节　血源性传播疾病

一、锐器伤

1. 医务人员发生锐器伤的风险:据美国 CDC 估计,美国每年至少发生 38.5 万次意外针刺伤;我国卫生部 2011 年调查显示,平均锐器伤发生率为 145.7 例/(百床·年),远高于美国 2003 年报告的 30 例/(百床·年)。

2. 锐器伤发生的场所:大部分的锐器伤(39%)发生在住院病房,其次为手术室(25%)、操作间(9%)以及急诊(8%)、门诊(8%)、实验室(5%)等。

3. 引起锐器伤的器具:一次性注射器空心针(占锐器伤的 30%)、缝合针(20%)、头皮钢针(12%)、手术刀(8%)、静脉导管针(5%)采血针(3%)。

4. 空心针刺伤发生的环节:见图 14-1。

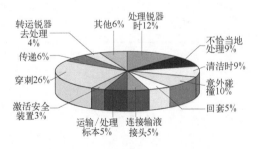

图 13-1　空心针刺伤发生的环节

5. 锐器伤的预防:最有效的方法是减少锐器的使用,使用无针系统或带防刺伤装置的锐器,联合开展员工教育和操作行为的控制,包括禁止双手回套针帽、及时处置锐器、免用手传递技术、使用合适的个人防护用品等,可以降低 90% 以上的锐器伤。

6. 应急处理:发生锐器伤后应立即用肥皂和水进行冲洗,可用消毒液进行消毒并包扎伤口。禁止挤压或吸吮伤口局部。

7. 发生锐器伤后的报告:应立即报告医院感染管理科,以便获得进一步的应急处理,包括采取应急措施预防感染人类免疫缺陷病毒(HIV)、乙肝病毒(HBV)等。报告内容包括锐器伤发生的时间、地点、经过、暴露部位、损伤程度、暴露源种类、紧急处理方法等。

二、黏膜暴露

1. 医务人员发生黏膜暴露的风险:文献报道,医务人员黏膜暴露的发生率大约为 34.4 次/(100 人·年),平均发生次数为 1.7 次(人·年);破损的皮肤发生职业暴露的发生率为 37.9 次/100(人·年),平均发生次数为 4.0 次/(人·年)。

2. 应急处理:用清水反复冲洗被污染的口腔、鼻腔黏膜或污染的皮肤;用干净的清水、生理盐水或无菌洗液冲洗被污染的眼睛。

3. 暴露后的报告:应立即报告医院感染管理科,以便获得进一步的应急处理。报告内容包括黏膜暴露发生的时间、地点、经过、暴露的部位、暴露源的种类、紧急处理的方法等。

三、人类免疫缺陷病毒

1. 人类免疫缺陷病毒（HIV）感染情况：WHO估计，至2010年底全球HIV携带者有3400万。截至2012年10月底，我国累计报告HIV感染者和艾滋病患者492 191例，存活感染者和患者383 285例。目前还没有预防HIV的疫苗。

2. 医务人员职业暴露感染HIV情况：美国CDC报道，截至2010年美国有57名医护人员因职业暴露感染HIV，另有143人可能因职业暴露感染HIV。据估计全球可能有1 000名医务人员因职业暴露感染HIV。

3. 锐器伤后感染HIV的危险性：因针刺伤而感染HIV只需0.1 ml血液，发生HIV的锐器伤后，感染HIV的平均危险度为0.3%（95%CI：0.2%～0.5%）。

4. 黏膜暴露后感染HIV的危险性：黏膜暴露后感染HIV的平均危险度为0.09%（95%CI：0.006%～0.5%）。

5. 不同途径暴露于HIV患者血液或体液后的相对危险性：见表13-1。

表 13-1 不同途径暴露于HIV患者血液或体液后的相对危险性

途　　径	RR(95%CI)
皮肤刺伤	0.3%（0.5%～0.006%）
完整皮肤	0.1%
破损黏膜	0.1%（0.1%～0.005%）
无保护性接触	0.3%
输血或血制品	1:50 000

6. 经皮暴露于HIV患者血液或体液后职业传播危险因素：见表13-2。

表 13-2 经皮暴露于HIV患者血液或体液后职业传播危险因素

危 险 因 素	OR值（95% CI）
深部损伤	15（6.0～41）
损伤的器械上带有血	6.2（2.2～21）
进行动静脉操作时被刺伤	4.3（1.7～12）
艾滋病终末期患者	5.6（2.0～16）
使用齐多夫定治疗	0.19（0.06～0.52）

7. 职业暴露后感染HIV的相关危险因素：① 皮肤黏膜接触血液、体液量的大小；② 接触时间长短；③ 造成表皮损伤的针头粗细、类别；④ 刺伤的深度；⑤ 所接触的病毒滴度高低；⑥ 暴露人员的免疫功能。

8. 发生HIV职业暴露后应采取的措施：应立即报告医院感染管理科，并接受感染风险评估、暴露后检测、药物毒性的评估和追踪、心理咨询等。

9. 没有证据表明可以传播HIV的情况：目前没有证据表明HIV能通过昆虫叮咬、同享食品和餐具传播；没有证据表明打喷嚏、咳嗽、汗液、泪液、共用衣物和电话，以及共用洗手间、马桶或游泳池能传播HIV病毒。

10. HIV职业暴露后用于预防HIV感染的药物：目前仅有FDA批准使用的HIV感染患者的治疗药物，尚无批准使用的发生HIV职业暴露后的预防药物。这些治疗药物包括：3TC（lamividine，拉米夫定）、ATV（atazanavir，阿扎那韦）、ddI（didanosine，去羟肌苷）、d4T（stavudine，司坦夫啶）、EFV（efavirenz，依非韦伦）、FOSAPV（fosamprenavir，夫沙那韦）、IDV（indinavir，茚地那韦）、RTV

(ritonavir,利托那韦)、SQV(saquinavir,沙奎那韦)、ZDV(zidovudine,齐多夫定)、TDF(tenofovir,泰诺福韦)。

11. 发生 HIV 职业暴露后的用药时限:应尽快用药,最好在 4 小时内使用,但即使超过 4 小时也应使用。

12. HIV 职业暴露后选择药物的原则:应根据暴露的严重程度和暴露源的情况选择服药方案,目前国际上主要指南推荐意见略有不同,见表 13 - 3。

表 13 - 3　HIV 职业暴露后服药方案指南

项　目	指　　南			
	安全注射及相关操作工具手册(世界卫生组织/全球安全注射网络)	关于 HBV、HCV、HIV 职业暴露后预防的管理与处置建议及 2005 年关于 HIV 暴露后处置的更新(美国 CDC)	临床医务人员预防血源性病毒指南(英国)	乙型肝炎、丙型肝炎和艾滋病针刺伤或黏膜暴露后的处理及预防指南(香港)
采取 PEP 的时限	72 小时内建议 PEP,超过 72 小时不推荐使用	数小时内,持续 4 周	24 小时内	尽快,1~2 小时内,持续 4 周
皮肤刺伤严重＋暴露源阳性	推荐两药联合方案,如果抗药性阳性则附加蛋白酶抑制剂	HIV 1 级,推荐强化的 3 种用药;HIV 2 级,推荐强化的 3 种及 3 种以上药物		
皮肤刺伤严重＋暴露源未知	考虑人群中的 HIV 流行程度	不推荐 PEP;根据感染 HIV 的危险性考虑使用 2 种基本药物		
皮肤刺伤严重＋暴露源阴性	如果暴露源个体不可能处于窗口期,则不推荐采取 PEP 措施	不推荐用药		
皮肤刺伤较轻＋暴露源阳性	推荐两药联合方案,如果抗药性阳性则附加蛋白酶抑制剂	HIV 1 级,推荐 2 种基本用药;HIV 2 级,推荐强化的 3 种及 3 种以上药物	该指南推荐参考其他专业指南	未根据刺伤情况详细分类介绍,推荐的组合为双汰芝＋利托那韦,或双汰芝＋茚地那韦
皮肤刺伤较轻＋暴露源未知	不推荐采取 PEP	不推荐 PEP;如可能为 HIV,使用 2 种基本药物		
皮肤刺伤较轻＋暴露源阴性	不推荐采取 PEP	不推荐采取 PEP		
黏膜暴露严重＋暴露源阳性	推荐两药联合方案,如果抗药性阳性则附加蛋白酶抑制剂	HIV 1 级,推荐两种基本用药;HIV 2 级,推荐强化的 3 种及 3 种以上药物		
黏膜暴露严重＋暴露源未知	考虑人群中的 HIV 流行程度	不推荐 PEP;根据感染 HIV 的危险性考虑使用 2 种基本药物		
黏膜暴露严重＋暴露源阴性	如果暴露源个体不可能处于窗口期,则不推荐采取 PEP 措施	不推荐采取 PEP		

（续表）

项　目	安全注射及相关操作工具手册(世界卫生组织/全球安全注射网络)	关于 HBV、HCV、HIV 职业暴露后预防的管理与处置建议及 2005 年关于 HIV 暴露后处置的更新(美国 CDC)	临床医务人员预防血源性病毒指南(英国)	乙型肝炎、丙型肝炎和艾滋病针刺伤或黏膜暴露后的处理及预防指南(香港)
		指　南		
黏膜暴露较轻＋暴露源阳性	不推荐采取 PEP,可选择两药方案	HIV 1 级考虑两种基本用药;HIV 2 级推荐 2 种基本用药	该指南推荐参考其他专业指南	未根据刺伤情况详细分类介绍,推荐的组合为双汰芝＋利托那韦,或双汰芝＋茚地那韦
黏膜暴露较轻＋暴露源未知	不推荐采取 PEP	不推荐采取 PEP		
黏膜暴露较轻＋暴露源阴性	不推荐采取 PEP	不推荐采取 PEP		
两药/基本方案	首选：ZDV ＋ 3TC 或 d4T ＋ 3TC 可选：TDF ＋ 3TC	ZDV＋3TC/FTC；d4T＋3TC/ FTC；TDF＋ 3TC /FTC		
三药方案	ZDV ＋ 3TC＋LPV/r	基本用药的基础上增加 LPV/RTV,可选：ATV ± RTV，FOSAPV ± RTV，IDV ± RTV，SQV±RTV 等		
监测不良反应	监测 2 周	每 2 周		需要监测
随访	基线、6 周、6 个月时检测 HIV 抗体	基线、6 周、12 周、6 个月,特殊情况 12 个月		基线、3 个月、6 个月,特殊情况 12 个月

注：1. PEP(postexposure prophylaxis),暴露后的预防措施。
　2. HIV 1 级：无症状的 HIV 感染者或已知病毒载量水平低,如<1 500 核糖核酸复制/ml。
　3. HIV 2 级：有症状的 HIV 感染者、艾滋病患者、血清 HIV 急性转阳或较高的病毒载量。

13. 孕妇发生 HIV 职业暴露后使用 PEP 的注意事项：应慎重,需要咨询感染性疾病专业医师或 HIV 防治专家,因为许多预防药物对胎儿有致畸性或致癌性。

14. 发生 HIV 职业暴露后的追踪监测：暴露后应检测抗 HIV 抗体的水平,并在检测基线血清学水平后,在暴露后 6 周、12 周及 6 个月做跟踪监测。如果暴露者在暴露于 HIV 和丙肝病毒(HCV)共同感染者并获得 HCV 感染后,应延长 HIV 跟踪检测至 12 个月。

15. 使用 PEP 后药物毒性的监测：一旦实施暴露后预防,应该监测暴露者的药物毒性,包括血细胞、肝肾功能的检测;如果暴露后预防方案中包含蛋白酶抑制剂,应该监测暴露者是否有高血糖症;如果暴露者使用了茚地那韦,应监测结晶尿、血尿、溶血性贫血和肝炎情况。如果监测到有毒性,经专家协商后应该考虑修正暴露后预防方案。

16. 常见抗逆转录病毒药物的主要副作用及毒性反应：见表 13-4。

表 13 – 4 常见抗逆转录病毒药物的主要副作用及毒性反应

种类和品名	副作用和毒性作用
核苷类逆转录酶抑制剂(NRTI)	警告：均有导致乳酸酸中毒与肝脂肪变性的危险
齐多夫定	贫血、嗜中性粒细胞减少症、恶心、头痛、失眠、肌肉疼痛和身体虚弱
拉米夫定	腹痛、恶心、腹泻、皮疹和胰腺炎
司他夫定	外周神经痛、头痛、腹泻、恶心、失眠、食欲减退、胰腺炎、高肝脏功能测试(LFTs)、贫血以及嗜中性粒细胞减少
地达诺新	胰腺炎、乳酸性酸中毒、神经病变、腹泻、腹痛、恶心等症状
恩曲他滨	头痛、恶心、呕吐、腹泻、皮疹,皮肤变色(手掌和脚底轻度色素)主要发生在非白人
核苷类似物联合逆转录酶抑制剂(NtRTI)	警告：均有导致乳酸酸中毒与肝脂肪变性的危险
替诺福韦	恶心、腹泻、呕吐、胃气和头痛
非核苷类逆转录酶抑制剂(NNRTIs)	
依法韦仑	皮疹(包括药疹综合征)、失眠、嗜睡、头晕、难以集中精神、异常发梦、致畸性
蛋白酶抑制剂	
茚地那韦	恶心、腹痛、肾结石、高间接胆红素血症
奈非那韦	腹泻、呕吐、腹痛、虚弱和皮疹
利托那韦	虚弱、腹泻、恶心、口边感觉异常、味觉改变、胆固醇和三酰甘油升高
沙奎那韦	腹泻、腹痛、恶心、高血糖、高肝脏功能测试(LFTs)
夫沙那韦	恶心、腹泻、皮疹、口边感觉异常、味觉改变、沮丧
阿扎那韦	恶心、头痛、皮疹、腹痛、腹泻、呕吐、间接高胆红素血症
洛匹那韦/利托那韦	腹泻、疲劳、头痛、恶心、胆固醇和三酰甘油升高
融合抑制剂	
恩夫韦肽	局部注射部位反应,细菌性肺炎、失眠、沮丧、周围神经病变以及咳嗽

四、丙肝病毒

1. 全球及我国丙肝病毒(HCV)感染情况：HCV 感染呈全球分布,世界各国抗 HCV 阳性流行率一般为 0.5%～1.5%。静脉吸毒、多次输血、血液透析者 HCV 感染率高。我国 2011 年全国新发 HCV 感染 173 872 例,是 2005 年的 3 倍。

2. HCV 感染患者的传染性：HCV 感染患者体内存在大量传染性物质,可能高达 10^6/ml。HCV 还存在于唾液中,已

有通过咬伤传播 HCV 的案例报道。没有明显被血液污染的其他体液导致感染的可能性较低,但仍有一定数量的病毒存在。

3. 医务人员职业暴露感染 HCV 的情况：没有确切的数据显示有多少医务人员因职业暴露而感染 HCV。有报道估计,截至 2000 年,全球因锐器伤暴露于 HCV 的医务人员达 92.6 万人,其中 1.6 万人因血源性职业暴露而感染 HCV。我

国调查显示,医务人员总体感染率为2.5%,远高于普通人群的0.43%。

4. HCV 职业暴露后感染 HCV 的风险:被 HCV 污染的针刺伤或划伤感染 HCV 的平均危险度为 1.8%(0～7%)。眼、鼻、嘴或不完整的皮肤发生血液暴露后感染 HCV 的风险度未知,但应该小于锐器伤,仅有一些个案报道。已知完整的皮肤发生暴露后没有感染的风险。

5. 用于暴露后预防的药物或疫苗:目前没有针对 HCV 的疫苗,发生暴露后没有针对性的药物可用于预防感染,免疫球蛋白和抗病毒药物均不推荐用于暴露后预防。

6. 职业暴露于抗 HCV 阳性而 HCV RNA 阴性的患者后的风险:在日本的一项研究中,医务人员职业暴露于抗 HCV 阳性而 HCV RNA 阴性的患者后,没有发现抗体血清转化或肝酶升高的情况。但由于感染 HCV 的患者会出现间歇性病毒血症,所以抗 HCV 阳性的患者都应该被认为有潜在传染性,发生职业暴露后应随访观察。

7. 发生 HCV 暴露后的追踪检查:应尽快进行 HCV 抗体和肝功能检测(作为基线),并于暴露后 4～6 个月进行追踪检测。为早期确定是否感染 HCV,可于暴露后 4～6 周检测 HCV RNA,并及时报告任何可疑的肝炎症状或体征。

8. 发生 HCV 职业暴露后不需要限制其行为:HCV 职业暴露后感染的风险和传播给其他人的风险很低,因此不需要预防其二次传播,不必对其工作进行限制,也不需要限制其性行为。

五、乙肝病毒

1. 乙肝病毒(HBV)感染情况:WHO 报道,全球约有 20 亿人曾感染过 HBV,HBsAg 携带者约 3.5 亿,其中我国约有 9 000 万,约占全国总人口的 7.18%。本病婴儿感染多见;发病男性高于女性;以散发为主,可有家庭聚集现象。

2. 医务人员职业暴露感染 HBV 情况:没有确切的流行病学资料。监测发现,在疫苗诞生前,医务人员中 HBsAg 阳性率是一般人群的 5～10 倍,HBsAb 阳性率为一般人群的 2～4 倍。自推广乙肝疫苗以来,HBV 感染的发生率从 1983 年的 386/10 万下降到 1995 年的 9.1/10 万,且 1995 年医务人员乙肝发生率是比一般人群低的 1/5。

3. 乙肝疫苗的保护作用:在全程接种三针乙肝疫苗后(分别在第 0、1、6 个月完成),成人保护率为 88%～95%。在最后一针注射后 1～2 个月内只要 HBsAb≥10～20 mIU/ml 即具有保护作用,即使暴露于 HBsAg 阳性患者也没有必要复种。

4. HBV 感染患者的传染性:HBV 具有很高的传染性,根据个体的血清状况,被感染者血液中的病毒载量可高达 10^9/ml。HBsAg 阴性而核心抗体阳性的患者,无论有无表面抗体,仍然有较低的传染性,病毒载量<1 000/ml;而 HBeAg 阳性患者体内病毒载量约为 $10^{8.6}$/ml;HBeAg 阴性而 HBsAg 阳性的个体病毒载量约 $10^{4.3}$/ml。

5. 能够传播 HBV 的机体物质:主要包括血液和血液制品,还包括唾液、脑脊液、腹水、胸腔积液、心包液、羊水、精液、阴道分泌物等,以及其他软组织和器官或含血的体液。但血清中的病毒滴度是唾液、精液、阴道分泌物中病毒滴度的 $10^3 \sim 10^4$ 倍。已经证实尿液、粪便、胆汁、汗液、乳汁和鼻涕中有 HBsAg，并且这些液体中的浓度是最低传染浓度的 $10^2 \sim 10^3$ 倍，但大多数不存在 HBV 传播的有效性。另外，HBV 能在干燥的血液中生存 7 天，可通过接触物体表面和环境表面的间接接触而感染。

6. 发生 HBV 职业暴露后感染 HBV 的风险：如果医务人员已注射乙肝疫苗并已经产生抗体，则没有感染 HBV 的危险。对敏感者，仅接种 1/10 000 ml 感染的血浆就能造成传播。发生锐器伤后感染 HBV 的风险为 6% ~ 30%，这取决于暴露源的病毒水平，表面抗原和 E 抗原均阳性者感染的风险较大。黏膜和不完整的皮肤发生职业暴露也可能感染 HBV，但完整的皮肤暴露后没有感染的风险。

7. 发生职业暴露后的预防措施：应对被暴露者的免疫状态和感染的风险进行评估，各指南推荐意见稍有差别，见表 13 - 5。

8. 用于预防 HBV 的药物是否得到了批准：是的，乙肝疫苗和 HBIG 都被批准用于乙肝的预防。

9. 乙肝疫苗和 HBIG 的安全性：两者都很安全，没有证据显示乙肝疫苗会引起相关的慢性疾病。但如果注射乙肝疫苗后出现任何副作用，都应及时报告。

10. 孕妇或哺乳期是否可安全使用乙肝疫苗或 HBIG：是的。孕妇在发生 HBV 职业暴露后可安全使用乙肝疫苗和（或）HBIG，因为孕期感染 HBV 会引起严重的疾病，并且导致胎儿的慢性感染，而疫苗对胎儿很安全。

11. HBV 职业暴露后的随访工作：由于暴露后预防措施非常有效，因此美国 CDC 不推荐进行常规的暴露后随访。但是，出现任何肝炎症状均应及时报告。如果接受了乙肝疫苗注射，应在完成注射后 1~2 个月内检测乙肝抗体。

12. HBV 职业暴露后是否需要限制其行为：如果及时采取了暴露后预防措施，则被感染的可能性很低，不必对其工作进行限制。

六、梅毒

1. 流行病学：据 WHO 统计，全球每年约有 1 200 万新发病例，主要集中在南亚、东南亚和非洲，好发于 20~35 岁的年轻人，乱服药物及嫖妓是主要的危险因素。我国将其列为乙类传染病，近年来呈明显上升趋势。

2. 职业暴露后感染梅毒的概率：可能感染，但危险性非常低。目前仅有个别案例报道，为被梅毒患者使用后的针刺伤后感染了梅毒。

3. 暴露后的处理：如果暴露源抗 TPHA（+），推荐苄星青霉素 240 万 U，单次肌内注射。青霉素过敏者，可选用大环内酯类抗生素，口服，连服 14 日。暴露后 3 个月、6 个月应检查 TPHA。

七、疟疾

1. 流行病学：全球每年至少有 3 亿人感染疟疾，其中约 300 万人死亡。流行区域热带＞亚热带＞温带；以夏秋季较多；流行区以间日疟分布最广，恶性疟最严重。

表 13-5 HBV 职业暴露后预防指南

项 目	指 南			
	安全注射及相关操作工具手册(世界卫生组织/全球安全注射网络)	关于 HBV、HCV、HIV 职业暴露后预防的管理与处置建议及 2005 年关于 HIV 暴露后处置的更新(美国 CDC)	临床医务人员预防血源性病毒指南(英国)	乙肝、丙肝和艾滋病针刺伤或黏膜暴露后的处理及预防指南(香港)
采取 PEP 的时间	尽快注射初始剂量的疫苗,最迟不超过 7 日	如果需要,24 小时内注射乙肝高效价免疫球蛋白(HBIG),最迟不超过 7 日	未说明	尽快
暴露源未知+暴露者未接种疫苗(<3 剂)	启动并完成疫苗接种,给予 HBIG	开始疫苗接种	≤1 剂时,加速疫苗;≥2 剂时,1 剂疫苗	如果暴露者 HBsAg 和 HBsAb(−),HBIG+疫苗;如果暴露者 HBsAg 或 HBsAb(+),无需处理
暴露源未知+接种疫苗(3 次或以上)	无需 PEP	已知有免疫应答(HBsAb>10 mU/ml),无需 PEP;已知无免疫应答(HBsAb<10 mU/ml),按暴露源阳性处理;抗体反应未知,监测抗体浓度	已知有免疫应答(HBsAb>10 mU/ml),可考虑强化疫苗;已知无免疫应答(HBsAb<10 mU/ml),HBIG+可考虑强化疫苗	已知有免疫应答,无需 PEP;已知无免疫应答或低免疫,HBIG+疫苗;免疫状态未知,则根据抗体结果选择
暴露源乙肝阳性+暴露者未接种疫苗(<3 剂)	启动并完成疫苗接种,给予 HBIG	HBIG 1 剂(0.06 ml/kg)+疫苗接种	≤1 剂时,HBIG+加速疫苗;≥2 剂时,在第 2 剂疫苗注射后 1 个月时注射 1 剂疫苗	如果暴露者 HBsAg 和 HBsAb(−),HBIG+疫苗;如果暴露者 HBsAg 或 HBsAb(+),无需处理
暴露源乙肝阳性+接种疫苗(3 次或以上)	无需 PEP	已知有免疫应答(>10 mU/ml)无需 PEP;已知无免疫应答(<10 mU/ml),HBIG 1 剂(0.06 ml/kg)+疫苗接种或 HBIG2 剂;抗体反应未知,监测抗体浓度	已知有免疫应答(>10 mU/ml),可考虑强化疫苗;已知无免疫应答(<10 mU/ml),HBIG+可考虑强化疫苗	已知有免疫应答,无需 PEP;已知无免疫应答或低免疫,HBIG+疫苗;免疫状态未知,则根据抗体结果选择
暴露源乙肝阴性+暴露者未接种疫苗(<3 剂)	启动并完成疫苗接种	开始疫苗接种	≤1 剂时,启动疫苗;≥2 剂时,完成疫苗注射	如果暴露者 HBsAg 和 HBsAb(−),注射疫苗;如果 HBsAg 或 HBsAb(+),无需处理
暴露源乙肝阴性+接种疫苗(3 次或以上)	无需 PEP	无需 PEP	可考虑强化疫苗	无需 PEP

2. 经针刺伤感染疟疾的风险:目前已经有因为针刺伤感染疟疾的文献报道,但例数不多,2005 年法国有文献综述显示共有 22 例经职业暴露感染疟疾的报告。

八、朊毒体

1. 流行病学:朊毒体是一种不含核酸、具有感染性的蛋白质,能使核酸失活的物理方法(如煮沸、紫外线照射、电离辐射等)和化学方法[如核酸酶、羟胺(核酸修饰剂)、锌离子作用]均对其无影响。朊毒体病是一类侵犯人类和动物中枢神经系统的人畜共患疾病,可为散发性(病因不明)、遗传性或传染性。早在 1934 年就证实接种患羊瘙痒症羊的脑提取物给健康羊,可致羊瘙痒症传播;1961 年证实接种患病羊脑提取物可使小鼠感染瘙痒症;1966 年经实验证实克-雅病可以传染给黑猩猩;1982 年,Prusiner 等正式提出此类疾患的病原体可能是一种传染性蛋白粒子,并且组建 prion 蛋白(PrP)一词以代表这种因子。部分国家将本病列为法定传染病,我国大陆尚未列入法定传染病。

2. 朊毒体是否可通过职业暴露传播:目前没有证据表明人与人之间会因输血而传染克-雅病等相关疾病,但动物实验证明,由朊毒体引起的克-雅病等相关疾病可通过输血传播。

3. 意外暴露后处理:被感染者使用过的尖锐物品割扎伤后应立即由近心端向远心端轻轻挤压伤口,用流动水冲洗至少 5 分钟后消毒。口腔、眼睛等黏膜或皮肤接触感染者血液、体液时,应立即用大量生理盐水或清水冲洗。

割扎伤或黏膜意外暴露于感染源者及曾与感染者共享侵入性医疗仪器及器械的其他患者应尽快就医并登记追踪,每 6 个月做 1 次神经学筛检与记录,记录资料需保存 20 年。

第二节　空气传播性疾病

一、概述

空气传播是指带有病原微生物的飞沫核(直径≤5 μm)长时间大范围地悬浮在空气中所导致的疾病传播。空气传播疾病可以进一步分为专门经空气传播疾病和优先经空气传播疾病。专门经空气传播是指在自然通风状态下,病原微生物只通过飞沫核沉积传播,如肺结核。优先经空气传播,是指病原微生物可通过多种途径传播,但主要通过飞沫核传播,如麻疹、水痘。此外,引发气溶胶的操作也可通过飞沫核在短距离内发生机会性疾病传播。

二、预防控制要点

1. 专门经空气传播疾病:应在标准预防的基础上采取空气隔离(见第一章第

五节之"四、空气隔离")。

2. 优先经空气传播疾病：应在标准预防的基础上采取空气隔离(见第一章第五节之"四、空气隔离")＋飞沫隔离(见第一章第五节之"三、飞沫隔离")＋接触隔离(见第一章第五节之"二、接触隔离")

三、暴露后预防

1. 肺结核：各种年龄、性别的人群对结核分枝杆菌均有易感性。人感染后机体可获得免疫力，90％的人可终身不发病；5％的人因免疫力低下而发病。其潜伏期因人而异，平均 3 个月左右会有结核症状出现。对于未受感染的人可以接种卡介苗(BCG)以产生获得性免疫力；存在发病高危因素者，应服用化学药物预防(异烟肼 300 mg/日，持续 1 年，疗程中监测肝功能)。

2. 麻疹：易感人群在暴露后 72 小时内注射麻疹疫苗。有疫苗注射禁忌证的高危人群在 6 日内注射免疫球蛋白。

3. 水痘：易感人群在暴露后 120 小时内注射水痘疫苗。尽可能为有疫苗注射禁忌(如免疫功能低下患者、孕妇、母亲在产前 5 日内或产后 48 小时内水痘发作的新生儿)的高危人群在 96 日内注射水痘免疫球蛋白(或替代产品)。

四、气溶胶的防护

(一)气溶胶的定义

气溶胶(aerosol)是指固体或(和)液体微粒稳定地悬浮于气体介质中形成的分散体系。微粒中含有微生物或生物大分子等生物物质的称为生物气溶胶(bioaerosol)，其中含有微生物的称为微生物气溶胶(microbial aerosol)。微生物气溶胶分子小，易飘浮在空气中，大多数可能是病原微生物形成的。感染性气溶胶在空气中扩散而污染局部空气，当工作人员吸入污染的空气达到一定数量，便可引起相关感染。

(二)引发气溶胶的高危操作

1. 临床产生气溶胶的操作：指在患者身上进行的可产生包括飞沫核在内的各种大小气溶胶的操作。当某项操作产生高速气流经过呼吸道黏膜和上皮时，就有可能产生微小气溶胶(如飞沫核)。已证实的与呼吸道疾病传播风险增加有关的引发气溶胶的操作主要有：气管插管和有关过程(如人工呼吸、吸痰)、心肺复苏、支气管镜检、手术和尸检。

2. 实验室产生气溶胶的操作：接种、吸液、注射、离心、解剖，其他如搅拌、振荡、撞击、离心、超声破碎、吹打和敲打、组织碾磨、超声粉碎、打开冻干菌种保存管等操作。

3. 其他：医疗机构内最容易产生污染气溶胶的操作还有口腔科的"高速手机"旋转、器械清洗。

(三)气溶胶的防护

最有效的手段就是防止气溶胶的生成、扩散、吸入。

1. 防止气溶胶生成：尽可能地减少各种不必要的产生气溶胶的操作。

2. 防止气溶胶扩散

(1)围场操作：把感染性物质局限在一个尽可能小的空间(例如生物安全

柜)内进行操作,使之不与人体直接接触,并与开放的空气隔离,避免人的暴露。

(2)屏障隔离:实验室设置必要的缓冲间。对患者进行操作时,可采取必要的环境控制,如在远离其他患者且通风足够的单间进行操作。可能引起关注的急性呼吸道疾病患者接受高流量输氧或无创正压通气时,呼气端口连接一个细菌(病毒)过滤器(如高效粒子空气过滤器),可以减少气溶胶的排放;其接受间歇性正压通气时,呼气端口应连接一个细菌(病毒)过滤器(如高效粒子空气过滤器),并尽可能采用密闭式吸痰管吸痰。

(3)定向气流:对生物安全三级以上实验室的要求是保持定向气流。

(4)有效消毒灭菌:主要包括空气、表面、仪器、废物、废水等的消毒灭菌。在应用中应注意根据生物因子的特性和消毒对象进行针对性选择,并应注意环境条件对消毒效果的影响。

(5)有效拦截:生物安全实验室内的空气在排入大气之前,必须通过高效粒子空气过滤器(HEPA)滤过。

3. 防止气溶胶的吸入:采取必要的个人防护,以防止气溶胶吸入。个人防护用品应包括保护躯干、手臂、手、眼、鼻和口的用品,以及长袖隔离衣、一次性检查手套、护眼装置(如护目镜、面罩)和呼吸防护器等,可选择是否戴帽。医务人员在进行会增加病原体传播风险的引发气溶胶操作时,使用的呼吸防护器至少应为 N95 或具有同等作用的其他呼吸防护器。

第三节　飞沫传播性疾病

一、概述

飞沫传播是指主要通过感染者(传染源)在咳嗽、打喷嚏和说话时传播。这些带有病原微生物的飞沫在短距离(通常<1 m)内的空气中扩散,进入易感人群的眼睛、口腔、鼻咽喉黏膜等时发生传染。常见的飞沫传播疾病有流行性腮腺炎、猩红热、白喉、百日咳、流行性脑脊髓膜炎、炭疽、流行性感冒、传染性非典型肺炎(SARS)、手足口病、人感染高致病性禽流感等。

二、预防控制要点

由于飞沫不会停留在空气中,因此不需要通过特殊的空气处理和通风来预防飞沫传播。接触经飞沫传播疾病的患者时,应在标准预防的基础上采取飞沫隔离(见第一章第五节之"三、飞沫隔离")。

三、暴露后预防

暴露后预防见表 13-6。

表 13 − 6 暴露后相关预防

疾病名称	病原体	潜伏期	暴 露 预 防	备 注
风疹	风疹病毒	2～3 周	如果科室有注射过疫苗的医务人员,不应让未注射过疫苗的人员进入房间。对易感的未怀孕个体,应在暴露后 3 日内接种疫苗。不管是否在暴露后接种疫苗,暴露后的医务人员均应在第一次暴露后的第 5 日开始休息,直至最后一次暴露后的第 21 日	
流行性腮腺炎	腮腺炎病毒	14～25 日,平均 18 日	应用腮腺炎减毒活疫苗,皮下接种,亦可以采用喷鼻或气雾方法。90% 以上可以产生抗体	
猩红热	A 族 β 溶血性链球菌	1～7 日,一般 2～3 日	儿童机构发现猩红热患者时,应严密观察接触者 7 日,有条件时可做咽拭子培养	
白喉	白喉杆菌	潜伏期 1～7 日,多为 2～4 日	密切接触的易感者可以肌内注射精制 DAT 1 000～2 000 U(儿童 1 000 U),有效预防期为 2～3 周,1 个月后再行类毒素全程免疫	
百日咳	百日咳杆菌	2～21 日,平均 7～10 日	对密切接触者应观察至少 3 周;疫苗接种后有效免疫期为 4～5 年,对密切接触的曾注射过菌苗的 7 岁以下儿童,可以加强注射一次菌苗	儿童菌苗接种超过 12 年后,其发病率仍可达 50% 以上
流行性脑脊髓膜炎	脑膜炎奈瑟菌	一般 2～3 日,最短 1 日,最长 7 日	对于密切接触者,除医学观察外,可用磺胺甲噁唑进行药物预防,剂量均为每日 2 g(儿童 50～100 mg/kg),连用 3 日。头孢曲松、氧氟沙星等也能起到良好的预防作用	
炭疽	炭疽杆菌	皮肤炭疽一般 1～5 日,也可短至几小时,长至几周	接触者医学观察 8 日。对于从事畜牧业、畜产品收购、加工、屠宰业、兽医等的工作人员及疫区的人群注射炭疽杆菌活疫苗	
SARS	SARS - CoV 冠状病毒	一般 4～7 日,2～21 日	对于密切接触的无症状者医学观察。如条件许可应在指定地点接受隔离观察,为期 14 日。在家中接受隔离观察时应注意避免与家人密切接触	
手足口病	柯萨奇病毒 A16 型、肠道病毒 71 型	1 周左右	手足口病目前并无疫苗,如有手足口病临床症状时要及时到医疗机构就诊	
人感染高致病性禽流感	禽甲型流感病毒某些亚型,如 H5N1、H7N7	一般 1～7 日,通常为 2～4 日	对于密切接触者进行医学观察,其期限为最后一次暴露后 7 日	

第四节　接触传播性疾病

一、概述

接触传播是指病原体通过手、媒介物直接或间接接触导致的传播。常见接触传播性疾病有肠道感染、多重耐药菌感染、皮肤感染等。

二、预防控制要点

接触患接触传播性疾病的患者时,应在标准预防的基础上采取接触隔离(见第一章第五节"二、接触隔离")。

三、暴露后预防

见表 13-7。

表 13-7　暴露后预防

	病原体	潜伏期	暴露后预防
狂犬病	狂犬病毒	一般 4～12 周,4 日至 10 年	被疑有狂犬病的犬或狼咬伤者医学观察,并注射疫苗及免疫血清
伤寒	伤寒杆菌	一般 8～14 日,3～60 日	医学观察 23 日。进行伤寒、副伤寒甲、乙三联菌苗预防接种
副伤寒	副伤寒甲、乙、丙杆菌	一般 6～10 日,2～15 日	医学观察 15 日。进行伤寒、副伤寒甲、乙三联菌苗预防接种
细菌性痢疾	志贺菌属	一般 1～3 日,数小时至 7 日	医学观察 7 日,饮食行业人员大便培养 1 次阴性后解除隔离。口服活疫苗,免疫期可维持 6～12 个月。对同型志贺菌保护率 80%,对其他型别可能无保护作用
霍乱	霍乱弧菌	一般 8～14 日,4 小时至 6 日	留观 5 日,大便培养连续 3 次阴性后解除检疫,阳性者按患者隔离。霍乱高危人群口服减毒活疫苗
脊髓灰质炎	脊髓灰质炎病毒	一般 9～12 日,5～35 日	未服过疫苗的幼儿、孕妇、医务人员、免疫低下者及扁桃体摘除等局部手术后,若与患者密切接触,应尽早肌内注射丙种球蛋白进行被动免疫

第五节　实验室生物安全

一、微生物危险度评估

微生物危险度评估是指对实验微生物及其产物可能给人员或环境带来的危害进行评估。

（一）方法

1. 列出微生物的危险度等级。

2. 危险度评估时应考虑其他一些因素，包括：① 微生物的致病性和感染数量；② 暴露的潜在后果；③ 自然感染途径；④ 实验室操作所致的其他感染途径（非消化道途径、空气传播、食入）；⑤ 微生物在环境中的稳定性；⑥ 所操作微生物的浓度和浓缩标本的容量；⑦ 适宜宿主（人或动物）的存在；⑧ 从动物研究和实验室感染报告或临床报告中得到的信息；⑨ 计划进行的实验室操作（如超声处理、气溶胶化、离心等）；⑩ 可能会扩大微生物的宿主范围或改变微生物对于已知有效治疗方案敏感性的所有基因技术；⑪ 当地是否能进行有效的预防或治疗干预。

（二）步骤

1. 第一步：确定微生物的危害度和完成最初的危险度评估。

2. 第二步：确定实验室操作程序中存在的危害，如微生物浓度、悬液体积、产生微量气溶胶和大颗粒空气传播颗粒（液滴）的设备和操作、锐器的使用等。

3. 第三步：确定合适的生物安全等级和选择附加的防护装备。

4. 第四步：评价工作人员相关安全操作的熟练程度和安全设备的完整性。

5. 第五步：实验室负责人和生物安全专业人员、项目主管及生物安全委员会回顾微生物危险度评估。

二、各级实验室防护要求

见表 13 - 8。

表 13 - 8　各级实验室防护要求

防护要求	生物 安 全 等 级		
	BSL - 1	BSL - 2	BSL - 3
PPE	实验服、手套	实验服、手套、呼吸防护器以备需要	专用工作服、手套、隔离衣、鞋套、呼吸防护器
安全设备	开放式实验台	生物安全柜（BSC Ⅱ）用于可能产生的气溶胶	任何时候都需使用的基本安全设施（BSC、离心控制仪器）、压力灭菌器

(续表)

防护要求	生物安全等级		
	BSL-1	BSL-2	BSL-3
设施	无特殊要求	推荐：通风设施	隔离的实验室、房间能密闭消毒、HEPA 过滤排风、双门入口、带淋浴设施的缓冲间、污水处理、人员安全监控条件(推荐)
入口	无建议	经允许后进入	严格限制，门保持关闭
去污染	每天和有溅出时	每天、完成高危工作后和有溅出时	每天，完成高危工作后和有溅出时
标本运输	两层密封容器	两层密封容器	两层密封容器
饮食	仅允许在清洁区域	仅允许在清洁区域	任何时候均不允许
洗手装置	要求	要求	要求，推荐使用脚、肘或电子操作
工作服	推荐	要求，离开实验室时脱去	要求，前面扣子或包裹式一次性工作服
开放式工作台	允许	低危险操作时允许	生物危害性物质不允许
可开启的窗户	允许，防飞虫帘幕	允许，防飞虫帘幕	不允许
表面	容易清洗，工作台防酸、碱和热	容易清洗，不允许使用地毯，工作台防酸、碱和热	表面防水防渗漏，工作台防酸、碱和热
护眼装置	可能的飞溅	BSC 外可能的飞溅	BSC 外可能的飞溅

三、应急处理

(一)生物安全柜突然失效

1. 所有人员必须立即撤离相关区域，同时报告实验室负责人。

2. 在 1 小时内任何人不得进入事发实验室，以待气溶胶排出和重粒子沉降；无中央通风系统则应推迟进入(如 24 小时)，并贴出标识以示禁止入内。

3. 必要时由工程师等专业维护人员指导清除污染，操作时注意个人防护。

4. 暴露人员应进行医学观察，必要时及时就医。

(二)标本溢出

1. 戴手套，穿防护服，必要时需进行脸和眼睛防护。

2. 用布或纸巾覆盖并吸收溢出物。

3. 使用消毒液时，从溢出区域的外围开始，向中心进行处理。

4. 作用适当时间后(一般 30～60 分钟)，将所处理物清理掉。如果含有碎玻璃或其他锐器，则要使用簸箕或硬的厚纸板来收集处理后的物品，并将它们置于可防刺透的容器中以待处理。

5. 对溢出区域再次清洁并消毒(如有必要，重复第 2～4 步)。

6. 污染物置于专用医疗废物容器中。

7. 在成功消毒后，通知主管部门目前溢出区域的清除污染工作已经完成。

(三)生物安全柜菌毒种外溢

1. 如果在生物安全柜台面有消毒巾且洒溢量少，按上述办法消毒后可继续工作。

2. 如果在生物安全柜内洒溢量比较

大,则:① 应视为有一定危险,应及时处理,并立即停止工作。② 在风机工作状态下,进行台面消毒。③ 然后将生物安全柜内全部物品移出,打开台面钢板,往下层槽中加入消毒液使整个收集槽被消毒液覆盖,消毒处理 30 分钟后使用带有 HEPA 滤器的抽滤装置将液体吸出,或打开收集槽下面的放水阀门,将消毒液缓慢放出收集到容器中。④ 将收集槽四壁及面板擦拭干净后,再用清水擦洗干净,盖好台面钢板。若可能,进行紫外线照射消毒。⑤ 如有必要需请工程师等专业人员进行专业消毒。

(四) 菌(毒)种洒溢到皮肤黏膜

1. 应立即停止工作,撤到缓冲区或半污染区。

2. 能用消毒液消毒的皮肤部位可进行消毒,然后用清水或生理盐水冲洗 15~20 分钟。

3. 冲洗后立即撤离,视情况隔离观察,期间根据条件进行适当的预防治疗。

4. 对污染的环境表面和空气应由有经验的人在加强个人防护(如戴面罩和特殊的呼吸道保护装备)下按规程处理。

(五) 生物安全柜以外潜在危害性气溶胶释放

1. 所有人员必须立即撤离相关区域,任何暴露人员都应接受医学咨询。

2. 应当立即通知实验室负责人和上级领导。为了使气溶胶排出和使较大的粒子沉降,在一定时间内(例如 1 小时内)严禁人员入内。如果实验室没有中央通风系统,则应推迟进入实验室(例如 24 小时)。应张贴"禁止进入"的标志。

3. 过了相应时间后,在生物安全实验室负责人参与或指导下清除污染。

4. 应穿戴适当防护服、呼吸保护装备。

(六) 容器破碎、感染性物质溢出

1. 应立即用布或纸巾覆盖被感染性物质污染的物品或感染性物质溢洒的破碎物品。

2. 在覆盖物上倒上消毒剂,并使其作用适当时间。

3. 将布、纸巾以及破碎物品清理掉;玻璃碎片应用镊子清理。

4. 再用消毒剂擦拭污染区域。

5. 若用簸箕清理破碎物,应当对其进行压力蒸汽灭菌或放在有效消毒液内浸泡。用于清理的布、纸巾和抹布等应当放在盛放污染性废弃物的容器内。

6. 所有操作过程中都应戴手套。

7. 如果实验表格或其他打印或手写材料被污染,应将这些信息复制,并将原件置于盛放污染性废弃物的容器内。

(七) 离心管发生破裂

1. 未装可封闭离心桶的离心机内盛有潜在感染性物质的离心管发生破裂:① 如果机器正在运行时发生破裂或怀疑发生破裂,应关闭机器电源,让机器密闭(例如 30 分钟),使气溶胶沉积。② 如果机器停止后发现破裂,应立即将盖子盖上,并密闭(例如 30 分钟)。③ 发生这两种情况时都应报告实验室负责人。④ 随后的所有操作都应戴结实的手套(如厚橡胶手套),必要时可在外面戴适当的一次性手套。⑤ 清理玻璃碎片时应当使用镊子,或用镊子夹着棉花进行。⑥ 所有破碎的离心管、玻璃碎片、离心桶、十字轴和

转子都应放在无腐蚀性的、已知对相关微生物具有杀灭活性的消毒剂内。⑦ 未破损的带盖离心管应放在另一个有消毒剂的容器中，然后回收。⑧ 离心机内腔应用适当浓度的同种消毒剂擦拭 2 次，然后用水冲洗并干燥。⑨ 清理时所使用的全部材料都应按感染性医疗废物处理。

2. 在可封闭的离心桶（安全杯）内离心管发生破裂：① 所有密封离心桶都应在生物安全柜内装卸。② 如果怀疑在安全杯内发生破损，应该松开安全杯盖子并将离心桶采用压力蒸汽灭菌。安全杯也可以采用化学消毒。

四、禁止的操作和行为

1. 禁止穿拖鞋进入实验室操作，以保护足部免受损伤，防止血液和其他潜在感染性物质喷溅造成的污染以及化学品腐蚀。操作可能发生喷溅或泄漏时，实验人员可穿戴一次性鞋套。

2. 禁止用嘴吸移液管，必须使用移液装置。口吸移液管易摄入感染性气溶胶，导致实验室相关性感染的发生。

3. 禁止在实验室内饮食、吸烟、处理隐形眼镜、化妆和储存食物。食物必须储存在实验室外指定的柜子或冰箱内。

4. 禁止非工作人员进入实验室。特殊情况下，非工作人员进入实验室须经实验室负责人批准，由专人陪同，并登记。

5. 禁止携带与工作无关的动、植物进入实验室。

参考文献

［1］世界卫生组织，国际劳工组织. 国际劳工组织和世界卫生组织有关艾滋病病毒/艾滋病和卫生服务的联合导则[S/OL]. 国际劳工局北京局译. 北京：国际劳工组织北京局，2005. ［2013－03－08］http://www. who. int/hiv/pub/guidelines/ilowhoguidelineschinese-pdf. pdf.

［2］CDC. Updated U. S. Public Health Service Guidelines for the Management of Occupational Exposures to HIV and Recommendations for Post exposure Prophylaxis[S/OL]. （2005－09－30）［2013－03－07］http://www. cdc. gov/mmwr/preview/mmwrhtml/rr5409a1. htm.

［3］Cardo DM, Culver DH, Ciesielski CA, et al. A case-control study of HIV seroconversion in health care workers after percutaneous exposure[J]. N Engl J Med, 1997, 337(21): 1485－1490.

［4］WHO. WHO best practices for injections and related procedures toolkit [M/OL]. Geneva: WHO Press, 2010. ［2013－03－08］http://www. who. int/injection_safety/sign_toolkit/en/.

［5］UK Health Departments. Guidance for Clinical Health Care Workers: Protection Against Infection with Blood-borne Viruses[S/OL]. London. （1998）［2013－03－7］http://www. inicc. org/guias/DH_4014474. pdf.

［6］Centre for Health Protection. Recommendations on the Post Exposure Management and Prophylaxis of Needlestick Injury or Mucosal Contact to HBV, HCV and HIV [S/OL]. Hongkong. （2007－09）［2013－03－07］http://www. chp. gov. hk/files/pdf/g198_20080128_en. pdf.

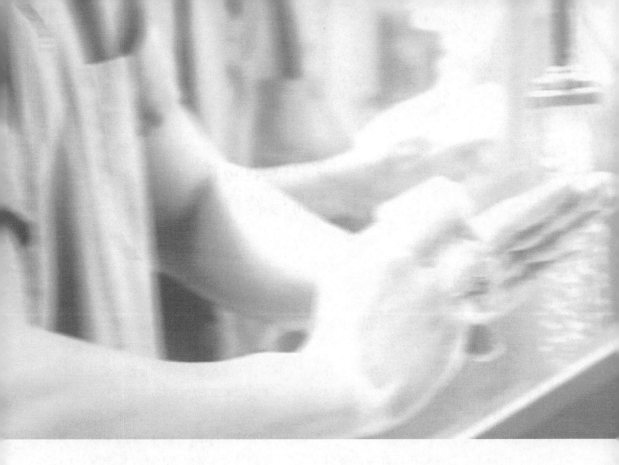

第十四章

医院感染管理组织与培训

第一节　医院感染防控知识培训与教育

一、总则

（一）培训原则

应将医院感染防控知识培训纳入医疗质量管理体系。

培训既要有理论知识培训，又要有实际技能操作。要结合岗位工作需要，内容精炼、针对性强，提高培训效率及医务人员的学习兴趣。

医院感染防控知识培训应多部门合作。医务部门协助组织全院医师、医技部门人员和进修人员，护理部门协助组织全院护理人员和进修人员，科教部门协助组织实习人员，人事部门协助组织新上岗人员，医疗服务保障部门协助组织工勤人员参加医院感染管理在职教育培训。科室负责人应组织并督促科内人员参加医院感染防控知识培训。

（二）培训方法

包括：① 制作并播放宣教片。② 以集中授课方式，现场演示操作方法和感染防控要点。③ 利用科室交接班等时间进行简短的培训。④ 将医院感染防控知识制成图文并茂、易于记忆的宣传手册，发给医务人员。⑤ 将相关知识制成简单、易懂、有趣的展板，长期在医院或科室进行宣传。⑥ 建立本院的医院感染防控知识培训工作坊，分科室、分人群小范围开展实战演练。

（三）效果评估

方法包括：① 在培训刚结束的时候，了解听课人员对培训项目的主观感觉和满意程度。② 培训后通过问卷进行测试或组织考试等。③ 在日常工作中观测医务人员对培训内容的实践情况，比较培训前后的依从率，定期对全体工作人员参加培训及知识掌握情况进行考核。

（四）学时要求

不同人员的学时要求如下：① 医务人员应参加与本职工作相关的医院感染在职教育培训，每年不少于 6 学时。② 工勤人员应参加基础卫生学和消毒隔离知识的在职教育培训，每年不少于 3 学时。③ 新上岗人员、进修生和实习生应参加医院感染在职教育的岗前培训，时间不得少于 3 学时，考核合格后方可上岗。④ 医院感染管理专职人员应参加省级以上医院感染在职教育培训和学术交流，每年不少于 15 学时。⑤ 临床科室要组织科内人员进行医院感染防控知识学习，每月不少于 0.5 学时。

二、临床医生

全院临床医生包括正式上岗医生、进修医生、实习医生。

（一）基本培训内容

1. 医院感染管理相关的法律、法规、规章、制度、标准等。

2. 预防、控制医院感染的目的、意义。

3. 职业安全与个人防护，要求诊疗活动中能规范执行个人防护，发生职业暴露时能正确进行处置。

4. 标准预防与手卫生，要求诊疗活动中能不断提高手卫生依从性。

5. 医疗废物管理，要求正确进行医疗废物的分类，发生外溢时能正确处置。

（二）重点培训内容

1. 医院感染诊断标准及医院感染监测，要求能够发现感染病例并上报。

2. 医院清洁、消毒灭菌与隔离、无菌操作技术，要求诊疗活动中能遵守并落实相关要求与操作。

3. 微生物标本的正确采集与运送、本院或本科室的主要目标菌耐药率情况、常见多重耐药菌感染的预防与控制措施，要求提高送检标本的合格率，提高标本的送检率，并能落实相关防控措施，杜绝多重耐药菌的传播。

4. 抗菌药物合理应用及抗感染治疗新进展，要求外科医生掌握围手术期抗菌药物的合理使用，加强特殊使用药物的管理。

5. 重点环节相关感染的防控措施，包括呼吸机、中央导管插管、导尿管、手术以及其他侵入性操作相关感染。

6. 重点部门防控措施，包括各类 ICU、各类手术室、血液净化室、内镜室、消毒供应中心、产房、新生儿科等部门，建议单独对各部门医务人员进行针对性培训。

7. 医院感染暴发和处理步骤，要求

掌握医院感染暴发的预警与发现，了解处理流程，积极配合相关部门做好防控措施。

三、护理人员

全院护理人员包括正式上岗护士、进修护士、实习护士。

（一）基本培训内容

见本节"二、临床医生"部分。

（二）重点培训内容

1. 医院感染诊断标准及医院感染监测，要求能够发现感染病例异常指征并及时告知相关医生。

2. 医院清洁、消毒灭菌与隔离、无菌操作技术，要求诊疗活动中能遵守并落实相关要求与操作。

3. 消毒、灭菌器械及一次性无菌医疗用品的规范使用。

4. 微生物标本的正确采集与运送，常见多重耐药菌感染的预防与控制措施，要求提高送检标本的合格率，落实相关防控措施，杜绝多重耐药菌的传播。

5. 抗菌药物合理应用、合理给药与毒副反应。

6. 重点环节相关感染的防控措施，包括呼吸机、中央导管插管、导尿管、手术以及其他侵入性操作相关感染。

7. 重点部门的防控措施，包括各类 ICU、各类手术室、血液净化室、内镜室、消毒供应中心、产房、新生儿科等部门，建议单独对各重点部门医务人员进行针对性培训。

8. 医院感染暴发和处理步骤，要求掌握医院感染暴发的预警与发现，了解处理流程，并能积极配合相关部门做好防控措施。

四、医技人员

全院医技人员包括检验科、病理科、药剂科、影像科、超声科、心电图室等医技部门的所有医务人员。

(一)基本培训内容

见本节"二、临床医生"部分。

(二)重点培训内容

1. 消毒药械及一次性无菌医疗用品的规范应用。

2. 检验科微生物人员：应掌握临床微生物学及相关知识。

3. 病理科、影像科：应掌握诊疗操作中产生的化学性废液的处置方法。

4. 药剂科：应掌握抗菌药物的规范管理与合理应用。

5. 影像科、超声科、心电图室（以及其他可能进行床旁检查的科室）：应掌握常见多重耐药菌感染的预防与控制措施，杜绝多重耐药菌的传播。

五、工勤人员

工勤人员包括保洁人员、污水处理人员、医疗废物暂存处管理人员、食堂工作人员、洗衣房工作人员。

(一)基本培训内容

见本节"二、临床医生"部分。

(二)重点培训内容

1. 保洁人员：要求正确掌握医院环境、地面、物表的清洁与消毒方法，规范配制并使用消毒剂，严格执行一床一桌一巾一消毒的措施。

2. 污水处理人员：应掌握国家、地方有关医院污水无害化处理的规定，正确开展监测工作。

3. 医疗废物暂存处管理人员：应掌握国家、地方有关医院污物无害化处理的规定，做好医疗废物暂存处的环境清洁、消毒工作。

4. 食堂工作人员：应掌握国家、地方有关餐具和卫生洁具的消毒、餐饮人员个人卫生习惯等规定。

5. 洗衣房工作人员：应熟悉国家、地方有关洗衣房管理与消毒的规定，掌握各类织物的清洗、消毒方法。

六、岗前培训

新上岗人员、进修生和实习生应参加岗前培训。要求基本了解培训内容，后期需针对性地开展强化培训。

(一)基本培训内容

见本节"二、临床医生"部分。

(二)重点培训内容

1. 医院感染诊断标准和报告。

2. 消毒、灭菌与隔离基本概念。

3. 微生物标本的正确采集与运送、医院感染常见病原体简介及多重耐药菌预防控制措施。

4. 抗菌药物合理应用及抗感染治疗新进展。

5. 重点环节相关感染的防控措施。

6. 医院感染暴发和处理步骤，要求掌握医院感染暴发的预警与发现，了解处理流程，积极配合相关部门做好防控措施。

七、专职人员

(一)基本培训内容

见本节"二、临床医生"部分。

（二）重点培训内容

1. 医院感染的发病机制、临床表现、诊断标准、治疗与预防措施。

2. 医院感染监测：全院综合性监测、目标性监测、医院暴发调查、细菌耐药性监测、医院感染患病率调查、临床抗菌药物使用调查等。

3. 消毒灭菌效果、环境卫生学监测。

4. 重点部门、重点部位医院感染预防与控制措施。

5. 医院感染暴发预防与控制。

6. 多重耐药菌预防与控制。

7. 不同传播途径医院感染常见疾病的预防。

8. 重要或新发感染性疾病的临床诊治与预防控制，如 SARS、禽流感等重要传染病。

9. 手卫生依从性监测方法及持续改进措施。

10. 临床和环境微生物标本的正确采集方法与运送。

11. 抗菌药物种类、用药策略与使用管理。

12. 消毒学基本原理与消毒灭菌新进展，消毒灭菌技术的正确选择、应用与质量保障机制。

13. 医院感染管理质量评价标准。

14. 医院感染管理学科新进展。

（三）培训方法

包括上岗培训、每年参加省市级以上医院感染管理学术培训班、自学。

（四）培训后评估

1. 省市级医疗质量督查得分不低于应得分的 90%。

2. 省市级医院感染质量控制中心每年组织考核成绩合格。

3. 能正确有效地预防与控制医院感染暴发。

八、探视及陪护人员

（一）培训对象

家属、探视人员、陪护人员、志愿者。

（二）重点培训知识

1. 手卫生：六步洗手法、卫生手消毒方法、手卫生的 5 个重要时刻。

2. 医疗废物与非医疗废物的区分。

3. 口罩的正确佩戴。

4. 呼吸卫生（咳嗽礼仪）。

第二节　医院感染管理组织与部门

一、医院感染管理委员会

（一）人员组成

1. 主任委员由院长担任。卫生部《医院感染管理办法（试行）》要求主任委员由医院院长或者主管医疗工作的副院长担任，但卫生部《预防与控制医院感染行动计划（2012～2015 年）》要求主任委员由医院院长担任。

2. 委员会成员由分管院长、主管医疗工作的副院长，以及医院感染管理部门、医务部门、护理部门、临床科室、消毒供应室、手术室、临床检验部门、药事管理部门、设备管理部门、后勤管理部门及其他有关部门的主要负责人组成。

（二）主要职责

1. 根据法律法规及技术规范、标准，结合医院的具体工作制定本医院预防和控制医院感染的规章制度，如：医院感染控制方案、医院感染控制应急措施、医院感染暴发控制措施等。同时，对医院所制定的各项制度应组织定期的监督检查，对存在的问题及时反馈，避免制度与实际脱节、发生医院感染暴发的恶性事件。

2. 制定医院感染五年发展规划；审议上年度工作总结，讨论、制定下年度医院感染管理工作计划，对计划的实施进行考核和评价，以确保医院感染控制工作目标明确、方法得当、效果明显。

3. 研究本医院重点部门、重点环节、重点人群的医院感染危险因素，制定预防控制措施，明确各有关部门、人员职责。如：为落实卫生部抗菌药物专项整治方案，医院应当针对围术期用药中存在的问题采取干预措施，并制定相关规定，规定中要明确医务人员、药剂科、医院感染管理部门及医务部门的职责，确保干预措施的落实。

4. 研究并制定医院感染暴发及出现不明病原体感染性疾病聚集流行时的应急预案，在事件发生时负责组织协调、技术指导工作。应急预案应当包括事件发生的报告体系、调查体系、应急措施等内容，力争一旦发生不可预知的医院感染事件时，能够及时发现并在第一时间采取果断措施，将不良事件造成的影响降到最低。

5. 评估新技术相关医院感染危险因素，审核流行病学调查方案并参与调查，避免新技术相关医院感染的发生。

6. 与其他相关委员会进行交流和合作，如药事委员会、生物安全委员会、输血委员会，可提高工作效率，共同加强医疗安全的管理。

7. 根据预防医院感染和卫生学要求，结合国家的相关标准对医院新建、改扩建工程的基本设施和工作流程方案进行审查。避免基建的盲目性、随意性与非专业性，给以后的医疗活动和医院感染管理带来不便。

8. 其他有关医院感染管理的重要事宜。由于医院感染学科的不断发展，医院感染除了常见的途径外，还有可能发生非常规途径的传播与暴发，比如：传染病或不明原因感染性疾病在医院内的传播，因此，需从组织上健全医院感染管理体系，保障医疗安全。

（三）工作方法

1. 建立会议制度，研究、协调和解决有关医院感染管理方面的问题。每年至少召开二次委员会会议，遇重大医院感染管理问题时随时召开委员会会议。

2. 医院感染管理委员会讨论通过的重要议题以医院文件形式下发，要求各部门执行。

二、医院感染管理部门
（一）人员组成

医院感染学是现代医学领域中的一门新型学科，是研究在医院内的一切感染的发生、发展、预防、控制和管理的一门学科。它具有跨学科的特点，其基础学科是流行病学、医学微生物学、临床疾病学、免疫学、消毒学、护理学、抗菌药物学和医院管理学。因此医院感染管理部门应由多学科专业人员共同组成。一般包括如下专业人员。

1. 临床医师：感染性疾病科医生或对医院感染管理有兴趣的其他临床科室医生，至少有 5 年临床工作经验，可以兼职。

2. 预防医学医师：应在临床轮转至少 2 年，重点轮转医院感染预防与控制重点部门，如 ICU、新生儿病房、血液净化室、手术室、消毒供应中心等。

3. 护理人员：应有 5 以上临床护理工作经验，有医院感染管理预防与控制重点部门，如 ICU、新生儿病房、血液净化室、手术室等工作经验的人员优先。

4. 微生物检验技师：有 1 年以上微生物室工作经历，可以兼职。

（二）主要职责

1. 对年度工作进行总结，起草年度工作计划，根据相关法律法规不断修订和完善医院感染的预防与控制制度，提交医院感染管理委员会审议。

2. 负责医院感染管理委员会会议资料的整理和保管，落实医院感染管理委员会会议决议。

3. 制定并执行医院目标性监测方案，定期分析目标性监测资料并向临床反馈，对监测中发现的问题提出整改意见并督促相关部门落实。

4. 制定并执行年度培训计划；保证所有医务人员接受医院感染相关法律法规、规范指南、消毒和灭菌、职业暴露、标准预防等知识的培训。

5. 负责医院感染控制日常工作，评价考核各部门医院感染预防与控制情况，推动各部门提高医院感染管理质量。

6. 医院感染暴发时作为牵头部门，负责医院感染暴发控制措施全过程的具体实施，及时向医院感染管理委员会和院办公会汇报，暴发结束后总结经验教训并保存资料。

7. 参与药事管理委员会，据细菌耐药性监测情况、目标性监测中抗菌药物使用情况向药事管理委员会、医务部门反馈。

8. 督促微生物实验室定期分析细菌耐药性监测情况，及时向临床反馈并提供指导临床落实多重耐药菌的防控措施。

9. 推动手卫生，逐年提高手卫生正确率和依从性。

10. 对职业暴露的医务人员按不同的传染病处理流程给予指引，并登记，进行随访、追踪。

11. 对传染病的防控提供技术支持，指导临床落实消毒与隔离工作，对医院医疗废物管理提供指导。

12. 鼓励感染管理部门主持或参与医院感染相关的课题研究，提高感染管理工作的学术性、科学性。

（三）工作内容

1. 医院感染管理委员会会议资料的记录并整理归档，将会议纪要向院办公会汇报并发送给每位委员。负责落实医院感染管理委员会的各项决议，不能落实的决议或委员会决议需要完善的则再召开医院感染管理委员会会议讨论，力求寻找最佳解决方案。

2. 开展目标性监测,包括 ICU 目标性监测、新生儿目标性监测、手术切口目标性监测、血液透析医院感染目标性监测、多重耐药菌目标性监测等,通过目标性监测实现医院感染管理的可持续改进。

3. 不断引进新技术、新方法改进医疗流程,降低医院感染率。

4. 开展全院医务人员医院感染相关知识的教育和培训。

三、感染管理小组

(一)人员组成

由科主任、护士长、感控医生、感控护士组成。感染管理小组是医院感染管理三级管理体系的基础,是预防与控制医院感染的第一线。科主任和护士长是科室医院感染管理的责任人,感控医生和感控护士配合科主任、护士长做好本科室的感控工作,加强全科室的医院感染管理。

(二)主要职责

1. 根据法律法规及技术规范、标准和医院相关制度制定适合本科室的医院感染预防与控制制度,对科室医院感染管理进行质量控制并持续改进。

2. 落实医院抗菌药物管理制度,提高送检率,正确采集运送标本,加强抗菌药物的合理应用。

3. 监测本科室医院感染,针对本科室的危险因素采取相应措施。发现医院感染或疑有感染时及时上报,并完善诊疗措施、查找感染原因、总结经验教训。

4. 上报医院感染暴发或疑似暴发,参加并配合感染暴发的调查与控制。

5. 规范科室医疗废物的分类、收集、交接登记,避免医疗废物的泄漏和流失。

6. 制定并执行本科室医院感染知识培训计划。根据本科室常见医院感染或常见病原体开展预防与控制培训。

7. 做好对后勤人员、探视人员、患者家属和陪护人员的卫生宣教,以避免不规范行动导致患者发生医院感染,甚至引起医院内病原体的传播。

(三)工作内容

1. 科主任:是科室医院感染管理责任人,负责组织协调科室内医院感染,督促落实医院感染各项规章制度,是科室医院感染暴发或疑似暴发时的报告人和控制措施落实的责任人。

2. 护士长:是科室与医院感染管理部门的联络员,贯彻本院医院感染规章制度。定期组织小组成员会议,针对本科医院感染管理中存在的问题提出整改措施并保证落实。制定本科室医院感染知识培训计划并督促小组成员落实。

3. 医院感染监控医生:① 执行医院感染各项规章制度。② 监测本科医院感染发生率,当发生医院感染或疑似感染时,督促管床医生进行病原学检查。③ 一旦发生医院感染暴发和流行苗头,立即上报并参与实施暴发控制工作。④ 管理本科室抗菌药物合理使用。⑤ 完成本科室医院感染知识的培训工作。

4. 医院感染监控护士:① 检查、督促与感染控制相关护理制度的落实,如消毒隔离制度、无菌操作、洗手等实施情况。② 护理患者过程中,发现任何感染征兆立即报告管床医师。③ 参加暴发调查。④ 完成本科室医院感染知识的培训工作。

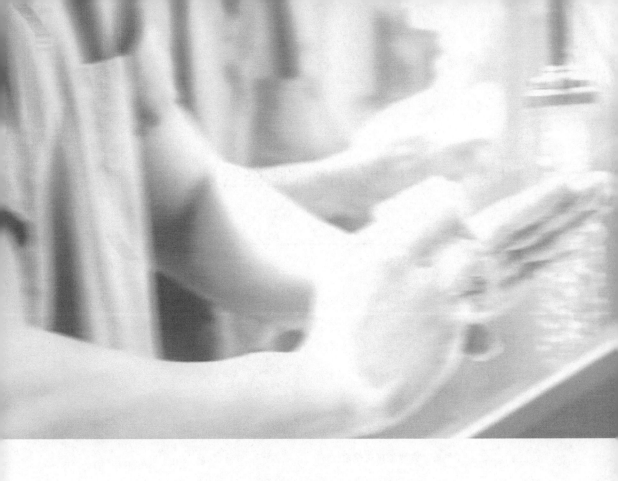

附　录

附录一 我国现行医院感染管理相关法规规范

分　类	法规规范名称	文　号	颁布年度	颁布机构
传染病管理	《中华人民共和国传染病防治法》	中华人民共和国主席令第17号	2004	全国人民代表大会常务委员会
传染病管理	《疟疾控制和消除标准》	GB 26345—2010	2011	中华人民共和国卫生部 中国国家标准化管理委员会
传染病管理	《医疗机构传染病预检分诊管理办法》	中华人民共和国卫生部令第41号	2004	中华人民共和国卫生部
传染病管理	《手足口病聚集性和暴发疫情处置工作规范(2012 版)》	卫办疾控发〔2012〕80号	2012	中华人民共和国卫生部
传染病管理	《手足口病预防控制指南(2009 版)》	无	2009	中华人民共和国卫生部
传染病管理	《住院严重急性呼吸道感染病例哨点监测方案(2011 年版)》	无	2011	中华人民共和国卫生部
传染病管理	《发热伴血小板减少综合征防治指南(2010 版)》	卫办应急发〔2010〕163号	2010	中华人民共和国卫生部
传染病管理	《艾滋病防治条例》	国务院令第457号	2006	中华人民共和国国务院
传染病管理	《基孔肯雅热预防控制技术指南(2012 年版)》	卫办疾控发〔2012〕128号	2012	中华人民共和国卫生部
传染病管理	《甲型H1N1流感医院感染控制技术指南》	无	2009	中华人民共和国卫生部
传染病管理	《医院预防与控制传染性非典型肺炎(SARS)医院感染的技术指南》	卫医发〔2003〕308号	2003	中华人民共和国卫生部
传染病管理	《人禽流感疫情预防控制技术指南(试行)》	卫发电〔2004〕15号	2004	中华人民共和国卫生部
等级医院评审	《三级综合医院评审标准(2011 年版)》	卫医管发〔2011〕33号	2011	中华人民共和国卫生部
等级医院评审	《三级综合医院医疗质量管理与控制指标(2011 版)》	卫办医政函〔2011〕54号	2011	中华人民共和国卫生部
多重耐药菌感染防控	《卫生部办公厅关于加强多重耐药菌医院感染控制工作的通知》	卫办医发〔2008〕130号	2008	中华人民共和国卫生部

（续表）

分 类	法规规范名称	文 号	颁布年度	颁 布 机 构
多重耐药菌感染防控	《多重耐药菌医院感染预防与控制技术指南(试行)》	卫办医政发〔2011〕5号	2011	中华人民共和国卫生部
隔离	《医院隔离技术规范》	WS/T 311—2009	2009	中华人民共和国卫生部
抗生素使用与管理	《抗菌药物临床应用指导原则》	卫办医发〔2004〕285号	2004	中华人民共和国卫生部
抗生素使用与管理	《卫生部办公厅关于抗菌药物临床应用管理有关问题的通知》	卫办医政发〔2009〕38号	2009	中华人民共和国卫生部
抗生素使用与管理	《抗菌药物临床应用管理办法》	卫生部令第84号	2012	中华人民共和国卫生部
空气净化	《医院空气净化管理规范》	WS/T 368—2012	2012	中华人民共和国卫生部
空气净化	《公共场所集中空调通风系统卫生规范》	WS 394—2012	2012	中华人民共和国卫生部
空气净化	《公共场所集中空调通风系统卫生学评价规范》	WS/T 395—2012	2012	中华人民共和国卫生部
空气净化	《公共场所集中空调通风系统清洗消毒规范》	WS/T 396—2012	2012	中华人民共和国卫生部
实验室生物安全	《人间传染的病原微生物菌(毒)种保藏机构设置技术规范》	WS 315—2010	2010	中华人民共和国卫生部
实验室生物安全	《病原微生物实验室生物安全管理条例》	中华人民共和国国务院令第424号	2004	中华人民共和国国务院
手卫生	《医务人员手卫生规范》	WS/T 313—2009	2009	中华人民共和国卫生部
手卫生	Guidelines on Hand Hygiene in Health Care		2009	世界卫生组织(WHO)
消毒	《消毒管理办法》	卫生部令第27号	2002	中华人民共和国卫生部
消毒	《医疗机构消毒技术规范》	WS/T 367—2012	2012	中华人民共和国卫生部
消毒	《内镜清洗消毒技术操作规范》	卫医发〔2004〕100号	2004	中华人民共和国卫生部
消毒	《医院消毒供应中心管理规范》	WS/T 310.1—2009	2009	中华人民共和国卫生部
消毒	《医院消毒供应中心清洗消毒灭菌及技术操作规范》	WS/T 310.2—2009	2009	中华人民共和国卫生部
消毒	《医院消毒供应中心清洗消毒及灭菌效果监测标准》	WS/T 310.3—2009	2009	中华人民共和国卫生部

(续表)

分　类	法规规范名称	文　号	颁布年度	颁　布　机　构
消毒	《医院消毒卫生标准》	GB 15982—2012	2012	中华人民共和国国家质量监督检验检疫总局 中国国家标准化管理委员会
消毒	《医疗机构口腔诊疗器械消毒技术操作规范》	卫医发[2005]73号	2005	中华人民共和国卫生部
消毒	《漂白粉、漂粉精类消毒剂卫生质量技术规范》	卫办监督发[2010]204号	2010	中华人民共和国卫生部
消毒	《过氧化氢气体等离子体低温灭菌装置的通用要求》	GB 27955—2011	2011	中华人民共和国卫生部 中国国家标准化管理委员会
消毒	《手消毒剂卫生要求》	GB 27950—2011	2011	中华人民共和国卫生部 中国国家标准化管理委员会
消毒	《黏膜消毒剂通用要求》	GB 27954—2011	2011	中华人民共和国卫生部 中国国家标准化管理委员会
消毒	《皮肤消毒剂卫生要求》	GB 27951—2011	2011	中华人民共和国卫生部 中国国家标准化管理委员会
消毒	《空气消毒剂卫生要求》	GB 27948—2011	2011	中华人民共和国卫生部 中国国家标准化管理委员会
消毒	《普通物体表面消毒剂的卫生要求》	GB 27952—2011	2011	中华人民共和国卫生部 中国国家标准化管理委员会
消毒	《医疗器械消毒剂卫生要求》	GB/T 27949—2011	2011	中华人民共和国卫生部 中国国家标准化管理委员会
消毒	《疫源地消毒剂卫生要求》	GB 27953—2011	2011	中华人民共和国卫生部 中国国家标准化管理委员会
消毒	《紫外线空气消毒器安全与卫生标准》	GB 28235—2011	2011	中华人民共和国卫生部 中国国家标准化管理委员会
消毒	《胍类消毒剂卫生标准》	GB 26367—2010	2011	中华人民共和国卫生部 中国国家标准化管理委员会
消毒	《含碘消毒剂卫生标准》	GB 26368—2010	2011	中华人民共和国卫生部 中国国家标准化管理委员会
消毒	《含溴消毒剂卫生标准》	GB 26370—2010	2011	中华人民共和国卫生部 中国国家标准化管理委员会
消毒	《季铵盐类消毒剂卫生标准》	GB 26369—2010	2011	中华人民共和国卫生部 中国国家标准化管理委员会
消毒	《戊二醛消毒剂卫生标准》	GB 26372—2010	2010	中华人民共和国卫生部 中国国家标准化管理委员会
消毒	《乙醇消毒剂卫生标准》	GB 26373—2010	2010	中华人民共和国卫生部 中国国家标准化管理委员会

（续表）

分 类	法规规范名称	文 号	颁布年度	颁 布 机 构
消毒	《臭氧发生器安全与卫生标准》	GB 28232—2011	2011	中华人民共和国卫生部 中国国家标准化管理委员会
消毒	《次氯酸钠发生器安全与卫生标准》	GB 28233—2011	2011	中华人民共和国卫生部 中国国家标准化管理委员会
消毒	《二氧化氯消毒剂卫生标准》	GB 26366—2010	2011	中华人民共和国卫生部 中国国家标准化管理委员会
消毒	《酚类消毒剂卫生要求》	GB 27947—2011	2011	中华人民共和国卫生部 中国国家标准化管理委员会
消毒	《酸性氧化电位水生成器安全与卫生标准》	GB 28234—2011	2011	中华人民共和国卫生部 中国国家标准化管理委员会
消毒	《过氧化物类消毒剂卫生标准》	GB 26371—2010	2011	中华人民共和国卫生部 中国国家标准化管理委员会
消毒	《消毒剂杀灭分枝杆菌实验评价要求》	WS/T 327—2011	2011	中华人民共和国卫生部
血透感染控制	《血液透析器复用操作规范》	卫医发［2005］330 号	2005	中华人民共和国卫生部
血透感染控制	《血液净化标准操作规程》	卫医管发［2010］15 号	2010	中华人民共和国卫生部
血透感染控制	《医疗机构血液透析室管理规范》	卫医政发［2010］35 号	2010	中华人民共和国卫生部
血透感染控制	《医疗机构血液透析室基本标准（试行）》	卫医政发［2010］32 号	2010	中华人民共和国卫生部
一次性用品管理	《一次性使用卫生用品卫生标准》	GB 15979—2002	2002	中华人民共和国卫生部
医疗废物管理	《医疗废物分类目录》	卫医发［2003］287 号	2003	中华人民共和国卫生部
医疗废物管理	《医疗废物管理条例》	国务院令第 380 号	2003	中华人民共和国国务院
医疗废物管理	《医疗废物管理行政处罚办法》	中华人民共和国卫生部/国家环境保护总局令第 21 号	2004	中华人民共和国卫生部 国家环境保护总局
医疗废物管理	《医疗废物专用包装物、容器标准和警示标识规定》	环发［2003］188 号	2003	国家环境保护总局
医疗废物管理	《医疗卫生机构医疗废物管理办法》	中华人民共和国卫生部令第 36 号	2003	中华人民共和国卫生部
医疗废物管理	《医院污水处理技术指南》	环发［2003］197 号	2003	国家环境保护总局

（续表）

分 类	法规规范名称	文 号	颁布年度	颁布机构
医院感染暴发处置	《医院感染暴发报告及处置管理规范》	卫医政发[2009]73 号	2009	中华人民共和国卫生部国家中医药管理局
医院感染管理（总则）	《医院感染诊断标准(试行)》	卫医发[2001]2 号	2001	中华人民共和国卫生部
医院感染管理（总则）	《医院感染管理办法》	卫生部令第 48 号	2006	中华人民共和国卫生部
医院感染管理（总则）	《医院感染管理办法(释义)》	卫生部令第 48 号	2006	中华人民共和国卫生部
医院感染监测	《医院感染监测规范》	WS/T 312—2009	2009	中华人民共和国卫生部
应急处置	《突发公共卫生事件应急条例》	国务院令第 376 号	2003	中华人民共和国国务院
应急处置	《群体性不明原因疾病应急处置方案(试行)》	卫应急发[2007]21 号	2007	中华人民共和国卫生部
职业防护	《血源性病原体职业接触防护导则》	GBZ/T 213—2008	2008	中华人民共和国卫生部
职业防护	《医务人员艾滋病病毒职业暴露防护工作指导原则(试行)》	卫医发[2004]108 号	2004	中华人民共和国卫生部
重点部门感染控制	《重症医学科建设与管理指南(试行)》	卫办医政发[2009]23 号	2009	中华人民共和国卫生部
重点部门感染控制	《急诊科建设与管理指南(试行)》	卫医政发[2009]50 号	2009	中华人民共和国卫生部
重点部门感染控制	《医院手术部(室)管理规范(试行)》	卫医政发[2009]90 号	2009	中华人民共和国卫生部
重点部门感染控制	《医院洁净手术部建筑技术规范》	GB 50333—2002	2002	中华人民共和国建设部中华人民共和国国家质量监督检验检疫总局
重点部门感染控制	《新生儿病室建设与管理指南(试行)》	卫医政发[2009]123 号	2009	中华人民共和国卫生部
重点部门感染控制	《静脉用药集中调配质量管理规范》	卫办医政发[2010]62 号	2010	中华人民共和国卫生部
重点部门感染控制	《呼吸内镜诊疗技术管理规范》	卫办医政发[2012]100 号	2012	中华人民共和国卫生部

（续表）

分 类	法规规范名称	文 号	颁布年度	颁布机构
重点部门感染控制	《静脉用药集中调配质量管理规范》	卫办医政发[2010]62号	2010	中华人民共和国卫生部
重点部位感染防控	《导管相关血流感染预防与控制技术指南（试行）》	卫办医政发[2010]187号	2010	中华人民共和国卫生部
重点部位感染防控	《导尿管相关尿路感染预防与控制技术指南（试行）》	卫办医政发[2010]187号	2010	中华人民共和国卫生部
重要部位感染预防	《外科手术部位感染预防与控制技术指南（试行）》	卫办医政发[2010]187号	2010	中华人民共和国卫生部

附录二 国内外医院感染预防与控制相关网站

网 站 名 称	网 址
上海国际医院感染控制论坛	http://bbs.icchina.org.cn/forum.php
院感网	http://www.yygr.cn/
感控家园	http://www.jscssd.com/bbs/
中国医疗卫生消毒网	http://www.cn-mds.com/
医院感染控制网	http://www.cqhic.com/
北京医院感染监控网	http://www.bnicc.com/
中国疾病预防控制中心网站	http://www.chinacdc.cn/
丁香园感染频道	http://infect.dxy.cn/
中华医学会感染学分会网站	http://www.infectcma.org.cn/index.php
美国医疗保健流行病学协会（SHEA）	http://www.shea-online.org/
美国感染病学会（IDSA）	http://www.idsociety.org/Index.aspx
世界卫生组织（WHO）中文网站	http://www.who.int/zh/
美国疾病控制与预防中心（CDC）	http://www.cdc.gov/
美国感染控制工作者协会网站	http://www.apic.org/Practice-Guidance/elimination-guides
美国卫生保健促进协会网站	http://www.ihi.org/Pages/default.aspx
美国感染病协会网站	http://www.idsociety.org/Index.aspx

附录三　抗微生物药物

术语说明：po：口服；im：肌内注射；ivgtt：静脉滴注；iv：静脉注射；qd：每天 1 次；bid：每天 2 次；tid：每天 3 次；q6～8 h：每 6～8 小时一次；qid：每天 4 次；min：分钟；h：小时；d：天。

第一部分　抗菌药物

由于篇幅有限，抗菌药物仅列出目前临床应用的主流品种和个别类别的经典品种。

一、β 内酰胺类

(一) 广谱青霉素类

广谱青霉素类均为时间依赖性，无持续作用。对青霉素类药物过敏者禁用。

阿莫西林(Amoxicillin)

[抗菌谱] 绝大多数需氧革兰阳性球菌、不产酶的革兰阴性杆菌、幽门螺杆菌、螺旋体。

[适应证] 敏感菌所致的感染：中耳炎、鼻窦炎、咽炎、扁桃体炎等上呼吸道感染；急性支气管炎、肺炎等下呼吸道感染；泌尿生殖道感染；皮肤软组织感染；急性单纯性淋病；伤寒、伤寒带菌者及钩端螺旋体病；亦可用与克拉霉素等联合用以抗幽门螺杆菌。巨细胞病毒感染、淋巴细胞白血病、淋巴瘤等患者禁用。

[用法] 成人：0.5 g，po，q6～8 h，一天不超过 4 g；im、ivgtt，0.5～1 g，每天 3～4 次；联合治疗幽门螺杆菌：1 g，bid，疗程 7～10 天。儿童：2.5～5 mg/kg，po，q8 h；急性尿路感染：单次口服 3 g，或 10～12 h 后追加 3 g；预防感

染性心内膜炎：术前 1 h 予 2 g；新生儿和早产儿：50 mg，po，q12 h，严重感染可 q8 h。

[特殊人群用药] 肾小球滤过率为 10～50 ml/min 和小于 10 ml/min 时，给药间期应分别为 8～12 h 和 16 h。

[妊娠分级] B

[不良反应] 心动过度、兴奋、失眠、头昏、斑丘疹、剥脱性皮炎、荨麻疹、过敏、血管炎、腹泻、恶心、呕吐、贫血、血小板减少、白细胞减少和粒细胞缺乏。严重不良反应：神经肌肉过敏和假膜性结肠炎。

氨苄西林(Ampicillin)

[抗菌谱] 绝大多数阳性球菌、阴性杆菌及除脆弱拟杆菌外的厌氧菌。

[适应证] 敏感菌所致的呼吸道感染、胃肠道感染、泌尿道感染、软组织感染、脑膜炎、败血症、心内膜炎等。巨细胞病毒感染、淋巴细胞白血病、淋巴瘤等患者禁用。

[用法] 成人：1～2 g/d，po，qid；2～4 g/d，im，qid；4～12 g/d，im，分 2～4 次给予，一天最高剂量为 14 g。儿童：25 mg/kg，po，2～4 次；50～100 mg/(kg · d)，im，qid；100～200 mg/(kg · d)，iv，分 2～4 次给予，一天最高剂量为 300 mg/kg。新生儿：足月产儿，12.5～50 mg/kg，出生 48 h 内 q12 h，第 3 天至 2 周 q8 h，以后 q6 h；早产儿，出生第 1 周、1～4 周和 4 周以上每次 12.5～50 mg/kg，分别为 q12 h、q8 h 和 q6 h，ivgtt。不推荐口服。

[特殊人群用药] 肾小球滤过率为 10～15 ml/min 时或小于 10 ml/min 时，给药间期

延长至 6～12 h 和 12～16 h,或 0.5 g/d。

[妊娠分级] B

[不良反应] 胃肠功能紊乱、恶心、呕吐、腹泻、血液恶病质、荨麻疹、剥脱性皮炎、间质性肾炎、皮疹、发热、癫痫发作。严重不良反应:过敏性休克、假膜性结肠炎、神经肌肉过敏症和电解质失衡。

哌拉西林(Piperacillin)

[抗菌谱] 对铜绿假单胞菌、大肠埃希菌、变形杆菌属、肺炎克雷伯菌、不产 β 内酰胺酶的淋球菌和沙门菌、志贺菌属、脆弱拟杆菌、肠球菌有较好的抗菌作用。

[用法] 成人:轻中度感染 4～8 g/d,im 或 iv;败血症、腹腔感染等 3～4 g,q4～6 h,最高剂量 24 g/d。婴幼儿和 12 岁以下儿童:80～100 mg/(kg · d),iv 或 im,分 2～4 次;严重感染 100～200 mg/(kg · d),最多 300 mg/(kg.d),iv,分 3～4 次。

[特殊人群用药] Ccr 20～40 ml/min 者:3 g,q8 h;严重全身性感染者 4 g,q8 h;Ccr 小于 20 ml/min 者 3 g,q12 h;严重全身感染者 4 g,q12 h。

[妊娠分级] B

[不良反应] 胃肠紊乱、过敏反应、嗜酸粒细胞增多、低血钠、低血钾。注射部位反应,如疼痛、红斑和硬结。严重不良反应:全身过敏反应、出血时间延长、中枢毒性。

(二)天然青霉素

时间依赖性,无持续作用。对本药或其他青霉素类药过敏者禁用。

青霉素(Penicillin)

[抗菌谱] 革兰阳性球菌、革兰阳性杆菌、革兰阴性球菌、螺旋体。

[适应证] 敏感菌引起的呼吸系统感染、猩红热、皮肤软组织感染、败血症、流脑、细菌性心内膜炎、中耳炎、鼻窦炎、骨髓炎、白喉、破

伤风、气性坏疽、炭疽、钩端螺旋体病、梅毒、淋病、回归热、放线菌病、创伤感染。

[用法] 成人:80～200 万 U/d,im,分 3～4 次;200～1 000 万 U/d,iv,分 2～4 次。儿童:2.5 万 U/kg,im,q12 h;或 5～20 万 U/(kg · d),iv,分 2～4 次。新生儿(足月产):5 万 U/kg,iv,出生第 1 周 q12 h,出生 7 天之后 q8 h,严重感染 q6 h。早产儿:3 万 U/kg,iv,第 1 周 q12 h,2～4 周 q8 h,以后 q6 h。

[特殊人群用药] 肾小球滤过率为 10～15 ml/min 时,给药间期自 8 h 延长至 8～12 h 或剂量减少 25%;当肾小球滤过率小于10 ml/min 时,给药间期为 12～18 h 或剂量减至正常剂量的 25%～50%。

[妊娠分级] B

[不良反应] 过敏反应包括荨麻疹、发热、关节痛、皮疹、血管神经性水肿、血清病样反应、溶血性贫血、间质性肾炎、嗜中性粒细胞减少症、血小板减少、中枢神经系统毒性(包括惊厥)、腹泻、抗生素相关性肠炎。严重不良反应:全身过敏反应。

(三)耐酶青霉素

时间依赖性,无持续作用。对本药或其他青霉素类药过敏者禁用。

苯唑西林(Oxacillin)

[抗菌谱] 对产青霉素酶耐药金黄色葡萄球菌有很强抗菌活性。对青霉素敏感的细菌也有抗菌作用。

[适应证] 青霉素耐药的葡萄球菌。

[用法] 成人:0.5～1 g,iv 或 im,q4～6 h,病情严重者剂量可增加,血流感染和脑膜炎患者的每天剂量可增至 12 g。儿童:体重<40 kg者12.5～25 mg/kg,q6 h;体重>40 kg者成人剂量。新生儿体重<2 kg:年龄 1～14 d者 25 mg/kg,q12 h;年龄 15～30 d 者 25 mg/kg,q8 h。新生儿体重>2 kg:年龄 1～

14 d者25 mg/kg,q8 h;年龄 15～30 d 者 25 mg/kg,q6 h。早产儿：25 mg/(kg·d),分次给予。

[特殊人群用药]严重肾功能不全者减少剂量。

[妊娠分级]B

[不良反应]发热、皮疹、腹泻、恶心、呕吐、嗜中性粒细胞缺乏、嗜酸细胞增多症、白细胞减少、嗜中性粒细胞减少症、血小板减少、AST 升高、肝毒性、急性间质性肾炎、血尿、血清病样反应。严重不良反应：全身过敏反应。

(四)青霉素＋酶抑制剂

时间依赖性,无持续作用。对本药或其他青霉素类药过敏者、使用本药或其他青霉素类药曾出现胆汁淤积性黄疸或肝功能损害者、传染性单核细胞增多症患者禁用。

哌拉西林/他唑巴坦 (Piperacillin/ Tazobactam)

[用法]成人：非铜绿假单胞菌 3.375 g,iv,q6 h,或 4.5 g,iv,q8 h;铜绿假单胞菌 3.375 g,iv,q4 h 或 4.5 g,iv,q6 h。儿童：9 月龄以上、体重不超过 40 kg、肾功能正常的患阑尾炎和(或)腹膜炎的儿童,推荐剂量为哌拉西林 100 mg/kg 或他唑巴坦 12.5 mg/kg,q8 h;2～9 个月的儿童患者,推荐剂量为哌拉西林 80 mg/kg或他唑巴坦 10 mg/kg,q8 h;体重超过 40 kg、肾功能正常的儿童患者按成人剂量。对肾功能损害的儿童患者,尚无推荐剂量。

[特殊人群用药]肾功能不全者减量、延长给药间隔。Ccr 大于 40 ml/min 者不需调整;20～40 ml/min 者 2.25 g,q6 h;小于20 ml/min 者 2.25 g,q8 h。透析患者2.25 g,q12 h,血透后补充 0.75 g;连续性腹膜透析患者,透析后不需补充给药。

(五)第一代头孢菌素

时间依赖性,无持续作用。对本药或其他头孢菌素类药过敏者、有青霉素过敏性休克或

即刻反应史者禁用。

头孢唑林(Cefazolin)

[抗菌谱]对肺炎链球菌、葡萄球菌、脑膜炎球菌、淋球菌等有良好抗菌活性;对革兰阴性杆菌的作用在第一代头孢中居首位,但不及第二、第三代。

[适应证]敏感菌引起的呼吸道感染、尿路感染、皮肤软组织感染、骨髓炎、败血症、感染性心内膜炎、肝胆系统感染、眼耳鼻喉科感染和妇产科感染。

[用法]成人：0.5～1 g,iv 或 im,q6～12 h(最大剂量 6 g/d);急性无并发症的尿路感染和肺炎链球菌肺炎,0.5～1 g,q12 h;预防手术部位感染,术前 0.5～1 h im 或 iv 给予 1 g,术后每 6～8 h 给 0.5～1 g 至手术后 24 h 为止。1 个月以上的婴儿和儿童：25～50 mg/(kg·d)分 3～4 次;重症患儿100 mg/(kg·d)。

[特殊人群用药]肾功能不全者先接受 500 mg 的首次负荷量,然后根据 Ccr 给药,大于 55 ml/min 的可按正常剂量给予;20～50 ml/min 的患者0.5 g,q8 h;11～30 ml/min 的患者 0.25 g,q12 h;小于 10 ml/min 的患者 0.25 g,q18～24 h。儿童肾功能减退：先接受 12.5 mg/kg 的首次负荷量,然后根据 Ccr 给药,大于 70 ml/min 的 25～50 mg/(kg·d),分 3～4 次;40～70 ml/min 的患者 10～15 mg/kg,q12 h;20～40 ml/min 的患者 3.125～10 mg/kg,q12 h;5～10 的患者 2.5～10 mg/kg,q24 h。

[妊娠分级]B

[不良反应]过敏反应、假膜性肠炎。

头孢拉定(Cephradine)

[抗菌谱]对大多数革兰阳性菌及阴性菌均有杀菌作用。

[适应证]敏感菌所致的急性咽炎、扁桃体炎、中耳炎、支气管炎、肺炎等呼吸道感染、

泌尿生殖系统感染及皮肤软组织感染；术前预防感染。

[用法]成人：0.25～0.5 g，po，q6～8 h，一天最高剂量为 4 g；0.5～1 g，im，q6～8 h；4～6 g，iv，q6～8 h，一天最高剂量为 8 g。儿童：6.25～12.5 mg/kg，po，q6～8 h；12.5～25 mg/kg，im，q6～8 h；50～150 mg/kg，iv，q6～8 h。

[特殊人群用药]肌酐清除率大于 20 ml/min，5～20 ml/min 和小于 5 ml/min 时，其剂量分别为 0.5 g q6 h、0.25 g q6 h 和 0.25 g q12 h。

[妊娠分级]B

[不良反应]腹泻、恶心、呕吐、白细胞减少、中性粒细胞减少、嗜酸粒细胞增多、皮疹、瘙痒、关节痛、血尿素氮和肌酐升高、头晕。严重不良反应：假膜性结肠炎。

头孢羟氨苄（Cefadroxil）

[抗菌谱]对产青霉素酶和不产青霉素酶的金黄色葡萄球菌、表皮葡萄球菌、肺炎链球菌、A组溶血性链球菌等有良好的抗菌作用；对大肠埃希菌、奇异变形杆菌、沙门菌属、志贺菌属、流血嗜血杆菌和淋球菌等也有一定活性。

[适应证]敏感细菌所致的轻、中度尿路感染，皮肤软组织感染、急性扁桃体炎、咽炎、中耳炎和肺部感染。

[用法]成人：0.5～1 g，po，q12 h。儿童：15～20 mg/kg，po，q12 h。化脓性链球菌咽炎及扁桃体炎：15 mg/kg，po，q12 h，共 10 d。

[特殊人群用药]首次剂量 1 g，肾功能不全者延长给药间隔，肌酐清除率 25～50 ml/min、10～25 ml/min 和 0～10 ml/min 时，分别为 q12 h、q24 h 和 q36 h 服药 500 mg。肝功能低下时无需调整剂量。

[妊娠分级]B

[不良反应]胃肠道反应，少见皮疹等过敏反应，也可出现尿素氮、氨基转移酶、碱性磷酸酶一过性升高。

（六）第二代头孢菌素

时间依赖性，无持续作用。对本药或其他头孢菌素类药过敏者、有青霉素过敏性休克或即刻反应史者禁用。

头孢呋辛（Cefuroxime）

[抗菌谱]对革兰阴性杆菌产生的广谱β内酰胺酶稳定，抗革兰阴性杆菌的活性强于第一代、弱于第三代头孢菌素，对革兰阳性球菌的作用与第一代菌素相似或略差，强于第三代菌素。

[适应证]对该品敏感的病原菌所致的中重度呼吸道感染、泌尿生殖系统感染、腹腔内感染、败血症、脑膜炎、皮肤和软组织感染，可用于预防手术感染。

[用法]成人：0.25 g，bid，饭后服用，一般疗程 5～10 d；重症下呼吸道感染或疑为肺炎时，0.5 g，bid；单纯下尿路感染，0.125 g，bid；单纯性淋病和奈瑟菌尿道炎，单剂口服 1 g。儿童：50～100 mg/(kg·d)，iv，q6～8 h。大于 3 个月婴儿：16.7～33.3 mg/kg，iv，q8 h。3 个月～12 岁：急性咽炎或扁桃体炎 20 mg/kg，po，bid，最高量不超过 500 mg；急性中耳炎、脓包病 30 mg/(kg·d)，bid，最高不超过 1 000 mg。儿童不可口服片剂，宜应用本品的混悬液。

[特殊人群用药]Ccr 大于 20 ml/min 时，0.75～1.5 g，q8 h；Ccr 为 10～20 ml/min 和小于 10 ml/min 时，其剂量分别为 0.75 g q12 h 和 0.75 g q24 h。

[妊娠分级]B

[不良反应]不良反应一般较轻，以皮疹多见。大剂量会引起中枢神经系统兴奋和惊厥、恶心、呕吐、腹泻、胃肠紊乱等，严重者可能出现多形性红斑、斯-约综合征、表皮坏死溶

解、血小板减少等,但较少见。不良反应:过敏反应、假膜性结肠炎、肾毒性。

头孢克洛(Cefaclor)

[抗菌谱]产青霉素酶金黄色葡萄球菌、A组溶血性链球菌、草绿色链球菌和表皮葡萄球菌、肺炎球菌、大肠埃希菌和肺炎克雷伯菌等对本药敏感。

[适应证]尿道感染、上下呼吸道感染、皮肤感染、中耳炎。

[用法]成人:0.75～1 g/d,po,较重感染或低敏感细菌的剂量可加倍。儿童:年龄大于 28 d 者 20～40 mg/(kg·d),分成 3 次,一天总剂量不超过 1 g。

[特殊人群用药]肾功能中度和重度减退者的剂量分别为正常剂量的 1/2 和 1/4。

[妊娠分级]B

[不良反应]过敏反应、假膜性结肠炎。

头孢孟多(Cefamandole)

[抗菌谱]同头孢尼西。

[适应证]敏感菌所致的下呼吸道感染、泌尿生殖系统感染、败血症、皮肤和软组织感染、骨关节感染,可用于预防手术感染。

[用法]成人:2～4 g/d,im,分 3～4 次;4～8 g/d,ivgtt,分 3～4 次;最大剂量不超过 12 g/d。1 个月以上儿童:50～100 mg/(kg·d),im,分 3～4 次;或 100～150 mg/(kg·d),iv,分 3～4 次。

[特殊人群用药]先予以首剂饱和量(1～2 g),后根据 Ccr 给药。Ccr 大于 50 ml/min 者,1 g q6 h;Ccr 25～50 ml/min 和 10～25 ml/min 者,剂量分别为 0.5 g q6 h 和 q12 h;肌酐清除率小于 10 ml/min 时,0.5 g q24 h。

[妊娠分级]B

[不良反应]恶心、呕吐、腹泻、过敏反应、肾毒性、惊厥、中枢神经系统毒性、假膜性结肠炎、肝功异常、血液异常、注射部位疼痛(肌内注射)、血栓性静脉炎(静脉输注),长期用药可致二重感染。

(七)第三代头孢菌素

时间依赖性,无持续作用。对本药或其他头孢菌素类药过敏者,有青霉素过敏性休克或即刻反应史者禁用。

头孢曲松(Ceftriaxone)

[抗菌谱]革兰阴性杆菌产生的广谱 β 内酰胺酶高度稳定,对革兰阴性杆菌特别是肠杆菌有强大的抗菌活性,明显强于第一代和第二代头孢菌素,对革兰阳性球菌的作用不如第一代与部分第二代头孢菌素。

[适应证]敏感菌感染、术前预防感染、单纯性淋病、脑膜炎等。禁用于对头孢菌素类过敏者、血胆红素升高的新生儿。给药 48 h 以内不要使用钙剂或含钙的制剂或产品,因为钙与头孢曲松可能形成沉淀。

[用法]成人:1～2 g,iv 或 im,qd;或 0.5～1 g,iv 或 im,q12 h,每天最大剂量 4 g;治疗单纯性淋病及软下疳 250 mg 单剂肌内注射。儿童:体重>2 kg 时年龄 0～7 d 者 25 mg/(kg·d),年龄 8～28 d 者 50 mg/(kg·d));1 个月～12 岁儿童 50 mg/(kg·d),脑膜炎患者可增至 100 mg/(kg·d),分 2 次;年龄>12 岁者用成人剂量。

[特殊人群用药]肾功能受损者每天应用本品剂量少于 2 g 时无需调整剂量。

[妊娠分级]B

[不良反应]二重感染、过敏反应、腹泻、局部反应、血液恶病质、皮疹、发热、瘙痒、血转氨酶和碱性磷酸酶短暂升高、中性粒细胞减少、白细胞减少。严重不良反应:假膜性结肠炎、肾毒性。

头孢噻肟(Cefotaxime)

[抗菌谱]革兰阴性杆菌产生的广谱 β 内酰胺酶高度稳定,对革兰阴性杆菌特别是肠杆

菌有强大的抗菌活性,明显强于第一代和第二代头孢菌素,对革兰阳性球菌的作用不如第一代与部分第二代头孢菌素。

[适应证]敏感菌所致的下呼吸道感染、泌尿生殖系统感染、腹腔内感染、败血症、脑膜炎、骨关节感染、皮肤和软组织感染和五官科感染。

[用法]成人:2~6 g/d,分2~3次,iv或ivgtt;严重感染2~3 g,q6~8 h,最大剂量可达12 g/d;治疗无并发症的肺炎链球菌肺炎或急性尿路感染时1 g,q12 h。新生儿年龄为0~7 d者50 mg/kg,q12 h;年龄为8~28 d者50 mg/kg q8 h;1个月以上儿童50 mg/kg,q8 h(脑膜炎75 mg q6 h);均为ivgtt。

[特殊人群用药]严重肾功能减退者应用本品时须适当减量。血清肌酐值超过424 μmol/L或肌酐清除率低于20 ml/min时,本品的维持量应减半;血清肌酐超过751 μmol/L时,维持量为正常量的1/4。需血液透析者0.5~2 g/d。但在透析后应加用1次剂量。

[妊娠分级]B

[不良反应]注射部位疼痛、过敏反应、皮疹、瘙痒、腹泻、恶心、呕吐、念珠菌感染、嗜酸粒细胞增多、中性粒细胞减少症、白细胞减少症、血小板减少症。严重不良反应:过敏反应、肾毒性。

头孢他啶(Ceftazidime)

[抗菌谱]对肠杆菌属、铜绿假单胞菌、流感嗜血杆菌作用最强;对肺炎链球菌、淋球菌、厌氧菌、化脓性链球菌脑膜炎等有效。

[适应证]敏感菌导致的各种感染。尤其适用于多种耐药阴性杆菌引起的免疫缺陷者感染、医院内感染以及革兰阴性杆菌或铜绿假单胞菌所致的中枢神经系统感染。

[用法]成人:1.5~6 g/d,iv或im,q8 h;

单纯性尿路感染0.25~0.5 g,q12 h;复杂性尿路感染0.5 g,im或ivgtt,q8~12 h;骨和关节感染2 g,q12 h;单纯性肺炎和皮肤、软组织感染0.5~1 g,q8 h;重危感染患者2 g,ivgtt,q8 h。新生儿:体重>2 kg者年龄0~7 d时50 mg/kg,q12 h;年龄8~28 d时50 mg/kg,q8 h。儿童:50~150 mg/(kg·d)。

[特殊人群用药]首次饱和量1 g。Ccr 31~50 ml/min者1 g,q12 h;Ccr 16~30 ml/min者1 g,qd;Ccr 6~15 ml/min者0.5 g,qd;Ccr小于5 ml/min者0.5 g,q48 h;血液透析者一天1 g,每次透析后补给1 g。

[妊娠分级]B

[不良反应]过敏反应、头晕、腹泻、恶心、呕吐、肾脏损伤、皮疹、多形性红斑、血小板减少症、二重感染、胃肠不适、注射部位静脉炎及血栓性静脉炎。严重不良反应:过敏反应、肾毒性、假膜性结肠炎。

头孢哌酮(Cefoperazone)

[抗菌谱]大多数革兰阳性菌、阴性菌和厌氧菌。

[适应证]敏感菌所致的呼吸系统感染、泌尿生殖系统感染、胆道感染、皮肤感染、败血症、脑膜炎、创伤及手术后感染等。

[用法]成人:轻中度感染1~2 g,q12 h;重度感染2~3 g,q8 h;一天剂量一般不超过9 g,在免疫缺陷患者有严重感染时,可加至12 g/d。儿童:100~150 mg/(kg·d),分2~3次给药。

[特殊人群用药]同时有肝、肾功能不全者,一天剂量不宜超过1~2 g。

[妊娠分级]B

[不良反应]皮疹、荨麻疹、嗜酸粒细胞增多、腹泻、恶心、呕吐、静脉炎、低凝血酶原血症、二重感染。严重不良反应:神经肌肉超敏感、肾毒性。

(八) 第四代头孢菌素

时间依赖性,无持续作用。对本药或其他头孢菌素类药过敏者、有青霉素过敏性休克或即刻反应史者禁用。

头孢吡肟(Cefepime)

[抗菌谱]第四代头孢菌素,其抗菌活性高,对产 β 内酰胺酶的细菌有很强的抗菌活性,对沙雷菌属的抗菌活性超过头孢他啶等第三代头孢菌素,对铜绿假单胞菌的抗菌作用与头孢他啶相似或略差,对金黄色葡萄球菌的作用比第三代头孢菌素有所增强。对多数革兰阳性菌和革兰阴性菌均有抗菌活性。

[适应证]敏感菌所致的中重度感染:下呼吸道感染、泌尿系统感染、皮肤或软组织感染、腹腔内感染、妇产科感染、败血症等。

[用法]成人:1~2 g,iv,ivgtt 或 im,q12 h;中性粒细胞减少患者发热及危重感染时 2 g,q8 h。儿童:50~100 mg/(kg·d),bid。

[特殊人群用药]肾功能不全者首剂饱和剂量不变,维持剂量减量和延长给药间隔。Ccr 大于 60 ml/min 者 0.5~2 g,q8~12 h;Ccr 30~60 ml/min 者 0.5~2 g,q12~24 h;Ccr 11~29 ml/min 者 0.5~2 g,q24 h;Ccr 小于 11 ml/min 者 0.25~1 g q24 h。

[妊娠分级]B

[不良反应]皮疹、瘙痒、腹泻、恶心、呕吐、发热、头痛、注射部位疼痛和红斑、粒细胞缺乏、过敏性休克、白细胞减少、中性粒细胞减少、血小板减少。

(九) 头孢菌素复合制剂

时间依赖性,无持续作用。对本药或其他头孢菌素类药过敏者、有青霉素过敏性休克或即刻反应史者禁用。

头孢哌酮/舒巴坦(Cefoperazone/Sulbactam)

[抗菌谱]产酶和不产酶的革兰阳性球菌、革兰阴性杆菌及厌氧菌。

[适应证]敏感菌所致的呼吸道感染、泌尿系统感染、皮肤或软组织感染、腹腔内感染、骨关节感染、败血症、脑膜炎等。

[用法]成人:2~4 g/d(头孢哌酮与舒巴坦 1:1 制剂)或 1.5~3 g(头孢哌酮与舒巴坦 2:1 制剂),iv,q12 h;严重感染或难治性感染者可增至 8 g/d(头孢哌酮与舒巴坦 1:1 制剂)或 12 g/d(头孢哌酮与舒巴坦 2:1 制剂)。采用 1:1 制剂时如病情需要可另加头孢哌酮 4 g。舒巴坦不超过 4 g/d。儿童:40~80 mg/(kg·d)(头孢哌酮与舒巴坦 1:1 制剂)或 30~60 mg/(kg·d)(头孢哌酮与舒巴坦 2:1 制剂),iv,q6~12 h;严重感染或难治性感染时可增至 160 mg/(kg·d)(头孢哌酮与舒巴坦 1:1 制剂)或 240 mg/(kg·d)(头孢哌酮与舒巴坦 2:1 制剂,分 2~4 次给药。舒巴坦勿超过 4 g/d。

[特殊人群用药]Ccr 15~30 ml/min 的患者:以舒巴坦最大剂量 1 g,q12 h 为限;肌酐清除率小于 15 ml/min 的患者:以舒巴坦最大剂量 0.5 g,q12 h 为限。

[妊娠分级]B

[不良反应]皮疹、荨麻疹、嗜酸粒细胞增多、腹泻、恶心、呕吐、静脉炎、低凝血酶原血症、二重感染。严重不良反应:神经肌肉超敏感、肾毒性。

(十) 头霉素类

时间依赖性,无持续作用。对本药或其他头孢菌素类药过敏者、有青霉素过敏性休克或即刻反应史者禁用。

头孢西丁(Cefoxitin)

[抗菌谱]对甲氧西林敏感葡萄球菌、溶血性链球菌等革兰阳性菌,大肠埃希菌、肺炎克雷伯菌等革兰阴性杆菌及厌氧菌有效。

[适应证]敏感菌所致的下呼吸道感染、泌尿系统感染、皮肤软组织感染、败血症、心内膜炎等。尤其适用于需氧菌和厌氧菌混合感

染导致的吸入性肺炎、糖尿病患者下肢感染及腹腔或盆腔感染。适用于预防腹腔或盆腔手术后感染。

[用法]成人：轻度感染 1 g，im 或 ivgtt，q8 h；中度感染1 g，q4 h，或 2 g，q6～8 h，ivgtt；重度感染 2 g，q4 h 或 3 g，q6 h，ivgtt。儿童：3 个月以上婴儿13.3～26.7 mg/kg，q6～8 h 或 20～40 mg/kg，q8 h。

[特殊人群用药]Ccr 30～50 ml/min：1～2 g，q8～12 h；Ccr 10～29 ml/min：1～2 g，q12～24 h；Ccr 5～9 ml/min：0.5～1 g，q12～24 h；Ccr 小于 5 ml/min：0.5～1 g，q24～48 h。

[妊娠分级]B

[不良反应]恶心、呕吐、腹泻、过敏反应、肾毒性、惊厥、中枢神经系统毒性、肝功能异常、血液异常、注射部位疼痛（肌内注射）、血栓性静脉炎（静脉输注），长期用药可致二重感染。严重不良反应：假膜性结肠炎。

头孢美唑（Cefmetazole）

[抗菌谱]本药对葡萄球菌、大肠埃希菌、克雷伯菌、吲哚阴性或阳性变性杆菌、脆弱拟杆菌、消化球菌等有较强的抗菌活性。

[适应证]敏感菌所致的呼吸道感染、泌尿及生殖系统感染、胆管胆囊炎、腹膜炎、女性生殖系统感染、败血症、蜂窝织炎等。

[用法]成人：1～2 g/d，iv 或 ivgtt，bid；严重感染者 4 g/d，分 2～4 次。儿童：25～100 mg/(kg·d)，分 2～4 次；严重感染者 150 mg/(kg·d)，分 2～4 次。

[特殊人群用药]Ccr 大于 60 ml/min：1 g，q12 h；Ccr 30～60 ml/min：1 g，q24 h 或 0.5 g，q12 h；Ccr 10～30 ml/min：1 g，q48 h 或 0.25 g，q12 h；Ccr 小于 10 ml/min：1 g，q120 h 或0.1 g，q12 h。

[妊娠分级]B

[不良反应]过敏反应、肾毒性、中性粒细胞减少症、血小板减少、粒细胞缺乏症、与低凝血酶原血症或血小板功能异常相关的出血并发症、胃肠道反应、中枢神经系统毒性、二重感染、注射部位疼痛（肌内注射）、血栓性静脉炎（静脉输注）、长期用药可致二重感染。严重不良反应：假膜性结肠炎。

头孢替坦（Cefotetan）

[抗菌谱]对多数革兰阳性菌、革兰阴性菌、厌氧菌都有良好的抗菌活性。

[适应证]敏感菌所致的下呼吸道感染、泌尿系统感染、腹腔内感染、妇产科感染、骨关节感染、皮肤软组织感染、术后感染的预防。

[用法]成人：1～3 g，iv 或 im，q12 h（最大剂量不能＞6 g/d）。儿童用药安全性尚未确定。

[特殊人群用药]肾功能不全者延长给药间隔。Ccr 10～15 ml/min 的患者1～2 g，qd；肌酐清除率小于 10 ml/min 的患者 1～2 g，q48 h。

[妊娠分级]B

[不良反应]恶心、呕吐、腹泻、过敏反应、肾毒性、惊厥、中枢神经系统毒性、肝功能异常、血液异常、注射部位疼痛（肌内注射）、血栓性静脉炎（静脉输注），长期用药后二重感染。严重不良反应：假膜性结肠炎。

（十一）氧头孢烯类

时间依赖性，无持续作用。对本药或其他头孢菌素类药过敏者、有青霉素过敏性休克或即刻反应史者禁用。

拉氧头孢（Latamoxef）

[抗菌谱]抗菌性能和第三代头孢相近。对大肠埃希菌、流感嗜血杆菌、克雷伯菌属、变形杆菌属、肠杆菌属、等有较强活性；对厌氧菌亦有活性。

[适应证]敏感菌所致的呼吸道感染、消

化系统感染、泌尿道感染、腹腔内感染、骨关节感染、皮肤软组织感染、耳鼻喉感染、败血症、心内膜炎等。

[用法]成人：1～2 g/d，im、iv、ivgtt，bid，最大每天 4 g，bid。儿童：40～80 mg/(kg·d)，分 2～4 次；严重感染：150 mg/(kg·d) 分 2～4 次。

[特殊人群用药]肾功能不全时延长给药间隔或减少剂量。

[妊娠分级]B

[不良反应]低凝血酶原血症、严重出血、发热、注射部位疼痛、腹泻、皮疹、嗜酸粒细胞增多症、白细胞减少、血小板减少。

(十二) 单环 β 内酰胺类

时间依赖性，无持续作用。对本药或其他头孢菌素类药过敏者、有青霉素过敏性休克或即刻反应史者禁用。

氨曲南(Aztreonam)

[抗菌谱]革兰阴性需氧菌。

[适应证]敏感革兰阴性需氧菌所致的败血症、下呼吸道感染、尿路感染、腹腔内感染、子宫内膜炎、盆腔炎等。

[用法]成人：尿路感染 0.5 g 或 1 g，q8 或 12 h；中度感染 1 g 或 2 g，q8 或 12 h；严重感染 2 g，q6 h 或 q8 h；每天最大剂量 8 g。儿童：30 mg/kg，q8 h；严重感染可增至 q6 h；每天最大剂量为 120 mg/kg

[特殊人群用药]肾功能不全者首剂量与肾功能正常者相同，Ccr 10～30 ml/min 者减量至 50%；Ccr 小于 10 者减量至 25%；血透患者每次透析后补充首次剂量的 1/8。

[妊娠分级]B

[不良反应]静脉注射：静脉炎和血栓性静脉炎。肌内注射：注射部位疼痛和肿胀。腹泻、恶心、呕吐、味觉异常、黄疸、肝炎、肝酶升高、凝血酶原时间和部分凝血活酶时间延

长、皮疹、荨麻疹、嗜酸粒细胞增多症。严重不良反应：血小板减少、嗜中性白细胞减少、敏感菌过度生长、假膜性肠炎。

(十三) 碳青霉烯类

时间依赖性，无持续作用。对本药任何成分过敏者禁用。

美罗培南(Meropenem)

[抗菌谱]本药为杀菌剂，抗菌谱极广，并有很强的抗菌活性，对革兰阳性菌、革兰阴性菌及厌氧菌都很敏感，尤其对包括铜绿假单胞菌在内的葡萄糖非发酵革兰阴性菌有极强的抗菌活性，并且对各种革兰阳性和阴性细菌产生的 β 内酰胺酶均稳定。

[适应证]敏感细菌引起的下列感染：肺炎，皮肤及软组织、尿路、腹腔内、妇科感染(例如子宫内膜炎)，脑膜炎，败血症等。有青霉素或头孢菌素类药物过敏性休克或即刻反应史者禁用。

[用法]成人：0.5～1 g，iv，q8～12 h；对于脑膜炎，可增至 2 g，iv，q8 h，一天最大剂量不得超过 6 g。儿童：年龄 3 个月以上者 20 mg/kg，q8 h；脑膜炎时 40 mg/kg，q8 h；体重超过 50 kg 者按 50 kg 给药。

[特殊人群用药]Ccr 50～90 ml/min 者：1 g，q8 h；Ccr 26～50 ml/min 者：1 g，q12 h；Ccr 10～25 ml/min 者：500 mg，q12 h；Ccr 小于 10 ml/min 者：500 mg，q24 h。血透患者：0.5 g，q24 h，每次透析结束后补充 0.5 g。

[妊娠分级]B

[不良反应]主要为皮疹、血象异常、肝肾功能异常、腹泻、血钙升高。

亚胺培南/西司他丁(Imipenem/Cilastatin)

[抗菌谱]广谱抗菌药物，对大多数革兰阳性、革兰阴性的需氧菌和厌氧菌有抗菌作用。

[适应证]敏感细菌引起的严重感染(如

败血症、感染性心内膜炎、下呼吸道感染、腹腔内盆腔感染、皮肤软组织感染、骨和关节感染、尿路感染)以及多种细菌引起的混合感染。有青霉素或头孢菌素类药物过敏性休克或即刻反应史者禁用。

[用法]成人：2～3 g/d,iv,q6～8 h,每天最大剂量不得超过 50 mg/kg 或 4 g。儿童：年龄 0～7 d 者 25 mg/kg,q12 h;年龄 8～28 d 者 25 mg/kg,q8 h;年龄 4 周～3 个月者 25 mg/kg,q6 h;年龄 3 个月以上者 15～25 mg/kg,q6 h(最大剂量 2 g/d)。

[特殊人群用药]Ccr 50～90 ml/min 者：250～500 mg,q6～8 h;Ccr 10～50 ml/min 者：250 mg,q6～12 h;Ccr 6～10 ml/min 者：250～500 mg,q12 h;Ccr 小于 5 ml/min 者：仅在预期 48 h 内进行血液透析时方可应用本品。

[妊娠分级]C

[不良反应]皮疹、荨麻疹、嗜酸细胞增多症、发热、恶心、呕吐、腹泻、牙齿或舌变色、味觉改变、多形性红斑、剥脱性皮炎、注射部位疼痛和血栓性静脉炎。严重不良反应：斯-约综合征,中毒性表皮坏死松解症。

帕尼培南/倍他米隆(Panipenem/Betamipron)

[抗菌谱]对金黄色葡萄球菌、表皮葡萄球菌、大肠埃希菌、肺炎杆菌、流感杆菌、阴沟杆菌等有较强活性,对铜绿假单胞菌也有一定效果。

[适应证]敏感菌引起的败血症、感染性心内膜炎、深部皮肤感染症、淋巴管(结)炎、肛周脓肿;外伤、烧伤及手术后继发感染、骨髓炎、关节炎;呼吸系统、泌尿和生殖系统、腹腔感染;子宫附件炎、子宫内感染、子宫旁组织炎、前庭大腺炎;化脓性脑膜炎;眼眶、耳、鼻感染,化脓性唾液腺炎,颌炎,颚骨周围蜂窝织炎。

[用法]成人：1～2 g,iv,q8～12 h。儿童：30～60 mg/(kg·d),q8 h;重症或难治感染：100 mg/(kg·d),q6～8 h,一天最大剂量不超过 2 g。

[特殊人群用药]肾功能减退者半衰期延长

[妊娠分级]权衡利弊。

[不良反应]有可能出现肝酶升高、嗜酸性粒细胞增多。罕见过敏反应、肝肾功能损害,惊厥、意识障碍等中枢神经系统症状,假膜性肠炎,血象异常,胃肠道反应,口腔炎、念珠菌病,维生素 B、K 缺乏症,水肿、头痛。

厄他培南(Ertapenem)

[抗菌谱]抗菌谱极广,抗菌活性强,对革兰阳性菌、革兰阴性菌及厌氧菌都很敏感,尤其对包括绿脓杆菌在内的葡萄糖非发酵革兰阴性菌有极强的抗菌活性,且对各种革兰阳性和阴性细菌产生的 β 内酰胺酶均稳定。

[适应证]由敏感菌株引起的下列中至重度感染：继发性腹腔感染、复杂性皮肤及附属器感染、社区获得性肺炎、复杂性尿道感染、急性盆腔感染、菌血症。

[用法]成人用药：1 g,iv 或 im,qd。儿童：年龄 3 个月～12 岁儿童 15 mg/kg,bid。

[特殊人群用药]Ccr 小于 30 ml/min 的严重肾功能障碍的患者需减量,可改为 0.5 g、qd;如在给药后 6 h 内血液透析,透析后需补充给药 0.15 g。

[妊娠分级]B

[不良反应]腹泻、恶心、输药静脉的并发症和头痛。偶见头晕、嗜睡、失眠、癫痫发作、精神错乱、低血压、呼吸困难、便秘、胃肠道反应、与难辨梭状芽胞杆菌相关的腹泻、口干、红斑、瘙痒、味觉倒错、乏力、念珠菌病、水肿(肿胀)、发热、疼痛、胸痛、阴道瘙痒等。

二、氨基糖苷类

浓度依赖性，持续作用时间长。对本药或其他氨基糖苷类药物过敏者禁用。

庆大霉素（Gentamicin）

［抗菌谱］本药对铜绿假单胞菌、变形杆菌、大肠埃希菌、克雷伯菌属、肠杆菌属、沙雷菌属、志贺菌属、奈瑟菌、金黄色葡萄球菌有较强的抗菌活性。

［适应证］敏感菌所致的呼吸道感染、胆道感染、肠道感染、腹腔感染、泌尿生殖系统感染、皮肤及软组织感染、烧伤感染及新生儿败血症等。

［用法］成人：80 mg、q 8 h 或 1～1.7 mg/kg、q8 h，共7～14 d。单纯性尿路感染，体重小于 60 kg 者 3 mg/kg、qd，体重大于60 kg者 160 mg、qd 或 1.5 mg/kg、q12 h。

［特殊人群用药］Ccr 大于 50 ml/min 者：正常人剂量的 75%～100%；10～50 ml/min 者：正常人剂量的 35%～75%；Ccr 小于 10 ml/min 者：正常人剂量的 25%～35%。肝功能低下时无需调整剂量。

［妊娠分级］D

［不良反应］耳毒性反应，影响前庭功能时可发生步履不稳、眩晕；肾毒性反应；少见神经肌肉阻滞、皮疹、恶心、呕吐、肝功能减退、血象异常、低血压；全身给药合并鞘内注射可能引起腿部抽搐、发热和全身痉挛。

阿米卡星（Amikacin）

［抗菌谱］本药对铜绿假单胞菌、变形杆菌、大肠埃希菌、克雷伯菌属、肠杆菌属等有较强的抗菌活性。

［适应证］敏感菌所致的下呼吸道感染、胆道感染、腹腔感染、中枢神经系统感染、泌尿生殖系统感染、皮肤及软组织感染、烧伤手术后感染等。

［用法］成人用药：7.5 mg/kg、q12 h 或 5 mg/kg、q8 h；单纯性尿路感染者 0.2 g、q12 h。成人一天量不超过 1.5 g，疗程不超过 10 天。

［特殊人群用药］Ccr 大于 50 ml/min 者：正常人剂量的 75%；10～50 ml/min 者：正常人剂量的 35%～50%；肌酐清除率小于10 ml/min 者：正常人剂量的 25%。肝功能低下时无需调整剂量。

［妊娠分级］D

［不良反应］耳鸣、眩晕、共济失调和耳聋。严重不良反应：耳毒性、肾毒性和神经肌肉阻滞。

链霉素（Streptomycin）

［抗菌谱］本药对结核杆菌有强大的作用，对许多革兰阴性杆菌有一定抗菌活性。

［适应证］肺结核、鸟分枝杆菌复合物感染、细菌性心内膜炎、链球菌心内膜炎、肠球菌性心内膜炎、布鲁菌病、鼠疫、土拉菌病等。

［用法］成人：0.5 g、q12 h 或 1 g、qd。治疗草绿色链球菌性心内膜炎，与青霉素合用：1 g、q12h，连续 1 周。肠球菌性心内膜炎，与青霉素合用：1 g、q12 h，连续 2 周，继以0.5 g、q12h，连续 4 周。鼠疫：0.5～1 g、q12 h，疗程 10 d。土拉菌病：0.5～1 g/d，分1～2 次；连续 5～7 d。结核病，与其他结核药合用：1 g/d，分 1～2 次。

［特殊人群用药］对于肌酐清除率小于 50 ml/min 的严重肾功能障碍患者，采取减量和延长给药间隔等措施，随时观察患者的情况。对肝功能不全的患者无需调整剂量。

［妊娠分级］D

［不良反应］眼花、眩晕、耳鸣、共济失调、过敏反应、耳毒性和肾毒性。严重不良反应：过敏性休克、再生障碍性贫血和粒细胞缺乏。斯-约综合征和中毒性表皮坏死溶解症。

奈替米星(Netilmicin)

[抗菌谱]本药对铜绿假单胞菌、变形杆菌、大肠埃希菌、克雷伯菌属、肠杆菌属等有较强的抗菌活性。

[适应证]敏感菌所致的下呼吸道感染、胆道感染、肠道感染、腹腔感染、泌尿生殖系统感染、皮肤及软组织感染、烧伤感染及败血症等。

[用法]成人：1.3～2.2 mg/kg(盐基)、q8 h或2～3.25 mg/kg(盐基)、q12 h,疗程7～14 d;治疗复杂性尿路感染:1.5～2 mg/kg(盐基)、q12 h,疗程7～14 d。

[特殊人群用药]对于Ccr小于50 ml/min的严重肾功能障碍的患者,采取延长给药间隔等措施,随时观察患者的情况,血液透析后应补给1 mg/kg(盐基)。对肝功能不全的患者无需调整剂量。

[妊娠分级]D

三、大环内酯类

时间依赖性。对大环内酯类药物过敏者禁用。

克拉霉素(Clarithromycin)

[抗菌谱]克拉霉素对革兰阳性菌、嗜肺军团菌、肺炎衣原体的作用是大环内酯类中最强者,对沙眼衣原体、肺炎支原体和流感杆菌、厌氧菌的作用亦强于红霉素。

[适应证]敏感病原体引起的呼吸道感染,包括鼻咽部和副鼻窦的感染、支气管炎、急性大叶性肺炎、原发性非典型病原体所致性肺炎;皮肤和软组织感染,包括脓疱病、丹毒、毛囊炎、疖、感染伤口;急性中耳炎。

[用法]成人:250～500 mg,bid。疗程为7～14 d。儿童:6个月以上的儿童15 mg/(kg·d),分2次服用,剂量可根据感染严重程度调整。

[特殊人群用药]肝功能损害、中至重度肾功能损害者、66岁以上的老人慎用。孕妇、哺乳期妇女、严重肝功能低下者禁用。干混悬剂中含蔗糖,因此不适用于遗传性果糖不耐受、葡萄糖(半乳糖)吸收障碍综合征、蔗糖(异麦芽糖)酶缺乏的患者。

[妊娠分级]C

[不良反应]胃肠不适、头痛、味觉异常、肝酶短暂升高。

阿奇霉素(Azithromycin)

[抗菌谱]抗菌谱与红霉素相仿,对肺炎支原体的作用是大环内酯类中最强的,用于呼吸道感染的治疗,也适用于沙眼衣原体和脲原体引起的泌尿道感染的治疗。

[适应证]敏感细菌所引起的上、下呼吸道感染,皮肤和软组织感染,由非多重耐药淋球菌或由衣原体所致的单纯性生殖器感染。

[用法]成人:500 mg,qd,静脉内给药1～2 d,之后继以口服序贯治疗,250～500 mg、qd,静脉及口服共计疗程7～10 d。体重<45 kg儿童:第1天按10 mg/kg顿服,第2～5天5 mg/(kg·d)顿服。注射用阿奇霉素在16岁以下儿童和少年中应用的疗效与安全性尚未得到证实。

[特殊人群用药]肝、肾功能损害患者,妊娠及哺乳妇女慎用。静滴时的药液浓度不能太高。

[妊娠分级]B

[不良反应]最常见消化道不良反应(腹痛、恶心、呕吐、腹泻等)和皮疹。

红霉素(Erythromycin)

[抗菌谱]革兰阳性菌,如金黄色葡萄球菌、肺炎球菌、白喉杆菌;革兰阴性菌,如脑膜炎球菌、布氏杆菌及军团菌;厌氧菌(除脆弱拟杆菌和梭杆菌属以外);螺旋体、肺炎支原体及螺杆菌、立克次体属、衣原体属。

[适应证]作为青霉素过敏患者治疗下列

感染的替代用药：敏感菌所致的急性扁桃体炎、咽炎、鼻窦炎；溶血性链球菌所致的猩红热、蜂窝织炎；白喉及白喉带菌；气性坏疽、炭疽、破伤风；放线菌病；梅毒；李斯特菌病；军团菌病；支原体、衣原体肺炎，其他衣原体属、支原体属所致泌尿生殖系感染，沙眼衣原体结膜炎、淋球菌感染、厌氧菌所致口腔感染，空肠弯曲菌肠炎、百日咳、风湿热复发、感染性心内膜炎及口腔、上呼吸道医疗操作时的预防用药。

［用法］成人：1～2 g/d。儿童：30～40 mg/(kg·d)。

［特殊人群用药］溶血性链球菌感染用本品治疗时，至少需持续 10 d。肝病、严重肾功能损害者的剂量应适当减少。与红霉素制剂之间存在交叉过敏的可能。

［妊娠分级］B

［不良反应］胃肠道反应，少见肝毒性；大剂量应用时，尤其是肝、肾疾病或老年患者，可能引起听力减退；过敏反应；偶有心律失常、口腔或阴道念珠菌感染。

四、喹诺酮类

浓度依赖性，持续作用时间长。对本品中任一成分过敏者禁用。

环丙沙星（Ciprofloxacin）

［抗菌谱］对革兰阳性菌、革兰阴性菌、沙眼衣原体、肺炎衣原体、肺炎支原体、某些厌氧菌和结核杆菌均有效；对耐药铜绿假单胞菌、甲氧西林耐药金黄色葡萄球菌、产青霉素酶淋球菌、产酶流感杆菌等均有良效；对肺炎军团菌及弯曲菌亦有效；一些对氨基糖苷类、第三代头孢菌素等耐药的革兰阴性和阳性菌对本品仍敏感。

［适应证］敏感菌引起的泌尿道感染、下呼吸道感染、皮肤和软组织感染、骨和关节感染。吸入性炭疽（暴露后）：降低吸入雾化的炭疽杆菌后疾病的发病率，延缓疾病的

进展。对喹诺酮类药物有过敏史的患者禁用。除吸入性炭疽外，不应用于儿童和青少年。

［用法］成人口服 0.5 g～1.5 g/d，分 2～3 次服。静脉滴注 200 mg，q12 h。肌酐清除率为 5～29 ml/min 时，每 18 小时给予 250～500 mg。吸入性炭疽（暴露后）：成人 1000 mg，bid，口服。儿童禁用。

［特殊人群用药］出现肌腱炎症状（如胀痛）时需停药，避免体育活动。癫痫和既往有中枢神经系统疾病的患者慎用。不得用于妊娠或哺乳期妇女。

［妊娠分级］C

［不良反应］胃肠道反应，皮疹。少见乏力，静脉炎，肝功能异常、胆红素、嗜酸细胞、肌酐、尿素氮升高，关节痛，头痛，头晕，失眠，兴奋，意识错乱，味觉异常等。

左氧氟沙星（Levofloxacin）

［抗菌谱］抗菌谱与氧氟沙星类似，抗菌活性较氧氟沙星强。

［适应证］敏感细菌引起的下列中、重度感染：呼吸系统、泌尿生殖系统、皮肤软组织、肠道感染，伤寒及副伤寒，败血症，粒细胞减少及免疫功能低下患者的各种感染，乳腺炎，外伤、烧伤及手术后伤口感染，腹腔感染，胆囊炎，胆管炎，骨与关节感染，五官科感染。对喹诺酮类药物过敏者，妊娠、哺乳妇女，18 岁以下患者禁用。

［用法］成人：0.5 g，qd。Ccr 为 20～50 ml/min 者：首剂 0.5 g，以后每 24 h 0.25 g；Ccr 为 10～19 ml/min 者：首次 0.5 g，以后每 24 h 0.125 g。儿童禁用。

［特殊人群用药］肾功能不全者应减量或延长给药间期。

［妊娠分级］C

［不良反应］与氧氟沙星类似。

莫西沙星(Moxifloxacin)

[抗菌谱]本品对革兰阴性菌、革兰阳性菌、支原体、衣原体及脊髓炎病毒等均具有良好的抗菌活性。

[适应证]≥18岁患者的呼吸道感染、皮肤和软组织感染、复杂腹腔感染包括混合细菌感染。对喹诺酮类过敏者、肝功能严重损伤和转氨酶升高>5倍的患者、妊娠和哺乳妇女、18岁以下患者禁用。

[用法]400 mg,qd。疗程：慢性支气管炎急性发作5天；社区获得性肺炎序贯给药(静脉给药后继续口服用药)，总疗程为7～14天；急性鼻窦炎7天；皮肤和软组织感染7天；复杂腹腔感染静脉-口服序贯给药,总疗程为5～14 d。儿童禁用。

[特殊人群用药]已知或怀疑患有能导致癫痫发作或降低癫痫发作阈值的中枢神经系统疾病的患者、低钾血症、有致心律失常的因素存在时应慎用。肝功能严重损伤、QT间期延长的患者应避免使用。有可能出现肌腱炎和肌腱断裂,一旦出现疼痛或炎症,需要停药并休息患肢。如出现严重腹泻,要考虑伪膜性肠炎,并立即采取治疗措施。应避免在紫外线及日光下过度暴露。

[妊娠分级]C

[不良反应]绝大多数为轻、中度腹痛、头痛、头晕、恶心、腹泻、呕吐;肝功能化验异常;注射和输液部位反应。

五、糖肽类

该类药物分子中含有糖及肽的结构。该类药抗菌谱窄,抗菌作用强,属杀菌药,具有不同程度的肾毒性,肾功能不全者需根据肾功能调整剂量。主要作用于对其敏感的多重耐药菌所致的重症感染。时间依赖性,中-长时间的持续作用。对该类药物过敏者

禁用。

万古霉素(Vancomycin)

[抗菌谱]主要对各种革兰阳性菌有强大抗菌作用:MRSA、MRSE和肠球菌。

[适应证]对甲氧西林耐药的葡萄球菌引起的感染,如败血症、感染性心内膜炎、骨髓炎、关节炎、烧伤、手术创伤等表浅性继发感染、肺炎、肺脓肿、脓胸、腹膜炎、脑膜炎。

[用法]成人:500 mg,q 6 h,或1 g,q12 h;老年人500 mg,q12 h,或1 g,q24 h。儿童:40 mg/(kg·d),分2～4次静滴。新生儿10～15 mg/kg,出生1～7 d者每12 h给药1次;出生8 d～1个月者每8 h给药1次。以上所有剂量均稀释后静滴6 min以上。

[特殊人群用药]对本品、糖肽类或氨基糖苷类抗生素有过敏史者避免使用;抗生素所致耳聋及其他耳聋、肝或肾功能损害、老年患者,以及低出生体重儿、新生儿慎用。

[妊娠分级]C

[不良反应]过敏反应,耳、肾、肝毒性,血象异常,假膜性大肠炎,静脉炎。

替考拉宁(Teicoplanin)

[抗菌谱]抗菌谱与万古霉素类似。主要对各种革兰阳性菌有强大抗菌作用:MRSA、MRSE和肠球菌等。

[适应证]严重的革兰阳性菌感染,包括皮肤和软组织感染、泌尿道感染、呼吸道感染、骨和关节感染、败血症、心内膜炎、持续不卧床腹膜透析相关性腹膜炎。在骨科手术具有革兰阳性菌感染的高危因素时,本药也可作预防用。

[用法]成人 首剂400 mg,继以200 mg/d。骨科手术预防手术感染:麻醉诱导期单剂量400 mg,iv。重症感染者:头3剂400 mg,iv,q12 h。维持量iv或im,400 mg,qd。某些严重感染维持量可能需要12 mg/kg。2个月以

上儿童革兰阳性菌感染：严重感染和中性粒细胞减少的患儿，推荐剂量为 10 mg/kg，前 3 个负荷剂量 q12 h，iv，随后剂量为 10 mg/kg，ivggt 或 im，qd。对中度感染，推荐剂量为 10 mg/kg，前 3 个负荷剂量 q12 h，iv，随后剂量为 6 mg/kg，ivggt 或 im，qd。小于 2 个月的婴儿：第 1 天的推荐负荷剂量为 16 mg/kg，只用 1 剂，随后 8 mg/kg，qd，静脉滴注时间不少于 30 min。

［特殊人群用药］肾功能不全者 ：前 3 d 给予常规剂量，第 4 天后给予常规剂量的 1/2 ～1/3。

［妊娠分级］C

［不良反应］偶有局部反应、过敏反应、胃肠道反应、神经系统反应、血常规和肝肾功能异常。

去甲万古霉素（Norvancomycin）

［抗菌谱］对各种革兰阳性球菌与杆菌均具强大抗菌作用，对 MRSA、MRSE 几无耐药菌株，肠球菌属对该品亦多数敏感。

［适应证］静脉滴注适用于葡萄球菌属（包括甲氧西林耐药菌株对该药敏感者）所致心内膜炎、骨髓炎、肺炎、败血症或软组织感染等。

［用法］成人 0.8～1.6 g（80～160 万 U）/d，分 2～3 次静滴。小儿 16～24 mg（1.6 万～2.4 万 U）/（kg·d），分 2～3 次静滴。不可肌注，因可致剧烈疼痛。

［特殊人群用药］肾功能不全者其半衰期明显延长，易引起严重反应，不宜选用；老年人、新生儿与早产儿也不宜选用。

［妊娠分级］C

［不良反应］较少听力减退、耳鸣、耳部饱满感（耳毒性）、血尿、呼吸困难、嗜睡、尿量及排尿次数明显减少或增多、食欲减退、恶心或呕吐、异常口渴、软弱（肾毒性）等。

六、磺胺类

该类药物为化学合成药，分子中含有氨苯磺酰胺结构。抗菌谱较广，价格便宜。属时间依赖性药物，作用时间短。对该类药物过敏者禁用。

复方磺胺甲噁唑［Compound Sulfamethoxazole（SMZ－TMP）］

［抗菌谱］对非产酶金黄色葡萄球菌、化脓性链球菌、肺炎链球菌、大肠埃希菌、克雷伯菌属、沙门菌属、变形杆菌属、摩根菌属、志贺菌属等肠杆菌科细菌、淋球菌、脑膜炎奈瑟菌、流感嗜血杆菌均具有良好抗菌作用，尤其对大肠埃希菌、流感嗜血杆菌、金黄色葡萄球菌的抗菌作用较磺胺甲噁唑单药明显增强。

［适应证］敏感菌所致的尿路感染、急性中耳炎和慢性支气管炎急性发作，也可用于肠道感染和旅游者腹泻、卡氏肺孢子虫肺炎。

［用法］成人和体重≥40 kg 的儿童 细菌性感染 ：每次甲氧苄啶 160 mg，磺胺甲噁唑 800 mg，q12 h 服用 1 次。2 个月以上体重＜40 kg 的儿童磺胺甲噁唑 20～30 mg/kg 及甲氧苄啶 4～6 mg/kg，q12 h。

［特殊人群用药］对呋塞米、砜类、噻嗪类利尿药、磺脲类、碳酸酐酶抑制药过敏者对磺胺药亦可过敏。肝肾功能不全、失水、休克、G-6-PD 缺乏症、血卟啉症、叶酸缺乏性血液系统疾病、艾滋病，以及儿童、老年患者慎用。

［妊娠分级］C

［不良反应］胃肠道反应、过敏反应、血象异常；肝、肾功能损害；结晶尿、高胆红素血症和新生儿核黄疸。偶见甲状腺肿大及功能减退、中枢神经系统毒性反应（表现为精神错乱、定向力障碍、幻觉、欣快感或抑郁）。

七、林可酰胺类

仅有林可霉素和克林霉素两个品种。该

类药物抗菌谱较窄,对厌氧菌有良好抗菌活性,尤以克林霉素为佳。时间依赖性,中-长时间的持续作用。对该类药物过敏者禁用。

林可霉素(Lincomycin)

[抗菌谱]革兰阳性菌和厌氧菌。

[适应证]革兰阳性需氧菌或厌氧菌引起的感染。

[用法]成人:0.6 g,im,q8~12 h。静滴一般 0.6 g/次,溶于 100~200 ml 液体中滴注 1~2 h,q8 h 或 q 12 h。儿童:肌注 10~20 mg/(kg·d),分次注射。静滴 10~20 mg/(kg·d),溶于 100~200 ml 液体中滴注 1~2 h,q8 h 或 q 12 h。

[特殊人群用药]有肠胃疾病史的患者(尤其曾有结肠炎者)慎用。

[妊娠分级]B

[不良反应]恶心、呕吐、腹部不适、持续腹泻、血小板减少、白细胞减少、过敏反应及肝功能损害。

克林霉素(Clindamycin)

[抗菌谱]革兰阳性菌和厌氧菌。

[适应证]由敏感菌引起的感染如呼吸系统、皮肤和软组织、泌尿系统感染、骨髓炎、败血症、腹膜炎,以及口腔、腹内、女性盆腔及生殖器感染。

[用法]成人:0.6~1.2 g/d,im 或 ivgtt,重度感染可增至2.4 g/d,ivgtt,分 2~4 次给药;口服 0.15~0.3 g/d,分 4 次服用。儿童:静滴 15~25 mg/(kg·d),重度感染 25~40 mg/(kg·d),分 3~4 次给药。

[特殊人群用药]重度肾功能损害者需要调整剂量。禁用于儿童肌内注射。小于 4 岁儿童慎用。重度肝功能损害者需调整剂量。

[妊娠分级]B

[不良反应]偶见恶心、呕吐、腹痛及腹泻,药物性皮疹,中性粒细胞减少或嗜酸粒细胞增多,一过性肝酶轻度升高及黄疸。长期使用可引起异常口渴、极度乏力、显著体重减轻,甚至假膜性肠炎。

八、四环素类

该类药物口服方便,抗菌谱广,但耐药现象较为严重,其中以米诺环素抗菌作用最强。其作用机制主要为药物能特异性与细菌核糖体 30S 亚基的 A 位置结合,抑制肽链的增长和影响细菌蛋白质的合成。时间依赖性,中-长时间的持续作用。不良反应较多,如对胎儿、新生儿、婴幼儿牙齿、骨骼发育有影响,对肝脏有损害,并能加重氮质血症等。8 岁以下儿童、孕妇应避免应用该类药物。对该类药物过敏者禁用。

多西环素(Doxycycline)

[抗菌谱]除了常见的革兰阳性菌、阴性菌以及厌氧菌外,多数立克次体属、支原体属、衣原体属、非典型分枝杆菌属、螺旋体也对该品敏感。

[适应证]敏感菌引起的呼吸道、胆道、皮肤及软组织、创伤及烫伤、泌尿和生殖系统感染、淋巴结炎、斑疹伤寒、恙虫病、支原体肺炎、牙周炎、淋病、结膜炎、角膜溃疡、中耳炎。尚可治疗霍乱、预防恶性疟疾和钩端螺旋体感染。

[用法]成人:第 1 天 100 mg,q12 h,以后100~200 mg,qd。8 岁以上儿童第 1 天剂量2.2 mg/kg,q12 h,以后 2.2~4.4 mg/kg,qd。

[特殊人群用药]肝病和肾功能损害患者慎用。

[妊娠分级]D

[不良反应]胃肠道反应,肝功能损害,过敏反应。

米诺环素(Minocycline)

[抗菌谱]抗菌谱与四环素相近。

[适应证]敏感病原体引起的下列感染：尿道炎、男性非淋菌性尿道炎、前列腺炎、淋病；浅表性化脓性感染：痤疮、扁桃体炎；深部化脓性疾病：乳腺炎、淋巴管(结)炎；急慢性支气管炎、梅毒、中耳炎、鼻窦炎、肠炎、胆囊炎。

[用法]成人首次用量 200 mg,以后每次100 mg,q12 h。8 岁以上儿童首剂 4 mg/kg,以后 2 mg/kg,q12 h。

[特殊人群用药]肝肾功能不全、食管通过障碍、老年人、口服吸收不良或不能进食及全身状态恶化者慎用。哺乳妇女用药期间应暂停哺乳。

[妊娠分级]D

[不良反应]消化道不适、头痛、头晕、发热、食欲减退、皮疹等。

替加环素(Tigecycline)

[抗菌谱]弗劳地枸橼酸杆菌、阴沟肠杆菌、大肠埃希菌、产酸克雷伯菌、肺炎克雷伯菌、对万古霉素敏感的粪肠球菌、金黄色葡萄球菌(甲氧西林敏感菌株或耐药菌株)、咽峡炎链球菌族、脆弱拟杆菌、多形拟杆菌、单形拟杆菌、普通拟杆菌、产气荚膜梭菌和微小消化链球菌等。

[适应证]治疗 18 岁以上患者由以下敏感菌株所致的复杂性腹腔内感染：弗劳地枸橼酸杆菌、阴沟肠杆菌、大肠埃希菌、产酸克雷伯菌、肺炎克雷伯菌、粪肠球菌(仅限于万古霉素敏感菌株)、金黄色葡萄球菌、咽峡炎链球菌族、脆弱拟杆菌、多形拟杆菌、单形拟杆菌、普通拟杆菌、产气荚膜梭菌和微小消化链球菌。

[用法]首剂 100 mg,之后 50 mg,q12 h,静滴 30～60 min,推荐疗程为 5～14 d。重度肝功能损害者：首剂 100 mg,之后 25 mg、q12 h。18 岁以下者不推荐使用。

[妊娠分级]D

[不良反应]常见恶心、呕吐,少见不良反应参阅产品说明书。

九、其他

对该类药物过敏者禁用。

甲硝唑(Metronidazole)

[抗菌谱]对大多数厌氧菌有强大抗菌作用；放线菌属、乳酸杆菌属、丙酸杆菌属对本品耐药；对溶组织阿米巴、肠道滴虫具有良好的抗原虫作用。

[适应证]阿米巴病、小袋纤毛虫病、人芽囊原虫感染、毛滴虫病、贾第鞭毛虫病、细菌性阴道病、急性坏死性溃疡性齿龈炎、急性牙周感染、厌氧菌感染、预防手术后厌氧菌感染、消化性溃疡患者根治幽门螺杆菌、下肢溃疡和褥疮厌氧菌感染、抗菌素相关的结肠炎,治疗厌氧菌感染。

[用法]成人口服常用量,一次 500 mg,tid,疗程 7 d 或更长,口服一天最大剂量不可超过 4 g；静注首剂 15 mg/kg,继以 7.5 mg/kg维持,一次最大剂量不超过 1 g,q8～12 h,静注时间在 1 h 以上,疗程 7 d 或更长。儿童口服常用量为 20～50 mg/(kg·d),分 3 次服；静注按体重计算同成人。

[特殊人群用药]老人：使用成人推荐剂量的最低用量,不要一次给药。

[妊娠分级]C

[不良反应]轻度胃部不适、胃痛、口腔异味；头痛及困倦、眩晕、颤抖、四肢麻木、痉挛、精神错乱；过敏反应；注射局部刺感、疼痛；白细胞减少。

奥硝唑(Ornidazole)

[抗菌谱]与甲硝唑类似。

[适应证]敏感厌氧菌所引起的腹部、盆腔、口腔、脑部感染；外科感染,包括伤口感染、表皮脓肿、褥疮溃疡感染、蜂窝织炎、气性坏疽

等；败血症、菌血症等严重感染；预防术后感染；消化系统严重阿米巴虫病，如阿米巴痢疾、阿米巴肝脓肿。

[用法]成人预防用药：术前1～2 h静滴1 g，术后12 h静滴0.5 g，术后24 h静滴0.5 g。厌氧菌感染、严重阿米巴病：首剂0.5～1 g，静滴30 min，以后0.5 g，q12 h，连用3～6 d，如症状改善，建议改用口服制剂。3岁以上儿童20～30 mg/(kg·d)，分2次静滴。

[特殊人群用药]肝损伤患者的剂量与正常用量相同，但用药间隔时间要加倍。

[妊娠分级]C

[不良反应]与甲硝唑类似。

替硝唑(Tinidazole)

[抗菌谱]与甲硝唑类似。

[适应证]男女泌尿生殖道毛滴虫病；敏感厌氧菌（如脆弱拟杆菌、其他拟杆菌、消化球菌、梭状芽胞杆菌、梭形杆菌）所致的感染，如肺炎、肺脓肿等呼吸道感染；腹膜内感染、子宫内膜炎、输卵管脓肿等妇科感染；口腔感染如牙周炎、冠周炎。

[用法]治疗泌尿生殖道毛滴虫病的单次疗法：成人及12岁以上儿童单次顿服2 g，其配偶应同时服用；6岁以上儿童单次顿服1 g。

[妊娠分级]C

[不良反应]口内有金属味，消化道不适（如恶心、呕吐、胃痛）。过敏反应，如皮疹、荨麻疹、瘙痒。头痛、疲倦、头晕、深色尿。有时还会产生各种神经障碍，如头昏、眩晕及共济失调，出现异常神经症侯时应停药。

磷霉素(Fosfomycin)

[抗菌谱]抗菌谱较广，对大多数革兰阳性菌和革兰阴性菌均有一定的抗菌作用，本品的抗菌谱包括金黄色葡萄球菌、大肠埃希菌、痢疾杆菌、沙雷菌属、志贺菌属、铜绿假单胞菌、肺炎克雷伯菌和产气肠杆菌等。

[适应证]敏感菌所致的呼吸道感染、尿路感染、皮肤软组织感染；也可与其他抗生素联合应用治疗由敏感菌所致重症感染如败血症、腹膜炎、骨髓炎。

[用法]成人4～12 g/d，严重感染可增至16 g/d，分2～3次静滴，儿童100～300 mg/(kg·d)，分2～3次滴注。

[特殊人群用药]5岁以下小儿、孕妇禁用。

[妊娠分级]B

[不良反应]轻度胃肠道反应，偶可发生皮疹、嗜酸性粒细胞增多，红细胞、血小板一过性降低，白细胞降低，血清氨基转移酶一过性升高，头晕、头痛，注射部位静脉炎。

利奈唑胺(Linezolid)

[抗菌谱]需氧的革兰阳性菌（包括MRSA），还包括一些革兰阴性菌和厌氧菌。

[适应证]敏感株引起的下列感染：耐万古霉素的屎肠球菌引起的感染，包括并发的菌血症；院内获得性或社区获得性肺炎；复杂性和非复杂性皮肤和皮肤软组织感染。

[用法]成人和青少年（12岁及以上）：静注或口服400～600 mg，q12 h。儿童：静注或口服10 mg/kg，q8～12 h。建议疗程：万古霉素耐药的屎肠球菌感染及伴发的菌血症14～28 d，其他适应证10～14 d。

[妊娠分级]C

[不良反应]85%的不良事件为轻到中度，最常见的不良事件为腹泻、头痛和恶心。

夫西地酸(Fusidate Sodium)

[抗菌谱]各种革兰阳性球菌尤其葡萄球菌高度敏感，对耐药金黄色葡萄球菌也有效，对某些革兰阴性菌也有一定的抗菌作用。

[适应证]由各种敏感细菌，尤其是葡萄球菌及其耐药菌株引起的各种感染，如骨髓炎、败血症、心内膜炎、反复感染的囊性纤维

化、肺炎、皮肤及软组织感染、外科及创伤性感染。

[用法]成人500 mg,tid,稀释后静脉输注2~4 h或以上。儿童及婴儿20 mg/(kg·d),分3次给药。

[不良反应]可能会导致血栓性静脉炎和静脉痉挛。每天用药1.5~3 g时可能有可逆性转氨酶增高。大剂量静脉给药,尤其是严重的金黄色葡萄球菌性菌血症的患者可能出现可逆性黄疸。过敏反应罕见。

达托霉素(Daptomycin)

[抗菌谱]对革兰阳性菌有效。

[适应证]金黄色葡萄球菌(包括甲氧西林敏感和甲氧西林耐药)导致的伴发感染性心内膜炎的血流感染(菌血症)。如果确定或怀疑的病原体包括革兰阴性菌或厌氧菌,则可采用联合抗菌治疗。

[用法]6 mg/kg,qd,溶解在0.9%氯化钠注射液中,静滴30 min,至少连用2~6周。肌酐清除率<30 ml/min,包括血液透析或CAPD者:6 mg/kg,q48 h。尚未在18岁以下的患者中建立本品的安全性和有效性。

[特殊人群用药]哺乳期妇女应慎用本品。

[妊娠分级]B

[不良反应]常见的包括注射点的局部反应:胃肠道反应,包括恶心、呕吐、腹泻或便秘等;头痛等。潜在的肌肉毒性,包括一过性肌无力、肌痛及CPK升高。

呋喃妥因(Nitrofurantoin)

[抗菌谱]大肠埃希菌对本品多呈敏感,产气肠杆菌、阴沟肠杆菌、变形杆菌属、克雷伯菌属等肠杆菌科细菌的部分菌株对本品敏感,铜绿假单胞菌通常对本品耐药。本品对肠球菌属等革兰阳性菌具有抗菌作用。

[适应证]敏感的大肠埃希菌、肠球菌属、葡萄球菌属,以及克雷伯菌属、肠杆菌属所致的急性单纯性下尿路感染,也可用于尿路感染的预防。

[用法]成人:急性单纯性尿道感染50~100 mg,po,qid;双释放剂型100 mg,bid;预防单纯性尿道感染50~100 mg,睡前服。1个月以上小儿(1个月以下小儿禁用)5~7 mg/(kg·d),分4次服。疗程至少1周,或用至尿培养转阴后至少3 d。

[特殊人群用药]严重肾损害者、对硝基呋喃过敏者、G-6-PD缺乏症、3个月以内的婴儿、足月妊娠、分娩期间或分娩前禁用。

[妊娠分级]B

[不良反应]周围神经多发病变,肝毒性,全身过敏反应,斯-约综合征,间质性肺炎,肺纤维化。

第二部分 抗真菌药物

包括有多烯类抗真菌药、吡咯类抗真菌药、棘白菌素类抗真菌药等。对该类药物过敏者禁用。

两性霉素B(Amphotericin B)

[抗菌谱]对隐球菌病、芽生菌、念珠菌、球孢子菌、组织胞浆菌、曲霉、毛霉、酒曲菌属、犁头霉属、内胞霉属、蛙粪霉属、申克孢子丝菌、烟曲霉等有效。

[适应证]系统性真菌感染;病情进行性发展或其他抗真菌药治疗无效,如败血症、心内膜炎、脑膜炎、腹腔感染、肺部感染、尿路感染;因肾损害或药物毒性而不能使用有效剂量两性霉素B的患者。

[用法]成人:静脉滴注,开始给药时可先试从每次1~5 mg或每次0.02~0.1 mg/kg给药,以后根据耐受情况每天或隔日5 mg,当增加至一次剂量0.6~0.7 mg/kg时即可暂停增加剂量。最高单次剂量不超过1 mg/kg,qd或隔

1～2 日给药 1 次,总累积量 1.5～3.0 g,疗程 1～3 个月,也可延长至 6 个月,须视患者病情及感染种类而定。

[特殊人群用药]严重肝肾功能不全者禁用。

[妊娠分级]B

[不良反应]轻到中度舌尖麻木感、寒战、发热、头痛、全身不适、关节痛、低钾血症、胃肠道反应、肝肾功能异常、脱发、皮疹、血糖升高、胸闷、心悸、耳鸣及血管炎。

两性霉素 B 脂质体(Amphotericin B Liposome)

[抗菌谱]同两性霉素 B。

[适应证]同两性霉素 B。

[用法]成人及儿童中性粒细胞缺乏伴发热患者经验治疗,推荐剂量为每天 3 mg/kg;侵袭性曲霉病、念珠菌病和隐球菌病,推荐剂量每天 3～5 mg/kg。治疗免疫功能正常患者内脏利什曼原虫病第 1～5 天、第 14 天、第 21 天,每天 3 mg/kg;治疗免疫功能缺陷患者内脏利什曼原虫病第 1～5 天、第 10 天、第 17 天、第 24 天、第 31 天、第 38 天,每天 4 mg/kg。不推荐本品用于小于 1 个月的患儿。

[特殊人群用药]同两性霉素 B。

[妊娠分级]B

[不良反应]同两性霉素 B。

氟康唑(Fluconazole)

[抗菌谱]敏感菌包括:皮炎芽生菌属、念珠菌属、孢子菌属、新型隐球菌属、表皮癣菌属、荚膜菌属、发癣菌属、小孢子菌属等。

[适应证]深部真菌感染,如隐球菌病(脑、肺、皮肤感染);全身真菌感染,包括腹膜、心内膜、肺部及尿路感染;各种原因引起免疫抑制者的真菌感染。

[用法]成人:全身性念珠菌感染,第 1 天 800 mg,以后 400 mg/d,qd;食管念珠菌病,第 1 天 400 mg,以后 200 mg～400/d;口咽部念珠菌病,第 1 天 200 mg,以后 100 mg/d,qd;念珠菌外阴阴道炎,150 mg 单剂口服;预防念珠菌病,200～400 mg/d,qd;隐球菌脑膜炎巩固治疗 400～800 mg/d,1 次静脉滴注,维持治疗 200～400 mg,qd。

[妊娠分级]C

[不良反应]肝脏毒性,罕见全身过敏反应,极罕见斯-约综合征。

伊曲康唑(Itraconazole)

[抗菌谱]对皮肤癣菌、酵母菌、新型隐球菌、糠秕孢子菌属、念珠菌属、曲霉属、组织胞浆菌属、巴西副球孢子菌、申克孢子丝菌、着色真菌属、枝孢菌属、皮炎芽生菌以及各种其他的酵母菌和真菌感染有效。

[适应证]疑为真菌感染的中性粒细胞减少伴发热患者的经验性治疗。全身性真菌疾病:曲霉病、念珠菌病、隐球菌病(包括隐球菌性脑膜炎)。对于免疫受损的隐球菌病患者及所有中枢神经系统隐球病患者,只有在一线药物不适用或无效时,方可适用本品治疗。

[用法]全身真菌感染:200 mg,静脉给药 bid,2 d;维持治疗 200 mg/d。每次静滴至少 1 h,疗程 14 天,继以口服液每次 200 mg,bid。总疗程为 3 个月或用药至真菌感染的临床症状、体征消失及实验室检查恢复正常。治疗口咽部念珠菌病:服用溶液剂 200 mg/d,1～2 周。食管念珠菌病:100 mg/d,2 周。治疗足趾甲癣:口服胶囊剂 200 mg,qd,连用 12 周。手指甲癣:200 mg/次,bid,连用 7 d 为一疗程,停药 21 d 后再予以第 2 个疗程。伊曲康唑对儿科患者的有效性和安全性尚未确定。

[特殊人群用药]对肾功能不全的患者,本品的排泄减慢,建议监测本品的血浆浓度以确定适宜的剂量。肝肾功能不全者慎用,禁用于肌酐清除率<30 ml/min 的患者及孕妇和哺

乳期妇女。

［妊娠分级］C

［不良反应］胃肠道不适如消化不良、恶心、腹泻、呕吐、腹痛。偶见头痛、头晕、过敏反应、肝功能损害等。

伏立康唑（Voriconazole）

［抗菌谱］广谱抗真菌药，对曲霉属、念珠菌属、足放线病菌属等有临床疗效。

［适应证］侵袭性曲霉病；非中性粒细胞减少患者的念珠菌血症；对氟康唑耐药的念珠菌引起的严重侵袭性感染（包括克柔念珠菌）；由足放线病菌属和镰刀菌属引起的严重感染。本品应主要用于治疗患有进展性、可能威胁生命的感染。

［用法］成人静脉滴注：第 1 天负荷剂量为 6 mg/kg，q12 h；维持剂量为 3 mg/kg（念珠菌感染）、4 mg/kg（曲霉、赛多孢菌、镰孢霉菌等），q12 h。成人口服：第 1 天负荷剂量为 400 mg（体重≥40 kg）或 200 mg（体重<40 kg），q12 h；维持剂量为 200 mg（体重≥40 kg）或 100 mg（体重<40 kg），q12 h。静滴和口服两种给药途径可以互换。也可采用先静滴后口服的序贯疗法。疗程视用药后的临床和微生物学反应而定，静脉用药的疗程不宜超过 6 个月。在 2 岁以下儿童中的安全性和有效性尚未明确。

［特殊人群用药］肝功能异常，ALT、AST 升高不超过上限 5 倍无需调整剂量，但应密切监测肝功能。轻、中度肝硬化者负荷剂量不变，维持剂量减半。肾功能异常（Ccr<50 ml/min）者不宜应用本品注射剂，因可能导致本品中赋形剂蓄积，可选择口服制剂。

［妊娠分级］D

［不良反应］主要为视觉障碍、发热、皮疹、消化系统不良反应、头痛、败血症、周围性水肿、呼吸功能紊乱、肝功能异常。

泊沙康唑（Posaconazole）

［抗菌谱］抗菌谱广，对于念珠菌属、荚膜组织胞浆菌、塞多孢子菌、双极菌接合菌、镰刀菌、酵母菌、耐氟康唑的非白念珠菌株、新型隐球菌和曲霉都有强大的抑制活性；尤其是对比较罕见，但威胁生命的真菌疾病（接合菌病、镰刀菌病和球孢子菌病等）有效。

［适应证］用于治疗多种对两性霉素不能耐受或难治性成人侵袭性真菌感染；预防某些霉菌和酵母样霉菌（曲霉属和念珠菌属）引起的真菌感染，用于免疫力减弱的骨髓移植后患者以及抗癌化疗后难以抵御感染的患者（白细胞数减少）。

［用法］成人：400 mg（10 ml），bid，随餐服用或随 240 ml 营养补充剂服用。

［不良反应］本品不良反应与其他唑类药物相似，最常见的治疗相关性严重不良反应有胆红素血症、转氨酶升高、肝细胞损害以及恶心和呕吐。

酮康唑（Ketoconazole）

［抗菌谱］对皮肤真菌、酵母菌（念珠菌属、糠秕孢子菌属、球拟酵母菌属、隐球菌属）、双相真菌和真菌纲具有抑菌和杀菌活性。

［适应证］全身性真菌感染，由皮肤真菌和（或）酵母菌引起的皮肤、毛发和指（趾）甲的感染，当局部治疗无效或由于感染部位、面积及深度等因素不易上药时，可用本药治疗；胃肠道酵母菌感染；局部治疗无效的慢性、复发性阴道念珠菌病；预防和治疗因免疫功能降低引起的真菌感染。

［用法］成人：0.2～0.4/d，顿服或分两次服用。儿童：体重<20 kg 者，50 mg/d；20～40 kg 者，100 mg/d；体重>40 kg 者，200 mg/d，一天量顿服或分 2 次服用。

［特殊人群用药］急性肝病、孕妇及哺乳妇女禁用。肾上腺功能不全患者慎用。

［妊娠分级］C

［不良反应］偶见过敏反应。

制霉菌素（Nystatin）

［抗菌谱］具广谱抗真菌作用，对念珠菌属的抗菌活性高，新型隐球菌、曲霉、毛霉、小孢子菌、荚膜组织胞浆菌、皮炎芽生菌及皮肤癣菌通常对本品亦敏感。

［适应证］仅外用于念珠菌性外阴阴道病。

［用法］成人：每晚1枚，洗净手及外阴部，采取平卧体位，戴上配套的医用手套，将栓剂放入阴道深部。7天为一疗程，慢性病例可延长使用1～3个疗程。

［妊娠分级］C

［不良反应］偶有过敏反应、灼烧感及发痒。

克霉唑（Clotrimazole）

［抗菌谱］广谱抗真菌药，对多种真菌，尤其是白色念珠菌有抗菌作用。

［适应证］体癣、股癣、手癣、足癣、花斑癣、头癣以及念珠菌性甲沟炎和念珠菌性外阴阴道炎。

［用法］成人口服治疗口咽部念珠菌：1锭（每锭含克霉唑10 mg），口含，每天5次，共14天。阴道给药治疗阴道外阴念珠菌病：栓剂，100 mg，qd，6 d。真菌性外耳道炎：1‰的溶液，按说明用药。皮肤真菌感染：1‰乳膏、洗液或溶液，局部用药，每天2～3次，2～4周。

［妊娠分级］B

［不良反应］局部用药：红斑、刺痛、局部刺激和超敏反应、接触性皮炎。口服用药：胃肠紊乱、排尿困难、精神抑郁、肝酶升高。

卡泊芬净（Caspofungin）

［抗菌谱］本品对许多种致病性曲霉菌属和念珠菌属真菌具有抗菌活性。

［适应证］经验性治疗≥3个月患者的中性粒细胞减少伴发热患者的可疑真菌感染；对其他治疗无效或不能耐受的侵袭性曲霉病。

［用法］成人念珠菌血流感染及其他念珠菌感染，第1天给予单次70 mg负荷剂量，随后每天给予50 mg，经静脉缓慢输注1 h。

［特殊人群用药］肾功能损害或轻度肝功能损害者不需调整剂量。中度肝功能不全（Child-Pugh评分7～9）的患者，推荐在给予70 mg负荷剂量后，每天剂量调整为35 mg。严重肝脏功能不全（Child-Pugh评分＞9）的患者，目前尚无用药的临床经验。除非必要，本品不得在妊娠期间使用。接受本品治疗的妇女不应哺乳。3个月以下婴儿不宜使用。

［妊娠分级］C

［不良反应］常见发热、静脉输注所致的并发症、恶心、呕吐、皮肤潮红。

米卡芬净（Micafungin）

［抗菌谱］与卡泊芬净相似。

［适应证］由曲霉和念珠菌引起的下列感染：真菌血症、呼吸道真菌病、胃肠道真菌病。

［用法］成人：治疗念珠菌血流感染、急性播散性念珠菌病、念珠菌性腹膜炎和脓肿，100 mg/d；治疗食管念珠菌病，150 mg/d；预防造血干细胞移植患者术前念珠菌病，50 mg/d。均为qd用药。儿童使用本品的安全性尚未确立。

［特殊人群用药］肝功能不全者慎用（注：根据美国FDA提供的2011版说明书，米卡芬净对于肝功能不全患者无需调整剂量）。

［妊娠分级］C

［不良反应］静脉炎，关节炎，血管疼痛，寒战、头痛，高血压、心悸，腹泻、稀便，皮疹，肝酶、尿素氮、肌酐上升。

氟胞嘧啶（Flucytosine）

［抗菌谱］对隐球菌属、念珠菌属和球拟

酵母菌等具有较高抗菌活性,对着色真菌、少数曲霉属有一定抗菌活性,对其他真菌的抗菌作用均差。

[适应证]全身性真菌感染、心内膜炎、隐球菌性脑膜脑炎。

[用法]主要用于联合治疗。成人:口服 $0.1 \sim 0.15$ g/(kg·d),qid;静脉给药剂量同口服,一天剂量分 $2 \sim 3$ 次静脉滴注。

[妊娠分级]C

[不良反应]胃肠道症状如恶心、呕吐、腹泻。皮疹、低钾血症、周围神经病变、头痛、惊厥、幻觉、镇静、眩晕和心脏毒性。肝功能可逆性异常。

特比萘芬(Terbinafine)

[抗菌谱]抗菌谱广。

[适应证]敏感真菌所致的手癣、足癣、体癣、股癣、头癣、甲癣以及念珠菌引起的皮肤酵母菌感染。

[用法]仅作外用。每天 $1 \sim 2$ 次,将乳膏薄薄涂于患处及周围,并加以轻揉,如果患处已擦烂(如乳腺下、指尖、臀间、腹股沟),擦涂后尤其在晚上可用纱布敷盖。一般的疗程:体癣、股癣 $1 \sim 2$ 周;足癣 $2 \sim 4$ 周;花斑癣 2 周。

[特殊人群用药]肝肾功能不全者剂量减少 50%。妊娠与哺乳期妇女最好不用。

[妊娠分级]B

[不良反应]一过性、轻微的胃肠道反应或食欲减退,皮肤反应(皮疹、荨麻疹)。

第三部分　抗结核药物

抗结核的治疗原则:早期治疗、规律用药、足剂量、足疗程、联合用药。对该类药物过敏者禁用。

利福平(Rifampicin)

[抗菌谱]该药对结核分枝杆菌和部分非结核分枝杆菌(包括麻风分枝杆菌等)在宿主细胞内外均有明显的杀菌作用;对需氧革兰阳性菌具良好抗菌作用;对需氧革兰阴性菌如脑膜炎奈瑟球菌、流感嗜血杆菌、淋病奈瑟球菌亦具高度抗菌活性;利福平对军团菌属作用亦良好。

[适应证]与其他抗结核药合用于各种结核病,包括结核性脑膜炎的治疗。与其他药物合用于麻风、非结核分枝杆菌感染的治疗。与万古霉素合用于甲氧西林耐药葡萄球菌所致的严重感染。与红霉素合用于军团菌属严重感染。用于无症状脑膜炎奈瑟菌带菌者,以消除鼻咽部脑膜炎奈瑟菌。

[用法]与其他抗结核药合用。成人:$0.45 \sim 0.6$ g/d,顿服。1 个月以上儿童:$10 \sim 20$ mg/(kg·d),顿服。一天量不超过 0.6 g。

[特殊人群用药]酒精中毒、肝功能损害者以及婴儿,怀孕 3 个月以上孕妇和哺乳妇女慎用。肝功能严重不全、胆道阻塞者和怀孕 3 个月以内孕妇禁用。

[妊娠分级]C

[不良反应]胃肠道反应;肝毒性,老年人、酗酒者、营养不良、原有肝病或其他因素造成肝功能异常者较易发生;变态反应;大小便、唾液、痰液、泪液等可呈橘红色。偶见白细胞减少、凝血酶原时间缩短、头痛、眩晕、视力障碍。

利福喷丁(Rifapentine)

[抗菌谱]体外对结核杆菌有很强的抗菌活性,较利福平强 $2 \sim 10$ 倍;在小鼠体内的抗结核感染作用也优于利福平。

[适应证]作为结核病联合化疗中的杀菌药,适用于痰菌阳性肺结核、对其他抗结核药物不能耐受者、难治性肺结核和肺外结核。也用于对其他抗金黄色葡萄球菌抗生素耐药的重症金黄色葡萄球菌感染者。

[用法]成人 600 mg/次(体重<55 kg 或有不良反应出现者应酌减),顿服。每周 1～2 次,疗程为 6～9 个月。

[特殊人群用药]血细胞显著减少者慎用。有肝病或肝功能异常者、孕妇禁用。

[不良反应]白细胞、血小板减少,谷丙转氨酶升高,皮疹,胃肠道反应,头晕,失眠。

异烟肼(Isoniazid)

[抗菌谱]对各型结核分枝杆菌都有高度选择性抗菌作用,对其他细菌几乎无作用。对生长繁殖期结核分枝杆菌作用强,对静止期作用较弱且慢。

[适应证]与其他药物联合应用治疗肺结核。也可用于接触过肺结核的患者预防结核感染。

[用法]成人:预防用药 0.3 g/d,顿服;治疗用药(与其他抗结核药合用)5～8 mg/kg,0.3～0.4/d,顿服;或 15 mg/(kg·d),最高 900 mg,2～3 次/周。静脉滴注 0.3～0.6 g/d。儿童:预防用药 10 mg/(kg·d),口服;治疗用药 10～15 mg/(kg·d),一天不超过 0.3 g。

[特殊人群用药]急性肝脏疾病、既往异烟肼治疗期间发生肝脏损害者禁用。妊娠哺乳期妇女慎用。

[妊娠分级]C

[不良反应]肝毒性。

乙胺丁醇(Ethambutol)

[抗菌谱]本品只对生长繁殖期的分枝杆菌有效。

[适应证]与其他抗结核药联合治疗结核杆菌所致的肺结核。亦可用于结核性脑膜炎及非典型分枝杆菌感染的治疗。

[用法]成人及 13 岁以上儿童:与其他抗结核药合用,结核初治 15 mg/(kg·d),1 次顿服;或每次 25 mg/kg,最高 1.25 g/d,每周 2～3 次。结核复治 25 mg/(kg·d),1 次顿服,最高 1.25 g/d,连续 2～3 个月,继以 15 mg/kg 每天 1 次顿服。非结核分枝杆菌感染 15～25 mg/(kg·d),1 次顿服。13 岁以下儿童:15 mg/(kg·d)。

[特殊人群用药]痛风、视神经炎、肾功能减退患者慎用。孕妇和哺乳期妇女用药须权衡利弊。

[妊娠分级]C

[不良反应]视力模糊、眼痛、红绿色盲或视力减退、视野缩小。少见过敏反应及麻木、针刺感、烧灼痛或手足软弱无力(周围神经炎)。

吡嗪酰胺(Pyrazinamide)

[抗菌谱]本品对人型结核杆菌有较好的抗菌作用,在 pH 5～5.5 时杀菌作用最强,尤其对处于酸性环境中缓慢生长的吞噬细胞内的结核菌,是目前最佳杀菌药物。

[适应证]本品仅对分枝杆菌有效,与其他抗结核药联合用于治疗结核病。

[用法]成人:与其他抗结核药联合,15～30 mg/(kg·d)顿服,或 1.5 g/d;间歇疗法可增至 2 g/d,顿服或分 2～3 次服用。儿童不宜使用。

[特殊人群用药]急性痛风发作时不能服用吡嗪酰胺。糖尿病、痛风或严重肝功能减退者慎用。

[妊娠分级]C

[不良反应]关节痛,少见食欲减退、发热、乏力或软弱、眼或皮肤黄染(肝毒性)、畏寒。

对氨基水杨酸(Aminosalicylate)

[抗菌谱]本品对结核杆菌有选择性的抑制作用,仅作用于吞噬细胞外的结核杆菌,对其他分枝杆菌、细菌、病毒等均无作用。

[适应证]结核、克隆病、溃疡性结肠炎。

[用法]成人:8～12 g,最高 20 g,分 3～4

次口服。儿童：200～300 mg/(kg·d)，一天剂量不超过 12 g。

[特殊人群用药] G-6-PD 缺乏、严重肾损害者禁用。肾损害患者用药：血液透析者透析后给予常规剂量的 50%；持续动静脉血液滤过后给予常规剂量的 50%。

[妊娠分级] C

[不良反应] 恶心、呕吐、腹泻、腹痛、甲状腺肿、低血糖、心包炎、血管炎、脑病、发热、皮疹、粒细胞缺乏、溶血性贫血、白细胞减少、血小板减少、肝炎、黄疸、视神经炎、嗜酸细胞性肺炎。

第四节 抗病毒药

一、抗非逆转录病毒药

对该类抗病毒药物过敏者禁用。

阿昔洛韦（Aciclovir）

[抗病毒谱] 对单纯性疱疹病毒、水痘-带状疱疹病毒、巨细胞病毒等具抑制作用

[适应证] 单纯疱疹病毒感染；带状疱疹；免疫缺陷者的水痘。

[用法] 成人口服用药：① 生殖器疱疹初治和免疫缺陷者皮肤黏膜单纯疱疹：常用量一次 0.2 g，一天 5 次，共 10 d，或一次 0.4 g，tid，共 5 d；再发性感染一次 0.2 g，一天 5 次，共 5 d；反复发作性感染的慢性抑制疗法，一次 0.2 g，tid，共 6 个月，必要时剂量可加至一次 0.2 g，一天 5 次，共 6～12 个月。② 带状疱疹：常用量一次 0.8 g，一天 5 次，共 7～10 d。③ 水痘：一次 20 mg/kg，qid，共 5 d。成人静脉滴注：① 重症生殖器疱疹的初治：5 mg/kg（按阿昔洛韦计，下同）q8 h，共 5 d。② 带状疱疹：500 mg，q8 h。③ 免疫缺陷者皮肤黏膜单纯疱疹或严重带状疱疹：5～10 mg/kg，q8 h，共 7～10 d。④ 单纯疱疹性脑炎，10 mg/kg，q8 h，共 10 d。⑤ 成人一天最高剂量 30 mg/kg，或按体表面积 1.5 g/kg。

儿童口服用药：水痘：2 岁以上儿童按体重一次 20 mg/kg，一天 4 次，共 5 d，出现症状立即开始治疗。儿童静脉滴注：① 重症生殖器疱疹的初治：婴儿与 12 岁以下儿童，按体表面积 250 mg/m²，q8 h，共 5 d；② 免疫缺陷者皮肤黏膜单纯疱疹：婴儿与 12 岁以下小儿，按体表面积 250 mg/m²，q8 h，共 7 d；③ 单纯疱疹性脑炎：按体重 10 mg/kg，q8 h，共 10 d；④ 免疫缺陷者合并水痘：10 mg/kg 或 500 mg/m²，q8 h，共 10 d；⑤ 小儿最高剂量为按体表面积 500 mg/m²，q8 h。

[特殊人群用药] 口服给药治疗生殖器疱疹：① 起始或间歇疗法：Ccr>10 ml/min 者，200 mg，q4 h（每天 5 次）；0～10 ml/min 者，200 mg，q12 h；② 慢性抑制疗法：Ccr>10 ml/min 者，400 mg，q12 h；0～10 ml/min 者，200 mg，q12 h。带状疱疹：Ccr>25 ml/min 者，800 mg，q4 h（1 日 5 次）；10～25 ml/min 者，800 mg，q8 h；0～10 ml/min 者，800 mg，q12 h。带状疱疹静脉给药时：Ccr 25～49 ml/min 者 500 mg，q12 h；Ccr 10～24 ml/min 者 500 mg，q24 h；Ccr <10 ml/min 者 250 mg，q12 h，共 7～10 日。

[妊娠分级] B

[不良反应] 常见恶心、呕吐、腹泻、静脉炎、皮肤瘙痒、荨麻疹。少见急性肾功能不全、血尿等。罕见昏迷、意识模糊、幻觉、癫痫等中枢神经系统症状。

更昔洛韦（Canciclovir）

[抗病毒谱] 巨细胞病毒（CMV）、单纯疱疹病毒-1（HSV-1）、单纯疱疹病毒-2（HSV-2）、EB 病毒、水痘带状疱疹病毒（VZV）和乙肝病毒（HBV）对其敏感。

[适应证] 用于预防和治疗免疫缺陷患者危及生命或视觉的巨细胞病毒感染，以及预防器官移植患者巨细胞病毒感染。

[用法]巨细胞病毒视网膜炎治疗用药：
①诱导治疗：5 mg/kg,q12 h,持续 14~21 d；
②维持治疗：5 mg/kg,qd。器官移植患者预
防用药：①诱导治疗：5 mg/kg,q12 h,持续
7~14 d；②维持治疗：5 mg/kg,qd,共 7 d。

[特殊人群用药]Ccr 为 50~69 ml/min
者,诱导治疗剂量每 12 h 2.5 mg/kg,维持治疗
剂量每 24 h 2.5 mg/kg；Ccr 为 25~49 ml/min
者,诱导治疗剂量每 24 h 2.5 mg/kg,维持治疗
剂量每 24 h 1.25 mg/kg；Ccr 为 10~24 ml/min
者,诱导治疗剂量每 24 h 1.25 mg/kg,维持治
疗剂量每 24 h 0.625 mg/kg；Ccr<10 ml/min
者,1 周给药 3 次,于血透后使用,诱导治疗剂
量1.25 mg/kg,维持治疗剂量 0.625 mg/kg。

[妊娠分级]C

[不良反应]常见血液系统反应,用药后
约 40% 出现中性粒细胞计数降至 $1×10^9$/L
以下,约 20% 出现血小板降至 $50×10^9$/L 以
下；中枢神经系统症状,如精神异常、紧张、震
颤、昏迷、抽搐等；可见皮疹、肾功能异常、静脉
炎等。

泛昔洛韦(Famciclovir)

[抗病毒谱]对 1 型和 2 型单纯疱疹病毒
及带状疱疹病毒具有良好的抑制作用。

[适应证]用于急性带状疱疹、免疫功能
正常者复发性外生殖器单纯疱疹的治疗或慢
性抑制治疗,HIV 感染者反复发作性皮肤黏
膜单纯疱疹的治疗。

[用法]带状疱疹治疗：0.5 g,q8 h,po,
7 d。反复发作性生殖器疱疹治疗：0.125 g,
q12 h。反复发作性生殖器疱疹(慢性抑制治
疗)：0.25 g,q12 h。HIV 患者复发性口唇及
生殖器单纯疱疹治疗：0.5 g,q12 h。

[特殊人群用药]带状疱疹：Ccr>60 ml/
min 者,0.5 g,q8 h；Ccr 为 40~59 ml/min 者,
0.5 g,q12 h；Ccr 为 20~39 ml/min 者,0.5 g,

q24 h；Ccr<20 ml/min 者,0.25 g,q24 h(血透
者在透析后给药)。反复发作性生殖器疱疹：
Ccr 为<39 ml/min 者,125 mg,q24 h(血透者
在透析后给药)。反复发作性生殖器疱疹慢性
抑制治疗：Ccr 为 20~39 ml/min 者,125 mg,
q12 h；Ccr<20 ml/min 者,125 mg,q24 h(血透
者应在透析后给药)。HIV 患者复发性口唇
及生殖器单纯疱疹：Ccr 为 20~39 ml/min
者,500 mg,q24 h；Ccr<20 ml/min 者,
250 mg,q24 h(血透者应在透析后给药)。

[妊娠分级]B

[不良反应]常见恶心、呕吐、腹泻、皮肤
瘙痒；少见麻木、偏头痛、月经失调等,曾有报
道肾功能减退患者应用大剂量本品引起急性
肾功能不全。

奥司他韦(Oseltamivir)

[抗病毒谱]对甲型和乙型流感病毒有很
好的抑制作用。

[适应证]甲型和乙型流感治疗和预防。

[用法]成人用药：①治疗：75 mg,po,
bid,疗程 5 d,治疗应在出现症状后 2 d 内开
始；②预防：75 mg,po,qd,10 d~6 周,应在接
触流感患者后 2 d 内开始。儿童用药：①治
疗：体重<15 kg 者,30 mg,q12 h；体重 15~
23 kg 者,45 mg,q12 h；体重 23~40 kg 者,
60 mg,q12 h；体重>40 kg 或年龄>13 岁者与
成人剂量相同；②预防：体重<15 kg 者,
30 mg,qd；体重 15~23 kg 者,45 mg,qd；体重
23~40 kg 者,60 mg,qd；体重>40 kg 或年
龄>13 岁者与成人剂量相同。

[特殊人群用药]成人治疗：Ccr>30 ml/
min 者,不需调整剂量；Ccr 为 10~30 ml/min
者,75 mg,qd,5 d；Ccr<10 ml/min 者和需定
期血透和腹膜透析者,不推荐使用。成人预
防：Ccr>30 ml/min 者,不需调整剂量；Ccr 为
10~30 ml/min 者,75 mg,qod,或 30 mg,qd；

Ccr<10 ml/min 者和需定期血透和腹膜透析者,不推荐使用;肝功不全患者不需调整剂量。

[妊娠分级] C

[不良反应] 治疗流感中常见药品不良反应为恶心、呕吐、支气管炎和头晕。用于预防流感时常见疼痛、流涕、消化不良和上呼吸道感染。罕见有严重的皮肤反应、谵妄和行为异常等。

膦甲酸钠(Foscarnet sodium)

[抗病毒谱] 对单纯疱疹(HSV-1 型和 HSV-2 型)、带状疱疹、EB 病毒、人疱疹病毒和巨细胞病毒均有抑制。

[适应证] 免疫缺陷患者巨细胞病毒视网膜炎;艾滋病患者中耐阿昔洛韦单纯疱疹病毒所致皮肤黏膜感染。

[用法] 巨细胞病毒视网膜炎诱导期用药,静滴 60 mg/kg,q8 h,连续 14~21 d。巨细胞病毒视网膜炎维持期用药,静滴 90 mg/(kg·d)。免疫缺陷者合并耐阿昔洛韦单纯疱疹病毒感染者,诱导期 40 mg/kg,q8~12 h,连续 14~21 d 或至疱疹愈合。

[特殊人群用药] 治疗单纯疱疹病毒:Ccr>1.4 ml/(min·kg)者,40 mg/kg,q12 h;Ccr>1~1.4 ml/(min·kg)者,30 mg/kg,q12 h;Ccr>0.8~1.0 ml/(min·kg)者,20 mg/kg,q12 h;Ccr>0.6~0.8 ml/(min·kg)者,35 mg/kg,q 24 h;Ccr>0.5~0.6 ml/(min·kg)者,25 mg/kg,q24 h;Ccr≥0.4~0.5 ml/(min·kg)者,20 mg/kg,q24 h;Ccr<0.4 ml/(min·kg)者,不推荐用。巨细胞病毒诱导期:Ccr>1.4 ml/(min·kg)者,60 mg/kg,q8 h;Ccr>1~1.4 ml/(min·kg)者,45 mg/kg,q8 h;Ccr>0.8~1.0 ml/(min·kg)者,50 mg/kg,q12 h;Ccr>0.6~0.8 ml/(min·kg)者,40 mg/kg,q12 h;Ccr>0.5~0.6 ml/(min·kg)者,60 mg/kg,q24 h;Ccr≥0.4~0.5 ml/(min·kg)者,50 mg/kg,q24 h;Ccr<0.4 ml/(min·kg)者,不推荐用。巨细胞病毒维持期:Ccr>1.4 ml/(min·kg)者,90 mg/kg,q24 h;Ccr>1~1.4 ml/(min·kg)者,70 mg/kg,q24 h;Ccr>0.8~1.0 ml/(min·kg)者,50 mg/kg,q24 h;Ccr>0.6~0.8 ml/(min·kg)者,80 mg/kg,q48 h;Ccr>0.5~0.6 ml/(min·kg)者,60 mg/kg,q48 h;Ccr≥0.4~0.5 ml/(min·kg)者,50 mg/kg,q48 h;Ccr<0.4 ml/(min·kg)者,不推荐用。

[妊娠分级] C

[不良反应] 常见肾功能损害,恶心、呕吐等消化道症状,中枢系统症状如头痛、震颤、抽搐等,并有低钙血症、低钾血症。贫血亦较常见,但骨髓抑制程度较更昔洛韦轻。

利巴韦林(Ribavirin)

[抗病毒谱] 对呼吸道合胞病毒、流感病毒、甲肝病毒、腺病毒等均有抑制作用;同时对呼吸道合胞病毒可能具免疫作用和中和抗体作用。

[适应证] 婴幼儿呼吸道合胞病毒所致的支气管炎及肺炎的严重住院患者(气雾剂);治疗拉沙热或流行性出血热以及慢性丙型肝炎。

[用法] 成人用药:① 慢性丙型肝炎治疗:600 mg/d,口服 7~14 d,或 500~1 000 mg/d,静脉滴注 3~7 d;② 拉沙热、流行性出血热治疗:静脉滴注首剂 2 g,继以 0.5~1 g,q8 h,共10 d;气雾吸入:1 g/d;滴鼻:1~2 滴,q1~2 h。

儿童用药:① 口服:10 mg/(kg·d),分 4 次口服,7~14 d(6 岁以上);② 静脉滴注:10~15 mg/(kg·d),分 2 次给药,3~7 d;③ 气雾吸入:给药浓度 20 mg/ml,一天吸 12~18 h,共 3~7 d。

[妊娠分级] X

[不良反应] 静脉与口服给药后常见的不良反应有贫血、乏力等,停药后即消失。较少

见的不良反应有疲倦、头痛、失眠、食欲减退、恶心、呕吐等,并可致红细胞、白细胞及血红蛋白下降。吸入用药可导致肺功能退化、细菌性肺炎、气胸和心血管反应等。

拉米夫定(Lamivudine)

[抗病毒谱]对人类免疫缺陷病毒(HIV)和乙肝病毒有很好的抑制作用。

[适应证]本品与其他抗逆转录病毒合用治疗 HIV 感染患者,亦可用于治疗慢性乙肝患者。

[用法]成人用药:① HIV 感染者:150 mg,po,bid(体重<50 kg 者,2 mg/kg,bid),需与其他抗 HIV 药物联合治疗;② 慢性乙肝者:100 mg,po,qd;③ 艾滋病合并乙肝者:150 mg,po,bid,并与其他抗 HIV 药物合用。

儿童用药:① HIV 感染者:3 个月至 16 岁患儿一次 4 mg/kg,po,bid,一天剂量不超过 150 mg;② 慢性乙肝者:3 mg/kg,po,qd。

[特殊人群用药]Ccr 为 30~49 ml/min 者,150 mg,qd;Ccr 为 15~29 ml/min 者,第 1 天 150 mg,继以 100 mg,qd;Ccr 为 5~14 ml/min 者,第 1 天 150 mg,继以 50 mg,qd;Ccr<5 ml/min 者,第 1 天 50 mg,继以 25 mg,qd;血透患者,第 1 天 150 mg,继以 25~50 mg,qd。

[妊娠分级]C

[不良反应]一般不良反应较轻,常见有头痛、乏力、肌肉关节疼痛、头晕、周围神经病变等。少数有血小板减少、肌酸激酶及肝酶增高。

阿德福韦酯(Adefovir dipivoxil)

[抗病毒谱]对 HBV 有很好的抑制作用;对乙肝病毒 YMDD 变异株,与拉米夫定无交叉耐药性。

[适应证]适用于治疗 12 岁及以上乙肝病毒活动复制,并伴有血清氨基酸转移酶(ALT 或 AST)持续升高或肝脏组织学活动性病变的慢性乙型肝炎患者。

[用法]成人 10 mg,qd,饭前或饭后口服。

[特殊人群用药]Ccr 为 20~49 ml/min 者,10 mg,q48 h;Ccr 为 10~19 ml/min 者,10 mg,q72 h;Ccr<10 ml/min 者,无相关研究。血透患者,10 mg,每 7 d 一次。肝功能损害者不需要调整用药方案。

[妊娠分级]C

[不良反应]常见有头痛、乏力、腹痛、腹泻等相关消化道症状,血白细胞及血小板减少,ALT 及 AST 升高、血肌酐升高等。

恩替卡韦(Entecavir)

[抗病毒谱]对 HBV 和发生 YMDD 变异的乙肝病毒有很好的抑制作用。

[适应证]适用于病毒复制活跃、血清 ALT 持续升高或肝脏组织学显示有活动性病变的慢性成人乙肝的治疗。

[用法]0.5 mg,qd,po。拉米夫定治疗病毒血症时出现耐药突变的患者:1 mg,qd,po。建议该药空腹服用(餐前或餐后至少 2 h)。

[特殊人群用药]Ccr 为 30~49 ml/min 者:0.25 mg,qd;拉米夫定失效者:0.5 mg.qd。Ccr 为 10~30 ml/min 者:0.15 mg,qd;拉米夫定失效者 0.3 mg,qd。血透或持续不断腹膜透析者:0.05 mg,qd;拉米夫定失效者 0.1 mg,qd。血透后用药、肝功能损害不需要调整用药方案。

[妊娠分级]C

[不良反应]同拉米夫定。

替比夫定(Telbivudine)

[抗病毒谱]对 HBV 具有抑制作用。

[适应证]用于有病毒复制证据以及有血清 ALT 或 AST 持续升高或肝组织活动性病变证据的慢性乙型肝炎成人患者。

[用法]600 mg,qd,po。

[特殊人群用药]肝功能受损者无需调整

剂量。Ccr 为 30～49 ml/min 者，600 mg，q48 h；Ccr<30 ml/min 者（无透析），600 mg，q72 h；终末期肾病患者，应在血透后服用本品 600 mg，q96 h。

［妊娠分级］B

［不良反应］常见头痛、腹痛、恶心、胃肠气胀、腹泻、消化不良等不良反应，还存在潜在的肾毒性、停药反弹、长期服用耐药性等。严重的不良反应有乳酸性酸中毒、肝肿大、脂肪肝、肌肉病症、横纹肌溶解症。

二、抗逆转录病毒药

治疗逆转录病毒[主要是人类免疫缺陷病毒（HIV）]感染的药物。对该类抗病毒药物过敏者禁用。

去羟肌苷（Didanosine）

［抗病毒谱］对 HIV-1 具有抑制作用。

［适应证］成人或 6 个月以上感染 HIV 较严重的儿童，应与其他抗 HIV 药物联用。

［用法］成人用药：体重≥60 kg 者，片剂 200 mg，bid，或 400 mg，qd；散剂 250 mg，bid；体重<60 kg 者，片剂 125 mg，bid，或 250 mg，qd；散剂 167 mg，bid。儿童用药：120 mg/m²，bid。

［特殊人群用药］中度肾功能不全和肝功能损害患者酌情调整剂量，肾衰竭需要透析的患者建议一次性给予每天剂量的 1/4。

［妊娠分级］B

［不良反应］胰腺炎和外周神经病变、腹泻、寒战、发热、皮疹、瘙痒等。

司他夫定（Stavudine）

［抗病毒谱］对 HIV-1 有抑制作用。

［适应证］适用于 HIV/AIDS 的联合用药。

［用法］成人用药：体重≥60 kg 者，40 mg，bid；体重<60 kg 者，30 mg，bid。儿童

用药：体重<30 kg，1 mg/kg，bid；体重≥30 kg，按成人推荐剂量服用。

［特殊人群用药］Ccr≥50 ml/min：体重≥60 kg，q12 h，40 mg；体重<60 kg，q12 h，30 mg。Ccr 26～50 ml/min：体重≥60 kg，q12 h，20 mg；体重<60 kg，q12 h，15 mg。Ccr 10～25 ml/min：体重≥60 kg，q24 h，40 mg；体重<60 kg，q24 h，15 mg。

［妊娠分级］C

［不良反应］外周神经病变、腹痛、过敏反应、胰腺炎、乳酸中毒和肝脏脂肪变性、肌肉疼痛等。

齐多夫定（Zidovudine）

［抗病毒谱］对 HIV-1 有抑制作用。

［适应证］与其他抗 HIV 药物联合使用，用于治疗 HIV 感染的成人和儿童；预防 HIV 母婴传播。

［常用量］治疗 HIV 感染：成人 500 mg 或 600 mg/d，分 2～3 次给药。预防母婴传染：怀孕 14 周以上妇女每次 100 mg，每天 5 次，直至分娩开始。

［特殊人群用药］肝功能受损患者须适当调整和（或）延长用药间隔。晚期肾衰竭患者每天剂量 300～400 mg。血透及腹膜透析的晚期肾病患者，剂量为 q6～8 h，100 mg。

［妊娠分级］C

［不良反应］骨髓抑制；恶心、呕吐、腹痛、腹泻、便秘、胃肠胀气、吞咽困难等；心肌病；肌痛、肌病；肝功能紊乱；乳酸性酸中毒；呼吸困难、咳嗽；头痛、头晕、失眠、嗜睡、惊厥、焦虑等。

阿巴卡韦（Abacavir）

［抗病毒谱］对 HIV-1、HIV-2 有抑制作用。

［适应证］与其他抗艾滋病药物联合应用，治疗 HIV 感染的成年患者及 3 个月以上

儿童患者。

[用法]成人和 12 岁以上的青少年：推荐剂量为 300 mg，bid，与其他抗逆转录病毒药联合使用。3 个月到 12 岁的儿童：推荐的剂量是 8 mg/kg，bid，每天最大剂量达 600 mg，与其他抗逆转录病毒药联合使用

[特殊人群用药]肝功能损害：阿巴卡韦主要由肝脏代谢。在确定有肝硬化并有轻度肝功能损害(Child-Pugh 分数为 5～6 分)的患者中，推荐剂量为 200 mg，bid。肾功能紊乱的患者，不必剂量调整。终末期肾病患者中避免使用本品。

[妊娠分级]C

[不良反应]高敏反应、乳酸性酸中毒、严重肝肿大伴脂肪变性，其他有呼吸系统症状、肌肉骨骼症状、头痛、感觉异常和水肿，偶见黏膜损伤和低血压。

奈韦拉平(Nevirapine)

[抗病毒谱]对 HIV-1 有抑制作用。

[适应证]与其他抗 HIV-1 药物联合用于治疗 HIV-1 感染，亦可单独用于阻断母婴传播。

[用法]成人：初始 14 天，200 mg，qd，po；然后 200 mg，bid，po；必须与其他抗 HIV 药物联用。2 个月到 8 岁的儿童：初始 14 d 4 mg/kg，qd，po；之后为 7 mg/kg，bid，po。8 岁和 8 岁以上的儿童：初始 14 d 4 mg/kg，qd，po；之后为 4 mg/kg，bid，po。任何患者一天剂量不超过 400 mg。

[特殊人群用药]轻度到中度的肝功能障碍患者(定义为 Child-Pugh 评分≤7)不需要调整本品的剂量。Ccr≥20 ml/min 的患者不需要调整本品的剂量。

[妊娠分级]C

[不良反应]主要有皮疹、肝功能异常，其他常见的不良反应有恶心、疲劳、发热、头痛、嗜睡、呕吐、腹泻、腹痛和肌痛。

依非韦伦(Efavirenz)

[抗病毒谱]对 HIV-1 有抑制作用。

[适应证]用于 HIV-1 感染的成人、青少年及儿童的抗病毒联合治疗。

[用法]成人用药：与蛋白酶抑制剂和(或)核苷类逆转录酶抑制剂(NRTIs)合用的推荐剂量为口服 600 mg，qd。儿童用药：13～15 kg 者 200 mg，qd；15～20 kg 者 250 mg，qd；20～25 kg 者 300 mg，qd；25～32.5 kg 者 350 mg，qd；32.5～40 kg 者 400 mg，qd；≥40 kg 者 600 mg，qd。

[特殊人群用药]肾功能受损对依非韦伦的清除影响极小。

[妊娠分级]D

[不良反应]常见瘙痒、皮疹、头痛、眩晕、失眠、嗜睡等。

茚地那韦(Indinavir)

[抗病毒谱]对 HIV-1 有抑制作用。

[适应证]用于 HIV-1 感染的成人抗病毒联合治疗。

[用法]800 mg，q8 h，po。必须自 2.4 g/d 的推荐剂量开始。空腹或低脂饮食。

[特殊人群用药]轻至中度肝功能减退者本品代谢水平降低，应减量至 600 mg，q8 h。

[妊娠分级]C

[不良反应]可有虚弱、疲劳、眩晕、头痛、感觉迟钝、失眠、味觉异常；恶心、呕吐、腹痛等；皮肤干燥、瘙痒等；肾结石；肝炎、肝肾功能异常等。

沙奎那韦(Saquinavir)

[抗病毒谱]对 HIV-1 有抑制作用。

[适应证]用于 HIV-1 感染的成人的抗病毒联合治疗。

[用法]不能单独使用，必须与利托那韦合用。沙奎那韦 1 000 mg+利托那韦 100 mg，

po,bid,进餐时口服。

[特殊人群用药]肝肾功能不全者药代动力学资料缺乏。

[妊娠分级]B

[不良反应]主要有脂肪营养障碍、腹泻、恶心和腹部不适、乏力等。严重者有高血糖，可引发或加重糖尿病。

利托那韦(Ritonavir)

[抗病毒谱]对 HIV-1、HIV-2 有抑制作用。

[适应证]用于晚期或非进行性艾滋病患者的抗病毒治疗。

[用法]不推荐足量使用，主要使用小剂量的本品以强化其他蛋白酶抑制剂的药代动力学。

[特殊人群用药]轻度肝功能不全者药代动力学参数与正常人相似，中度肝功能不全者血药浓度减低 40%。肾功能不全者药代动力学资料缺乏。

[妊娠分级]B

[不良反应]常见恶心、呕吐、腹泻、腹痛、味觉或感觉异常、头痛、乏力、ALT 及 AST 升高等;严重者可有房室传导阻滞、P-R 间期延长、晕厥;还有高血糖、糖尿病、胰腺炎、肝炎、肝毒性、急性肾衰竭等。

洛匹那韦/利托那韦(Lopinavir/Ritonavir)

[抗病毒谱]对 HIV-1、HIV-2 具有抑制作用。

[适应证]用于 HIV 感染的成人或儿童的抗病毒联合治疗。

[用法]成人用药:洛匹那韦 400 mg＋利托那韦 100 mg,po,bid。儿童用药:体重≥

40 kg 的儿童或体表面积＞1.3 m² 的儿童按成人剂量服用;体重＜40 kg 的儿童或体表面积＜1.3 m² 的儿童推荐使用儿童剂量的洛匹那韦利托那韦口服液。

[特殊人群用药]同利托那韦。洛匹那韦的肾清除微乎其微，估计肾功能不全患者不会发生总体清除率的下降。在轻到中度肝功能损害的患者中血浆浓度升高，蛋白结合率降低。

[妊娠分级]C

[不良反应]常见恶心、呕吐、腹泻、乏力、头痛、失眠、皮疹、脂肪代谢障碍、ALT 及 AST 升高、胰腺炎、高血糖等;严重者有房室传导阻滞、P-R 间期延长、Q-T 间期延长、尖端扭转型室性心动过速、肝炎、胰腺炎等。

替诺福韦酯(Tenofovir Dipivoxil)

[抗病毒谱]对 HIV-1 和乙肝病毒具有抑制作用。

[适应证]用于 HIV 感染成人的抗病毒联合治疗，也可用于治疗成人慢性乙肝。

[用法]300 mg,qd,po。

[特殊人群用药]Ccr 为 30～49 ml/min者,300 mg,q48 h;Ccr 为 10～29 ml/min 者,300 mg,q72～96 h;血透患者,300 mg,q7d或透析后约 12 h 服药。

[妊娠分级]B

[不良反应]常见皮疹、腹泻、头痛、虚弱、乏力、抑郁、恶心、呕吐等;可见乳酸性酸中毒、肝肿大、肝脂肪变,严重者致死;严重不良反应有过敏反应、乙型肝炎、骨质丢失、肾脏损害等。